藥食同源

主审 王会仍

主编 蔡宛如

U0215083

浙江科学技术出版社·杭州

图书在版编目（CIP）数据

药食同源 / 蔡宛如主编 . — 杭州：浙江科学技术出版
社，2019.8（2024.11重印）

ISBN 978-7-5341-8729-2

Ⅰ.①药… Ⅱ.①蔡… Ⅲ.①食物疗法 Ⅳ.①R247.1

中国版本图书馆 CIP 数据核字（2019）第 164389 号

书　　名	药食同源
主　　编	蔡宛如

出版发行 浙江科学技术出版社
杭州市拱墅区环城北路 177 号　邮政编码：310006
办公室电话：0571-85176593
销售部电话：0571-85062597
E-mail：zkpress@zkpress.com

排　　版 杭州兴邦电子印务有限公司
印　　刷 浙江海虹彩色印务有限公司

开　　本	710 mm×1000 mm　1/16	印　张	39.25
字　　数	530千字		
版　　次	2019 年 8 月第 1 版	印　次	2024 年 11 月第 4 次印刷
书　　号	ISBN 978-7-5341-8729-2	定　价	78.00 元

责任编辑 王巧玲　陈淑阳　　　　**责任美编** 金　晖
责任校对 马　融　　　　　　　　**责任印务** 吕　琰

如发现印、装问题，请与承印厂联系。电话：0571-85095376

养生歌

药食源同品，中医善养生。

入汤参杞补，调味桂姜行。

茶露能安脏，膏滋可益精。

人人尝药膳，五汁保康宁。

——王会仍

序一

    中医养生学源远流长，在几千年前的医学经典《黄帝内经》中就有关于中医养生的精辟论述，其内容非常广泛。当今我们所推崇的健康四大基石为合理饮食、戒烟限酒、适当运动、心理平衡；而《黄帝内经》中虽然用词不同，其意义却无两样："其知道者，法于阴阳，和于术数，食饮有节，起居有常，不妄作劳""虚贼邪风，避之有时""恬淡虚无""精神内守"，而且不要"以酒为浆，以妄为常"。这些观念中，除了当时因没有烟草而无烟草之害一说外，其论述比"四大基石"更为全面，告诫人们要顺乎自然规律，顺应自然界的变化，起居有节律，饮食有节制，不过度劳累，注意劳逸结合，达到形体和精神协调一致，若能如此，则健康会无时不在。

    中医养生最讲究的就是食疗。所谓食疗，就是通过食用营养丰富的食物或药食同源的中药药膳来养生保健、防病治病。特别是食疗药膳，它以可食中药为膳，兼顾中华民族特有的药疗、烹饪文化。这种文化不同于现代营养学界追求的单纯以化学物质为基础的"药片"文化，而食疗药膳是有多个靶点、多种化学物质和多种营养成分的综合性美餐。它色、香、味、形俱全，理应受到人们欢迎。但可惜的是，我们这一食养兼优、营养丰富的健康食疗法还未能完全为世人所知。

    纵观当今世界，美国以肯德基横扫天下，以麦当劳填满人们的肚子，以可口可乐饮誉海内外；意大利人以比萨走遍东西方。想来惭愧，几十年前的创新饮品娃哈哈饮料、王老吉凉茶，据说含有中药成分，虽然享誉海内，却未能广发天下。多数厂家一味开发矿泉水，却未能用中药创新我国独具魅力的饮品。

所有这些，都应该引人关注和深思。

健康和长寿是人类永恒的追求。习近平总书记指出："健康是促进人的全面发展的必然要求，是经济社会发展的基础条件，是民族昌盛和国家富强的重要标志，也是广大人民群众的共同追求……要倡导健康文明的生活方式，树立大卫生、大健康的观念，把以治病为中心转变为以人民健康为中心，建立健全健康教育体系，提升全民健康素养，推动全民健身和全民健康深度融合。"习总书记把人民健康放在优先发展的战略地位，我们中医人应多参与相关活动，推进健康中国建设。当前在《中华人民共和国中医药法》颁布的大好时机下，我们必须乘势而上，积极宣传中医食疗养生文化，使之发扬光大，这是我们中医人不可推卸的使命。

为了推广和普及中医食疗、食养文化，蔡宛如教授会同其学生和同仁，利用半年多的时间完成了《药食同源》约50万字的撰写任务。本书内容注重普及与提高相结合、古今名家观点与实践相结合、中西医养生保健知识相结合，努力将食疗养生向国际化推进。

悟以往之不足，知来者之可追。食疗药膳是药材与食材相配合做成的色、香、味、形俱全的美餐，是中国传统的医学知识与烹调经验相结合的产物。"寓医于食""食寓于医"，既将药物作为食物，又将食物赋以药用，药借食力，食助药威，两者相辅相成，相得益彰。在推进食疗养生的过程中，我们既要传承，也要创新，以期符合世界卫生组织（WHO）的要求：安全、有效、稳定、均一。我们中医人一定要与时俱进，讲究科学饮食，更好地发挥食疗药膳的作用。

"欲穷千里目，更上一层楼。"但愿这本书能让读者对食疗药膳养生产生新的认识！

王会仍　2018年2月于杭州

前 言

生命属于我们，只有一次。健康和长寿，是人类永恒的追求。

中医养生，历史悠久，内容广泛，不但追求健康和长寿，而且涉及人文哲理、科学内涵，而食疗养生则是其首要内容。

民以食为天。食物为人体提供了生长发育、健康生活所必需的各种营养物质，食疗养生则利用"药食同源"中药，通过我国传统的饮食烹饪技术和现代科学方法制作出具有一定色、香、味、形的美味佳肴。简而言之，食疗药膳是药物与食材相配伍而做成的美食，是我国传统医学知识与烹饪经验相结合的产物。这些美食，有药粥、汤羹、汁饮、糊类、膏滋、茶饮、药酒等多种形式。中医很早就认识到食疗不但能强身健体，还能防病治病，不论是过去、现在还是未来，都是中华民族原创饮食文化对人类的一大贡献。积极推进中医食疗养生，对人类的健康会发挥更大的作用。

人民健康是社会文明进步的基础，拥有健康的人民意味着拥有更强大的综合国力和可持续发展动力。习近平总书记指出："没有全民健康，就没有全面小康。"因此，中医人应努力打造好中医食疗文化这一"中国品牌"，并利用其服务于人类健康福祉，贡献出中国的智慧。食疗养生作为中医饮食文化的一部分，其传播将影响各国人民的健康观念；作为生命科学的一部分，其推广将影响各国人民的健康方式。这无疑有助于重塑中国在世界人民心中的形象，助力中华民族的伟大复兴。

值得关注的是，随着我国社会由温饱向小康转型，慢性病也接踵而来，严重威胁着人民群众的健康。我国人民物质生活水平的提高、生活方式的改变，也使"富贵病"日渐增多，高血压、糖尿病、心脑血管疾病、肿瘤及慢性呼吸道疾病出现爆发式增长，成为我国人民奔向健康路上的"拦路虎"。放眼全球，虽然人们曾兴奋于现代医学的兴起，以为找到了开启健康大门的钥匙，然而更多的人已经看到现代医学的局限。在当前的大背景下，人们开始寄希望于我国古老的传统中医药及其食疗养生方法，期待这种独具特色的食疗药膳能让人们获得更好的健康效益。

本书的编写工作得到了全国老中医药专家学术经验继承工作指导老师王会仍教授的亲自指导及同行们的鼎力支持，在半年多的时间内，完成了撰写任务。全书分总论和各论进行介绍，各论以简驭繁、由博返约，按中药补益、温热及寒凉三类分述。全书共50余万字，内容注重普及与提高相结合、中西医知识相结合、理论与实践相结合、古今中医食疗养生学家与现代营养学家的观点相结合，根据国家颁布的几批《既是食品又是药品的物品名单》中列出的中药，选择一些具有实用价值的"药食同源"者进行阐述，力求做到通俗易懂，让大众能更好地理解和应用。

海纳百川，有容乃大。在健康的洪流中，传统中医药学以食疗养生的原创优势，显"中国创造"的魅力，与现代主流医学一起启航，为人类更加绚丽多彩的幸福生活提供服务！

我们都是一群中医食疗养生的追随者，虽然在浩瀚的中医药食疗文献资料中领会到了一些养生保健知识，但还是非常有限。挂一漏万，曲解误用，定存不足之处，谨望中西医学名家、营养学家和广大读者给予批评指正！

目 录

---------------- 总 论 ----------------

第三章 食疗养生药膳的分类

第四章 食疗药膳"治未病"

—————————— 各 论 ——————————

第一章 补益类

第二章　温热类

第三章　寒凉类

—总 论—

什么是药食同源

〔第一节〕

药食同源与食疗养生

近几年来，随着人们生活水平的不断提高和营养、食疗保健知识的逐渐普及，人们越来越关注药食两用中药强身健体、防病治病的作用。"药食同源"或"药食两用"目前还没有一个统一的概念，一般认为药物和食物没有明显的界限，两者之间也存在着很多的异同点。一些药物本身就是食物，如生姜、大枣、百合、山药等；而一些食物却有某些治疗功能，如大蒜、薏苡仁、松子、核桃等。原卫生部（现为国家卫生健康委员会）颁布的几批《既是食品又是药品的物品名单》，就是当前药食同源或药食两用中药发展的标杆。这给今后"药食两用"的发展提供了一个坚实的基础。简言之，药食同源或药食两用就是指许多食物本身即是药物，既可药用又可食用，按照现在的说法，即"寓医于食"或"寓食于医"。

有人认为，"药食同源"或"药食两用"的提法流行于当代，但谁也无法说清楚此名称源于何时。我国最著名且至今仍有重大影响力的古典医书《黄帝内经》就已指出："空腹食之为食物，患者食之为药物。"这应该就是最早反映"药食同源"的思想。《淮南子》称神农"尝百草之滋味，水泉之甘苦，令民知所避就，当此之时，一日而遇七十毒"。由此可见，神农时期药与食是不分的，无毒者可就，有毒者当避。随着时代的进步和经验的不断积累，药和食才开始分化。人们在使用火后，开始熟食，懂得和掌握了烹调加工技术并逐渐区分了药和食在功能上的差异。

中医治病防病的手段包括中药、针灸、推拿、按摩、拔罐、刮痧等方面，但中药和针灸是最主要的手段。所谓中药，绝大多数是取自于自然界的天然药物，包括植物、动物和矿物。因此，中药和食物的来源是相同的。有些东西只能用来治病，被称为药物；有些东西则只能作为饮食之用，被称为食物；有许多东西，既可治病，又可食用，即"药食同源"或"药食两用"。

不论是"药食同源"，还是"药食两用"，归根结底，统称为"食疗"。食疗，现代的说法就是食用具有营养的食物以补充人体所需的蛋白质、脂肪、糖类、维生素及微量元素等营养成分，既可强身健体，又有助于疾病的康复，或防患于未然。

中医的食疗，绝大多数都发源于"药食同源"或"药食两用"的药膳。我国在商朝时期就已出现食医，而且位居诸医之首。其后的历代名医对食疗的作用均有精辟的论述，战国时期的名医扁鹊说："君子有病，期先食以疗之，食疗不愈，然后用药。"汉代名家张仲景的《伤寒论》《金匮要略》在治疗上均采用大量的饮食调养方法来配合，在食疗上不仅发展了《黄帝内经》的理念，突出了饮食调养和预防的作用，还开创了药物与食物相结合治疗重症的先例，为中医药学的食疗理论奠定了坚实的基础。唐代的著名医家孙思邈则指出："安身之本，必资于食，不知食疗者，不足以全生。"其后，更有食疗养生的专著问世，最早出现的为孙氏学生孟诜所著的《食疗本草》。元代更是出现了由名家忽思慧所著的最具有食疗参考价值、堪称我国第一部营养学专著的《饮膳正要》。该书收集食物203种，不仅阐述了各种疾病的治疗方法，而且还首次从营养学观点出发，强调正常人应加强饮食营养的摄取及疾病的预防，并详细介绍了饮食卫生、药食禁忌及食物中毒的表现。明、清时期，中医食疗学进入更加完善的阶段，几乎所有食疗专著都注意到了本草与食疗的关系，食疗药膳的烹调和制作方法也达到了很高的水平，如朱橚的

《救荒本草》、卢和的《食物本草》、贾铭的《饮食须知》和王孟英的《随息居饮食谱》等。所有这些食疗专著，至今仍然在临床和生活中具有重要的实用价值。

〔第二节〕

食疗的营养特性

中医药学历来认为"药食同源，药补不如食补""药疗不如食疗"。在这一观点上，西方公认的现代医学之父希波克拉底曾同样说过："我们应该以食物为药，饮食就是你首选的医疗方式。"这与中医的"食疗养生"有异曲同工之妙。现代医学一般认为营养为营养，药物归药物，两者不能混同。其营养用品多为工业化制成的单一产品，如维生素类，即使是复合的也多是各种维生素和微量元素所组成的复合药片，讲究的是化学成分，所以有些现代营养学家将这种现象称为"药片文化"，不同于中医的"食疗"和"食养"。

食物是最好的药品。食疗用食物替代药物而使疾病得到治疗，使人体内细胞的功能得以恢复，使人更快地恢复健康。食疗药膳富含均衡的营养物质，能增强细胞的营养代谢功能，使细胞获得强大的能量；同时能激活细胞健康免疫基因，增强细胞免疫活性；增加免疫细胞数量，使免疫细胞有能力释放大量的特异性免疫球蛋白，直接杀灭侵入细胞的病原微生物，直接中和、清除被细胞吸收的理化物质。增强的免疫细胞可直接吞噬病死的细胞和废弃的代谢产物，帮助受损的细胞恢复功能，以达到治疗疾病的目的。近代中西汇通派名医张锡纯在所著的《医学衷中参西录》中明确指出："食物病人服之，不但疗病，并可充饥；不但充饥，更可适口，用之对症，病自渐愈，即不对症，亦无他患。"可见，食物本身就具有"养"和"疗"两方面作用。目前，中医食疗作为比较理想而有效的医疗保健综合措施中的一个重要组成部分，越来越受到当代医药学家和营养学家的重视。

现代医学近几年来的研究也认为，食物除了提供人体营养外，还有防病治病的效果。美国学者的一项调查统计发现，吸烟且患慢性气管炎的人中有31.7%为从来不喝牛奶的人，而每天喝牛奶的吸烟者中患慢性支气管炎的人却低于20%。因为牛奶中的维生素A可保护气管和支气管壁，降低发生炎症的概率。英国科学家对200名关节炎患者进行治疗研究后得出一个新结论，就是每天服用1次蜂王浆的关节炎患者，其疼痛减轻程度高达50%，关节灵活度的改善也达到17%。美国妇产科专家研究认为，易患尿道感染者，每天喝300毫升橘子汁，有助于防治尿道感染。因为橘子汁不仅能帮助人体将细菌排出体外，而且可防止细菌依附于尿道壁上。美国研究人员最近的一篇报道认为，每天坚持吃50克左右的南瓜子，可治疗前列腺肥大，并使第二期症状恢复至初期阶段，且能改善第三期病情。因为南瓜子中的活性成分可消除前列腺肥大初期的肿胀，同时还有预防前列腺癌的作用。英国剑桥大学的一项研究发现，澳大利亚结肠癌发生率是中国人的4倍，其主要原因之一就是前者摄入的淀粉每天少于100克以下，而后者则多至每天370克以上。并指出，香蕉、土豆、豌豆等富含淀粉类的食物中的丁酸盐能直接抑制大肠细菌繁殖，是癌细胞生长的强效抑制物质。美国哈佛大学的一项报道表明，每周吃2～4次菠菜，可降低视网膜退化的风险。据称菠菜保护视力的关键是类胡萝卜素，此成分存在于绿色蔬菜中，可防止太阳光对视网膜的损害。所有这些都说明食物既可以食用，又可以预防和治疗相关疾病。

食疗的保健优势

人体每分钟有近50万个细胞死亡，对于健康成年人来讲，产生的新细胞与死亡的老细胞在数量上应该是相等的。如果每天所需的营养没有得到补充，那么每天该死亡的细胞照样死亡，而每天新生的细胞则因没有得到补充而会减少，久而久之，细胞会越来越少，人体器官的功能也会越来越衰弱，各种疾病就会随之而来。如果没有得到治疗，不但人的健康无法保证，寿命也会因此缩短。所以，从营养角度而言，真正能让人体康复的绝不是药物，因为药物的成分不是细胞修复所需要的成分。通过食疗补充足量营养物质，如蛋白质、维生素、无机盐和糖类等，人体就会启动自我修复的机制，使每天死亡的细胞数量等同于每天新生的细胞数量，从而保证自我修复能力和完善的自愈系统，抵御自然界各种严酷环境的伤害，使种族能得以生存与繁衍。

我国传统的饮食结构是非常合理的，但当今国人的饮食结构越来越西化，特别是洋快餐对青少年的影响越来越大，后果尤为严重。近年来的相关信息显示，我国居民的十大消费食物中，一向处于主导地位的粮食和豆制品的消费量分别下降了12.6%和6.8%；糖类食品增长了42.1%，植物油类、肉类、禽类和蛋类的消费量都上升了20%以上。不能不说，这种局面的出现与洋快餐等食品泛滥直接相关。洋快餐大多为油炸、烘烤加工的食品，肉类比例极高。而实际上，食物的热量60%左右来自糖类，25%来自脂肪，12%～15%来自蛋白质，才是人类理想的饮食结构。洋快餐的特点是三高、三低，即高热量、高脂肪和高蛋白质，低无机盐、低维生素和低膳食纤维。由于营养物质严重失衡，所以国际营养学界将洋快餐比喻为能量炸弹和垃圾。

在一些国人热衷于西式饮食方式的同时，以我国传统饮食结构为代表的东方膳食结构，则日益为世人所瞩目。1989年，美国参议院史无前例地召开了有关膳食营养的听证会，听取了美国康乃尔大学、英国牛津大学、中国预防医学科学院在中国6年的合作研究结果，认为中国的传统膳食结构是非常有利于健康的饮食结构。

我国的主流中药大致可分为两大类，一类是对症或可治病的中药，如白头翁治痢疾、麻黄平喘等；另一类是不局限于某种病或某种症状的中药，例如人参、黄芪、熟地、当归等，这类药物不治疗特异性的"病"，但有相应虚损状态者都可以使用，气虚用人参、黄芪，血虚则用熟地、当归，而且用之都能助效。因为这类药物主要是用来调整状态的，即使无病，只要存在虚弱状态，就可使用。现代观点认为，中药分治病的一类及调整机体功能的一类，后一类多属于药食两用的中药，可用于食疗或食养的药膳。从发展的角度看，理想的现代医学应同时兼顾治病和调整状态两大方面。确定是病，自应调动一切必要措施以治疗疾病，修复受损组织的病理状态；病后处于虚弱、失调等偏离健康的状态，则又须采用各种手段，特别是借鉴中药学中一系列的有效经验，加上纠正和调整，使之能尽快恢复健康。可以认为，治病和调整状态将成为未来医学的重要两翼。

我国的传统食疗膳食结构有四大优势。第一是主副食品分明，非常注重谷物的健康价值；第二是关注新鲜蔬菜的健康价值；第三是强调"可一日无肉，不可一日无豆""青菜豆腐保平安"的膳食原则；第四是坚持低温烹饪方法，不仅有益于保持蔬菜的营养成分，而且也能给菜肴表面杀菌，同时也减少了油脂的氧化。所以，应坚持中华民族的传统饮食结构，学会食疗养生的方法，多食用天然食物，少食用加工食品。

食疗之所以为人们所欢迎，主要因为其还具有以下几个明显的特点：

1. 长期使用药物治疗往往会产生各种毒副作用和依赖性，而且还可能对人体造成损害，而食疗相对安全、有效，毒副作用较少。

2. 食疗使用的都是人们日常生活中常见的食物，价格低廉，让人在日常用膳时便可达到调理的目的。这是昂贵的医疗与药物无法达到的。

3. 食疗具有无痛苦的优点，让人在享受美食的过程中祛除病痛，避免了打针、吃药甚至手术的痛苦，是人们乐于接受的方式。

研究表明，医药在健康这件事情上只起8%的作用，而合理的膳食却能起到13%的作用，因此必须正确对待食疗与药物的关系。药物是治病救急的，见效快，重在治病；食疗多用于养身防病，见效慢，重在养与防。食疗不能替代药物治疗，但是食疗在保健、养生、康复中占有重要的地位。

（蔡宛如　王会仍）

第二章

药食同源饮食的安全和保健

安全药食是食疗的金科玉律

"药食同源"表明药物和食物来自同一起源。所谓"民以食为天",古人最先寻找的是能饱腹生存的食物,因此饮食文化的历史要比医药的历史早得多。但经过长期的生活实践,光是食物还不能满足生存的需要,在寻找食物的同时,古人也逐渐发现了能治病的药物。

一、历代对药食两用中药双向作用的认识

中医药学中"药食同源"或"药食两用"之说,揭示了中国医药学发展的轨迹。古人历经漫长的艰苦过程,积累了历代千百万人丰富的实践经验,在长期"尝百草"的经验总结中,认识了百草中那些有营养价值的食物,用于供给生存和日常生活所需;而把另一些能改善症状、有一定治疗效果的药物用于治病和防病。前者为五谷、五畜、五菜、五果,后者则是中药。

古人区分食物和药物主要基于其主要功能的不同,而首要原则是安全性。药物主要用于治疗疾病,食物则须安全并能提供人体营养。两者界限模糊,一些食物又具有治疗作用,且大多性味平和,常用于食疗,即"药食同源"或"药食两用"的物品。

古代对食疗品种的记载主要体现在主流本草和食物类本草上。主流本草记载了大量的药食同源物品，食物类本草的出现则体现了古人对"药食两用"物品在食疗或食养中作用的重视。古代的食物类本草记载了大量食物类药物，而且随着认识的深入所载品种逐渐增多，说明了药食同源理念的广泛性和实用性。所有这些都为现代研究和开发提供了极其丰富的资料。

古人对"药食同源"或"药食两用"的认识主要体现在药食两用物品的4个主要特征上：安全、营养、保健和治疗作用。这些既是古人对药物与食物的共性的认识，又反映了药物与食物的区别。虽然有药食同源一说，但是出于安全和健康考虑，必须加以限定。

现代法定标准明确了药物和食物的概念界限，并因为一些物品具有保健功能而产生了保健食品类型。"药食两用物品"是中国中医药"药食同源"思想中"食疗"理念的体现，而保健食品则体现了"药食同源"思想中"食养"的理念。保健食品是指具有特定保健功能或者以补充维生素、无机盐为目的的食品，即适宜特定人群食用，可调节机体功能，不以治疗疾病为目的，并且对人体不产生急性、亚急性或慢性危害的食品。因此，保健食品必须是安全的，且只能用于特定人群。

历代以来，药食两用物品的作用主要体现在食疗或食养两个方面，尤其是食养，很好地体现了现代保健思想。随着人们对健康的重视，具有补益和疾病预防作用的功能性食物越来越受到人们的推崇和喜爱，从而也促进了中医保健事业的发展。中医药上的"药食同源"或"药食两用"物品正因其强身健体及预防疾病的重要作用而越来越受到关注。我国卫生部门几次颁布了"药食两用物品"的名单，对这一类型中药的应用进行了规范化管理。

二、历代对药食两用中药安全性的认识

食物和药物虽然同源，但有界限。食物主要提供营养且无毒，而药物则主要用于治病。食物性味平和，药物则性味相对厚重猛烈，因而食物的"治疗"作用主要体现在"食养"和"食疗"两个方面。既是药物又是食物的物品常具有补益作用，尤其适合应用于保健和疾病预防。基于古人对药食两用物品的4点主要特征认识（安全、营养、保健和治疗作用），现代将食品和药品的相关概念进行了限定，将其分为药品、食品、保健食品和药食两用物品等。古代本草，尤其是食物类本草，不但记载了大量食物类药物，还对服食方法和禁忌等进行了大量的论述，反映了古人对药食两用物品的安全性和功能性的重视，给当今的食疗、保健研究提供了宝贵的参考资料。

我国历代对"药食同源""药食两用"物品界限的认识，可以说是从模糊到清晰的过程。最初的认识是无毒且能食用，能提供基本营养的需求；然后，逐渐发现食物还具有其他治疗、保健功能，从而开始了对食物治疗之"理"的探索。在积累实践经验的基础上，古人得出一个结论：食物与药物一样有性味之分，包括四气五味、归经和升降浮沉。

安全性是古人对药食区分的第一点认识。可以认为，这个理念超前而科学。美国食品药品监督管理局（FDA）第一期临床试验的要求就是以安全为首要标准。我国神农氏也是"尝百草，一日而遇七十毒"，体现了古人判断食物的一个重要标准就是其安全性。因此，《神农本草经》一开始就将药物按是否有毒和毒性强弱分为上、中、下三品，并制定了一个重要标准："上药一百二十种为食，主养命以应天，无毒，多服久服不伤人，欲轻身益气，不老延年者，本上经。"说明上品药物是安全的食物。《周礼》一书也有记述："医师掌医之政令，聚毒药以供医事。"而中医药学一直以来就认为："是药三分毒。"别小看这五个字，它是几千年来许多代人努力实践的结果，也是最能说明药物

真实属性和作用的至理名言。

古人对药食区分的第二点认识，基于药食是否能维持人体生命活动的基本功能，如《黄帝内经》云："毒药攻邪，五谷为养，五果为助，五畜为益，五菜为充，气味合而服之，以补精益气。"认为药和毒主要用于治病，而食物则主要用于补益精气，《千金要方》记载："安身之本，必资于食；救疾之速，必凭于药。"更明确指出了谷果主要用于提供营养，药物则主要用于治疗疾病。

古人对药食区分的第三点认识，基于其性味强弱和厚薄的不同。《千金要方》一书中记载："夫为医者，当须先洞晓病源，知其所犯，以食治之，食疗不愈，然后命药，药性刚烈，犹若御兵。"特别强调了药物性味猛烈，食物性味平缓。古人认为食物对人体的调节功能和药物不同，药物性质强烈，而食物性味平和，并常具有补益作用，主要体现在"食疗"和"食养"方面。中医食疗，往往既有营养作用又有防病治病的效果，常常是一食或一药有多种功能，通过药膳的形式达到保健、治病的双重作用。

三、如何确保药食两用中药的安全性

（一）确保绿色中药的推广和使用

顾名思义，绿色中药指无污染、无公害、安全性好，具有保健作用，符合国家标准的优质中药材。"绿色中药认证"是《药用植物及制剂外经贸绿色行业标准》的简称。该标准的使用范围为：用于医疗、保健目的的植物；经初步加工以及提取纯化植物原料而成的制剂（药品、保健品、日化品）。"绿色中药认证"是唯一一个针对中药的认证，也是唯一一个中药标准。其唯一认证机构为中国医药保健品进出口商会。通过此认证可获得绿色标志，并可将其印在外包装上。此认证对提升药物品牌有很大的帮助，也可以说是一个高品质的认证。

随着人们生活水平的不断提高，绿色概念在我国正逐步深入人心。消费者对于重金属、农药残留等危害的认识越来越深入。污染的日益严重，特别是追求短期中药材效益的供应商普遍使用化学肥料、杀虫剂、除草剂、农药、生长激素等有害污染物，不仅给水体带来了污染，而且严重影响了中药材的品质。这种不符合国家质量标准的低劣中药，会对人们的生命健康造成巨大的危害。一些农药长期残留在人体内，还会导致内分泌系统疾病和生殖系统疾病的发生，这正是"药不治病，反而致病"的例证。而消费者是不可能获得所服中药是否残留超标农药的相关信息的，因此我国各地政府必须按照国家规定的标准进行严格监管，从事中药材供应的商家应严把质量关。

不论现在还是将来，绿色中药都与生命健康密切相关。药物是特殊的商品，今后应该全面推广绿色中药认证化，提高透明度，使中药或药食同源物品的品质得到更好的保证。

（二）规范中药炮制

中药炮制是指包括植物、动物、矿物药材在内的原药材，根据医疗、调剂、制剂的需要而进行的加工处理过程，包括对药材的整形、杂质去除、加热处理、加入辅料和精制等方法，制成可供临床和饮食使用的中药。炮制的目的在于增效减毒，保证食养、食疗药膳的安全服用。

传统的炮制，一般采用净选、浸润、漂制、烩制、切制、炒制、煮制、蒸制、炙制等方法，而药膳所用的特殊液体原料，一般采用提取、过滤、浓缩等制备方法。自古"医药一体"，但当今中医中药分治现象严重。

炮制的好坏是影响疗效和安全性的重要因素之一。如延胡索经醋炙后，其所含的碱可与醋酸发生反应，生成易溶于水的醋酸盐，能够大大提高延胡索在水煎液中的溶解度，使镇痛作用增强50%；又如炒莱菔子、炒枣仁等都应临方捣碎以增效；还有砂仁、豆蔻等富含挥发油的芳香类药材，经破碎后如使用不当，也会使有效成分丢失而无法保证药物的治疗效果。炮制还可以减低或消除一些药物的毒副作用，如甘遂、大戟、常山、南星、半夏等炮制后，可在无损或少损固有疗效的前提下，抑制其偏性，使临床使用或药膳食养更安全而有效。另外，中药有其固有的性味归经，炮制则可加强某一方面的作用；而有些药物经炮制后走向改变，引药入经，使药物作用直达病所，如淫羊藿味辛、甘，性温，归肾、肝经，用羊脂油炙可降低辛味，减轻其入肝祛风除痹的作用，使其专入肾经，增强其温肾助阳的效果；又如三棱性味辛苦，归肝、脾经，醋制后可引药入肝，增强其活血止痛作用；再如知母、黄柏，两药均无咸味，经盐炒后能增强入肾经的作用，从而更好地发挥功效。同时，有些特殊中药，炮制后还可达到缓和药性、减少刺激、便于服用的目的，使人易于接受。

目前，中药炮制的应用和发展面临缺少科学化监管等问题，质量往往难以得到保障。其原因是多方面的，但目前最基本的原因，一是缺少经验丰富的老药师和老药工的传承和指导，二是缺乏现代科技手段和开展创新的必备条件。直到现在，绝大多数医疗单位的中药师和药工基本只会按方抓药，这种低技能的配药方式，既无法保证量效在疗效上的重要作用，也很难符合质量要求，显然也存在用药安全隐患。当务之急，应着手研究建立或引进有利于提高中药质量的相关设备并进行规范管理。

（三）培养和提高中药调剂人员的技术水平

一直以来，我国中医药学的一个最重要的特色就是医药紧密结合，医药不分家。但在当前，由于严重西化，"医不识药，药离于医"的状况日益严重。

中药材的生产，即中药材的种植、采集和养殖活动，明显不同于一般药品的生产活动。一般药品的生产活动属于工业化生产，质量可控性强；而中药材的生产一般属于农业生产活动，与工业化生产相比，中药材的生产方式不同，影响因素也较多，质量控制起来显然更为困难。同时，中药材要真正成为安全产品，必须经过传统的炒、炙、烫、煅、燎、煨、泡、烘、烧炭、煅灰等方式，包括以炒为主的清炒、麸炒、土炒以及药物通炒等，以炙为主的酒炙、醋炙、蜜炙、姜汁炙，还有去头足、捣、打粉、研等炮制方法。

显而易见，要保障治病防病、食养食疗的良好效果，保证用药安全，中医药的调剂不能缺位。因此，中医药医疗机构要满足广大群众的需求，重视中药师的培养和培训，提高其业务技术和学术水平。特别是一些掌握一定中医药基本理论的高级中药师，应使他们参与到中医临床用药的指导、协调工作中。

（四）应重视中药的毒性及用量标准

对于中药的毒性及其毒性强弱的认识，早在 2000 多年前的《神农本草经》中就有记述。其中，被列为下品的、主要用于治疗疾病的中药都具有一定的毒性；被列为中品的中药，大多属于可防治疾病并能养生保健的"药食同源"或"药食两用"中药；被列为上品的中药，绝大多数都是有益健康的食养、食疗性中药。其后的历代中医药名家都有不少论著，特别是元代忽思慧的《饮膳正要》和明代李时珍的《本草纲目》，更对有毒中药作了详细记载，并对使用范围及标准进行了记录。中华人民共和国成立后，几次改版的《中华人民共和国药典》（以下简称《中国药典》）均就有毒中药进行了修订和补充。

但是，随着中医药的开发、发展以及国际化，以往由于缺乏检测手段而未被测知的一些中药的毒性正逐步被人发现。最具影响力的当属马兜铃属植物，如木通、马兜铃、天仙藤、青木香、广防己、细辛等都有明显的肾毒性，可导致肾功能衰竭的严重后果（被称为"马兜铃酸肾病"）。近年也发现，此类中药还可导致泌尿系统肿瘤。虽然这类中药并不属于"药食同源"的范畴，但应该引以为戒。随着现代科技的快速发展，在用于药膳的中药中也有可能检出有碍健康的"隐患"；同时，由于中药来源于自然界，其生产又多通过种植和养殖，当前环境的污染及农药、化肥的使用，或多或少会导致中药污染的问题，从而出现对中药的不良反应。

应予指出的是，使用"药食同源"或"药食两用"中药进行食疗养生保健时，剂量的大小与安全也同样重要。自从我们的祖先发现了食物和药物，就一直在研究其食用是否适宜，用量是否适当，这在用于食疗药膳的中药上尤为讲究。从先秦至今，中药始终用于治病与养生保健，由此形成了长达几千年的对于用药剂量及量效关系的探索，为人们服食中药提供了极其重要的参考。

关于中药的用量，在张仲景之前，记载的文献资料较为罕见。所以在用量的问题上，历来多以张仲景的药物用量为参考。在我国历史上，度量衡制度曾出现过多次较大的变化，对中药的用量也产生了直接的影响。一般来说，三国晋唐时期医家的用药剂量与张仲景基本上持相同标准；唐末至五代，连年的战乱导致交通不便、生产受阻，药材短缺严重，用量也不可避免地明显下降。宋代因多采用煮散剂，致使用药剂量进一步缩减，其特点是"小剂量、窄范围"，并一直延续至金元时期的医家。明代医药学家李时珍对之前的度量衡标准提出了修改意见，认为"古方一两，今用一钱可矣"，给后代多数医家提供了一个可供参考的用量尺度。民国时期，医家的中药用量一般都延续着明清时期的医家特色。1928年国民政府出台了《中华民国权度标准方案》，改用了万国公制，实行1标准制斤为1000克，1市用制斤为1/2标准制斤，即500克。这样，过去沿用了千年的以约600克为1斤的制度，改为以500克为1斤。但当时并没有彻底改为十进制，依旧采用16两制，1两之重由过去的37.5克变为31克，1钱之重由过去的3.75克变为3.1克。但在中医临床上，医家仍然像明清时期那样开方，用药剂量采用钱、两方式。

当前中药处方药量值已改为克制，但常以一两为30克，一钱为3克，比过去实际克制的一两少了7.5克，一钱少了0.75克，但实际用量则有逐渐增大的趋势。究其原因，可能与当前使用的药材质量下降有关；另一个重要原因可能与现代中药药理学和毒理学的研究进展有关。中医药学界对中药的药理、毒性比以往有了更为深刻的了解，因而对安全用量范围有了更新的认识。不可否认，历史上也有一些名家对某些药物的用量具有个人的特色，近代京城名医陆仲安惯用大剂量黄芪，有"陆大黄芪"之誉；中西汇通派的名家张锡纯喜好大剂量使用生石膏；当代的名家，如江苏的国医大师朱良春善用大剂量虫药，广东的国医大师邓铁涛教授善用大剂量黄芪治疗重症肌无力。这些具有明显特色的个人用药经验虽然有重要的参考作用，但没有一个规范标准以供管理。

　　中药用量的随意性和质量的不稳定性是一个很大的隐患。以前，政府对医生的临床药物用量管理较少，药量的大小往往是医生的事，很少问责。《唐本草》被认为是我国医史上第一部国家药典，但遗憾的是它并没有关于药量的规定。中华人民共和国成立后，于1953年颁布了第一部《中华人民共和国药典》（以下简称《中国药典》）；1958年，国家药典委员会增聘中医药专家，组成中医药专门委员会，根据传统中医药理论和经验，起草中药及中成药标准，由此开启了政府管理医生临床处方中药用量的历史。《中国药典》是保证用药安全性和有效性的指导性法规，且经过多次改版，但临床上用药剂量仍存在分歧，例如临床常用的甘草，很多中医师以为甘草解毒，能调和诸药，无须限量，且这种观点十分普遍。其实，古人早就指出，甘草虽能和中及解诸毒，但同时有满中的副作用。现代药理研究也表明，甘草有类固醇药物样作用，有致水钠潴留及低钾血症的风险，量不可大，不可长期使用。在日本汉方医学中，甘草在长服的方剂中，其剂量应限在5克以内，但《中国药典》对此却未见补充和限定。还有附子一药，其临床使用量被无节制扩大，有的甚至用至100克以上，更奇的是，有人认为附子用于重危症患者的抢救，效果突出，但翻尽古书，并未有这方面的记载，目前只知道附子、乌头的有效剂量与中毒剂量相近。当然附子的效果不可否定，关键在于因人、因地用药，用量必须安全，不能忽视中毒的后果。又如麻黄，用量也要因人而异，现在有人甚至用至30克以上，这种用量对于老幼体弱或有心脑血管疾病的患者显然是弊多利少的。所有这些超出《中国药典》标准数倍的用量，不论是用来治病还是保健，今后都应该有所监控。

（五）重视中药互相作用与食用安全

中药的互相作用是指两种以上的中药或食物配伍食用产生增效、减毒、无效或出现不良反应的现象。古代医家把这种互相作用概括为相须、相使、相畏、相杀、相恶、相反六个方面。恰当地利用药物之间的互相作用以发挥药物多种成分的复合功效，可产生药理学的最佳效果。现将这六种互相作用关系简述于下：

相须：是指两种性能、功效相似的药物，合用后能互相助长疗效。

相使：是指两种性能、功效不同的药物，合用后能互相促进、互相协同，从而提高疗效。

相畏：是指两种药物合用后互相制约，能减低或消除药物的峻烈性或毒性。

相杀：是指一种药物能抑制或消除另一种药物的毒性或不良反应。

相恶：是指两种药物合用后，能互相牵制而使作用降低或药效消失。

相反：是指两种药物合用后，可能产生不良反应或剧毒。

由此可见，相须、相使者，在药效上发挥了协同作用；相畏、相杀者，有消除毒性或减轻毒性的效果；相恶者，在药效上起到了不同程度的拮抗作用；相反者，则能增强毒性或出现较多的不良反应。因此，在应用时要充分了解药物作用机理，做到合理用药，保证药物合用后能起到治病、保健的良好功效，保证食疗药膳的安全性。

（六）药食禁忌和注意事项

早在汉代，《金匮要略》就指出："所食之味，有与病相宜，有与身为害，若得宜则宜体，害则成疾。"这说明生病时对饮食要有所选择，疾病和症候不同，饮食宜忌也不同。脾胃虚寒而出现腹泻、腹痛者，宜食易于消化、能补脾温中之物，忌食寒凉或滋腻之物；阴虚内热而见发热心烦、口渴欲饮者，宜食养阴清热之物，忌食温燥、辛辣刺激之物。一般来说，患病期间，都宜食用性质温和、易于消化、营养合理的食物，忌食坚硬、黏滞、腥臭味重和过于油腻之物。在疾病初愈时，宜食糜粥调养，不宜骤进日常饭菜或肉食之类的厚味之物，要视患者疾病康复情况而定，避免不加选择、速而不达的饮食方式。

食疗的原则是必须有利于人体健康和疾病防治，并有助于病后的康复。不认真遵守食疗原则不但达不到预期的目的，而且不利于人体的健康，甚至有害。因此，应注意以下事项：

食不偏嗜： 合理食疗用膳，首先要求饮食要多样化。中医认为，既然"药食同源"，食物也同样存在四性五味。各种食物的摄取不能有偏，如果长期偏食，就会引起正常生理功能失调，损害健康，甚至发生疾病。《神农本草经》认为"药有酸、咸、甘、苦、辛五味，又有寒、热、温、凉四性"，不论药还是食，都有四性五味的不同，因而作用也有差异。《黄帝内经》指出："寒者热之，热者寒之""疗寒以热药，疗热以寒药"。而五味则与五脏相联系，谓："酸入肝，辛入肺，苦入心，咸入肾，甘入脾。"同时，《黄帝内经》又告诫说："味过于酸，肝气以津，脾气乃绝；味过于咸，大骨气劳，短肌，心气抑；味过于甘，心气喘满，色黑，肾气不衡；味过于苦，脾气不濡，胃气乃厚；味过于辛，筋脉沮弛，精神乃央。"又说："多食咸，则脉凝泣而变色；多食苦，则皮槁而毛拔；多食辛，则筋急而爪枯……"此外，《黄帝内经》也指出了四性对饮食的影响："饮食者，热无灼灼，寒无沧沧。"《金匮要略》也说："服食节其寒热。"由此可见，饮食不能偏嗜，偏则有碍健康。

饮食有节： 饮食要求适度，不能过少也不能过多，这是保证合理食疗用膳不可或缺的重要内容。一般而言，当食欲得到满足时，热量也已足够。只有如此，人体健康标准之一的体重才可以维持正常。进食少一则缺乏能量，二则营养出现障碍，让人消瘦乏力；进食过多，多致形体肥胖，健康难以维系，甚至疾病缠身。古人对因饮食过量而致的危害十分重视，《黄帝内经》告诫人们：饮食"勿使过之，伤其正也"，"饮食自倍，脾胃乃伤"。元代的忽思慧在其

《饮膳正要》一书中，明确指出饮食有节的要点："故善养性者，先饥而食，食勿令饱；先渴而饮，饮勿令过。食欲数而少，不欲顿而多。"这种饮食适度的理念，至今仍有重要的参考价值。除饮食有节外，当代食疗，要辨证用膳，因时、因地、因人而异，一日三餐，要定时、定量，早餐宜精、中餐宜多、晚餐宜少。

注意妊娠、产后饮食宜忌：妊娠及产后因孕育胎儿或哺乳等特殊生理需求，要选用适宜的饮食，避免不宜的饮食。总体来看，孕妇要从谷物粮食、动物性食物中获得足够的热量，饮食要求多样化，按妊娠不同阶段拟定食谱。如妊娠早期出现孕吐，饮食要依据孕妇喜好少吃多餐。妊娠2～3月，孕吐消失，应多食富含蛋白质的动物性食物、大豆、干果以及富含维生素、膳食纤维的蔬菜、水果，忌食过咸的食物，如咸鱼、腊肉之类。妊娠后期出现水肿时，饮食宜清淡，要少吃盐，宜食具有健脾、化湿功能的鲤鱼、赤小豆之类，同时还应食富含铁、钙的动物肝脏、肉松、豆制品。此期由于胎儿逐渐长大，影响孕妇脾胃运化功能，故应少吃芋艿、番薯、蚕豆、豌豆等易引起腹胀的食物。此外，妊娠期因脏腑经络之血皆注于冲任以养胎，机体相对处于阴血偏虚、阳气偏盛的状态，故一般都应忌食辛辣、刺激、温燥之物，如姜、辣椒、桂皮、酒、羊肉、狗肉等。

产妇因生产时的体力消耗与出血，处于虚弱状态，又有哺乳的需求，因此应多食富含脂肪、蛋白质且能补养气血的食物，如动物性食物、豆类、干果等，也可在膳食中添加黄芪、党参、当归、大枣等食物。产后大便秘结者，可多食蔬菜、芝麻、核桃等食物。食物的量要根据产妇的食欲逐渐增加，饮食要容易消化，勿食生冷坚硬和过于肥腻味厚之物，以免损伤胃气。

古代对于药物的配伍和妊娠禁忌有严格的规定，即众所周知的十八反、十九畏及妊娠禁忌歌。十八反具体指：贝母、半夏、白及、白蔹、瓜蒌反乌头；细辛、芍药（赤芍、白芍）、人参、沙参、丹参、玄参反藜芦；大戟、芫花、甘遂、海藻反甘草。十九畏的药物是：硫黄畏朴硝，水银畏砒霜，狼毒畏密陀僧，巴豆畏牵牛，丁香畏郁金，牙硝畏荆三棱，川乌、草乌畏犀角，人参畏五灵脂，官桂畏赤石脂。这都是前人总结的经验和教训，虽然目前临床对此尚有一些争议，但在未有统一的标准前，仍然需要在此药学理论的指导下进行规范管理。至于妊娠禁用的药，是指具有损胎、堕胎作用的药物，禁用的大都是毒性较强或药性峻猛的药，如巴豆、牵牛、大戟、斑蝥、商陆、麝香、三棱、莪术、虻虫、水蛭等，这类药物必须严格禁用；还有祛瘀通经、行气破滞以及辛热、滑利的药物，如桃仁、红花、大黄、枳实、附子、干姜、肉桂、冬葵子等应慎用，如果根据病情确属必要，也应征得家属签字同意，方可谨慎选药。

〔第二节〕

食疗药膳应重视养生保健功效

一、药物质量是保障药效的关键

中药用于防病治病和养生保健，一是必须安全，二是必须具有养生保健功效，两者相辅相成，密切相关，不可或缺。优质的药物是保证食疗药膳养生保健功效的前提，因此用于食疗药膳的药物必须讲究质量。

（一）优质的前提是来源道地

中医药学选择药物非常强调因地制宜。众所周知，临床处方药物名称中经常含地方名，如北黄芪、潞党参、浙贝母、川贝母、海沉香、云茯苓、杭白芷、川椒目、怀山药等，因为这些都是历代医家公认的上等中药材，药材的产地与药效的好坏直接相关。当前的中药材，别说道地，鱼目混珠、以次充好，甚至造假、售假也并不少见。例如常用的补气药黄芪，也称黄耆，耆者，顾名思义即为"老"与"长"之意，此药有令人健康长寿的功效，但产地不同，其药效也显然有别。医界公认道地者为山西产的绵黄芪，内蒙古产的黄芪亦属上品，而湖北产的则属下品，缺货时可充用，药效当然不及正品；而其他地区所产的被称为木黄芪和山岩黄芪，质量不佳，不堪药用。

（二）药材炮制和制药要规范

炮制和制药的好坏不但关系到中药的安全性，也与中药的养生保健效果密切相关。中药的炮制和制药，首先要求药性优良，质量上乘，药效充分，技术操作规范。必须深入研究创新技能，鼓励采用制药新工艺，但在中药炮制新方法出现前，仍应严格遵循传统工艺加工炮制。炮制的核心问题，归根结底还在于人才，老一辈的制药人员正在逐渐减少，传统工艺已后继乏人，不少具有特色的炮制工艺已面临失传危险。即使有新的制作方法，也是杯水车薪，还无法替代传统的工艺技术。当前应该认真思考如何才能使中药炮制后继有人，这已成为当务之急。

（三）药材种植、采集时间应适宜

2017年，我国开始施行《中华人民共和国中医药法》，对中药材的种植、养殖提出了明确规定，这不但为中药材的发展创造了良好的条件，而且对中药材种植、养殖的质量要求也作了非常严格的规定，对提高中药材的药效无疑是如虎添翼。其中，第二十二条明确规定，要求中药材规范化种植、养殖，禁止在中药材的种植过程中使用剧毒、高毒农药，支持中药材良种繁育，提高中药质量。这条规定对保障人民群众的生命安全和健康极为重要。中药材的质量与种植、养殖方式相关密切，由于中药材绝大多数都收购自药农，如果没有这条规定，中药的药效就难以获得可靠的保证。

除讲究种植、养殖的规范化外，中药的采集时机也极为重要。历代名家都十分强调采集时间对药效的影响。北宋科学家沈括在其所著的《梦溪笔谈》中指出："古法采草药多用二月、八月，此殊未当。"认为此时采药虽然便于识别，但并非最佳的采药时间，因药用部位为根的植物，如果有隔年老根，必须在没有茎叶时采摘，这样精华都集中于根部；没有隔年的老根药物，要等到植株长成而尚未开花时采摘，则根部已生长充足又还未衰老。同时，又指出用花的药物应在开花时采摘，用果实的药物应在果实长成时采摘，采摘时间应恰当，不能受限于固定时间进行采集，因为地气有早晚，天时有变化，应适时而行，这样药物有效成分含量才能较高。为了说明草药采集的科学性，沈括还特地考察了植物生长规律、地势、气温、土壤及人工管理等各方面的因素，论证了因时、因地采药的道理。其后的明代著名医药学家李时珍在《本草纲目》一书中，也写到了中药的采集时间对药效的影响，且论证更为详尽。

（四）药材包装、储藏应规范

众所周知，中药材采集加工后，必须及时包装、储藏才能保证药物的质量和药效，如不经处理或处理不当，则容易造成虫蛀、霉变、走油、变味等现象，不但会失去药效，而且会产生毒副作用。因此，药物必须根据各自特性进行分类、包装和储存。

含有淀粉、蛋白质、氨基酸等多种成分的中药材：通常用双层无毒食用型塑料袋密封，然后放入石灰缸、罐或坛内储藏。

含有糖分的中药材：易受潮而糖化发黏，容易遭受霉菌感染而发生霉烂变质。因此，这类药材应先进行充分干燥，然后装入双层无毒食用型塑料袋内，放置于密封的缸、瓶、罐、坛中储藏，也可以将塑料袋密封后放置在冰柜内冷藏。

含有挥发性物质的中药材：不宜长期暴露在空气中，否则易受温度、湿度和光线等因素的影响而变色、走气、走油，变得质脆易碎。因此，这类药材宜选用无毒食用型塑料袋包装，袋中放入少量木炭，置于避光、干燥处储藏；也可置于容器内密封储藏，以防潮，防走油，防虫蛀霉变。

果实、种子类中药材：多含有淀粉、脂肪、糖类、蛋白质等成分，在温度较高的环境下，其油分容易渗出，使药材表面出现油斑污迹，引起变质、腐败或走油。因此，这类药材不宜储藏在高温场所，更不宜用火烘烤，应置于陶瓷罐、金属盒、玻璃瓶内储藏。

二、食疗养生的关键在于辨证施膳

中医食疗药膳是中华民族特有的传统养生保健手法。毛主席早就指出，中国对世界最大的贡献，一是烹饪，一是中药。孙中山先生也有相似的说法。食疗药膳恰好结合了这两者的优势，它既有防病治病的一面，又有营养保健、强身壮体的一面。因此，我们应该为古代先贤们开创的这份宝贵遗产而自豪，而要发挥其良好作用，关键是要在中医药学理论的指导下辨证施膳。

药膳既能食疗又能食养，在施膳时须遵循其应用原则：其一是讲究性味归经和升降浮沉理论；其二是要因人、因地、因时用药。总之，药膳应讲求实效。

（一）性味归经应适宜

中医药学认为，药有四性，即寒、热、温、凉。因药与食物同源，故食物同样具有四性，一般分为寒凉、温热两大类。

寒凉类药食宜忌： 寒、凉均属阴性之类，两者性质相近，只是程度轻重不同。这类药食两用的中药或食物具有生津止渴、清热泻火、解毒除烦等功效，适于在夏季气候炎热中暑发热、汗多口渴时，或阳热偏亢而出现身热烦躁、大便干结、失眠易怒时食用，也可用于急性热病、热毒炽盛、疮疡脓肿等感染性疾病患者，治疗则按"热者寒之""治阳以阴"的治疗法则进行配膳。应强调的是，对于急性邪热实证，药膳一般不适用。

温热类药食宜忌： 温、热均属于阳，具有振奋阳气、驱散阴寒、通脉止痛等功效。适用于秋冬季节气候寒凉而致的关节痹痛、脘腹冷痛，或因饮食不调而出现的腹胀、腹痛、腹泻，或因阳虚阴盛而出现的肢凉怕冷、妇女痛经闭经、男子阳痿不育等症状，可按"寒者热之""治阴以阳"的治疗法则进行食疗配膳。

此外，还存在属于平性的中药和食物，其性质平和，大多数人都可使用，这里就不细述了。

中药有辛、甘、咸、苦、酸五味，食物因与药物同源，同样存在五味，其归经也由味之不同而异。辛、甘、咸、苦、酸五种味道不仅是人们的味觉感受，而且还与五脏息息相关。

辛味药食宜忌：辛入肺，在很多人的观念中，辛就是辣，是指辣椒等食物。其实在中医药中，辛是指辣、腥等味道比较冲的食物或药物，如日常食用的葱、姜、蒜、韭菜、辣椒之类。

但须强调的是，《黄帝内经》记载："多食辛，则筋急而爪枯。"因此，适当吃些辛辣食物或药物，夏可除湿，冬可御寒，但长期或过量食辛，容易耗散正气，且易上火。尤其是秋天，燥气当令，长期或过量食辛不仅易伤肺气，而且易灼津耗液。同时，患有肺结核、支气管扩张等肺部疾病者，患有肝脏疾病、便秘、痔疮、疮疖痈肿者也不宜食辛。

甘味药食宜忌：甘味为百味之王，对人体的补益作用最强。甘入脾，常吃甘味中药或食物，具有补脾健胃、益气养血的功效，但应食之有度。长期过量食用甘味，为人体提供超量的营养能量，就会变生痰湿而为患，滞留体内导致肥胖症、脂肪肝、糖尿病、高血压、动脉硬化、冠心病、脑血管疾病、高脂血症、阻塞性睡眠呼吸暂停低通气综合征等疾病。凡患有这类疾病的患者应控制甘味食物的摄入量。

咸味药食宜忌：咸味软坚散结作用最强，且能泄下。咸入肾，具有补益阴血的功效。不过中医所说的以咸补肾，并不是指多吃盐。其实，咸包括咸凉、咸温、咸平等味。古典医籍《黄帝内经》指出："多食咸，则脉凝泣而变色。"过量食用盐分不但不能补肾，反会加重肾脏负担，增加患肾脏疾病的风险。此外，过量食用盐分还会阻碍血液循环，诱发哮喘，增加高血压、糖尿病和心脏病的发病风险。因此，凡有这类疾病的患者，都应控制咸味食物的摄取。

苦味药食宜忌：苦味食物不但能除燥湿、清热解毒、泻火通便、利尿消肿，还能调节体内酸碱平衡。苦入心，常吃味苦的食物或药食同源的中药，具有清心养心、镇静安神的功效。

但是过量食用苦味也会损害健康。《黄帝内经》指出："多食苦，则皮槁而毛拔。"此外，苦属阴，骨也属阴，气同则入，所以苦走骨，骨得苦则阴更盛，故过食苦味，会使骨重而行动不便，加重病情。因此，老年人如果平素形体消瘦、手足心热、午后低热、夜间盗汗或身患骨病等，要避免过度食用清苦降火的食品或药食同源的中药。

酸味药食宜忌：酸味食物或药物，适当吃点，可以达到滋阴润肺、开胃健脾的功效。酸入肝，酸能促进食欲，并有保护肝脏的作用，也可缓解酒精对肝脏的损伤。

不过，过量食酸反而伤及脾胃。因此，凡有反流性食管炎、胃溃疡等疾病的患者，应少食酸，以免加重病情，不利于健康。

唐代著名医学家孙思邈十分讲究日常饮食的五味调和，在其所著的《千金要方》一书中提出"五味动病法"，即"酸走筋，筋病勿食酸；苦走骨，骨病勿食苦；甘走肉，肉病勿吃甘；辛走气，气病勿食辛；咸走血，血病勿食咸"。他认为，饮食结构合理、五味调和无所偏颇就对健康有利，可享天年；若五味过偏，则易引起疾病。

（二）重视顺时而食和因人、因地制宜

中医认为，人生活在自然环境中，并与自然环境息息相关，这就是"天人合一"的整体思想。随着自然界季节、气候、环境的变化，人体也必然要进行相应的调整以顺应自然环境的这种变化，食疗养生也不例外。

春季食疗宜忌：春季万物复苏，树木条达，一派生机盎然，此为阳气生发之象。中医认为，春季符合肝之特性，是肝气当令的季节，因此应当注意养护

肝气，防止肝阳偏亢，宜多吃甘、缓的食物，少吃酸涩、收敛性食物，以免妨碍肝气的生发和疏泄。

夏季食疗宜忌：夏季气候炎热，暑热火气当令。中医认为，夏季与心的关系十分密切，因此要注意养心，以防心火过旺，宜多吃清热解暑的食物，少吃辛热燥火的食物。

秋季食疗宜忌：秋季是丰收的季节，一片金黄之色，但气候干燥。中医认为，秋天是肺气当令的季节，因此应该注意养肺，宜多吃滋阴润燥的食物，少吃香燥辛辣的食物。

冬季食疗宜忌：冬季寒冷萧条，阳气闭藏。中医认为，冬季肾气当令，因此应注意养肾，固护肾之精气，一是多吃补肾益精的食物，二是多吃辛热散寒的食物，少吃寒凉的食物。

人的性别、年龄、体质、生活习惯不同，食疗施膳也有差别。如胖人多痰湿，宜食健脾化湿、清淡化痰类食物或药物；瘦人多气阴两虚，宜食益气养阴、生津润燥之药膳；女性因生理功能与男性有别，往往易气血两虚、冲任失调、肝失疏泄，故宜多食用健脾补肾、益气养血、疏肝理气的药膳；老年人气血虚衰，生理机能低下，消化功能往往欠佳，食物宜软宜缓，应食用易消化吸收的食疗、食养药膳；小儿脏腑娇嫩，气血未充，脾胃虚弱，但生机旺盛，应以调养后天为主，宜多吃具有健脾养胃、益气生血、健全运化功能的食品，促进其生长发育。

我国地域辽阔，不同地区气候条件和人的生活习惯不同，人的生理需求也有所差异，故施膳也不尽相同。东南地区潮湿炎热，人体多湿热内蕴，宜多吃清淡、渗湿类的食疗药膳；西北地区地高气寒，常多燥寒，宜多吃辛润之品。顺于自然，是人们饮食的最佳选择。

（蔡宛如　王会仍）

第三章

食疗养生药膳的分类

〔第一节〕

概　述

　　食疗养生药膳是我国原创的饮食形式，是在中医药学、烹饪和营养学理论的指导下，严格地进行科学配方，将药食同源的中药与具有药用价值的食物相配伍，采用我国独具特色的烹调技术和现代科学方法制作而成的具有一定色、香、味、形的美味食品。简而言之，就是药材与食材相搭配而做成的美味佳肴。它是中国传统的医学知识与烹调经验相结合的产物，起着"寓医于食"或"食寓于医"的作用。食疗养生药膳将药物当食物，又将食物赋以药用，药借食力，食助药威，达到既有较高营养价值，又可防病治病、保健强身的效果，应该是较为完善的医疗养生方法之一。

　　中华民族传统的食疗药膳讲究平衡，提出了"五谷宜为养，失豆则不良；五畜适为益，过则害匪浅；五菜常为充，新鲜绿黄红；五果当为助，力求少而数"的配方原则。用现代的语言表达就是，重点在于保持食物来源的多样性，以谷类食物为主；要多吃蔬菜、水果和薯类；每天要摄入足够的豆类及其制品；鱼、禽、肉、蛋、奶等动物性食物虽必需但要适量。其实，近年来国外也相继提出，有些食物不仅能提供必需的能量，还具有独特的保健养生和辅助治疗功效。美国《预防》杂志曾载文刊出多位医学和营养专家总结的经过科学证实的"16种具有食疗功能的常见食物"，认为只要吃对这些食物，就可远离某些疾病的侵扰。由此可见，关于食疗的防病、保健作用，当代中西学界的认识已渐趋一致。

一般而言，中国食疗药膳有按形态分类的，有按制作工艺分类的，也有按医疗作用分类的。本书重点介绍了形态分类中最常见的流体类及半流体类，其中最为流行的是粥类、汤类、羹类、茶饮类和酒类等，特别是粥类，更为人们所习用。

除了上述流行的类型外，还有流体性的汁类，半流体性的膏类和糊类，固体性的糕饼、饭食类和糖果等类型。其中的汁类，是将新鲜并含有丰富汁液的植物果实、茎、叶和根块捣烂、压榨后所得的汁液，可供饮用。汁类与汤饮颇相似，时下家庭、酒楼、饭店、茶楼等随处都可见现榨现用的汁类，而且品种繁多。另一种是膏类，亦称膏滋，是将药材和食物加水一同煎煮，过滤，去渣，留汁，浓缩后加糖或炼蜜制成的半流体稠膏，具有滋补、润燥的功效，适合久病体虚、病后调养、养生保健者长期调理服用。这种膏剂多年来深受广大消费者的喜爱，但缺点是众人一膏，不符合中医药学辨证施治的原则。时下最受欢迎的是由中医师根据患者的体质或病情，辨证施膏，改以往之众人一方为一人一方，以充分发挥其治病和保健的作用。

〔第二节〕

粥　膳

　　粥，又称为糜、酏，是指以米为主要原料熬煮成的稀饭，是我国饮食文化的精粹之一，也是我国独有的历史、地理、人文环境的特定产物。

一、粥膳的两种类型

　　众所周知，万物生长，营养是首要因素。营养是生命之根本，健康之基石，力量之源泉。说到有营养，首选粥膳。粥膳养生在我国历史悠久。早在《周书》中就有"黄帝始烹谷为粥"之说，这可以认为是现存最早的记载。粥有两种类型，一种是单纯用米煮成的粥，即人们直至现在还在吃的不加任何辅料的粥，另一种是用药食两用的中药和米煮成的粥。这两种粥基本上都是营养粥，前者偏重食养，后者偏重食疗，所以后者又称为药粥。

二、粥膳是养生保健的佳品

　　粥膳可促进食欲，补充身体所需要的水分。粥味鲜美，润泽易吃，富含营养且易消化、吸收，确实是养生保健的佳品。粥膳妙不可言，它介于饭、菜和汤三者之间，既有充饥饱腹之功，又有菜的美味可口，也不乏汤之营养开胃。因此，米粥一向被视为最养人的食物，不但是日常家庭餐桌上的必需品，也是病后调养的好膳食。清代名医王士雄将之称为"天下第一补物"；早在汉代，医圣张仲景就已指出，体虚外感患者应用桂枝汤治疗后要加热稀粥以助邪从汗解，补而无闭门留寇之弊。

粥膳的优点是热量较低，物美价廉，营养丰富，具有补脾、和胃、润肺的功效。我们的祖先很早就从现实生活中认识到了它的营养价值。现代研究证明，米粥中含有人体所需要的蛋白质、脂肪、B族维生素、胡萝卜素、糖类及磷、铁等，是老幼咸宜的健康食物，具有延缓衰老、益智健脑的作用。历代文人墨客对粥食也颇加赞誉，如南宋著名诗人、诗坛四大家之一的陆游，也是一位精于中医养生术的大家，对粥食特别推崇，写了一首著名的《食粥》："世人个个学长年，不悟长年在目前。我得宛丘平易法，只将食粥致神仙。"他还在这首诗后写下题解："张文潜有食粥说，谓食粥可以延年，予窃爱之。"诗中所提的宛丘，就是张文潜，即"苏门四学士"之一的张耒。他自号柯山，因晚年居陈（今河南淮阳），陈地古时名宛丘，故又自称宛丘居士，时人亦称其为宛丘先生。他深得庄子学说之真谛，认为养生并不是深远难知之事，食粥亦是简便易行的方法，可以畅胃气而生津液。所以，张氏说："粥极柔腻，与肠胃相得，最为饮食之良。"明代李时珍在《本草纲目》中说得更具体："糯米、秫米、黍米粥，甘温无毒，能益气，利小便，止烦渴，养脾胃。"可见食粥确实于人有益。

粥膳制作一般有煮和焖两种方法。煮粥时，首先要选好米，历代养生家和医家都认为粳米为煮粥佳品，王士雄所著的《随息居饮食谱》中说："粳米甘平，宜煮粥食。"《粥谱》早就记载："以香稻为最，晚稻性软，亦可取；早稻次之，陈廪米则欠腻滑矣。"对于秋谷，应现吃现舂，才能香气十足。因为新米富有胶质，具有黏性，煮出来的粥质地优良，芳香可口，故煮粥宜用新米。其次，煮粥的水以活水或泉水为好，慎用死水。现在人们一般都选用自来水或矿泉水煮粥。

熬粥的方法随各地习俗的不同，差异颇大。《随园食单》称："水米融洽，柔腻如一，而后谓之粥。"说明水、米要煮到"融洽"的程度。所谓"融洽"，应该是水米交融，米不但烂透，而且应均匀地悬于粥中。这要求水和米的比例合适，煮的时间合适，煮沸后应以文火慢煮，中间不再加冷水，也不应加碱，以防维生素遭到破坏。

三、药粥既能食养又能食疗

药粥由在米粥中加入某些药食同源的中药烹制而成，既可将中药研末和米煮粥，也可把中药捣汁或煎成汁代水煮粥，也可在粥中兑入中药汁，这些均称为药粥。历代医学家的实践经验表明，中药久服、常服可能会戕伤胃气，但如果与米、麦、粟等谷物一起烹调制成糜粥，则"峻厉者可缓其力"，无戕伤胃气之弊，使中药与谷物相辅相成，适用范围扩大，功效增强。煮粥多用谷类，常用的有粳米、糯米、粟米、玉米、秫米、籼米及小麦等，可配合豆类、水果、蔬菜、鱼肉、蛋、奶和中药等煮制。

药粥不仅能食养，而且具有食疗的作用，能起到防病治病和养生保健的双重作用。由于选用中药性味归经、升降出入不同，其功效也有差异，更须在中医药学辨证论治的理论指导下施膳，做到药粥组成有法、有方、有理、有据，强调"天人合一"，顺应自然。这样的药粥才能满足人体的需求，达到养生保健、防病治病的目的。

古往今来，中医饮食文化都得到历代医家和名人的推崇和肯定。汉代大史学家司马迁著的《史记·扁鹊仓公列传》中就有粥食治病的记述，东汉名医张仲景著的《伤寒论》中也有很多米药同用或药后食粥的记载，如白虎汤、竹叶石膏汤等方中都用粳米以鼓胃气助长药力。唐宋以后，历代医家对药粥的应用日渐广泛，药粥品种也逐渐增多，唐代的孙思邈在其《千金要方》中收集了民

间谷皮糠粥防治脚气病、防风粥去四肢风的案例；孟诜在《食疗本草》中记载
有茗粥、秦椒粥、蜀椒粥、柿粥；昝殷在《食医心鉴》中记载了57种药粥；
宋代官编医书《太平圣惠方》中收集的药粥多至129方，《圣济总录》收录的
药粥有113方，这些都是药粥食疗的实践经验。

　　之后元代饮膳太医忽思慧在其《饮膳正要》中记载了不少为宫廷皇室制作
的食疗药粥；我国中医药学史上颇负盛名的金元四大家之一的李东垣对药粥也
情有独钟，他在《食物本草》中专门记载的28个最常用的药粥方，如绿豆
粥、茯苓粥、竹叶粥等，至今仍被人沿用；还有邹铉的《寿亲养老新书》，收
录了药粥77方，为后人食疗药粥提供了一份宝贵的参考资料。到了明代，医
药学家李时珍的《本草纲目》一书记载了药粥62方；朱橚等三人共著的《普
济方》收集了药粥180方，并对每一个粥方作了详尽的论述。清代以后，药粥
之风盛行，当时影响最大的有王士雄的《随息居饮食谱》、曹庭栋的《老老恒
言》及黄云鹤的《粥谱》、黄宫绣的《本草求真》、费伯雄的《食鉴本草》、张
璐的《本经逢原》、汪昂的《医方集解》等。这些著作对药粥的应用都作了精
辟的论述。近代，张锡纯喜好山药粥，岳美中独崇黄芪粥，沈仲圭喜用神仙粥
治疗感冒，邹云翔创制荷叶粥治疗老年人高血压和高脂血症等。

　　历代文学家、诗词名人中也有不少人对药粥甚为推崇，比如宋代文豪苏东
坡喜爱荠糁，陆游喜食枸杞粥，范成大吟咏口数粥，杨万里还有一诗《梅
粥》："才看腊后得春饶，愁见风前作雪飘。脱蕊收将熬粥吃，落英仍好当香
烧。"

　　中医服用药粥讲究因人、因时、因地而异，而人有男、女、老、幼，时有
春、夏、秋、冬，地有东、西、南、北、中。一般来说，男女之间基本相似，
从补益而言，男多偏用益气壮阳之品，女则多偏用补血滋阴之品；老幼补益多
进缓和之品，以健脾养胃为主，老偏温补，幼偏清补或平补；一年四季因有
"春生、夏长、秋收、冬藏"的季节特点，人生于自然，就应该顺应自然的规
律，才有可能尽享天年。因此，不同的季节，服用药粥也有所偏。春季乍暖还

寒时，最难将息，故此时应以养阳为主，可吃菜粥或核桃仁粥；夏季酷暑难熬，炎热多汗，食用的药粥应偏清补以消除暑热；长夏多挟湿，往往有疰夏之说，故宜选用清暑化湿之品，可用绿豆粥、薏苡仁粥或两者同用的米仁绿豆粥；秋季肺气当令，气候干燥，容易伤肺，应予滋阴养肺、生津润燥之品，可吃百合粥、桑葚粥；冬季寒气袭人，易伤阳气，而肾主封藏，所以应食用补肾温阳、益气健脾、祛寒保暖之品，可适当服用人参粥、羊肉粥。我国地域辽阔，资源丰富，山河灿烂，风景秀丽，民族众多，民俗文化及地理位置各有不同，古代很多诗词名家描写西北，是"大漠孤烟直，长河落日圆"；描绘江南，则是"落霞与孤鹜齐飞，秋水共长天一色"。也正因为如此，药粥品种也因地而异，北部地区多偏用温补、散寒的药粥，张仲景的《伤寒杂病论》就很充分地体现了这一特点；江南和南方地区气候多湿热，多偏用清补或与淡渗利湿药并用的药粥，体现了王孟英、叶天士等温病学派医家的特点。南北两派各有千秋，使中医药学理论更趋完善，药粥也不例外。

　　药粥不但具有食疗养生的良好功效，而且也便于服食。千百年来，中药的剂型一般都为汤、丸、散、丹，近代发展出针剂和片剂。从剂型看，药粥可以说是一种独特的剂型，其优点有三：第一，药粥具有汤剂流质、半流质的特点，不仅容易消化、吸收，而且可养胃健脾，粥与药相得益彰，对"厌于药，喜于食"的老年人尤为适宜；第二，与丸、散、膏、丹相比，药粥既宜长久服用，又无副作用，还可根据病情灵活加减药物；第三，药粥多以单味中药与米谷同煮，有些药粥甚至可将药汁与粳米同入热水瓶中泡制，操作方便，花费较少，不论城乡都易推广。

〔第三节〕

汤　羹

　　汤羹为汉族原创的传统食物，系指五味调和的浓汤，广泛用于中国各地。而今由于华人广布世界各地，汤羹也因其鲜美的味道、独特的风味而逐渐被推向全球。"羹"之义，从羔、从美而成羹，古人的主要肉食是羊肉，所以用"羔"和"美"会意。上古时期，羹一般是指用肉或菜蔬调和五味做成的带有汁的食物，与汤略有区别。中古时期之后，羹与汤的概念几乎已混用。以现在的观点而言，汤比较偏向流质食物，而羹则偏向半流质食物。

一、汤羹食疗历史悠久

　　中华民族饮食文化中，汤羹占有重要一席。一说羹汤，首先想到的是养生，有句谚语就是："饭前喝汤，苗条健康。"汤与羹的区别主要在于是否勾芡，勾芡者为羹，未勾芡者为汤。现载最早的食疗汤是张仲景的《金匮要略》中所记载的当归生姜羊肉汤。中医药学讲究君臣佐使，食疗药膳也要按此进行配制。现代研究认为羊肉含有左旋肉碱成分，能促进损害人体的长链脂肪酸燃烧。该汤以羊肉作为君药，以当归为臣药，再以生姜为佐使，使食材发挥应有的食疗功效，配置合理，则效果显著。

我国第一个羹为彭祖所创制。史传上古时期，尧帝因治水积劳成疾而得厌食症，日久身体虚弱不堪，生命垂危，彭祖闻之心忧不已，于是凭自己的养生经验，向尧帝毛遂自荐，将以野鸡为主料精心烹调出的味道鲜美的雉羹献给尧帝。尧帝吃后精神大振，气血好转，身体日益康复。此后，尧帝每日必食雉羹，虽日理万机，却百病不生。尧帝认为彭祖对饮食颇有研究，也一定能将政事管理得井井有条，故封他到大彭（即今徐州地区的彭城）建功立业。从此彭祖在其封地带头挖井，发明了烹调术，并将之发扬光大，为世人留下了宝贵的烹饪遗产。雉羹是我国典籍中记载的最早的汤羹，所以被称为"天下第一羹"。

二、汤羹的制作及营养特色

民谚常说："宁可食无肉，不可饭无汤。"汤在食养和食疗中的作用极为重要，且应用非常广泛。汤的制作有煮、烩等方式。所谓煮，就是将原料放入锅内，加适量水，先用武火煮沸，然后改文火烧熟即可；烩是将原料用汤和调料混合烹制汤汁菜。汤的最大特色一是清透见底，二是咸鲜，三是回味甘甜。只有这样的汤才算达标，才能受到广大人民群众的欢迎。

羹的食料多为肉、蛋、牛奶等，制作过程中也可加入所需的药食两用药物。羹的烹调工序比汤略为复杂，一般采用蒸、炖、焖、熬等方式烹制。所谓蒸，就是将食物、药物等与调料拌匀后，放入碗中，利用水蒸气加热烹煮制作。炖有隔水炖和不隔水炖之分，隔水炖是指将装有原料的容器封口，放入锅中，武火炖3小时左右；不隔水炖为直接用武火煮沸，撇去浮渣，再用文火炖至原料酥烂。熬是指先在锅内加底油，烧热后放入主料稍炒，加入汤及调味品后用文火将原料煮烂。焖是指在锅内放油后，同时放入食物和药食同源中药，炒成半成品后，加入姜、葱、花椒、水或调味品，盖上盖，用文火将原料煮烂，要求低温烹调，使成品味鲜可口。

美国哈佛大学著名的华裔科学家、营养学权威康景轩教授指出，不同的烹调方式对食物营养的影响也不同。他对中国传统烹饪方法蒸、煮、炖等制成的汤羹颇为推崇，认为蒸是能最有效保存食物营养物质的方法，不论是食物的颜色还是营养结构，都会得到最完善的保留；煮也能较好地保全食物的颜色，不会给食物增加太多的自由基；炖结合了煮的方式，使很多营养物质进入汤里，同时蛋白质等营养物质会被分解，使食材容易消化。但是，他同时也强调，煮的时间过长也会破坏B族维生素和维生素C。因此，宜选择慢火炖汤，避免高温炖煮。我国著名营养学家赵霖教授认为，中国古代流传下来的汤羹及其烹调方法极大地体现了中华民族优秀的传统文化，为中华民族的繁荣昌盛作出了卓越的贡献。汤羹不同于西餐，西餐是烧烤出来的"洋快餐"，含有大量丙烯酰胺等物质，可导致基因突变，损害中枢和周围神经系统，诱发良性或恶性肿瘤。WHO规定，每千克食品中所含的丙烯酰胺不得超过1毫克，但炸薯条中的丙烯酰胺含量却高出该数值约100倍。用我国的传统方法烹调出来的汤羹，则几乎不含这种物质，而且正好相反，它是"三低三高"食品，即低热量、低脂肪、低蛋白质、高微量元素、高维生素、高膳食纤维。

三、汤羹文化应从小普及

汤羹一直是我国传统的佳肴，也是一种食疗养生的重要药膳。古代有一个厨艺高手名叫伊尹，他是制汤的高手，也是商朝初年著名政治家、思想家，用"以鼎调羹""调和五味"等理念来治理天下。他为中华民族传统饮食文化的传承和发扬立下了汗马功劳。我们的祖先早在几千年前提出的合理饮食结构，已被WHO所推崇和认可，我们应该为此而自豪！

在我国长达几千年的封建社会里，下厨的多为女性，因此人们特别看重女性下厨做饭的能力。这种情况一直延续了很长时间。其中，流传最广的当属卓文君和司马相如的故事。贫困的辞赋家司马相如，仅凭一曲《凤求凰》就得到了卓文君的喜爱并与其私奔，而且还让卓文君心甘情愿地写下了："自此长裙当垆笑，为君洗手做羹汤。"这是我国目前已知的最早的关于羹汤的诗。

唐代诗人王建的《新嫁娘》也形象地描述了一个关于汤羹的故事："三日入厨下，洗手做羹汤。未谙姑食性，先遣小姑尝。"当时，新娘嫁到夫家，有"三看"的习俗，就是要求新娘下嫁的第三天，要下厨房做菜肴，婆家要考验新娘是否能制作羹汤佳肴。如果新娘的厨艺得到婆婆的青睐，则日后婆媳关系和谐，一家喜乐满堂。但这首诗有趣的是，新娘很聪明，她懂得要先知道婆婆喜欢吃的东西是什么。她想出了一个妥当的办法，不是直接问夫君，而是先让小姑尝试，因为小姑是婆婆抚养大的，两人的口味一般会相似，小姑的口味多少能代表婆婆的口味，以此为标准做出的羹汤一定不会出错。这是一种推理的过程，所以这首诗也是一首推理诗。

由此可见，汤羹自古以来就是一种主要的食疗美膳。当前的年轻一代，一直依赖父母甚至祖父辈，不少还喜欢吃"洋快餐"或"中快餐"，不仅不会做汤羹，甚至连吃汤羹都不多，这是多年来缺少教育课程的结果。据悉，英国就规定，凡7～12岁的青少年，都必须学会做20道菜肴，这点值得我们学习。机不可失，时不我待，在传播科普知识的同时，我们必须大力呼吁传承我国的国粹："入厨是好手，学会做汤羹。"

〔第四节〕

茶 饮

中国是世界茶饮的发源地，种茶、制茶、饮茶的历史最悠久。早在五千多年前，中国人就已经认识到茶饮的保健作用，从最初的肤浅认识到系统地研究、利用茶饮，并逐步形成茶文化、茶艺术、茶习俗、茶医药，经过了数千年的漫长历程。茶饮不但为人们的生活增添了无限的情趣，而且还具有显著的保健功效。

一、茶饮的源流及药茶两用

据史料记载，茶起源于神农时期，茶圣陆羽在其所著的《茶经》中，阐述了茶饮起源："茶之为饮，发乎神农氏，闻之于鲁周公。"相传神农氏为寻找治病的药物，亲自试尝多种天然植物，而中毒后都得茶解，因此历代都认为茶有解毒作用。所以，这种说法不仅解释了茶的起源，而且也是中医药传奇式起源的最早记载。

对于茶的医药功效，《神农本草经》认为："饮之使人益思、少卧、轻身、明目。"认为茶饮能兴奋中枢神经，能延缓衰老和提高视力，这充分体现了古人的智慧。东汉时期的医圣张仲景用茶治疗脓血便，并取得了很好的效果，这是目前已知的将茶用于治病的最早案例。三国魏时张揖在《广雅》中最早叙述了药用茶方和烹茶方法，同时指出茶不但能使人失眠，还可解酒毒。人们在发现茶饮具有医疗保健的作用后，就一直将之视为珍品。但开始茶饮只供神事、皇族社交活动之用，后来人们将野生的茶进行移植、人工栽培，茶才从皇宫走向民间。根据相关史料记载，最早种茶及传播饮茶技艺的地区是古巴蜀地区，至西汉时期饮茶之风始兴。

民间广泛流行茶饮是在两晋南北朝时期。此时原来被视为奢侈珍品的茶饮开始真正成为人们的普通消费品，在人们的日常社交活动中开始出现以茶待客的礼仪，"客来敬茶"已逐渐演变为司空见惯的常事。同时，民间开始出现茶摊、茶馆，继而又出现了商业性店铺茶寮，提供人们饮茶和住宿的场地。当时，著名的医药学家陶弘景坚信"久喝茶可以轻身换骨"，给茶饮以很高的评价。

我国唐之前只有"荼"而无"茶"字。以"茶"替"荼"是在唐代之后。唐代是茶饮发展史上最为重要的时期之一，这个时期最令人兴奋的事就是出现了世界上第一部茶著，即茶圣陆羽的《茶经》。此书对茶的起源、名称、品质、种植、栽培、加工制作、品茶用具、水质及饮茶习俗等茶艺知识，进行了较为系统的研究和阐述。至此茶饮才开始成为一门专门的技艺和学科，对全世界茶业的发展产生了重大的影响。

此外，唐代还有一项创举，就是将单纯的茶与其他药用原料结合应用，使茶的用途更加广泛，同时也增强了茶饮的医疗保健功能。由此开始了药茶的萌芽时期。唐代著名医药学家王焘在《外台秘要》中详述了药茶的制作、饮用及适应证，开创了药茶制作的先河。唐时名家孙思邈、陈藏器、孟诜对茶的治病、保健作用的研究更加深入，他们精辟地总结出茶饮能"令人有力、悦志""诸药为各病之药，茶为万病之药"，能治"腰痛难转"及"热毒下痢"。甚至连唐代大诗人白居易都认为："驱愁知酒力，破睡见茶功。"大书法家颜真卿则赞扬茶饮有"流华净肌骨"之效。茶饮在当时已向外输出至日本、印度、斯里兰卡、俄罗斯、阿拉伯等国家，中外茶文化和科技得到了很好的交流。

其后的宋、元、明、清各代，茶文化均有较大的发展，茶叶产地得以扩大，制茶方法得以更新，尤其是茶药配合应用更加普遍。宋时由官方主编的《太平惠民和剂局方》录有"药茶"专篇，并详述了配方、用法、主治等知识，这是"药茶"两字第一次进入被官方认可的医学文献之中。明代《普济方》及李时珍的《本草纲目》问世，这些药学巨著都记载了茶药合用的研究成果。朱权的《茶谱》、许次纾的《茶疏》等专著都各自叙述了茶饮研究的学术观点，总结了明及明以前的茶学成就。清代药茶研究进入了一个新的发展时期，各家研究成果颇丰，而且出现了以中药为主的代茶饮。这种全新的茶饮模式的兴起，更加扩大了茶饮的应用范围，更新了茶饮的概念，使其在医疗保健中的地位得到了空前的提高。

二、茶饮与代茶饮的食疗价值

（一）茶饮习俗及功效

众所周知，中国是茶饮的发源地，世界各国最初接受的茶饮及茶艺知识，无不是直接或间接地来自中国。因此，其饮茶习俗皆与我国汉族的饮茶习俗有着千丝万缕的联系，茶饮的推广是中华民族对人类健康和精神生活的一大贡献。

汉族的饮茶习俗由来已久，茶品多样，方式各异。一般来说，汉族人多喜清饮，认为只有清饮才能体现品茶的幽雅神韵。但饮药茶则不以"品"为目的，而是追求其医疗保健的效果，当然也不能忽略"品"中的怡趣。藏族人精通茶饮的营养调配，其最爱饮用的酥油茶咸中溢香。他们视茶为珍贵佳品，尤其在男女婚庆时，茶是婚姻美满幸福的象征。维吾尔族人酷爱饮茶，认为茶饮同米饭一样重要，当地民间曾流行"宁可一日无米，不可一日无茶"的谚语。

他们最爱饮的是奶茶和香茶。蒙古族人喜欢喝用茶、奶、盐调配成的咸奶茶。这种茶的煮制方法看似简单，其实是有制作技巧的。为显示出身手不凡、家教有方，蒙古族姑娘一懂事就要向母亲学习茶技，以便在出嫁时当众展示煮茶功夫，向来宾敬茶。

"千里不同风，百里不同俗。"我国是一个多民族的国家，各民族自有自己的茶饮习俗，云南傣族的竹筒香茶、纳西族的盐巴茶、傈僳族的雷响茶、布朗族的酸茶、白族的三道茶、土家族的擂茶、苗族的油茶等，都各有千秋，各具特色。

现代研究表明，茶有减肥、降血脂、抗动脉硬化、降血压、降血糖、抗癌、抗氧化、抗衰老及抗辐射等良好功效。茶叶含有约500种物质（其中有机物450种以上），是现代绿色药物中最具有研究价值的药食两用之物。

现已证明，茶中含有对血管具有软化作用的儿茶素、可防治坏血病的茶黄酮、可消火止渴的茶单宁等一系列茶提取物。其中儿茶素的氧化产物茶色素是茶叶中最重要的强效药物。但茶色素在天然茶叶中的含量极低，且活性高，结构极不稳定，要提取到大量高纯度的茶色素难度很高。因非常罕有，茶色素曾被医学界誉为"茶叶中的绿色黄金"。多年来，研发茶色素已成为研究热点中的焦点。

目前，根据茶色素的药理作用，其临床应用可用16个字来概括，即防治结合、标本兼治、疗效确切、安全无毒。茶在以下几方面有广阔的应用前景。

防治高脂血症：茶色素能显著发挥"三降一升"、平衡血脂功能，对高脂血症患者的血脂水平具有双相调节的作用，可防治冠心病、脑动脉硬化。

替代阿司匹林：茶色素与阿司匹林一样具有抗血小板聚集、减少血栓素 A_2 生成的作用，可达到预防冠心病的目的。但茶色素没有阿司匹林的副作用，可以长期服用。

治疗脑血管疾病：中国科学院上海放射性药物联合研究开发中心进行的试验证明，茶色素能通过血脑屏障。治疗脑动脉硬化、脑梗死的关键是改善微循环，茶色素分子能进入血脑屏障，发挥抗凝、促纤溶作用，能降低血液的流变性，改善脑组织血液和氧气的供应，从而提高临床的治愈率。

治疗糖尿病：茶色素具有降血糖、降血脂的双重功效，能改善糖尿病患者的血液流变性，降低患者的血液黏稠度，发挥"治本"作用，防止或减少糖尿病并发症的发生。

抗肿瘤作用：茶色素在提高白细胞数的同时，还能提高 IgG、IgA 和 IgM 的水平，临床研究表明，茶色素配合肿瘤的放、化疗确有明显效果。

（二）代茶饮的概念及其食疗作用

所谓代茶饮，即以药代茶。一般采用1~2味或数味中草药（常研成粗末后用）煎汤或以沸水冲泡数分钟后，代茶徐徐饮之，故名。历代药茶所采用的中药都是药食同源的药物，多为一些芳香类中药。

中药代茶饮是中医治病调理、强身健体、延年益寿的特殊中药剂型，在医疗保健事业中发挥了重要作用，具有以下几个优势：

饮服方便、调理性强：中药代茶饮可根据病情需要辨证组方，随症加减，并按其药性特点等选择恰当的使用方法，程序简单，调配方便，针对性强，既体现了中医汤剂辨治灵活、疗效显著的优势，又克服了传统汤剂煎煮烦琐、携带不便等缺点，与现代生活节奏加快的发展趋势相适应。同时，代茶饮便于储存，易于携带，可随时多次饮用，且吸收完全，便于特殊情况或某些急症时应用，有着良好的治疗辅助作用。

起效迅速、发挥充分：中药材粉碎成粗末或切制成细丝、小段后，表面积增大，与溶媒接触面增加，药物的有效成分经煎煮后容易溶出。研究表明，这些药物经粉碎后药液浓度较未粉碎药材的药液浓度高，药效发挥更充分，且取效更快。其优点是，沸水冲泡或稍加煎煮后即可饮服，避免了汤剂因加工、久煎久煮造成某些药物，特别是芳香类药物有效成分的损失；同时以沸水冲泡药物，可将其中的酶迅速降解灭活，避免了有效成分的破坏。实践证明，解表类药多含有挥发性油，常温下就可挥发，故不宜久煎；同时，当其药液温度在30～40℃时，药物所含酶活性很强，药物的有效成分，尤其是苷类成分在酶作用下容易分解，使其含量降低而影响疗效。又如阿胶、鹿角胶等胶质类药入煎剂易粘锅、煮焦，并常会黏附其他药物，影响药效成分溶出。因此，用代茶饮则可避免因久煎而丧失药物的有效成分。

轻灵精巧、甘淡平和：代茶饮的组方除注重辨证及配伍严谨外，其突出的特点是选药精当，用药量轻，比汤剂节省药材，有助于保护自然生态环境。且所用之药药性平和，无伐胃之弊，味多甘淡，无味苦难咽之虞，老幼皆宜。此类代茶饮所用之药，一般多具有解表、清热、止咳、除湿、和胃、清导、通便、祛暑、安神、补益等作用，属于药食同源之物，安全性好。

有病治病、无病调理：代茶饮药效平缓，多可长用，可以调和脏腑阴阳、气血盛衰，既可治病，又有调理之功效，尤其有助于病后的康复。

三、保健茶饮的选择

中医认为，茶饮的选择应符合"天人合一"的原则。人生活在大自然中，必须顺应一年四季气候变化的规律，才能达到防病治病、养生保健的目的。茶饮除了适合人们一年四季饮用外，还应注意根据不同年龄、体质特点辨证施饮。我国地域辽阔，东西南北气候有别，人们对茶饮的喜好也有所差异。

（一）四季茶饮原则

茶饮用于食养和食疗，中医药学的观点认为应因时施饮。

春季茶饮：春回大地，天气温和，阳气上升。宜首选能兴奋器官、芳香浓郁类的花瓣茶材，可以帮助散发冬季积存在体内的寒邪，生发人体的阳气，养肝利胆，疏通经脉，如玫瑰花茶、茉莉花茶、菊花茶之类的轻扬散发的茶品。

夏季茶饮：夏季天气炎热，阳气旺盛，常暑而挟湿。宜选用茶性沉降、茶气清苦，能清凉祛暑、理气利湿的花草类茶材，以除烦解渴、清热解暑、化滞利湿、补益肠胃，如绿茶、薄荷茶、竹叶茶等茶品。

秋季茶饮：秋季气候干燥，余热未净，阳气渐弱，阴气渐升。宜选性质收敛、生津润燥的果类入茶，以利于消除体内余热、化痰止咳、养阴润肺，如乌龙茶及鲜铁皮石斛、沙参、麦冬之类的代茶饮。

冬季茶饮：冬季气候寒冷，气温较低，阳气不足，阴气较盛。宜选茶质温热、茶气辛散的根茎类茶材，重在驱寒保暖、温肾补阳，如红茶、铁观音等茶品。

（二）因人施饮原则

不同年龄人群的茶饮：少年儿童处于生长发育期，生机勃勃，脏腑娇嫩，一般可选具有消暑解渴、养胃益智作用的茶饮，不宜选用具有滋补作用的茶饮。个别先天不足、发育迟缓的儿童，可在医生的指导下选用适宜的滋补助生长类茶饮。青壮年已发育成熟，血气方刚，精力充沛，一般不提倡过度滋补，如因工作劳累或受病所伤，可适当选用滋补类茶饮，但宜辨证而施。人至老年，脏腑功能逐渐衰退，肾气亏虚，气血不足，形神俱弱，智力渐低，可选择一些较有针对性的滋补类茶饮，但宜少量多次饮用，发挥药力缓和的效果。

不同性别的茶饮：因男女生理功能有别，故选择茶饮亦有所不同。因肾精易损，男性往往易出现肾阳偏虚或肝肾不足的现象，且随年龄增长而日渐加重，宜选用菟丝子、杜仲、枸杞子等具有滋补肝肾、强筋壮骨功能的茶材；女性因有经、带、孕、产的生理功能，易冲任失调、气血不足，宜选用当归茶、益母草茶等具有养血调经功能的茶品。

（三）茶饮配料的选择原则

茶饮品种成百上千，名目繁多，但常用的茶材主要为下列四大类。

绿茶：绿茶是将新鲜的芽叶直接进行高温杀青、揉捻，以或炒或烘或晒的方式干燥后制成的不发酵茶，其品种居各类茶叶之冠，是世界上贸易量最大的茶品，也是我国最主要的茶类。绿茶一般可加入具有清热、消暑、利尿、止渴作用的药茶中，适合夏季饮用。

红茶： 红茶是经过萎凋、揉捻、发酵、干燥后制成的发酵茶，品种颇多，最著名的为工夫茶，其中的祁门红茶品质超群。红茶一般可加入具有温热、散寒、补益作用的药茶中，适合冬季饮用。

花茶： 花茶是以精制茶为原料，利用各种天然花香窨制而成的再加工茶。主要品种为茉莉花茶、玫瑰花茶、玳玳花茶、珠兰花茶、桂花茶等。花茶的香气高醇馥郁、芬芳扑鼻，茶色幽黄微绿，滋味鲜美，满口生香。花茶一般可加入具有疏肝、解郁、理气、活血作用的药茶中，适合春季饮用。

乌龙茶： 乌龙茶又叫青茶，是一种经过摇青工艺制成的半发酵茶，叶片大部分保持绿色，边缘呈红色，素有"绿叶红镶边"的美称。乌龙茶条索粗壮，茶汤金黄清澈，香气浓郁，滋味醇厚。乌龙茶一般加入具有调理脾胃、理气和中等功效的性味较为平和的药茶中，适合秋季饮用。

〔第五节〕

酒及药酒

　　酒在中国历史悠久，品种多样。历代以来，中国人对酒的研究与运用，可以毫不夸张地说，已达到炉火纯青的境界。自从有了酒，人们就借用这杯中物演绎出无数精彩的民间传奇，也有人借酒消愁而演绎了悲观的人生，也有人在酒色中迷茫地过着灰色的人生，如此种种，或可歌可泣，或可悲可叹，不一而足。

　　古代帝王贵族及文人雅士对酒极为推崇，三国时期的枭雄曹操叹道："对酒当歌，人生几何……何以解忧，唯有杜康。"而唐代号称"酒中仙"的诗人李白则写出了极豪放的《将进酒》而流传后世，这不能不令人感叹酒的力量。古往今来，世界上没有一个国家能像中国一样有如此多"诗酒同家"的名人学者，其因酒而出现的酒文化，堪称世上一绝。在中国，饮酒不仅仅是习俗、怡情养性的需求，也是食疗保健的需要。中国人常常以酒做药或以药做酒，历代流传，至今仍盛行，是中医药学重要的特色之一。

　　药酒根据所含的成分，分为酒、醴、醪三类。酒，主要含普通药材成分；醴，除含有药材成分外，尚含有糖分，包括含有较高糖分的药材；醪，除含有以上两种成分外，还有酿酒所产生的酒糟。《黄帝内经》一书又告诫人们，要保持健康长寿，就不要"以酒为浆，以妄为常"。

一、酒的兴起及作用

从发现酒到酿酒、饮酒，其间经历了漫长的过程，这一过程中酒慢慢成为人们普遍喜爱的饮品。《战国策》曰："仪狄造酒，进之于禹。"《说文》云："少康造酒。"少康即杜康，所以文人常将酒称为杜康。其实，酒应是广大人民群众共同实践的成果。所以，《酒诰》一文认为酒是"有饭不尽，委之空桑，郁积成味，久蓄气芳，本出于此，不由奇方"。这种观点应该是比较客观的，其断定酒是自然发酵的产物，被人们认识而饮用。

我国酿酒的历史非常悠久，据《尚书》记载，公元前12世纪，我们的祖先创造了一项新技术，就是用曲酿酒术，使我国成为世界上独一无二制曲酿酒的国家。由于曲产生了多种微生物，增加了酒的风味成分，故中国的酒酒体丰富、优美，其风格在世界上独树一帜。夏、周时期出现了独立而具有规模的手工酿酒作坊，在周代还建立了专门的官职，管理有关酒的政令，并直接组织和监督酒的酿造。而国外直到1897年才发现磨碎的酵母菌滤液可使糖类发酵。

随着时代的发展，人们发现酒不仅能通血脉、兴奋精神，而且还有养脾气、厚肠胃、润皮肤、去寒气等多种功效。早在《黄帝内经》一书中就载有"邪气时至，服之万全""疾在肠胃，酒醪所及"之说，而在《周礼》中还有"用酒浴尸"的记述，所以人们称赞："酒为百药之长。"

二、药酒的食疗价值

将作为饮料的酒与治病强身的药食两用中药"溶"为一体后制成的药酒，不仅具有配制简易、饮用方便、药性稳定、安全有效的优点，而且还利用了酒精作为一种良好的半极性有机溶剂的优点，使中药的各种有效成分都能轻易溶于其中，从而药借酒力、酒助药势，使发挥出来的药力更加充分，这对提高临床疗效无疑有很大的帮助。

现代研究表明，酒的主要成分乙醇（即酒精）是一种良好的溶媒，大部分水溶性物质及不溶于水的多种中药成分，如生物碱、盐类、鞣质、挥发油、有机酸、树脂、糖类及部分色素（如叶绿素、叶黄素）等均较易溶解于乙醇。乙醇不但有良好的穿透性，易进入药材组织细胞内，发挥溶解作用，促进物质置换、扩散，有利于提高浸出速度和浸出效果，还能防腐，延缓许多药物的水解，增强药剂的稳定性。

药酒在中医药学中作为一种剂型，又称为酒剂，是我国历代医学家在长期的医疗实践中总结出来的经验结晶。古人认为，酒性温，味辛而苦甘，有温通血脉、宣散药力、温暖脾胃、消食养肌、祛散风寒、振奋阳气、消除疲劳的功效。适量饮用，可以怡情助兴，但过饮则乱性，酗酒则耗损元气，甚至殒命。东汉著名医学家张仲景的《伤寒论》及《金匮要略》中涉及用酒的方剂共有21个，包括炙甘草汤、当归四逆加吴茱萸生姜汤、大承气汤、小承气汤、抵当汤、瓜蒌薤白白酒汤、鳖甲煎丸、薯蓣丸等。其中酒的药用价值是多方面的，综观众方，概括言之，有祛风散寒、活血化瘀、温阳通经、行药势、纠药势之偏等作用，因病情不同，用酒的目的及产生的作用也各异。

由于药酒能长期保存药质，不添加任何防腐剂，饮用方便，味香爽口，有提神作用，所以饮用药酒不仅成为风俗时尚，而且为历代医家所推崇。他们在防病治病和养生保健的过程中，又创制了大量的药酒方，流传于民间的单验方更是不计其数。随后药酒的应用范围不断扩大，至唐代，药酒这一剂型的使用已很广泛。《千金要方》一书中，药酒方就有60余个。其中有治疗月经不调，结成症瘕的；有治崩中去血，产后余疾的；有治虚羸阳道不举的；有治骨髓疼痛，祛风通络的；有补气养血，延年益寿的；有治虚损劳伤，健脾养胃的。药酒配方众多，中药也由两味发展至十几味，甚至几十味，如"登仙酒"，就有多至64味的中药。这个时期，药酒的制作和应用范围都达到了新的水平。这些药酒，不仅能治疗内、妇、儿、伤等多科疾病，而且治疗外科疾病也颇具特色，王焘的《外台秘要》一书中就有"治下部痔疮方"的记载。

在中国古代民间，药酒在季节性疾病预防中的应用非常广泛。据历代相关文献记载，除夕饮屠苏酒、椒柏酒，端午节饮雄黄酒、艾叶酒，重阳节饮茱萸酒等，都能预防传染性、流行性瘟疫。唐代名医孙思邈的《千金要方》就有"一人饮，一家无疫；一家饮，一里无疫"之说，可见古人非常重视通过饮用药酒来预防疾病。直到现在，我国南方一些地区的人还保留着这些风俗。不过，药酒成分已有所改变。如屠苏酒，现在已改用薄荷、紫苏等中药浸糯米酒酿制而成，一般都在正月初七饮用，以辟瘴气。而相传，屠苏酒由酒浸泡大黄、白术、桂枝、桔梗、防风、山椒、乌头、附子制成，由三国时期名医华佗所创，后随唐时扬州名僧鉴真大师东渡而传入日本，并为日本人民所推崇，这是药酒向国外传播和推广的最早记载。此外，药酒也用于延年益寿。寿星酒、周公百岁酒等，经实践证明，对老年人具有一定的延缓衰老、补虚健体的作用。

中华人民共和国成立后，由于政府的重视和支持，具有民族特色的药酒获得了空前的发展，一些著名的药酒质量有了显著的提高。近年来，随着人民生活水平的提高，人们追求健康长寿的心愿更加迫切，补酒的需求更趋旺盛。因此，中医药学界更应当仁不让，深入研究，不忘传承，重视创新，使药酒在食疗养生中发挥出更有价值的作用。

三、药酒的制作

药酒是一种浸出制剂。历代医家制作药酒的方法颇多，归纳起来主要有冷浸法、热浸法和酿制法。

冷浸法： 将药物适当切制或粉碎，置瓦坛或其他适宜容器中，按照处方加入白酒或黄酒，密封浸泡一定时间后，取上清液，并压榨药渣，将压榨液与上清液混合，静置过滤即可。

热浸法：将药物切碎或捣为粗末，置于适宜容器内，按照配方规定加入适量白酒，封闭容器，隔水加热至沸时取出，继续浸泡至规定时间，取上清液，并压榨药渣，压出余液，再将余液与上清液混合，静置、沉淀后过滤即可；或在适宜容器内注入适量白酒，将适度粉碎的药物用纱布袋装好，置于酒中，封闭容器，然后浸渍在一定温度的水浴中，取液同前法。

酿制法：将药物直接加入米谷、高粱、酒曲中，蒸煮发酵成酒。

现代药酒的制作已与以往不同，多选用50°～60°的白酒。如果酒精浓度过低，则不利于中药材中有效成分的溶出，而酒精浓度过高，有时候反而会吸收中药材中的少量水分而使药材质地坚硬，有效成分也同样难以溶出。不善饮酒者如病情需要，也可以采用低度白酒、黄酒、米酒或果酒等作为基质酒，但浸泡的时间要适当延长。一般来说，家用药酒的制作，常常是将中药材浸泡在酒中，经过一段时间后，中药材中的有效成分溶解在酒中，此时滤去药渣，即可饮用。

应予指出的是，药酒有两种类型，一种是保健酒，另一种就是名副其实治病用的药酒。两者共同的特点是药中有酒，酒中有药，均能起到强身健体的功效，但也有明显的差异：

1. 保健酒是一种食品饮料酒，具有食品的基本特征；药酒则以药物为主，具有药物的基本特征。

2. 保健酒以滋补、强壮、调节、改善、补充为主要目的，可为人体提供营养物质和功能性成分，它的效果是缓慢而潜移默化的；药酒则以治病救人为主要目的，是为了治疗患者的病理状态或促进其康复。

3. 保健酒适合健康者、亚健康者或有特殊需要者饮用；药酒则仅限于患病人群饮用，必须由医生开处方，有明确的适应证、禁忌证，应限量、限期，并在医师指导下饮用。

4. 保健酒讲究色、香、味，注重药香、酒香的协调；药酒则不必做到药香、酒香的协调。

5. 保健酒中的原料药材选用传统食物、药食两用的药材，且中药材、饮片必须经过食品加工，功能强大，有毒者概不可用；药酒中的原料，首选安全有效的中药，以滋补为主，也可适当配伍其他中药，包括具有清、温、消、补、下、和等作用的中药，以药物为主。

另外要注意的是，所用工具应遵循中医药的传统方式，选用砂锅煎煮，一些金属器具，如铁、铜、锡、铅之类的器具，煎煮药物时容易出现沉淀，降低溶解度，甚至器皿本身与药物及酒有可能发生化学反应，影响药性的正常发挥。所以，配制药酒要选用非金属器皿，诸如砂锅、瓦坛、瓷瓮、玻璃器皿等。当然，有特殊要求者则另当别论。

四、药酒的双向作用

古人早就指出："酒能益人，亦能损人。"适量饮酒，可以宣通血脉，散寒消痹，提神助兴，但如过饮，则伤脾胃，重则乱人神志。因此，《黄帝内经》又告诫人们，要保持健康长寿，就不要"以酒为浆，以妄为常"。所以，历代医家对酒的认识非常科学，不论是酒还是药酒，饮之都要有节，过则为害匪浅。现代认为，限酒是健康的四大基石之一。显而易见，现代并不否定饮酒，因为饮酒在当代已是再平常不过的事了，而且饮酒并非有害，但须控制饮量，这种观点与传统医家不谋而合。现代营养学家对红葡萄酒的饮用甚是推崇，认为此酒中含有丰富的白藜芦醇，对心脑血管有益无害。

人是否饮酒而醉，取决于血液中乙醇（即酒精）的浓度。当血液中乙醇浓度在 0.05%～0.1% 时，人开始微醉；而达到 0.3% 时，人就会口齿不清，步态蹒跚，这就是人们常说的酒醉状态；如果达到 0.7%，就会致命。对于乙醇的耐受力，人与人之间的差异很大，但酗酒是绝对不行的。

现代医学研究证明，酒中的酒精 95% 由肝脏代谢。肝内分解酒精的酶有两种，一种是乙醇脱氢酶，另一种是乙醛脱氢酶。人体内若具备这两种酶，就能很快地分解酒精，中枢神经就较少受到酒精的影响。每个人体内都存在乙醇脱氢酶，而且数量基本是相等的，但缺少乙醛脱氢酶的人并非罕见。这种酶缺少时，酒精不能被完全分解为水和二氧化碳，体内乙醛继续存留，人饮酒后会产生恶心、呕吐等消化道反应，甚至出现昏迷。因此，不善饮酒的人往往是乙醛脱氢酶数量不足或完全缺乏的人，而善于饮酒的人若饮酒过快，也同样会发生醉酒。为了避免发生醉酒事件或饮酒成瘾，一般需注意以下事项：

应因人而异：一些既往有慢性疾病，诸如溃疡病、肝病、高血压、高脂血症、动脉硬化、肥胖、糖尿病等的患者，均需戒酒。

不空腹饮酒：因空腹时酒精吸收快，容易喝醉，而且对胃肠道伤害较大，所以最好在喝酒前先吃些油脂食物，如肥肉、蹄髈等脂肪含量高的食物或饮用牛奶等，利用脂肪不易消化的特性以保护胃部，防止酒精"渗透"胃黏膜。

不宜同时饮用碳酸饮料：雪碧、可乐、汽水等碳酸饮料中的成分能加快人体对酒精的吸收。

酒后可吃一些水果汁：水果和果汁中的酸性成分可以中和酒精。水果中含有大量的果糖，可使乙醇氧化，加快乙醇的代谢分解，又能保护胃黏膜。

酒后不宜喝茶：因酒精入肝后通过酶分解成为水和二氧化碳，再经肾排出，而茶中含有较多有利尿作用的茶碱，会促进尚未分解的酒精产物过早地进入肾脏，日积月累，极易发生隐匿性肾损伤，后果堪忧。

目前，尚无理想的解酒方法和解酒药物。历代流传的解酒药，诸如菊花、决明子、山楂、麦芽、葛根、葛花、刺五加、桑葚、枳椇子等均可参考使用，但最重要的还是应该限酒，控制酒精的摄入量。专家指出，每周酒精的摄入量，男性应在140克以内，女性应在70克以内，超过这个数量，就会有患酒精肝的危险。140克酒精相当于50°白酒3～4两，也就是说成年男性每周饮用50°白酒不能超过4两，女性减半，而红葡萄酒则要求控制在每天1～2两。

读过《三国演义》的都应知道"煮酒论英雄"。当时，曹操和刘备在一起喝酒，忽然间，曹操对刘备试探说："今天下英雄，惟使君与操耳。"此话一出，刘备以为曹操知其称霸的野心，一时手忙脚乱，不知如何应付，巧在此时，忽然一声雷响，为刘备解了围。还有一句民谚："酒后吐真言。"酒总能使人得意忘形。记住了，酗酒往往会使你泄露隐私！

（骆仙芳　王会仍）

第四章

食疗药膳"治未病"

〔第一节〕

概　述

中医古老的医典巨著《黄帝内经》早就提出："圣人不治已病治未病。"中医将病分为未病、欲病、已病三个层次，而针对这三个层次采取的对策就是未病先防、既病防变和病后防复三大方面。所谓"未病"不仅是指机体处于尚未发生疾病时段的状态，而且包括疾病在动态变化中可能出现的趋向和未来时段可能表现出来的状态，以及病微而未显（显而未现）、显而未成（有轻微表现）、成而未发（有明显表现）、发而未传（有典型表现）、传而未变（有恶化表现）、变而未果（具有双向性质，表现出向愈或趋向预后不良）的全过程。

中医"治未病"理论将医生也分为上工、中工、下工三个等级。名医扁鹊上见魏文侯，被问道："你兄弟三人，谁的医术最好？"扁鹊回道："大兄最好，二兄次之，我最差。"魏文侯又问："为什么？"扁鹊再回答："我大兄治病，从人的神态上就能预先看到疾病将要发生，在疾病未生成之前就把它祛除了，但是一般人不知道他有此本领，所以他的声名无法外传，只有我们家人知道；我二兄治病，是治于病患初起之时，疾病刚刚显露出小小苗头时就被他治好了，但一般人认为他只能治小病，所以他的名气也只限于本乡里；而我治病，都治于病情严重之时，人们只看到我在经脉上扎针放血，给病人灌汤服药，在皮肤上敷药，做大手术等，认为我的医术高超，所以我名闻全国。"魏文侯听了扁鹊的回答，感叹不已。在这个传说中，扁鹊三兄弟的医术高下立判，他的大兄、二兄都是典型的"治未病"者，而他自己则是"治已病"的医生。

"治未病"所体现的"防病重于治"的观点，正是21世纪提倡的医学原则。WHO经过近半个世纪的研究，将"健康"定义为"不仅身体没有疾病和虚弱现象，而且还有完好的生理、心理状态和社会适应能力"，而将机体无器质性病变，但是有一些功能改变的状态，即虽然没有明确的疾病，却出现精神活力和适应能力下降的非病非健康的临界状态称为亚健康状态。可见两千多年前中医"治未病"的内容几乎涵盖了WHO所倡导的观念。

健康与长寿永远是人类的追求。人类健康四大基石之一——合理的饮食结构是保健的关键因素。我国主要采用以谷类为主的植物性膳食结构，这是中华民族饮食和营养的主要准则。同时还提倡饮食养生有"六宜"，即食宜早些、食宜暖些、食宜少些、食宜淡些、食宜缓些、食宜软些。并强调："朝莫虚，暮莫实。"这与现在美国人所提倡的"金字塔饮食"及WHO推荐的"地中海饮食"不谋而合。

其实，人类吃的食物不外乎五大类：第一类是谷类粮食，富含糖类；第二类是动物性食物，包括富含动物蛋白的瘦肉、禽肉、蛋、鱼肉等；第三类是富含植物蛋白的豆类，以及乳类、乳制品；第四类是蔬菜、水果；第五类是油脂。食物中所含的营养素包括水、蛋白质、糖类、膳食纤维、脂肪、无机盐、维生素和微量元素等。不同的食物所含的营养素也不同，如米、面等以糖类为主；牛奶、大豆、鸡蛋、瘦肉等以蛋白质为主；水果、蔬菜则富含维生素、无机盐和膳食纤维。食物成分之间的差异性要求我们做到膳食平衡、营养全面，要不挑食、不偏食。世界各地民俗、生活方式不同，且各国国力也有差异，因此膳食结构也不同，如欧美等地以动物性食物为主；印度、巴基斯坦、印度尼西亚、泰国采用典型的素食；日本则汲取东西方膳食的优点，将植物与动物性食物合理搭配，加上政府对膳食营养比例、食品构成、消费比重的重视，目前日本人均预期寿命已居世界前列。由此可见，健康长寿与膳食结构密切相关。

中国是一个美食大国，饮食文化享誉世界。以往国家贫穷，人口众多，生产以农业为主，饮食基本以植物性膳食为主。中华人民共和国成立以后，特别是改革开放以来，随着人民生活水平的提高，人们越来越追求美味佳肴带来的高品质享受。同时"洋快餐"逐渐发展，西式的糕点、饼干、薯片、薯条、烘烤肉食逐渐流行，国人的饮食结构也逐渐失去了平衡。华夏子孙一向适应传统饮食方式，食品结构的飞速变化，导致我们的基因不能适应吃进去的东西，无法执行原有的功能，重大疾病的发病率也随之上升，如果不加遏止，后果将难以想象。

我国著名的营养学家赵霖教授指出："人类的牙齿就是用来咀嚼食物的，32颗牙齿各司其职：4颗是犬齿，主要用于咀嚼肉类食物；8颗是切齿，用来切碎果蔬等纤维丰富的食物；20颗是臼齿，用来磨碎谷物。牙齿的结构就说明人类不能光吃肉，食物中有点肉就够了。"所以，他对膳食的要求是："一把蔬菜一把豆，一个鸡蛋加点肉，五谷杂粮要吃够。"这确实是至理名言。前几年，我国的膳食指南已作了修订，强调了历来传统以谷类为主的饮食结构的合理性和科学性。

〔第二节〕

食疗养生调理亚健康

调理亚健康是中医"治未病"的重要组成部分。在不同的年代，人们赋予健康的内涵是不一样的。过去，人们的物质生活极度匮乏，生存成为人的第一需要，那时的人认为能吃、能喝、能动，身体没有大病，就是健康。随着社会的进步，医学知识不断更新，健康的概念也在逐步更新和不断完善。现代医学认为，人的健康包括躯体、心理和道德三个方面的内容，一个健康的人，不仅要有健康的躯体，还要有健康的心理以及对社会环境的良好适应能力，把健康的概念提高到了前所未有的高度。WHO在这个概念的基础上，制定了十大健康准则，并以此为指导方向。

一、WHO制定的十大健康准则

1. 有充沛的精力，能从容不迫地进行日常生活和繁重工作，而且不会过分紧张和疲劳。

2. 处事乐观，态度积极，乐于承担责任，不挑剔。

3. 适度休息，睡眠好。

4. 应变能力强，能适应外界环境的各种变化。

5. 能够抵抗一般性感冒和传染病。

6. 体重适当，身体匀称，站立时，头、肩、臂的位置协调。

7. 眼睛明亮，反应敏捷，眼睑不易发炎。

8. 牙齿清洁，无龋齿，不疼痛；牙龈无出血现象。

9. 头发有光泽。

10. 肌肉丰满，皮肤有弹性。

二、十项健康自测标准

根据目前相关的一些报道，这里拟定了十项健康自测标准，以供参考。

1. 体重基本稳定，一个月内体重减轻不超过4千克。

2. 体温基本在37℃左右，每日的体温变化不超过1℃。

3. 脉搏每分钟75次左右，一般不少于60次，不多于100次。

4. 正常成年人每分钟呼吸16～20次，呼吸次数与心跳的比例为1∶4，每分钟呼吸少于10次或多于24次为不正常。

5. 大便基本定时，每日1～2次，若连续3天以上不大便或1天大便4次以上为不正常。

6. 每日进食总量应保持在1～1.5千克，连续1周每日进食超过平时进食量的3倍，或少于正常进食量的三分之一为不正常。

7. 一昼夜的尿量在1500毫升左右，24小时的尿量多于2500毫升或少于500毫升，连续3天为不正常。

8. 成年女性月经周期在28天左右，提前或推后15天以上为不正常。

9. 正常成年男女结婚后，夫妻生活在一起且未避孕，3年内不育为不正常。

10. 每日能够按时起居，睡眠6～8小时，每日睡眠不足4小时或超过15小时为不正常。

三、亚健康的临床表现

亚健康是指非病非健康的一种临界状态，介于健康与患病之间，又称"第三状态""中间状态"，或称慢性疲劳综合征（CFS）。WHO将机体无器质性病变，但是有一些功能改变的状态，称为亚健康状态。处于亚健康状态的人，虽然没有明确的疾病，却出现了精神活力和适应能力的下降。这种状态处理得当，则身体向健康转化；反之，则患病。亚健康状态最早出现于20世纪80年代末的西方发达国家的白领女性阶层。WHO的一项调查显示，全球真正健康的人仅占5%，病人占20%，余下75%的人处于健康和疾病之间的过渡状态，即亚健康状态。

目前认为，亚健康的病因多种多样，遗传基因、环境污染、紧张的生活节奏、过大的心理压力、不良生活习惯、作息时间不规律导致的过度疲劳等均是形成亚健康状态的重要因素。其临床表现一般有以下几个方面：

躯体方面：表现为疲乏无力，肌肉、关节酸痛，头昏头痛，心悸胸闷，睡眠障碍，食欲不振，脘腹不适，便溏便秘，性功能减退，怕冷怕热不定，常易有感冒、眼部干涩等症状。

心理方面：经常出现情绪低落、心烦意乱、焦虑不安、急躁易怒、恐惧胆怯、记忆力下降、注意力不集中、精力不足、反应迟钝等表现。

社交方面：可有不能较好地承担相应的社会角色，工作、学习困难，不能正常地处理人际关系、家庭关系，难以进行正常的社会交往等表现。

总而言之，亚健康虽然只是一种功能性改变，不是器质性改变或体征改变，目前的医学技术尚不能发现其病理变化，但这种状态使生命质量变差，让人长期处于低健康水平，其本身也可能是许多疾病的前期征兆。由于潜伏期长，有的可能长至8～10年，如果不进行早期干预，可引发不可逆转的病变。应当指出的是，亚健康与慢性病密切相关。

四、亚健康的食疗保健

防治亚健康是中医"治未病"的重要组成部分，膳食或食疗是防治的主要措施之一。不论是日常饮食还是食疗药膳，都必须具有人体所需的营养物质；同时，原则上要求摄入不能过量，应注重平衡。应用药食两用的中药进行食疗调理时，须在中医药理论指导下辨证施膳。

营养关乎健康，合理的食疗能补充人体所需的营养成分，既可健体祛病，还可益寿延年，甚至可以避免因病服药带来的种种难以预测的后果。唐代名医孙思邈一再告诫："若能用食平疴，释情遣疾者，可谓良工。"因此，早在古人的眼里，食疗就具有可贵的防病治病、养生保健的功效。

按照人类在生物进化过程中形成的各种牙齿的比例，人类膳食结构中谷类食物、菜果类食物、动物性食物的比例应该为5∶2∶1。全部植物性食物与动物性食物之比则应是7∶1。现代人虽然与原始人有很大的差别，但动物性食物、植物性食物的比例仍应保持不变。一般来说，营养素的摄入要求应该是：蛋白质为10%～15%，脂肪为20%～30%，糖类为55%～65%。现代人由于过于追求口腹之欲，致使以谷类为主的传统饮食受到了西方快餐饮食的猛烈冲击，很多人能量摄入过多，亚健康人群异常增加，不少疾病随之发生。

目前，人们已经开始意识到荤食过量的危害。但由于缺乏科学饮食的知识，不少人又反其道而行之，特别是青年女性，为了维持体形，又一味追求素食，有的甚至无知到每天只吃果品充饥，或一天只吃一顿素。这种不讲究荤素合理搭配的饮食方式，必将严重影响人体的健康。

讲究原汁原味的饮食方式已渐成时尚。西餐食物品种比较单调，动物性食物过多，加上蔬菜品种有限，因此难以达到膳食营养平衡的标准。为了弥补这一不足，现代医药学借助工业化的手段，从各种食物原料中提取出有效成分，制成药片作为营养补充剂，从而形成了现代西方的"药片文化"。目前，这种方式已渐受质疑，一位美国保健和营养学界的权威人士称："在大多数人看来，实验室中精心研制出来的那些大大小小的药片，是治疗我们身上大疾小恙的灵丹妙药，而事实并非如此。现在，越来越多的科学家正致力于开发和研究另一种全新的药物资源——动物和植物。它们在这个星球上已经存在了上百万年，是我们随餐而入的药物。"由此看来，西方现代医药学单纯以化学物质造就的微观营养学也正在向中华民族原创的顺乎自然、讲究"天人合一"的宏观营养学发展。

当然，我们也强调，顺乎自然，不是听命于自然，如果我们不能在原创的基础上创新，则将永远在原地踏步不前。其实说到底，我国传统的饮食文化及药食两用的食疗药膳，不但应予传承，而且要不断创新，增加科学内涵。合理饮食只是健康四大基石之一，不是全部。

我国饮食中有如此丰富的品种，应归功于历代医学名家及民众的传承与不断创新。我国第一部农耕专著《齐民要术》收集的谷类、豆类植物有10多类，200余种；蔬菜20余类，100多个品种；鱼、肉、蛋类百余种。这本书，充分体现了食物来源多样化的原则，提倡以谷物、豆类为主，以足量果蔬为辅，以动物为补充的膳食结构，促成了中华民族独有的食养、食疗养生保健理念的形成，为后世提供了极其丰富的食物资料。

我国传统的膳食强调以谷类、豆类为主的饮食结构，同时又不忽视动物性食物以及其他富含蛋白质、维生素、无机盐等人体必需的营养成分的食物。自古中餐就有主、副食之分，谷类除稻、黍（高粱）、麦（麦类）、菽（豆类）、粟（谷子）等之外，还包括了玉米、莜麦、荞麦、黍子、薏苡仁等，烹饪方法也以蒸、煮等低温烹饪方法为主，完全有别于西方的烧、烤等高温烹饪方式。中医药学一向非常看好"得谷者昌，失谷者亡""食五谷治百病"的理念，早在3000多年前的周代，就已经以"五味、五谷、五药养其病"作为防病治病的原则。中华民族能繁荣昌盛至今，与五谷杂粮提供的全面营养和保健养生功效是分不开的。

五、药食同源中药含多种重要的营养成分

中国以五谷为主的饮食结构提供了人体必需的蛋白质、脂肪及糖类等基础营养物质，但人体还应补充维生素、无机盐等营养成分，而药食两用的中药则是其取之不尽的天然宝库。近代中药分子化学研究发现，除了含有生物碱、微量元素、酶等成分之外，维生素的蕴藏亦是药食两用中药的一大特色。不少药物维生素含量丰富，性能较稳定，且与其他成分聚合，应用范围广泛。药食两用中药所含的维生素主要有以下几种：

维生素A： 维生素A是构成视觉细胞内感光物质的重要成分，还能促进身体正常发育。含维生素A的中药较多，主要有白术、苍术、大枣、熟地、龙眼肉、玉竹、生地、枸杞子、桑叶、覆盆子、蔓荆子、山萸肉、青蒿、蚕沙、夜明砂、五加皮等。

维生素D： 维生素D能加强钙、磷在肾小管的再吸收，促进骨骼钙化，使婴幼儿免患佝偻病。中药鸡子黄、牛黄等含有维生素D，有报道称应用黄连阿胶鸡子黄汤治疗小儿佝偻病有较好的效果。

维生素E： 维生素E用于临床，既可预防白发、抗衰老、降低胆固醇，又可治疗宫内放环而致的月经量过多、产后缺乳，并有促进乳房丰满、安胎等功效。含维生素E最丰富的中药要算续断、胡桃仁。据历代文献记载，古代治疗不孕症多选用续断，如张锡纯所创的"寿胎丸"即以此药为主药，而续断"补肝肾，固冲任"的作用，主要与其所含的维生素E有关。菟丝子、胡桃仁、黑芝麻等能降脂润肤、延缓衰老，被清宫御医视为驻颜美容的要药，这也与它们含有较多的维生素E有关。

维生素K： 维生素K又叫凝血维生素，实验发现维生素K能抑制离体肠管的自动节律性收缩和由乙酰胆碱诱发的收缩。有报道称将维生素K_3加入5%葡萄糖液静滴对胆绞痛、胃肠痉挛及肾绞痛等有显著的解痉镇痛效果。研究发

现，从草药雪兰花中提取的矾松素，从芸香草挥发油中分离出来的平喘成分胡椒酮，基本化学结构都与维生素K_3（甲萘醌）相似，均具有解除平滑肌痉挛作用。

维生素C：清代治肝名医王旭高喜用木瓜疏肝和胃，在用熟地、枣仁、红枣等补益的同时，多佐以木瓜、芡实。木瓜等所含的维生素C能促进铁的吸收，临床也多用富含维生素C的中华猕猴桃阻断亚硝酸胺引起的食管上皮细胞增生，以达到防癌抗癌的目的。又如马齿苋、藕节等止血不留滞，主要与其所含的维生素C能参与细胞间质的生成，改善毛细血管的通透性，参与氧化还原，促进新陈代谢有关。

维生素P：含维生素P最丰富的中药有槐花、连翘等。维生素P有增强毛细血管抵抗力、降低毛细血管脆性的作用，实验发现其降血压作用显著，在治疗血小板减少性紫癜的药方中加入上述两药，疗效较好。实验还发现槐花对肝肾阴虚之血压高者效果尤佳。

当然，维生素、无机盐是人体所必需的营养成分，是人体代谢过程中必不可少的有机化合物。人体就像一座极为复杂的化工厂，不断地进行着各种生物化学反应，而这些反应与酶的催化作用有密切关系。而酶想要产生活性，必须有辅酶参与，许多维生素就是辅酶的组成部分。因此，维生素是维持和调节机体正常代谢的重要物质。维生素是个非常庞大的家族，目前所知的维生素有几十种，它们以生物活性物质的形式在人体内各显神通。维生素大致可分为脂溶性维生素和水溶性维生素两大类，前者包括维生素A、维生素D、维生素E、维生素K，后者包括B族维生素、维生素C以及许多存在于人体组织中的类维生素。

虽然维生素参与体内能量的代谢，但本身并不含有能量，所以补充维生素不会导致营养过剩和肥胖，不过维生素过多也存在有害健康的风险。因此维生素虽然必需，但也不是多多益善。例如：维生素A如果以药物形式摄取过多，进入体内后不能排出，就可以在体内堆积而引起维生素A过多症，可出现厌食、易激动、长骨末端疼痛、肢体活动受限、头发稀疏、肝脏肿大、肌肉僵硬、皮肤瘙痒、头痛、头昏等症状，严重者还可出现急性维生素A中毒症；维生素E如果长期或大剂量使用，则可致血管阻塞、高血压、视力模糊、乳房肿大、腹泻、头昏、恶心、胃痉挛、疲乏无力、免疫功能低下和性功能减退等表现；维生素K如果体内含量过多，就会因中毒而出现恶心、呕吐等胃肠道反应，剂量较大时，可致新生儿、早产儿发生溶血性贫血、高胆红素血症，还可导致肝损害，加重黄疸等不良反应。总之，维生素既是营养素，也是药。因此，维生素摄入也同样应适可而止。

食疗药膳需注重烹饪方式。食物的营养素含量或多或少也会受烹饪方式的影响。在加工之前，首先要选择好原料并妥善储存，在这个过程中如果方法不正确，就会导致营养素的耗损和流失。原料储存时间越长，营养素损失就越多，而且随着储藏时间的延长，还会使亚硝酸盐的含量增加，产生安全隐患。因此，叶菜类原料应尽量现购现用，不要丢弃太多的外叶和茎皮，凡能食用的部分都应尽量在烹饪过程中加以保存和利用。蔬菜类原料在清洗时，长时间浸泡会使营养素流失增多，特别是水溶性营养素损失尤甚。蔬菜类原料不宜切配得过碎，否则会增加易氧化的营养素与空气的接触，增加营养素的流失。药膳食疗养生所用的原料应该是道地中药材，其营养素含量会更加可观。

中药可以两用，不少食物也同样有医疗保健作用。人们最常吃的瓜果类食物，如核桃、榛子仁、杏仁、花生、莲子、芝麻、百合、绿豆、萝卜、银耳、猕猴桃、红枣、山药等，都是营养素的优质来源，其中有些食物，将在各论部分予以详述。

食疗养生延缓衰老

衰老是生命过程中正常的生理现象，是机体内各种生化反应的综合过程。随着年龄的增长，机体的功能也会逐渐减弱，对环境的适应能力下降，病理状况继续急剧加重，这一切都贯穿于生命的始终，也是衰老的必然结果。有生就有死，这是大自然的法则，没有人能违背这一规律。尽管如此，延缓衰老、无疾而终一直是人类追求的梦想。

关于人类是否能延缓衰老，古今中外都存在争论。美国亚利桑那大学生态学和进化生物学教授乔安娜·马塞尔认为："人类衰老完全不可避免，也许你能放慢衰老的速度，但你无法阻止衰老，你可能解决了一个问题，但又被另一个问题难住。"并且指出："衰老与癌变，两者必居其一，或两者兼有。"这好像是个宿命论的观点，类似于民间常说的"命中注定"。但衰老有两种情况，一是生理性衰老，一是病理性衰老。其实，衰老是生命体的共同特征，各种生物均有其平均寿命，蛇类约1年，鼠类约3年，灵长类则长达数十年或更长。寿命的长短与物种长期进化形成的各自的遗传特性密切相关。也就是说，衰老似乎是事先程序化设定的，受到某种基因的调控。对于生理性衰老，乔安娜·马塞尔教授研究所获得的结果也许是理所当然的，但人类往往因病而亡或因营养不良等众多原因而无法享受自然的寿命，即无法享受我们所谓的"天年"。

　　人类的自然寿命应该是多少岁？现在的科学家还无法回答这一问题。根据我国古籍《尚书》中的说法是"一曰寿，百二十岁也"；著名古代医典《黄帝内经》也认为人类应该可以"度百岁乃去"。综合我国历代医家的观点，人类的寿命应该在120～170岁之间；现代的养生学家和生命学家也提出不少理论，但各家的观点并不一致。目前，国际上有个基本的标准，就是寿命等于成熟期的5～7倍，由此推算，人类的寿命应该为100～175岁，这与我国历代医家和养生学家的观点近似。

　　千百年来，人们为追求长寿，可谓花样百出，穷尽手段，但上至历代帝王，下至平民百姓，都未能如愿。的确，世上从来没有不死的仙丹和长生不老之术，因为生长壮老是生命过程中的自然规律，人类注定躲不了死亡的追击。尽管如此，人类希望延缓衰老或长寿的愿望，并不因此而止步。就以我国来说，在杜甫所在的年代，人的平均寿命才28岁，所以他在诗中悲观地写下"人生七十古来稀"的名句；在20世纪50年代，国人的平均寿命为35岁，60年代的平均寿命为57岁，但最近国人的平均寿命已升至76岁；而我国的邻国日本则跃居长寿国之列，平均寿命已高达87岁。这些数据显示，人类在追求长寿或延缓衰老的征途上还是卓有成效的。

一、衰老的原因与特征

　　关于衰老的原因，一直以来都众说纷纭。但现在普遍认为，衰老与自由基密切相关。自由基是一类具有高度活性的物质，在细胞代谢的过程中会连续不断地产生，对人体的健康具有双重作用。过多自由基产生的强氧化作用会毒害细胞组织并破坏其正常的生理功能，进而导致衰老和疾病的发生和发展；但低浓度自由基在免疫调节和对抗局部感染等方面发挥作用，帮助维持机体健康。哈佛大学的华裔科学家、生物医学和临床营养学家康景轩教授把自由基讲得很通俗易懂：所谓自由基，就是氧化的副产品，是人体内燃烧过旺的一把火，人体时刻需要氧和经历氧化，只有经过这个过程，才能制造出我们身体所必需的能量。众所周知，氧气是维系我们生命不可缺少的重要物质，但是氧化就不是那么可爱了，就像工厂虽然生产人们需要的产品，但同时又会排放出污水、废气一样，氧化也会生产出对人体造成伤害的自由基。这是个带有不成对电子而能单独存在的物质，旧称"游离基"，在身体内起到传递能量、杀灭病菌的作用。但由于所带电子不成对，所以自由基很不安分，就像它的名字一样自由散漫，不喜欢待在封闭的细胞里，常常逃离细胞对它的控制，逃离"集团"之外为非作歹。出来之后，自由基就像一个蛮不讲理，又对什么都非常好奇的淘气小孩，在人体内到处乱窜并不停地捣乱，直到夺走其他细胞分子的电子并占为己有才安稳下来。这个夺取电子的过程就会使我们的身体受到"内伤"，从而埋下隐患。同时，自由基还非常容易和体内的某些细胞结合，产生有害物质，直接威胁我们的健康，加快衰老，甚至引起脏腑病变，发生重大疾病。

尽管我们身体内存在专门对付和中和自由基的系统，但随着年龄的增长，这种系统的处理能力会日渐下降，无法阻止衰老的脚步，衰老的标志就会随着出现。最显而易见的应该就是皮肤的变化。活跃的自由基同人体内的 $\omega-6$ 多不饱和脂肪酸等结合，导致一种褐色物质在体内大量堆积。这种堆积发生在皮肤细胞，就会形成皮肤黄褐色斑点，即常称的老年斑。同时，自由基还会促使胶原蛋白发生聚集，使它的活性下降，弹性降低，吸收和保持水分的能力减弱，致使皮肤失去张力和弹性，变得干燥、粗糙，出现皱纹。但这只是从外表看出来的衰老特征，更多的衰老表现是潜伏在身体内部的，无法用肉眼看到。更糟糕的是，自由基还可以对脱氧核糖核酸分子（DNA）发动攻击，使基因结构受到破坏，导致基因突变，引起更大范围的细胞、器官的老化和死亡。

目前认为人的衰老是从25岁开始的，但WHO认为衰老开始于35岁，我国历代医家则认为40岁之后，阴气自半，所以衰老从40岁开始。人体的衰老分三个阶段：第一阶段为轻度衰老（25～35岁），可表现为出现轻微皱纹、精力不旺盛、体力透支、萎靡不振、易疲劳、记忆力下降、易感冒、睡眠欠佳、食欲不振、皮肤暗淡无光、出现色斑、注意力不集中、身体有某种不适或疼痛，但查不出问题；第二阶段为中度衰老（35～45岁），表现为情绪波动、烦躁不安、焦虑、失眠、多疑、记忆力减退、月经紊乱、性欲减退、乳房萎缩、腹胀、严重色斑、皮肤干燥、皮肤缺乏弹性、皱纹加深、潮热易汗等症状；第三阶段为严重衰老（45～55岁），人体进入快速衰老期，肌肤全面老化，各种疾病缠身。女性45岁左右停经后，由于卵巢萎缩，雌性激素分泌不足，皮肤失水起皱、乳房下垂、体形趋胖，更容易引起心理波动，造成焦虑、抑郁等心理疾病。

二、延缓衰老，从食养和食疗开始

衰老与延缓衰老是当今世界老年学研究的热点。随着人类社会逐步迈向老龄化，人们对健康长寿更为关注。在21世纪，人类的生活水平和生活质量必将进一步提高，揭开衰老之谜，科学地提出延缓衰老的对策，已成为备受关注的科学前沿问题。

（一）抗氧化物是自由基的天敌

自由基像大闹天宫的孙悟空，无孔不入，生病之时，吃饭之时，它都会不请自来；自由基不仅与衰老有关，而且也与多种疾病有关。自由基在人体内的天敌就是抗氧化物，若自由基助燃放火，抗氧化物就是恢复体内平衡状态的灭火器。令人兴奋的是，这些抗氧化物就在我们的身边。诸如维生素C、维生素E、β-胡萝卜素、多酚类、烟酸、番茄红素、白藜芦醇、多肽和微量元素硒等都是能消除自由基的抗氧化物，其中维生素C、维生素E、β-胡萝卜素以及硒等被公认为抗氧化能力卓越的"四员大将"，它们都来自食物或药食同源的中药等。

维生素C：维生素C又被称为抗坏血酸，是一种很强的抗氧化剂。它能溶于水，可随血液分布全身各处，从而抗击全身的自由基。不仅如此，维生素C还是个伸张正义的"侠客"，能将自由基抢走的维生素E的电子完璧归赵，从而使维生素E也加入维生素C的大军，开始共同抗氧化的使命。

维生素E：维生素E主要分布在细胞膜内，保护细胞，维持细胞的正常功能。要强调的是，维生素C因易溶于水，一旦过量就会被排出体外，难以储存，所以应经常补充，且一次补充量不宜过大。维生素E不同于维生素C，它是溶于油脂而不溶于水的物质，较易于储存，即使被氧化了，也能被足量的维生素C还原，故不需要像维生素C一样经常补充，但吸烟的人不在此列，应加量补充才好。

β-胡萝卜素：β-胡萝卜素也和维生素C、维生素E一样具有很好的抗氧化能力，不但可以中断不饱和脂肪酸氧化所带来的连锁反应，避免心脑血管疾病及癌症的发生，同时也能阻止眼睛中的细胞氧化而起到抗白内障的作用，并且还会转化为维生素A，减少夜盲症等维生素A缺乏症，且能消除单独补充维生素A过量引起的不良反应。

硒：硒是一种微量元素，它虽不能直接帮助人体内的细胞挣脱自由基，实现抗氧化作用，却是人体内原本就存在的抗氧化物——超氧化物歧化酶（SOD）进行抗氧化时的最有力武器。

有了这些抗击自由基的勇士，就可以使自由基从外表至体内都被消除，从而起到延缓衰老的作用。

果蔬中含有大量的维生素、微量元素等人体必需的营养成分，过去一直未被重视的许多所谓的非必需营养素，如低聚糖、香菇多糖、黄酮类化合物、叶绿素、番茄红素、谷维素、茶多酚和二十八烷醇等，同样也发挥着延缓衰老的重要作用。这些非必需营养素在果蔬中含量也很丰富。我国自古就推崇养、助、益、充的饮食原则，以谷类为主，辅以果蔬、肉类的膳食结构，正在被国际营养学界所肯定。

我国民间流传的许多堪称金科玉律的饮食谚语都与蔬菜有关，如"食，不可无绿""粗茶淡饭，青菜豆腐保平安""萝卜上市，郎中下乡""三天不吃青，两眼冒金星"。李时珍在《本草纲目》中也认为："菜之于人，补非小也。"中华民族所倡导和实践的食物来源多样化原则，正是中国"食疗"理论高度智慧的体现。

在抗氧化、清除自由基方面，药食两用中药也发挥着极为重要的作用。美国农业部对100种常见水果和蔬菜的抗氧化成分含量进行了排名，高居榜首的是赤小豆，而核桃、黑大豆（豆豉）、樱桃等药食同源的中药也名列前茅。1959年，中国科学院动物研究所曾组织人力，从《神农本草经》《千金要方》《和剂局方》《圣济总录》《本草纲目》《本草纲目拾遗》等20多部中医古方书中，一共搜集了152种抗衰老中药。近年来上海中医药大学和上海药物研究所等单位，初步分析了李时珍《本草纲目》中所记载的1892种中药，发现明确记载有与延缓衰老意义相同的耐老、不老、延年、增年作用的中药共有177种，目前比较常用的约有109种。近几年来，我国又相继公布了"药食同源"物品名单，一共有101种，其中绝大多数都是具有抗氧化、抗衰老作用的药物。

（二）纠正营养不良是延缓衰老的重要因素

饮食营养不良不仅会导致维持人体生命活动的必需物质的缺乏，而且与人的衰老密切相关。当今，人们的饮食往往有两种偏向，不是营养过剩，就是营养不足或缺乏，膳食结构的变化造成营养的不平衡，加速了衰老的进程。我国以植物性食物为主的膳食结构一直延续了几千年，如今我们丰衣足食，国外以动物性食物为主膳食结构的冲击，肉食烧烤美味的诱惑，让我们管不住嘴，摄入的热量过度。而摄入热量过度后，为追求苗条身材，不少人又开始素食，反复折腾，加快衰老的风险因素也不断伴随而来。

2017年8月29日，国际顶级的医学杂志《柳叶刀》发表了一篇颠覆性的热点论文，该论文要点是：①多吃蔬菜不会更好地改善健康状态；②摄入糖类占总热量的百分比越高，患心血管疾病死亡的概率越高；而摄入脂肪占总热量的百分比越高，发生脑卒中的风险越低。一石激起千层浪，这篇文章的发表，受到了包括我国营养学家在内的全球营养学界的质疑。

且不说论文观点是否会产生误导，至少这样的观点是充满争议的。应该说，营养真谛并不完全掌控在营养学家手里。营养不论过度还是缺乏，都会归于一个结局：对人的健康有弊无利，有加快人衰老之嫌。这篇论文研究的重点是处于低营养状态的人群，不要说他们了，就是古今中外，也很难有人做到营养学家们所提倡的每天至少吃5种以上，甚至多至20余种的蔬菜，这本身就是一个可望而不可即的虚拟理想食谱。即使可能，满腹是"草"，哪能容纳得了？

唐代著名医学家孙思邈就非常明确地指出："食谷者，则有智而劳神；食草者，则愚痴而多力；食肉者，则勇猛而多嗔。"可见，不同品种的食物营养成分也有差异。因此，处在不同环境中的人所需的营养显然也是有别的。其实，人的营养状况因所处环境工业化程度的不同，也会有所差异，除富裕的工业化程度很高的国家外，不少亚非拉国家的人仍处于低营养状态。就是我国西北地区与东南地区的人，因贫富差距，对于食物的需求也是不同的。

当前，营养学家们讲的是平衡，总担心营养过剩，但就是不担心饮食卫生、食物污染及营养清洁。春秋时期儒家之祖孔子非常挑剔，强调饮食首在清洁卫生，提出八不食："霉粮馊饭、烂鱼坏肉，不食；颜色不好的，不食；发臭的，不食；夹生饭和烹调不当的，不食；调味不当的，不食；不合时令的，不食；肉切得不正，不食；市上买的酒和熟肉，不食。"清朝的康熙皇帝对饮食卫生也非常重视，对水质要求特别高，每当大雨倾盆或洪水暴发之时，他绝不饮用河水，认为这时饮用河水易生疫疠，影响健康。古往今来，人们一直认为，食物必须符合"食以安为先"的原则。食物的清洁程度与营养不良不无关系，也同样与衰老有关。

另外，还应强调的是，不论是五谷果蔬还是肉类食物，不同的烹调方式对于营养成分的影响也有很大的不同。现代人接触的食物极为丰富，但摄入天然食物的机会却越来越少，获得抗衰老营养成分的机会也越来越少。从某种层面上说，只要富含多种营养素和活性成分的天然食物，都不同程度存在着"抗衰老"效果，但经过不同的储存、加工和烹调方法处理之后，食物的生理效应可能天差地别。同样是玉米，如果制成膨化食品，其营养价值就会大打折扣；同样是核桃，如果已经不新鲜，则维生素E损失严重；同样是花生，如果经过油炸，不仅损失抗氧化成分，而且还会因高温产生有害的氧化聚合产物；同样是红薯，如果制成油炸薯片，还会引入苯并芘和丙烯酰胺等致癌物；同样是蔬菜，如果烹调得油腻腻的，不仅热量增加，其中起打扫肠道作用的膳食纤维也会丧失殆尽。此时，这些"抗衰老食物"便不能达到抗衰老的实际效果了。

衰老的外在表现多种多样，如早现白发或皮肤出现皱纹、色素沉着（老年斑）、眼睛老花等。曾经有日本学者报道认为，鼻腔有白毛也预示衰老的到来。英国的一项新研究发现，营养不良或可导致更年期提前及卵巢早衰，其结果不仅是生活质量下降，而且也会导致机体免疫功能低下和衰老。但在中老年人中最能体现衰老的标志，应是体重的变化。日内瓦医科大学荣誉教授、欧盟老年医学主席让·皮埃尔指出，体重是老年人营养状况最简单且最可靠的客观测量方法之一，调查发现体重持续下降者比保持体重或体重微增者更应引起注意。他提醒人们：如果老年人半年中体重减少5%，就须重视；如果平时合身的衣裤在3个月内突然显得过于宽松或体重明显下降，都可能是营养不良导致的。人们往往把老年人的营养不良表现（如体重下降、四肢无力等）当作衰老的正常变化，但实际上这些表现是健康问题的警报，也可能是病理性衰老的开始。最近一些报道显示，有三分之一的老年人患有不同程度的营养不良症，认为营养缺乏是加快人体衰老的直接原因。上海市对60～80岁老人的调查结果显示：有六成老人营养不良。营养科专家认为营养不足会导致人代谢障碍，从而加速衰老。可见，对老年人来讲，及时补充营养非常重要，而清洁卫生的均衡饮食对老年人更有必要。

民间有句谚语:"千金难买老来瘦。"但医学专家及营养学家对此并不认同。不加分析地一味追求瘦,认为老年人越瘦越健康,其实是一种误导。从医学角度而言,人外表的胖瘦并非衡量健康和衰老的金标准。人的营养状况可因人(包括性别、年龄、种族、先天禀质等),因地(生活方式、环境和社会因素等)而异。据近年国外有关资料显示,死亡率最高的是消瘦的人,不胖不瘦的人寿命最长;最新的研究表明,素食虽能养生,却不利于强身健体、延缓衰老,因为素食者食物单调,机体掌管食物消化的酶系统功能会逐渐失衡和遭到破坏,最后导致新陈代谢紊乱、物质交换失调、体质变差。因为植物类食物虽含有丰富的维生素、微量元素和有机酸,但要从植物中获得某些微量元素,如钴、锌、锰、铁、铜以及人体不能自身合成的必需氨基酸和$\omega-3$多不饱和脂肪酸等就比较困难,还有人体抗衰老所需的维生素A、维生素D、维生素E、维生素K等脂溶性维生素,不吃脂肪的话就无法摄取,这就需要食用动物性食物才能满足人体的需要。应该关注的是,老年人往往偏嗜素食,其结果是膳食中缺少宏量营养素,特别是蛋白质及脂肪。长此以往,人就会因营养不足而出现贫血、皮肤干燥、形体消瘦、免疫力低下、健忘、记忆力下降、反应迟钝、精神萎靡、倦怠乏力等症状。

一个明显的事例,是关于既美味又健康的法国饮食的。尽管法国人食用大量富含胆固醇和饱和脂肪酸的食品,但法国人冠心病的死亡率很低,法国人死于冠心病的比例还不到英国人的三分之一,这就是源于20世纪80年代初的著名的"法国悖论"。不过反对者也拿出了确凿的流行病学证据,认为只要经常喝少量含酒精饮料,不管是什么酒,患心血管疾病的概率就会减少,提示摄入适量酒精有减少心血管疾病的作用。但到底是酒精的原因还是酒中另有奥秘,科学家们争论不休,一切都需要直接的科学证据来回答。

2001年,著名的《自然》杂志刊登了一项实验研究,发现红酒中富含的葡萄多酚,可以拮抗人体内的生物活性物质内皮素而舒张血管。内皮素是迄今所知的人体内最强的致血管收缩的生物分子,能起到维持血管正常张力的作用。红酒中的葡萄多酚因拮抗内皮素而具有持久、平缓的降血压作用。葡萄多酚只源于红葡萄皮的发酵，葡萄汁和白葡萄酒中都不含葡萄多酚。由此认为，喜饮红酒，可能是法国人少患冠心病的重要原因。其实，这种解释也很牵强，葡萄多酚即我们常称的白藜芦醇，具有抗氧化、消除自由基的作用，但并非是预防冠心病的首要物质。法国人不同于盎格鲁撒克逊人种属的英国人，基因不同，其饮食的适应性也会不同，这应该也是一种不可遗漏的因素。正如中华民族历来就采用以植物性食物为主的膳食结构，但主次分明，有荤有素。在人群中，也有一些人，特别是女性，一近更年期，即使素食也同样体脂率高居不降，因此，除饮食之外，显然还存在另外未知的影响因素。

纠正老年人的营养不良是延缓衰老的关键。应予指出的是，蛋白质的缺少是老年人营养不良的首要原因。众所周知，蛋白质是组成人体的基本成分，约占人体全部重量的18%，体内所有组织和细胞都含有蛋白质，体内所有的代谢活动都离不开蛋白质。一些激素、抗体、血浆蛋白等具有重要生理功能的物质，其本质都是蛋白质和多肽。蛋白质的基本组成单位为氨基酸，与人体有关的氨基酸有20多种，有些氨基酸可在体内生成，有些则不能。成人有8种、儿童有9种必需氨基酸，需要从食物中摄取。因此，改善老年人营养不良是保持健康和延缓衰老的重点。

人类追求的长寿，应该是保持智力健康的长寿。对于气血方刚者来说，谁都不会相信自己正在衰老。然而事实上，衰老从人类10多岁时就已经悄悄开始。美国哈佛大学的生物学家研究后指出，人出生时脑细胞数可达140亿个，而脑细胞是不能再分裂的细胞，出生后数目基本不再增加；18岁后，脑细胞数随年龄增长而逐渐减少，从25岁起，每天约有10万个脑细胞死亡，随着年龄的递增，每年脑细胞的死亡数目还要增加，同时伴随着脑重量减轻。但不同的人脑细胞死亡的速度也存在很大差异，脑细胞死亡速度快的人，完全有可能在60岁左右就会出现阿尔茨海默病；而对于脑细胞死亡较慢的人，80岁以上还能耳聪目明，思维清晰。随着脑细胞数的减少，全身各种组织器官的功能也随之减退。所以，脑细胞的死亡速度与衰老密切相关。

提起脂肪，不少人都会嗤之以鼻，特别是爱美的女性，常常避之不及。爱美是人的本性，但脂肪也有好坏之分。ω-3 多不饱和脂肪酸与不过量的 ω-6 多不饱和脂肪酸属于"好脂肪"，而饱和脂肪酸则被称为"坏脂肪"。人脑细胞不能再生，所以必须保护，不能让它们快速死亡。我们的大脑对糖类需求高而敏感，而脂肪，尤其是 ω-3 多不饱和脂肪酸也对大脑产生重要作用。我们的老祖先们早就对富含糖类的谷类情有独钟，把它放在"养"的重要位置；而且也不忽视美味诱人的肉类的作用，所以将其列在"老二"的位置。可见我们的老祖先颇有先见之明，直到现在，医学家和营养学家们都不否定这种膳食结构的科学性。

现已清楚，神经系统决定了我们的反应速度，调控着我们的七情六欲，直接影响着我们的生活质量和寿命。目前研究发现，大部分神经系统疾病是由我们脑部化学作用的失衡或神经细胞的死亡造成的，而这与 ω-3 多不饱和脂肪酸的含量密切相关。我们首先要知道的是，ω-3 多不饱和脂肪酸是脑部神经细胞的主要构成成分，它的存在可以保持神经细胞结构的完整性。同时，ω-3 多不饱和脂肪酸具有促进脑部神经细胞萌发新的树突、形成新的联系网络的能力，所以能预防脑萎缩、脑细胞变形、脑卒中后遗症等老年多发性脑病；还可以抑制炎症的发生，从而保护神经细胞的健康。另外，ω-3 多不饱和脂肪酸对神经介质的传递具有促进作用，可避免脑部化学作用失衡。

ω-3 多不饱和脂肪酸家族主要有 3 个成员：α-亚麻酸（ALA）、二十碳五烯酸（EPA）和二十二碳六烯酸（DHA），它们虽属同族，但功效和来源各不相同。其中，ALA 相对稳定，易于保存，这也是目前多选择 ALA 作为食品添加剂的原因，但 ω-3 多不饱和脂肪酸的主要功效来自 EPA 和 DHA。一般来说，ALA 主要存在于核桃、麦芽中，而 EPA 和 DHA 则主要存在于海参、海藻类及鱼类（非饲养的鱼类），特别是深海鱼类、贝类中。遗憾的是，ALA 虽可转化为 DHA 和 EPA，但转化率只有 5%，且转化速度很慢。最新的研究表明，DHA及其代谢产物可防止神经细胞死亡，并能促进受伤神经细胞的修复与再生。

总之，随着不少国家进入老龄化社会，老弱人群的增加也让整个社会开始面临阿尔茨海默病或失智老人的压力。据2015年的调查统计结果显示，位居长寿国前列的日本，失智老人达550万人，未来预测可能会高达700万人甚至千万人以上，可能成为"失智症大国"。目前我国的阿尔茨海默病患者已超过1000万人，由此带来的家庭经济负担及社会问题也越来越多，我们应该未雨绸缪。现代医药对阿尔茨海默病束手无策，人们正翘首期盼我国传统的中医药，特别是食疗能发挥其神奇的作用，在治疗老年营养不良导致的健康问题上能有所成效。

〔第四节〕

食疗养生防治慢性病

慢性疾病，简称慢性病或慢病，遍布全球，且日益增多，受到众多国家的关注，我国亦然。目前，我国已有2.6亿慢性病患者，并有年轻化的趋势。慢性病导致的死亡人数已占我国总死亡人数的86.6%，导致的疾病负担已占总疾病负担的70%。虽然这个数字让人惊讶不已，但并非耸人听闻，需要我们认真看待。

习近平总书记在党的十九大工作报告中指出，要积极应对人口老龄化问题，构建养老、孝老、敬老政策体系和社会环境，推进医养结合，加快老龄事业和产业发展。我国人口数量在世界上位居前列，随着人民生活水平的提高，人们对健康的需求也越来越重视。据近年调查结果显示，国人的平均寿命已达76岁，表明我国不但步入了老龄化社会，而且也已进入世界长寿国家之列。虽然长寿，但人们生活质量是否强劲而健康，仍是值得关注的问题。WHO数据显示，慢性病每年使3800万人失去生命；心血管疾病、恶性肿瘤、慢性呼吸系统疾病和糖尿病这四类疾病的死亡人数约占所有慢性疾病死亡人数的82%。在全球范围内，慢性病造成的死亡人数占所有死亡人数的60%，其中80%的慢性病死亡发生在低收入和中等收入国家（包括中国）。这些国家慢性病死亡人数占全球慢性病死亡人数的3/4（约2800万人）。

《中国居民营养与慢性病状况报告（2015年）》显示，2012年全国成人高血压患病率为25.2%，糖尿病患病率为9.7%，与2002年相比，患病率均呈上升趋势。40岁以上人群慢性阻塞性肺病患病为9.9%。根据2013年全国肿瘤登记结果分析，我国癌症发病率为10万人中有235人，肺癌和乳腺癌分别位居男、女性发病首位，10年来我国癌症发病率呈上升趋势。慢性病已经是我国居民的死亡主因。我国潜在慢性病患者众多，老年人是慢性病的高发人群，2014年我国65周岁以上老人约有1.4亿，占总人口的10.1%。当前，我国已经进入慢性病的高负担期，慢性病负担在所有疾病负担中所占比重达到了70%。据世界银行预测，到2030年，我国老龄化慢性病的疾病负担将增加40%。近年调查显示，慢性病患病的人群呈现出年轻化趋势。

目前中国慢性病防控的政策环境有了明显改善。近期颁布的《"十三五"规划纲要》中，明确提出了"到2020年，重大慢性病过早死亡率降低10%"的发展目标，慢性病综合防控上升为国家战略，多项措施为慢性病防控铺路搭桥；《"健康中国2030"规划纲要》中也明确提出："实施慢性病综合防控战略"，让"重大慢性病过早死亡率降低30%"。其核心指标就是要预防过早死亡，提高人们的寿命。

为实现这一目标，我们应该利用中医药在慢性病防控中的特有优势，大展拳脚，大力推广药食同源的中药食疗，引导人们正确运用"寓医于食"的知识，减少慢性病发生的高危因素。这应该是当代中医人光荣的使命。

一、慢性病的概念及其特点

慢性病又称慢性非传染性疾病。根据当前权威专家的观点，慢性病的定义是：使个体身体结构及功能出现病理性改变，无法彻底治愈，需要长期治疗、护理及特殊康复训练的疾病。慢性病不是一种单一的疾病，是一组疾病的综合名称，也不限于特定系统或器官。其特点是：①起病缓慢隐匿，潜伏期长；②病程迁延，持续时间长；③难以治愈，容易出现并发症；④呈可变性或阶段性；⑤需要长期的医疗护理指导。慢性病可分为致命性慢性病、可威胁生命性慢性病和非致命性慢性病三大类。

WHO调查显示，慢性病的发病60％取决于个人的生活方式，同时与遗传、医疗条件、社会条件和气候等因素有关。在生活方式中，膳食不合理、身体活动不足、使用烟草和过量食用含酒精的食品是导致慢性病的四大危险因素。

慢性病多种多样，涉及范围很广泛。WHO定义的四大慢性病为心脑血管疾病、糖尿病、恶性肿瘤和慢性呼吸系统疾病。这四种慢性病是迄今为止世界上最主要的死因，占所有死亡人数的63％。2008年，全球死于慢性病的3600万人中，有29％的人不足60岁，且半数为妇女。

二、小心"隐形杀手"高血压

心脑血管疾病位居四大慢性病之首。其中的冠心病、脑卒中是致残致死的病症，且多由高血压引起。自2004年以来，我国高血压的发病率逐年递增。近年调查结果显示，我国18岁以上居民高血压患病率为18.8％，估计全国患病人数超过1.6亿。与1991年相比，患病率上升了31％，患病人数增加了7000多万人。时至今日，高血压的发病率仍然有增无减。

我们应该知道，血压是血液在血管内流动时作用于血管壁的压力。其重要意义是推动血液在血管内流动，提供各组织器官足够的血量。人体正常运行的前提是血压要维持在一定的范围。正常人的血压有一个标准，高压即收缩压（SBP）应小于或等于18.62千帕（140毫米汞柱），低压即舒张压（DBP）小于或等于11.97千帕（90毫米汞柱）。高于这个标准就为高血压。目前，美国指南已将血压防线前移，新的标准为正常人的血压收缩压应低于17.79千帕（130毫米汞柱），舒张压应低于10.64千帕（80毫米汞柱）。这与中医气血学说中"气为血帅，气行则血行"的观点颇为相似，认为气具有推动血液运行的功能。

应强调的是，平时测量的血压实际上是上臂肱动脉，即胳膊窝血管的血压，是大动脉血压的间接测定值。通常测得的血压右侧与左侧会略有差异，最高可相差 1.33 千帕（10 毫米汞柱），最低相差不到 0.665 千帕（5 毫米汞柱）。了解这一现象对判断自我血压大有裨益，可免除不必要的疑虑。

一般来说，高血压本身会产生一定的临床症状，如头痛、头晕、心悸、眼花、乏力等表现，但并未构成脏器的病理性损伤。如果高血压长期发展，不加干预，则会出现靶器官损害，可能导致心、脑、肾及眼睛的并发症。

高血压强调的是早预防、早诊断、早治疗。除药物治疗外，本书主要着重于发挥食疗或药食同源在防治上的辅助作用。高血压早期，坚持食疗药膳，有利于病情的稳定和康复，可避免心、脑、肾等重要脏器的损伤。从食疗角度而言，主要有以下几个方面：

（一）清淡少盐

钠盐与高血压的关系在医学领域已早有研究，目前普遍认为过量食用钠盐或含钠盐的腌制食品可引起血压升高，低钠盐饮食则会使血压降低。已有实例证明，山区的居民或蜗居于岛屿者，因钠盐摄入量少，几乎不患高血压；北极的因纽特人，因摄入钠盐量低，血压都在正常范围内。

正常人体需要钠，因为它是维持人体内环境稳定，即维持水电解质、酸碱平衡，器官、细胞功能和神经、肌肉兴奋性的重要物质。但人体对钠的需要量很低，中等体重的成人每天摄入钠 1～2 克（相当于食盐 3～5 克），即可满足生理需求，所以 WHO 推荐每人每天食盐量应控制在 5 克以内，而我国的食盐标准为 6 克左右。

我国地广人多，各地民众口味各有不同。北方人一般口味较重，平均每天摄入盐 15 克左右；而南方人口味偏淡，但每人每天摄入盐量也达到 7～8 克，均超过WHO及我国推荐的标准。近年来我国高血压发病率高居不下，应与此有关。

（二）多食含维生素、微量元素及膳食纤维的植物性食物或药食两用中药

全谷物、蔬菜、果品、豆及豆制品或一些药食同源的中药富含维生素、膳食纤维、蛋白质、多糖类等营养物质，而维生素C、膳食纤维及钾、钙、镁等微量元素等都有降血压及抗氧化作用。人体是一个小型化工厂，各种原料在这个化工厂里进行相对平衡的化学反应。我们身体的细胞内液含有较多的钾，而细胞外液含有大量的钠，两种物质互相平衡，维持体内细胞的正常运转以调节血压。可以说，钾是钠的克星，它可以把我们吃进去的钠盐"赶出去"。虽然钾有很好的降压作用，但肾功能不全的人要注意不能摄入过多的钾，因为高血钾对肌肉的毒性作用可引起四肢瘫痪和呼吸停止。

除了钾之外，还有镁、维生素C、维生素D及维生素P等，都有助于降血压。我们日常生活中常常吃的芹菜、菠菜、洋葱、茄子、西红柿、赤小豆、黑大豆、白扁豆、玉米、黄瓜、木瓜、百合、银耳、枸杞子、橄榄、樱桃等都可供食用和食疗。其中，蔬菜中的茄子含维生素P非常丰富，具有增强毛细血管的抵抗力和降低毛细血管脆性的功能，实验研究发现其降血压作用非常明显。人们常食用的芹菜含有酸性黄酮类，也可起到降血压、降血糖的药用功效。最近，《美国临床营养学杂志》刊登了英国的一项新研究结果，该研究认为喝樱桃汁有降血压的效果。还有很多果蔬及药食两用的食物，其降压作用将会在各论部分分别加以详述。

（三）充分摄入ω-3多不饱和脂肪酸

肉类是一种诱人的美食，但吃了它，就会使不少人体重超重或肥胖，而肥胖不仅易引发高脂血症、动脉硬化、脂肪肝、睡眠呼吸暂停低通气综合征等疾

病，而且也会导致高血压。此外，肥胖者体形臃肿，有碍美观，特别是爱美的女性，更会因肥胖而闷闷不乐。但是如果没有脂肪，瘦得皮包骨，人就会发生营养不良，外表也同样很不美观。

脂肪是人体内能量的储存库，有提供热量、保护内脏、维持体温、帮助脂溶性维生素吸收及参与机体代谢活动等多种作用。脂肪主要由脂肪酸和甘油组成，而脂肪酸又分为饱和脂肪酸和不饱和脂肪酸两大类，其中不饱和脂肪酸再按不饱和程度可分为多不饱和脂肪酸和单不饱和脂肪酸。单不饱和脂肪酸在分子结构中仅有一个双键，多不饱和脂肪酸在分子结构中含有两个或两个以上的双键。饱和脂肪酸被人们称为"坏脂肪"而不受宠，多不饱和脂肪酸和单不饱和脂肪酸则是人体必需脂肪酸，常常被人们追捧，被称为"好脂肪"。前面已有详述，在不饱和脂肪酸中，有一对互相有平衡作用的不饱和脂肪酸，即 ω-3 多不饱和脂肪酸和 ω-6 多不饱和脂肪酸。ω-3 多不饱和脂肪酸中有 3 种人体不可缺少的营养素，即 α-亚麻酸（ALA）、EPA 和 DHA。在人的一生中，从一个小小的受精卵开始到成为白发苍苍的老人，都离开不了 ω-3 多不饱和脂肪酸。

在自然界中比较常见的不饱和脂肪酸主要为以茶油所含的油酸为代表的 ω-9 多不饱和脂肪酸，以植物油所含的亚油酸为代表的 ω-6 多不饱和脂肪酸，以鱼油所含的 EPA 和 DHA 为代表的 ω-3 多不饱和脂肪酸。

ω-3 多不饱和脂肪酸极其珍稀，多存在于海洋动植物中。鱼虾、海藻、海马等，ω-3 多不饱和脂肪酸含量较为丰富。ω-3 多不饱和脂肪酸虽具有很强的功效，被誉为人类"生命活力素"，但极不稳定性，非常容易受到外界因素的破坏，保存起来极其困难。因此，在烹调时要避免高温煎炸，并且加热时间不能过长。从海洋动植物中摄取 ω-3 多不饱和脂肪酸时，还应避免食用有污染的海产品。目前海洋特别是近海区域，污染日益严重，未来含有 ω-3 多不饱和脂肪酸的海产品也只会越来越少。

ω-6 多不饱和脂肪酸也与 ω-3 多不饱和脂肪酸一样，人体自身不能合成，是必须从外界获取的必需脂肪酸，同样参与细胞的构成，并为细胞提供能量，但两者又有诸多不同。首先是两者的结构不同且作用有别。最显著的不同表现在它们的功能上：虽然两者需要共同竞争相同的代谢酶，但是其代谢产物的功能不同。尤其在抗炎方面，ω-6 多不饱和脂肪酸促进炎症发生，而ω-3多不饱和脂肪酸则恰好相反，可缓解并抑制炎症，从而预防重大疾病的发生，两者互相制约以达到平衡显然是非常重要的。其次，两者的食物来源也不相同，ω-3 多不饱和脂肪酸绝大多数来源于海洋动植物；ω-6 多不饱和脂肪酸的食物来源却非常丰富，大多数来自玉米、豆类等食物，还可来自我们常吃的猪、牛、羊肉。富含ω-6 多不饱和脂肪酸的食物来源广泛，取材方便，其优势就非常明显。

总之，按中医理论"损者益之""虚者补之""实者泻之"的食疗原则，缺什么补什么，人体需要的就加以补充，有风险的就要加以限制。饮食要求科学合理，讲究平衡，咸淡不过度，要有素有荤，"坏脂肪"要控制，但"好脂肪"也并非多多益善。

三、警惕"甜蜜杀手"糖尿病

近年来，糖尿病的发病率逐年上升，并有年轻化趋势。国际糖尿病联合会将糖尿病列为21世纪全球最大的健康危机之一。

我国是全球糖尿病患者人数最多的国家，成人糖尿病患病率高于全球平均水平，患者人数高居世界第一。根据国际糖尿病联盟的报告，2015 年我国糖尿病患者达 1.096 亿人，到 2040 年预计将增加至 1.507 亿人。糖尿病及其并发症为患者带来了沉重的负担。2015 年我国在糖尿病相关疾病的卫生总费用为510 亿美元，其中 84.6% 的费用用于并发症的治疗。根据国际糖尿病联合会的预测，到 2040 年，我国在糖尿病相关疾病的卫生总费用将会达到 720 亿美元。

（一）糖尿病及其类型

糖尿病是一种血液中的葡萄糖堆积过多的疾病。国内通常将其病症称为高血糖，与高血压、高脂血症一同称为"三高"，国外给它起别名叫"甜蜜杀手"。一旦罹患糖尿病，就会出现免疫功能下降，容易感染，或发生由感冒、肺炎、肺结核引起的各种疾病，且不易治愈，还很容易发生心脑血管疾病、肾功能不全、眼底病变甚至失明、血栓栓塞而致的肢体坏死等并发症，严重影响生活质量。

糖尿病分为1型糖尿病、2型糖尿病、妊娠糖尿病和其他特殊类型的糖尿病。在糖尿病患者中，95%为2型糖尿病。绝大多数在40岁之后发病的糖尿病为2型糖尿病。这类患者体内产生胰岛素的能力并非完全丧失，有的患者体内胰岛素甚至产生过多，但胰岛素的作用却大打折扣，因此发生了胰岛素的相对缺乏，造成葡萄糖利用降低。1型糖尿病为一种自体免疫性疾病，简单地说，就是患者的免疫系统"敌友不分"，攻击并杀死了自身分泌胰岛素的胰脏β细胞，从而导致胰脏不能分泌足够的胰岛素。妊娠糖尿病是因为妇女妊娠时胎盘产生多种供胎儿发育生长的激素，这些激素对胎儿的健康成长非常重要，但可能会阻断母体内胰岛素的作用，从而引发糖尿病。妊娠第24~28周是这些激素分泌的高峰时期，也是妊娠型糖尿病的常发时间，此类患者将来出现2型糖尿病的风险很大。

（二）关注糖尿病及其前期症状

糖尿病的典型症状为"一少三多"，即体重减轻（消瘦）、多食、多饮。2013年发布的《中国成人糖尿病流行与控制现状》显示，我国糖尿病前期的发病率高达50%，在成年人中，有4亿人处于糖尿病前期。糖尿病前期无法通过体检查明，它需要辅以一些特殊身体信号才能被确认。糖尿病前期并不是真正的糖尿病，但已在路上，而路的终点正是糖尿病。这些糖尿病前期的人都是糖尿病大军的预备人员，在35岁以上的人中，这样的人特别多。糖尿病前期的人虽然自己还没有什么感觉，但实际上其体内的部分微血管已经开始发生病变，因此身体往往会发出种种信号。信号一般有3个，有1个出现，就可以视为糖尿病前期的征兆。

颈围过大：最新研究显示，当男性颈围大于或等于39厘米、女性大于或等于35厘米时，可能已接近糖尿病前期的临界值。当测量值达到或超过这个临界值时，就应关注自己是否为糖尿病前期了。

黑棘皮病：如果发现自己颈围已处于临界值，那就应该关注糖尿病前期的第二个信号。如果脖子周围皮肤出现一圈黑的颜色，总是洗不干净，那可能就是医学上所称的黑棘皮病。这种皮肤病不是天生的黑，而是皮肤褶皱处局部发黑。从糖尿病前期开始，人体的微血管循环就开始变差，这时人体皮肤的褶皱处就容易出现黑色素沉积并变得粗糙，这在脖子后面和腋下的褶皱处尤为明显。

餐前低血糖：有些人在晚餐前会有饿、心悸、出汗等症状，这就是糖尿病前期最为典型的一个症状，叫作餐前低血糖。一般人在空腹时不会有低血糖现象，有的人即使不吃早餐，在午餐前也不会出现这种现象。另外，餐后吃饱就犯困也是糖尿病前期的一种信号，偶尔一次不必担心，但如果经常出现这种现象，则可能是身体在报警。

糖尿病对身体的影响绝不止"一少三多"和上述早期症状，它可导致全身病变，几乎对所有器官都会造成巨大危害，包括胰岛、血管、肾脏、肝脏、心脏、神经在内的器官均难逃厄运。

糖尿病前期风险还与以下几种特殊因素有关：有糖尿病家族史或有心血管病史；伴有高血压、高脂血症；有妊娠糖尿病史；分娩过体重超过4千克婴儿的女性；长期使用影响糖代谢的药物（如糖皮质激素、利尿剂等）或吸烟、缺少体力活动的特殊人群。

（三）降血糖的食疗原则

1. 保持理想体重

根据个人的身高用简易公式获得理想体重［理想体重（千克）＝身高（厘米）－105］，然后根据理想体重、工作性质，参照原来生活习惯等计算总热量。在饮食营养组成上，糖类应占总热量的50%～60%，提倡食用粗粮、面和一定量的杂粮，忌葡萄糖、蔗糖、蜜糖及其制品；蛋白质含量一般不超过15%，脂肪约为30%。早、中、晚的食物量，可以根据生活习惯、病情和药物治疗情况，按1：2：2或1：1：1的比例分配。应强调的是，在调整饮食后，如肥胖的人体重不降低，应进一步调整饮食结构；如果消瘦者体重有所增加，也应适当调整方案，避免体重继续增加。

要获得理想体重，就应避免饮食失调。首先必须认识的一点是，高热量等于高血糖。所以，我们应严格控制每天的热量摄入，为此我们需要了解某些食物所含热量的高低情况。当今不少人，特别是喜欢苗条、关注美容的女性，往往偏爱素食，却意识不到吃的食物有可能会超标。以松仁玉米为例，大家都以为这道菜是粗粮素食，其实它的热量每100克有630千卡，是等量黑椒牛排的2倍多；一盘西红柿炒鸡蛋的热量有453千卡，也同样超过等量的牛排。当然，素有素的好处，素食往往富含膳食纤维，是减重的良好食品，但食用应有"度"。

别忘了，降血脂、抗肥胖、控制糖尿病风险因素的方法，不应局限于食素，我们还需要摄入"好脂肪"，特别是要摄入人体必需的ω-3多不饱和脂肪酸。ω-3多不饱和脂肪酸可以通过调节胰岛素的分泌及细胞对胰岛素的敏感性，干预并控制并发症，减少糖尿病高危因素，改善前期症状，进而抗击糖尿病。而要摄入必需脂肪酸，就必须食用动物性食物。

2. 关注铁的摄入

在食疗时，要关注铁的摄入。显然，说到铁，我们首先想到的就是缺血性贫血，这是WHO认可的四大营养缺乏症之一。尤其是女性，由于生理原因，每个月流失的铁是男性的2倍，所以女性应更加重视补铁。但研究表明，如果人体内铁蛋白水平过高，患2型糖尿病的风险可增加2～3倍。新加坡国立大学研究发现，40～60岁的2型糖尿病患者血液铁蛋白含量明显高于正常人。最近，上海生科院营养研究所的研究同样显示，随着血液铁蛋白水平的升高，我国中老年人2型糖尿病的危险性均明显增加。以前，我国传统膳食以植物为主，铁的利用率较低，所以人们往往担心贫血问题。但近几年来，随着人们生活水平的提高，一般人群贫血状况已大为改善，部分人群可能还存在体内铁过量的状况。应该注意的是，铁大多存在于动物内脏和动物血中，在购买食物时，要记住的一点就是：越红的食物含铁量越多；生的状态下，红色越深，铁含量就越高。动物的内脏及牛肉、猪肉、羊肉等肉类，红色越深则铁含量越多，鸡肉几乎呈白色，铁含量就相对较低。有些食物虽是素食，但含铁量也不容忽视。例如我们佐餐的芝麻酱，每100克就含铁58毫克；我们生活中都爱喝的矿泉水，其含铁量一般为2毫克/升，如果我们每天都喝，那么一天就会摄入3～4毫克的铁，因此建议大家不要长期饮用矿泉水，最好的选择还是白开水。

3. 早餐少喝粥

此外，早餐不能不吃，但要注意别喝粥。别以为白米粥米少水多，喝了血糖不会升高，恰恰相反，一喝血糖就会升高，所以粥明显不是低糖早餐。如果对粥有偏爱，可试着用米饭泡开水，因米没有粥那么熟烂，需要通过胃的研磨才能消化，会减缓糖的吸收过程，可避免血糖飙升。现在不少人提倡喝杂粮粥。杂粮确实是好的，可以让胃肠多研磨消化，从而减缓糖分吸收，但选用什么杂粮也有宜忌，如玉米本是糖尿病患者的理想食品，粗纤维含量是大米的9倍，有利于糖尿病患者降低餐后血糖水平，但玉米品种很多，不是什么玉米都能吃的。其中的甜玉米，可溶性糖含量比大米还高出2%～15%，食用后血糖容易升高。真正低糖的杂粮是豆类当中的赤小豆、绿豆、芸豆、豇豆、干豌豆、干蚕豆、小扁豆等，这些豆类食品都含有50%以上的淀粉，可以部分代替主食，但是加的量要足够，在熬粥、焖饭时至少要加到一半以上，否则难有效果。

4. 关注乳制品摄入

近年来，糖尿病有年轻化的趋势，甚至儿童和青少年患者都屡见不鲜。儿童和青少年患的糖尿病常为1型糖尿病。最新研究发现，儿童1型糖尿病很大可能与饮食，尤其是乳制品有关。有一项专门对12个国家的观察报告显示，0～14岁儿童的牛奶摄取量与1型糖尿病的发病几乎完全一致，牛奶摄入量越多，1型糖尿病也就越普遍。其中芬兰人大量食用牛奶制品，而日本食用量极少，芬兰1型糖尿病患病率是日本的36倍。因此，家长保证婴儿从出生开始吃母乳，1岁之内慎吃或不吃奶粉和牛奶，对预防糖尿病是极为重要的。

5. 食疗的黄金搭档

在食物及药食两用中药中，具有防治糖尿病及其并发症、缓解糖尿病前期症状效果的有不少。豆豉、石榴汁、甜杏仁、黄芪、金银花、枸杞子、桑叶等将在后面的各篇章中进行叙述。本章只着重介绍苦瓜和黄连的降血糖作用：

（1）苦瓜：原产于东印度，为葫芦属植物，我国也有栽培。其性味甘苦，是一种常见的蔬菜品种，特别在南方，夏季常用以消暑。我国很早的中医文献里就已提到苦瓜具有降低血糖的功效。苦瓜中含有与胰岛素作用相似的蛋白质成分。现代研究显示，在苦瓜果实或种子中提取出来的皂苷是其降血糖的主要成分。我国曾做过临床观察，使用苦瓜提取物质治疗2型糖尿病，与未使用者进行对照比较，结果显示苦瓜组血糖下降明显，并具有统计学意义，同时推测其降糖机理可能与肠道有相应感受器或受体有关。苦瓜皂苷有"天然胰岛素"之称，能维持机体进食后的血糖平衡，防止血糖过高，因而可以作为糖尿病患者的食疗佳品。

（2）黄连：早在几千年前的《神农本草经》中就记载黄连"主热气目痛，眦伤泪出，明目，肠澼腹痛下痢，妇人阴中肿痛"，是一味清热化湿、泻火解毒和止血的中药。黄连为毛茛科多年生草本植物黄连、三角叶黄连、云连的根茎。黄连含有多种化学成分，但其中最主要的成分为黄连素，又叫小檗碱，中药黄柏等多种植物中均含有这一成分。从黄连中提取出来的黄连素，因具有较强的抑菌作用而用于治疗痢疾、胃肠炎等肠道疾病，临床早已证实疗效显著。现代药理研究表明，黄连素可促进糖原合成，抑制肝脏的糖异生，并能促进胰岛细胞的修复，阻断钾离子通道而致钙离子内流，从而促进胰岛素分泌，改善胰岛素抵抗状态，具有与二甲双胍相类似的增加胰岛素敏感性作用；另一方面，黄连素还能抑制醛糖还原酶的活性，降低机体内自由基的生成，促进神经传导，降低血液黏稠度，抑制免疫反应活性，能有效地对抗糖尿病及其并发症。《临床内分泌学与代谢杂志》上发表的一项临床研究表明，黄连素能显著改善2型糖尿病患者，特别是合并高脂血症及胰岛素抵抗患者的病情，降低血糖和血脂的效果非常明显。2013年我国学者在国际著名的《自然》杂志上发表了临床应用盐酸黄连素治疗高脂血症的报道，杂志编委作了"编者按"，高度评价了我国学者的黄连素研究："中国的黄连素是他汀类药物的理想补充。黄连素比他汀类药物便宜几十倍，因此黄连素降血脂作用的发现，对高脂血症、糖尿病及心血管疾病的防治具有不可低估的价值。"此外，黄连素还具有降低血压、抗心力衰竭、抗心律失常、抗癌的功效。其最大优势是能长期稳定血糖水平，且不会导致低血糖反应，不但有治疗"三高"的作用，而且有护肝作用，这与他汀类药物对肝脏的损伤有很大的不同。目前还未发现有其他严重不良事件发生，安全性好，唯一的副作用是长期使用后较易便秘。

四、防控"隐蔽杀手"冠心病

冠心病在全球的发病率很高，是全球死亡率最高的疾病之一。根据WHO 2011年的报告，我国的冠心病死亡人数已列世界第二位。

（一）饮食是首要影响因素

众所周知，冠心病的发生和发展过程中，饮食是首要影响因素。因此，要把吃出来的病吃回去，最重要的是要讲究科学、合理饮食。

1. 保证ω-3多不饱和脂肪酸的摄入

冠心病的元凶为"三高"，因此降脂是冠心病防治的重要课题。其实，油脂不但是能量的来源，而且是一种重要的营养物质，还是脂溶性维生素必需的溶媒。ω-3多不饱和脂肪酸家族的DHA和EPA，是身体各组织器官不可缺少的物质，也是人体的"降脂之宝"。因此，我们可以吃点富含ω-3多不饱和脂肪酸的海鱼，如沙丁鱼、秋刀鱼等，但也不宜过度食入，最好是每天三餐中有一种主膳为鱼类食物。中医提倡"顺于自然"。我们过去所吃的食物多为野生的动植物，但现在环境污染严重，养殖也多采用"圈养"的方式，只求快速生长，越肥、越重越好，不重还"注水"，使我们食物中的ω-3多不饱和脂肪酸少了，"好脂肪"缺了，降脂不灵了。因此，我们还是需要选择无明显污染的鱼肉类食品。

应该注意的是，吃鱼也讲究学问。如果想要摄入更多的DHA和EPA，就要遵从以下规则。

（1）每天食用：前面已说过，就是每天都要有一餐用鱼做主膳，这样可以固定摄取人体所需要的营养成分。

（2）新鲜：EPA、DHA非常容易氧化，因此鱼买回来后须尽快进行烹饪，保证新鲜。

（3）挑剔：血脂高的人，鱼肚、鱼子、内脏这些高胆固醇的部分应避免食用，鱼头是鱼身上富含DHA和EPA的部位，切勿扔掉。

（4）少油：烹调鱼时一定要少油，不要因食鱼反而增加油脂的摄入。

2. 注意膳食纤维的摄入

降低血脂，要保证体内自身不能合成的外源性必需氨基酸的摄取。在植物性食物中，诸如豆类及豆制品、奶类及奶制品、蛋类中均含有大量的人体必需氨基酸，而且还含有膳食纤维。以往，人们常常认为，减肥就要节食，要减少食量，其实这是个误区。减肥节制的不应该是食物而是能量，因为饥饿只会促进食欲，导致减肥的失败，甚至会导致反弹，变得更胖。过去，膳食纤维常常被当成废物，近年来人们才逐渐认识到这种被忽视的废物，是继蛋白质、脂肪、糖类、维生素、无机盐、水之后的"第七类营养素"。膳食纤维同谷类一样，也属于糖类，能够果腹充饥。但与谷物不同的是，它难以被消化、吸收，虽然在肠道内走了一遭，最终都以粪便形式排出体外，中间没有经过任何营养代谢，不给身体留下一丝能量，因此食用膳食纤维可以减少能量摄入，达到控制体重甚至减肥的效果。美国哈佛大学医学院对膳食纤维与心脏病的关系进行了研究，结果表明：高纤维膳食的人群患心脏病的概率比低纤维膳食人群要小40%。由此可见，膳食纤维是天然的减肥药。

3. 讲究粗细粮搭配

谷物在国人膳食中占有重要地位，是蛋白质和能量的主要来源，也是一些B族维生素、无机盐和膳食纤维的重要来源。我们通常把大米、白面称为细粮，把玉米、小米、薏苡仁、燕麦等称为粗粮或粗杂粮。细粮口感好、易消化，成为现代人喜爱的主食。但细粮因加工后精度较高，损失了较多营养成分，不利于健康；粗粮富含膳食纤维，能刺激胃肠蠕动，除帮助肠道排便和排毒外，还具有减肥、降脂、降糖及防癌作用。粗粮虽好，但只是弥补细粮营养的不足，摄入过量会影响人体对钙、镁、铁、锌等无机盐的吸收和利用，当然也无助于人体的健康，并非多多益善。因此，讲究粗细搭配，在细粮主食中每天搭用粗杂粮50～100克，非常有助于减肥，不但能减脂，而且能降糖、防治高血压和冠心病。但平时以肉食为主的人，尤其是老、幼者，如果忽然大量摄入粗杂粮，肠道会一时难以适应，不利于食物的消化和吸收，因此须循序渐进。因此，食用主食时应注意：一粗，二杂，三适量。

4. 豆类、奶制品不可少

豆类、奶类均为人体所需的优质蛋白的主要来源，其中豆类含有较多的蛋白质和脂肪，糖类含量较少，是植物蛋白的理想来源，而且富含钙、镁、铁、锌以及膳食纤维、B族维生素、胡萝卜素等多种营养成分，是人们日常饮食中不可缺少的部分。豆及豆制品中含有人体不能合成的8种必需氨基酸，而且几乎不含胆固醇。常吃豆制品，能降低人体内低密度脂蛋白胆固醇水平。豆类还含有类黄酮成分，能防治乳腺癌、肠癌。据称，在日本冲绳岛，有一个世界闻名的长寿村，叫大宜味村。经WHO调查显示，其长寿原因中最突出、最重要的一条就是多吃豆制品。

奶类营养丰富，所含营养成分齐全，组成比例适当，容易消化、吸收，含钙量高，是适合各个年龄段人群的营养滋补品。奶类特别适合儿童，能满足其生长发育的需要。各种动物的奶所含的营养成分不全相同。其中，牛奶富含优质蛋白质，含有人体所需要的各种维生素和微量元素。中医认为，牛奶性味甘、平，能补肝肾，生津润肺益肠，可治虚弱劳损，老少咸宜。

（二）值得推荐的药食两用食物

近几年来，科学家在研究中发现不少药食同源的中药具有降血脂、降血压、降血糖及防治心血管疾病的功效，这里特推荐以下几种值得应用于食疗的中药：

1. 肉桂

肉桂既是厨房调料，又是一味中药。其味辛、甘，性大热，归肝、肾经，为樟科常绿乔木植物肉桂的树皮。本品为纯阳之品，能补命门之火，有引火归元、益阳消阴之功，是中医临床常用的中药。美国密歇根大学最近研究发现，肉桂中的一种精油会攻击脂肪细胞，可用于治疗肥胖症。该研究显示，肉桂醛可通过刺激脂肪细胞以消耗能量（该过程被称为生热作用），促进代谢效应。参与该项研究的科研人员称："几千年来，肉桂一直是人们喜爱的食物，如果这能帮助抵御肥胖，或许是一种让患者更容易坚持下去的促进代谢健康的手段。"

2. 大蒜

由于过多的胆固醇会堆积在血管各处，严重者可使血管硬化，形成斑块而致管腔狭窄和阻塞，影响血液循环，从而危害人体的健康。所以，降低胆固醇含量、清洁血液、改善狭窄、舒张血管至关重要。为治疗心血管疾病，美国加州大学圣约翰心血管研究中心通过大量实验，发现大蒜在治疗心血管疾病上有非凡的成效。他们让心脏病患者在长达一年的时间里，每天坚持服用4毫升的大蒜萃取物，结果显示，这些患者血管中的胆固醇逐渐消失了，血液循环也变得非常正常，血液黏稠度也大大得到改善。研究发现，原来大蒜中含有丰富的蒜氨酸，其在蒜酶的作用下可转化成大蒜素，而大蒜素能使高密度脂蛋白胆固醇增高，能降低低密度脂蛋白胆固醇水平，因此大蒜被称为"血管清道夫"。

大蒜含有硫化合物，有一种特殊臭味，常让人难以接受，改善的方法是先将之切碎，在室温下放置10分钟，在这过程中，大蒜辣素和硫化物等活性成分大量生成，同时抗血脂成分也大大增加，如果不切碎就加热食用，有效成分就会大量流失。但营养学家建议，大蒜最好不要加热食用，因为大蒜中的大蒜酶极其脆弱，在加热的过程中很容易遭到破坏，从而影响大蒜素的生成。营养学家也指出，大蒜并非吃得越多越好，因为大量食用大蒜会对眼睛产生强烈的刺激，可引发眼睑炎、眼结膜炎，同时大蒜吃多了会影响维生素的吸收。另外，大蒜对胃、肠黏膜具有一定的刺激性，故不能空腹食用。正因为大蒜的刺激性和腐蚀性，胃、十二指肠溃疡患者和患有头痛、咳嗽、牙痛等疾病的人，不宜食用大蒜。

3. 小蒜

小蒜是老百姓最喜欢吃的野菜之一，也是一种药食两用的中药材，其中药名为薤白。薤白形状似蒜，俗名小根蒜，全国各地均有分布，自古以来都是药食兼用之品。元代王桢曾云："薤，生则气辛，熟则甘美，食之有益，故学道人资之，老人宜之。"唐代药王孙思邈指出："薤白，心病宜治之。"此所谓的"心病"，应该与当今的冠心病相通。心绞痛之类的心血管疾病，食薤白可获效。张仲景的《金匮要略》中有"胸痹不得卧，心痛彻背者，栝蒌薤白半夏汤主之"的记载。这是古代一个治疗"真心痛"（现代常用于治疗冠心病）的名方。历代以来，治疗心痛彻背者，主药都离不开薤白。

薤白吃法有多种，前人多做成酒、粥、饼、菜等食疗药膳；现在常用油炒后做调料，或焯后凉拌，也可做成菜饼或菜团子，还可生食。作为中药，薤白具有理气宽胸、祛瘀止痛的功效。

4. 黑木耳

黑木耳是木耳的一种，因为生长在朽木上，形状似人的耳朵，呈黑色或褐黑色，故名黑木耳。早在远古时期，我们的祖先就已经把黑木耳当食物了。我国最早的药学专著《神农本草经》中就已记载了其药用价值；明代著名医药学家李时珍的《本草纲目》记载了黑木耳"主治益气不饥，轻身强志，断谷治痔"；当代《中华本草》认为："黑木耳味甘性平，归脾、肺、肝、大肠经，主治气虚血亏，肺虚久咳，咯血，痔疮出血，妇女崩漏，月经不调，跌打损伤。"现代药理研究显示，黑木耳的主要活性成分为木耳多糖，还含有麦角甾醇、二氢麦角甾醇、卵磷脂、脑磷脂、鞘磷脂等。此外，黑木耳还富含蛋白质、铁、钙、糖类、膳食纤维、多种维生素及多种人体必需的氨基酸，其蛋白质的含量与肉类相当，铁比肉类高10倍，钙是肉类的20倍，维生素B_2的含量是普通大米、白面和蔬菜的10倍以上，被誉为"素中之肉"，是富有营养的保健食品。

1980年，美国学者首次发现黑木耳有抗血小板聚集的作用。中医药专家经过十余年的研究，揭开了黑木耳多方面的重要功效，并分离出其主要活性成分黑木耳多糖。研究证实，黑木耳对心脑血管疾病具有防治作用，能提高机体的免疫功能及抗病能力。我国心血管专家洪昭光教授认为，每天食用5～10克黑木耳可预防血栓形成，治疗"三高"；著名的心血管疾病专家胡大一教授指出，食用黑木耳可软化血管并有效降低血脂。

黑木耳可降低血脂，可防治冠心病、脑梗死、阿尔茨海默病等。关于黑木耳，有一个很有趣的故事。话说有一天，一个美国医生在临床诊疗时发现一个原先患有严重高脂血症的美籍华人，血液黏度忽然降低了。该医生觉得很纳闷，就问："怎么搞的，是不是药吃多了？"患者回答："肯定没有多吃药。"医生更奇了，又问："那你最近吃了什么吗？"患者回答："我前些日子到过中国城，吃了几顿中餐，里面有一道菜叫木须肉，含有肉片、鸡蛋、黑木耳，就这些。"美国医生一想，肉片没降脂作用，鸡蛋更是不可能，那只可能是黑木耳的缘故了。于是医生叫患者再接着吃，看是否有效。患者遵医嘱吃了一段时间，果然成效明显。医生就此发现，原来黑木耳有降低血脂的作用。

洪昭光教授还介绍了他自己治疗过的一位台湾企业家的故事。这个富商得了冠心病，血管堵塞非常严重，想到美国做心脏搭桥手术。但美国医生说："不行，现在患者太多，请一个半月以后再来。"一个半月后，他再去，一做冠状动脉造影，原先3支阻塞的血管通了。医生对他说："你没病，血管全通了，不用搭桥，回去吧！"又问道："你是怎么治的？"患者回答说："我只用了一个偏方，即10克黑木耳、50克瘦肉、3片生姜、5枚大枣、6碗水，文火煲成2碗汤，加点味精，加点盐，每天吃一次，吃了45天。"洪教授认为，这就是可供参考的中医食疗。

五、防控脑卒中，提高生存质量

脑卒中是一组以脑部缺血和出血性损伤症状为主要临床表现的疾病，又称脑中风或脑血管意外。我国是脑血管病高发的国家，全国每年新发脑卒中患者约200万人，存活的患者中有四分之三存在不同程度的劳动能力丧失。吸烟、酗酒、高血压、血脂异常、明显超重或肥胖、糖尿病、房颤、瓣膜性心脏病、高同型半胱氨酸血症等是脑卒中的危险因素，这些危险因素控制不住与脑卒中的再发率升高密切相关。据不完全统计，脑卒中患者中约有75%丧失劳动力，40%以上严重残疾，我国每年因脑卒中死亡者约150万人，并有上升发展的趋势。所以，对脑卒中的防控不能掉以轻心。

目前对于脑卒中的防治，食疗不失为一种重要的手段。中医认为，实施食疗就必须辨证施膳，根据病情制订切实可行的膳食方案。应讲究饮食平衡，选择丰富的食物以补充机体需要的营养素，维持合适的体重。脑卒中患者应保证每日摄入食物包括谷薯类、蔬菜类、水果类、肉类（包括肉、禽肉、鱼、乳、蛋等）、豆类和油脂类，共计六大类。

其中，谷薯类主要提供糖类。脑组织能量的主要来源为葡萄糖，而脑又不能储存任何能量，因此糖类对脑卒中患者十分重要。谷类食物首选富含膳食纤维的玉米面、燕麦、糙米等；蔬果类是维生素、无机盐和膳食纤维的重要来源，因此应多选择富含抗氧化物的蔬果，如菠菜、油菜、紫甘蓝、猕猴桃、草莓、樱桃等，但伴有高血糖的患者应慎食含糖量高的蔬果；肉、禽肉、鱼、乳、蛋类主要提供蛋白质。脑卒中患者的蛋白质摄入量至少每天每千克体重1克，且动物蛋白质应占一半左右，因此建议每日饮300克奶或奶制品，摄入蛋类25～50克，禽肉类50～75克、鱼虾类75～100克。宜选择脂肪含量低的种类，如鸡胸肉、鳕鱼、鳞鱼、带鱼、鲤鱼等。豆类及其制品，主要提供植物性优质蛋白，建议每日摄入30～50克。油脂类中的烹饪油每日摄入控制在25～30克。

现代研究认为，补充叶酸和复合维生素能有效降低脑卒中的发病和复发风险，因而推荐多食用富含叶酸、维生素B_6、维生素B_{12}的食物。其中，叶酸主要来源于新鲜水果、蔬菜、肉类等食物，但由于叶酸遇光、遇热后很不稳定，容易失去活性，所以人体真正能从食物中获得的叶酸并不多。维生素B_6在机体物质代谢方面发挥着重要作用，来源广泛，在动植物中广泛存在但一般含量不高。含维生素B_6较多的食物有白色肉类（如鸡、鱼类）、动物肝脏、豆类、坚果类和蛋黄等，奶类含量较低，水果蔬菜特别是香蕉中维生素B_6含量较为丰富。维生素B_{12}缺乏会抑制蛋氨酸合成酶的作用，能使同型半胱氨酸转变成蛋氨酸的过程受阻而堆积体内，从而使心脑血管疾病风险增加。膳食中的维生素B_{12}来源于动物性食物，主要有肉类、鱼、禽、蛋类及贝壳类。但值得一提的是，叶酸、维生素B_6、维生素B_{12}易因烹调及储存时间延长而逐渐流失，应予注意。

六、调治"沉默杀手"慢性阻塞性肺病

慢性阻塞性肺病简称"慢阻肺"，英文缩写为COPD，是人们常说的慢性支气管炎和肺气肿的总称。其主要症状为长时间咳嗽、咳痰和气短，呈进行性、不可逆性，久而久之将演变成肺心病，最后可能累及全身各系统。

慢性呼吸系统疾病与心脑血管疾病、糖尿病和肿瘤，被WHO列为全球四大慢性病。近年来我国慢性呼吸系统疾病，特别是慢阻肺的发病率、患病率、死亡率、病死率和疾病负担率这5个指标都处于高水平上升趋势。最新数据显示，20岁以上人群慢阻肺患病率为8.6%，40岁以上人群为13.7%，70岁以上人群接近40%。

中医认为，慢阻肺属于气虚血瘀，演变过程由肺及脾及肾，属体虚易感的疾病。从中医养生保健的防治角度而言，所谓"邪之所凑，其气必虚"，应着重于益气，这种观点与现代医学也是不谋而合的。慢阻肺早期不易诊断，一旦出现明显的咳嗽、咳痰、气急症状，即显示肺功能已处于中、重程度的损害。且由于免疫功能低下，常常并发感染而致急性加重，或致呼吸衰竭，或伴有营养障碍等多种并发症。

在慢阻肺的早期阶段，多用具有益气养阴、润肺止咳作用的药食同源中药，如生晒参、西洋参、太子参、百合、沙参、麦冬、杏仁等（见各论部分），中后期则多用黄芪、人参（或党参）、蛤蚧、山药、茯苓、白术、五味子、冬虫夏草、淫羊藿、红景天等中药。为防止肺部感染，往往也可选用金

荞麦、虎杖、三叶青（金钱吊葫芦）等清热解毒类的药食同源中药（见各论部分）。

七、阻击令人谈虎色变的癌症

在各种疾病中，最令人谈虎色变的疾病，叫癌症，或称恶性肿瘤，被称为人类的"头号杀手"。据WHO报道，每年世界上有900万新增的癌症病例，500万人死于癌症，如果没有进一步控制癌症的措施，预计到2020年，每年将有2000万新增的癌症病例，死于癌症的人数将突破1000万人。有报告称，我国每年新增的癌症病例约为150万，每年死于癌症的患者约有100万人。因此，人们普遍认为，癌症是"不治之症"。长期以来，人们都把癌症与死亡画上等号，恐癌情绪一直笼罩在大众的心头，挥之不去。

（一）癌症是伴随着衰老而来的慢性病

所谓"癌症"，实际上是200多种疾病的统称，它是一种普遍发生的疾病，是一种伴随着衰老而来的慢性病，甚至可以说癌症是人类生命的一部分。

早在20世纪80年代末，美国就有医学家报告说，对于80岁上下的老年人的尸解结果发现，约有1/4的人身体内存在肿瘤，但这些老人生前都没有与癌症有关的任何症状，他们都不是直接死于癌症，换句话说，在老年人体内出现癌症是十分自然的事。从事免疫学研究的黄又彭教授，曾每年解剖近200例尸体，他发现80岁左右老人无一例外地都患有隐匿性的生前无任何症状的肿瘤，据此他预计如果人的平均寿命达到100～120岁，每个人体内的肿瘤将达到3～4个。美国国家疾病控制中心的专家预测，如果美国公民期望寿命达到90岁，则将有47%的男性和32%的女性罹患癌症。

肿瘤发生率虽如此之高，但在多数情况下，这些肿瘤并不威胁老年人的生存质量，甚至在一定条件下不影响他们的生存期限。其实，癌细胞是由人体正常细胞"叛逆"而衍生出来的恶果。人体原是由一个个细胞组成的社区，每个细胞照章行事，知道何时该生长分裂，也知道怎样与别的细胞结合，形成组织和器官，而构建不同组织的"图纸"就是基因。按现代医学的说法，就是人人都有原癌基因。原癌基因主管细胞分裂、增殖，人的生长离不开它。为了"管束"它，人体内还有一个抑癌基因。平时，原癌基因和抑癌基因两者保持平衡，但在精神因素、遗传因素、环境因素、生活方式和某些化学物质等的作用下，原癌基因的力量会变强，而抑癌基因却变得较弱，从而使致癌因素得到启动癌细胞生长的"钥匙"，使"叛逆"细胞脱离正轨，自行设定增殖速度。经过长时间的累积过程，最后才会生成癌症。

由此可见，癌症的出现并非一朝一夕的事。中国医学科学院资深肿瘤内科权威孙燕院士曾明确指出："未来会有越来越多的癌症。癌症也许就像糖尿病一样，仅仅是一种再普通不过的慢性病而已，并没有那么可怕。"现代研究已证实，癌症的发生是一个长期的、渐进的过程，经历多个阶段，从正常细胞到演变成癌细胞，再到形成肿瘤，通常需要10～20年，甚至更久。只有当危险因素严重损害机体的防御体系，机体修复能力降低，细胞内基因变异累积至一定程度，癌症才会发生。"癌症是一种慢性病"的观点已得到国际普遍认可。WHO等国际权威机构已把原来作为"不治之症"的癌症，重新定义为可以治疗、控制，甚至治愈的慢性病。

（二）癌症的食疗防控

"癌"字中有三个"口"，可见癌症与饮食的关系非常密切。世界癌症研究基金会曾明确指出，每年因癌症死亡的人中，有1/3与不良饮食习惯有关，30多种癌症均由此而来。我国卫生健康委员会健康教育首席专家赵霖教授指出，受膳食影响最大的癌症包括两大类：一类是消化系统癌症，包括食管癌、胃癌、肠癌等；另一类是与激素水平相关的癌症，有乳腺癌、子宫内膜癌、卵巢癌、前列腺癌等。可以说管住嘴，把好饮食关，就能简单、有效地预防癌，让患癌风险降低40%。因此，平衡饮食是防癌饮食的基础。

现代流行病学及相关的研究显示，营养素可能影响肿瘤的发病率。某些营养素有抑制癌细胞生长、诱导细胞分化、抑制癌基因的表达等效果，可以认为，营养素与肿瘤的发生、发展具有内在的联系。所以，必须注意营养素在肿瘤治疗中的作用。

1. 能量

这是反映三大营养素的间接指标。动物实验表明，限制进食的动物比自由进食的动物自发性肿瘤发病率低，肿瘤发生潜伏期延长。根据国内外流行病学调查研究的相关报道，在社会经济条件较差及生活水平较低的人群中，胃癌的死亡率较高，提示其与总能量减少有关。由此看来，能量的摄入不足，会影响人体的防御能力和肿瘤的发生率。因此，中老年人应注意营养的均衡。

2. 蛋白质

蛋白质的摄入要适度，过高或过低都会加快肿瘤的生长。近年有流行病学调查显示，食管癌和胃癌患者得病前的饮食中，蛋白质的摄入量较正常对照组低。一项前瞻性研究发现，经常饮用2瓶牛奶的人较不饮用牛奶的人，胃癌发病率要低，国内流行病调查研究表明，经常食用大豆制品者胃癌发生的风险较低，而经常饮用豆浆者，其胃癌发生的风险更低。相关研究认为，大豆中不仅含有丰富的蛋白质，而且含有类黄酮等抑癌成分。但也必须强调的是，过量的蛋白质摄入，也同样会引发大肠癌、乳腺癌和胰腺癌。因此，蛋白质的摄入应当适量。一般来说成年人蛋白质摄入量应占总热量的12%～15%，即以每天摄入70～80克为宜。

3. 脂肪

流行病学的调查结果显示，脂肪的摄入量与结肠癌、乳腺癌的发病率呈正相关，而与胃癌呈负相关。所以，有些学者认为应适当限制、降低总热量，即减少人体需要总热量的20%～25%，同时摄入不饱和脂肪酸与饱和脂肪酸的比例以1：1为宜。应提倡少吃猪、牛、羊等红肉，多吃海藻、海鱼等海产类，因海产鱼类中富含具有抗肿瘤作用的ω-3多不饱和脂肪酸。

4. 糖类（碳水化合物）

以往胃癌往往多见于经济收入较低的地区，这些地区的人大多以高碳水化合物膳食为主。日本有调查显示进食4碗饭的人得胃癌的相对危险性比进食2碗饭的人高，而日本近50年来胃癌发病率降低与高碳水化合物膳食下降有关，因而认为高碳水化合物膳食易使人患胃癌。其实，高碳水化合物膳食本身并无促癌作用，患癌主要由高碳水化合物膳食常伴随的蛋白质摄入不足所致。近年来的研究显示，高碳水化合物食物虽含蛋白质少，却含有较多的膳食纤维，那是人体不可缺少的营养物质，营养学家将之称为"第七营养素"。膳食纤维能帮助人们降低患癌风险，因为它的吸水能力很强，可吸收的水分能达到自身体积和重量的10倍之多，从而刺激肠道蠕动，帮助肠道运动，不费力气就能很快地把肠道的粪便排出体外，避免了肠道吸收宿便中的有毒物质或被其损害，减少了罹患癌症的风险，由此被人们称为"肠道抗癌卫士"。但膳食纤维也并非多多益善。据悉，日本富士山附近的山梨县上野原乡从前一直享有世界"长寿村"的美誉，令人奇怪的是，最近这个闻名的"长寿村"却突然改变了面貌，使得日本许多研究生命的科学家纷纷前往以一探究竟。在过去，该村确有几十位老人在95～100周岁，其生活习惯是少吃肉，多吃蔬菜，因而营养学权威一直以此作为例证，认为长寿秘诀就是"少肉多菜"。诚然，适量肉食及众多蔬菜确是理想的膳食方法，但过分宣扬，未免有所偏颇。长寿村的老人们为了保持显赫声名，人人视肉食为洪水猛兽，这种极端偏激的结果，使众多的老人患上了营养不良症，为长寿付出了代价。这也警示人们：食素不可过度，只有科学饮食，均衡搭配，才是健康之本。

5. 维生素

一般认为，具有防癌作用的维生素主要为维生素A、维生素E和维生素C，但B族维生素缺乏对食管癌的发生也有影响，维生素D缺乏也有致癌效果，补充叶酸可防结肠癌。

（1）维生素A：近10多年来，补充维生素A一直是肿瘤化学防治中的重点内容。流行病学的研究表明，吸烟人群维生素A摄入量越少，癌症的发生率越高。动物实验显示，维生素A对亚硝胺及多环芳烃诱发的小鼠胃癌、膀胱癌、结肠癌、乳腺癌以及大鼠肺癌、鼻咽癌等多种癌均有明显的抑制作用。不少学者认为维生素A及其衍生物能修复化学致癌物质所致的癌前病变，并指出维生素A缺乏者，肺癌的发生率也会随之增加，推测维生素A可能具有预防肺癌的效果。但要注意的是，大剂量维生素A类化合物的长期服用会引起维生素A中毒。

（2）维生素E：大量的资料显示，维生素E具有显著的抗氧化作用，可抑制脂质过氧化物生成或使生成的脂质过氧化物分解。维生素E还能抑制放射线的DNA损伤及化学性致癌过程。不少研究表明，维生素E能抑制肺癌的发生。自然界中维生素E有4种不同的生物酚（α、β、γ、δ）和4种不同的生物醇（α、β、γ、δ），其中α-生物酚活性最强，具有预防肺癌的效果。维生素E缺乏与维生素A缺乏一样，都会导致肺癌的发生率增加，而且维生素E缺乏者其鳞状上皮癌、小细胞癌、腺癌、大细胞癌等肺癌的发生率会增加1.7～2.3倍。

（3）维生素C：水溶性维生素C与脂溶性维生素E均为抗氧化剂，都具有清除氧自由基的作用。维生素C能消除体内过多的自由基，增强机体的免疫功能，但单用维生素C对脂质的抗氧化作用较弱，与维生素E并用则可得到增强，并有利于提高超氧化物歧化酶（SOD）水平。体外实验发现，维生素C还能分解亚硝酸盐，阻止亚硝胺的合成，从而抑制致突变作用。

（4）β-胡萝卜素：癌症患者血中β-胡萝卜素含量比正常对照组低，并有研究发现，β-胡萝卜素能减轻氧化应激反应对细胞造成的损伤，从而起到抗癌效果。我们经常食用的胡萝卜含有丰富的β-胡萝卜素。中医认为，胡萝卜性味甘平。但是生胡萝卜与熟胡萝卜的味道不一样，《医林纂要》曰："生微辛苦，熟则纯甘。"《本草纲目》记载胡萝卜能"下气补中，利胸膈肠胃，安五脏，令人健食"。对此说法，《本草求真》作了详解，指出："胡萝卜，因味辛则散，味甘则和，质重则降，故能宽中下气，而使肠胃之邪与之俱去也，但书又言补中健食，非是中虚得此则补，中虚不食得此则健，实因邪去而中受其补益之谓耳。"《欧洲营养学期刊》发表的一项研究表明，每周至少吃3次胡萝卜的男性患前列腺癌的可能性会减少18%。英国的一项研究显示，胡萝卜和芹菜在预防肠癌方面均具有重要作用，并认为这与胡萝卜所含的β-胡萝卜素有关。

6. 微量元素硒

现已清楚，肿瘤与微量元素，特别是硒元素密切相关。硒的发现距今已有200年，但与医学发生关系仅有100年左右。20世纪初，美国学者沃克博士和克利恩博士在《美国医学》期刊上发表了《硒的医疗价值——特别是对癌症》一文。他们在老鼠实验后，又把亚硒化钠用于治疗人体皮下肿瘤，但他们也发现，硒对人体的深部肿瘤没有效果。1957年5月，德国生物化学家施瓦茨在福尔茨博士的协助下，最先发现硒对肝脏具有明显的保护作用，从而开启了医学界对硒的广泛研究，明确硒是保护人体健康和生命所必需的重要微量元素。硒不但能增强人体的抗氧化作用，而且还具有延缓细胞、组织和器官老化的效果。更为重要的是，硒能减少患癌风险，抑制癌细胞增生，降低抗癌药物或放射治疗所产生的毒副作用。此外，硒能改善维生素A、维生素C、维生素E、维生素K的吸收和利用，调节蛋白质合成功能。据报道，中国成年人大约每人每天需硒50～250微克。人们在日常生活中，保持合理的食物搭配，即可自然获得此量。在不少食物和药食同源中药中，如糙米、大麦、大蒜、胡萝卜、芦笋、核桃、芝麻、豆类、海鲜、鸡类、肉类及果蔬中都含有丰富的微量元素硒，而富含维生素A、维生素C、维生素E的蔬菜和水果能促进硒的吸收。

综上所述，在癌症的防控中，科学合理的膳食或食疗极为重要。我国是美食多样、精于烹调的国度，饮食对人的诱惑非常大。因此，必须强调摄入过量美食非福所求。同时，我们应该寻求无环境污染的食物，不清洁的饮食往往是

"百病之源"。还必须注意的是，饮食应有规律，定时定量，用膳不宜过冷、过热。我们祖先早有告诫"热无灼灼，寒无沧沧"，必须牢记！我国不少地区的人吃饭讲究"趁热"，但国际癌症研究机构发布的一项最新研究发现，饮品温度在65℃以上可能会引发食管癌。近年的流行病学调查结果显示，爱喝工夫茶、滚粥的潮汕人，爱喝大碗烫粥的太行山区居民以及爱喝滚烫奶茶的哈萨克族人，都是食管癌、胃贲门癌的高发人群。这是因为过热的食物会损伤食管黏膜。长期吃过烫的食物，黏膜反复受到慢性伤害，就可能引发慢性炎症，进而增加发生癌症的可能性。

（骆仙芳　王会仍）

第五章

中医养生食疗药膳的国际化

〔第一节〕

概　述

食疗是我国独具特色的养生保健方式，其内涵包括两个方面，一是指选用药食同源食材烹制出的食品，这种食品既能满足营养和保健的需求，也能强身健体、防病治病、延缓衰老，且无明显毒副作用；二是指具有营养、调节生理活动作用的功能性养生保健食物。随着社会的发展，人们越来越注重养生保健，很多适合食疗养生的可食性物质，包括药食同源中药及营养成分丰富的五谷杂粮、肉类、果蔬等也随之被推广。

当前，发展食疗养生保健产品正处于天时、地利、人和的大好时机，当务之急是尽快自主制定出国际认可的食疗保健产品的质量标准。没有标准，食疗产品的保健功效及其安全性就很难得到保证；没有被国际接受的标准，国际化就难以实现。应该承认，中医食疗源远流长，既古老又复杂，只有建立标准才能让它真正现代化、国际化和市场化。因此，我们有必要做好基础和创新工作，具体应着重于本章所介绍的几个方面。

〔第二节〕

统一药材命名，制定用量标准

中药材品种混杂，往往一药多名，各地称法不一，缺乏统一命名，以致使用失当而出现各种不良反应。其实，中药材药名的多源性自古以来就已存在。《本草拾遗》云："三棱总有三四种。"在《证类本草》中，一药多图颇为多见，柴胡有5图，黄精有10图。1990年版《中国药典》所收录的524种中药材中，多源性药名共有141种，占总数的28.5%。木通一药，来源有属马兜铃科者、毛茛科者和木通科者，共计3科7个不同品种。又如防己常用的品种也有两种，一为汉防己，一为木防己，前者为防己科多年生草本植物粉防己的根，后者为马兜铃科多年生缠绕草本植物广防己的根。近几年来，在临床应用中不断发现马兜铃及来自马兜铃科的植物均有肾损害作用，可导致肾功能衰竭或泌尿系统肿瘤。这些中药材虽不属于药食同源中药，但毕竟属于中药。这些多源药材，来源不一，真伪易混，品种不同，功效有别，用之不当，非但不能达到养生保健的目的，反而会出现诸多不良反应。因此，统一中药材命名，不但是国内使用的需要，也是国际化的需要，这已经是刻不容缓的大事，必须引起我们的高度重视。

一、道地中药材是提高功效和质量的保证

中药材历代以来非常讲究原产地，即所谓的"道地药材"。道地中药材不但质量好，而且效果稳定，已得到广泛认可，如甘肃的当归，宁夏的枸杞，东北的人参，河南的山药，浙江的菊花，山东的阿胶，广东的砂仁，山西的党参，云南的三七、茯苓，内蒙古的黄芪等，都是耳熟能详的公认道地中药材。清代著名医家徐大椿在《药性变迁论》中就极其精辟地论述了中药材质量与产地的关系："古方所用之药，当时效验显著，而本草载其功用凿凿者，今依方施用，竟有应有不应，其故何哉？盖有数端焉，一则地气之殊也。当时初用之始，必有所产之地，此乃其本生之土，故气厚而力全，以后传种他方，则地气移而力薄矣。"从古至今，大量的实践和研究表明，一旦改变药物的生态环境，其功效往往就不同了，所谓"橘生淮南则为橘，生于淮北则为枳"，就是环境变、物性亦变的明证。中药材的产地、生长环境非常重要，能极大地影响药效的发挥。

生态环境对中药材的影响如此明显，我们所吃的五谷果蔬也同样如此。北魏时期的贾思勰所著的《齐民要术》中就早有论述：山东的大蒜种到山西，就小如枯核；山东的谷子种在山西，就只长茎叶而不开花结实，这类实例远不止此。所以，食疗的选择更应注重原汁原味的道地中药材和优质品味的五谷杂粮，这是弘扬中华民族优秀饮食文化的需要。

除此之外，必须重视的是，生态环境对于传统中药的影响无处不在。例如中药川芎是一种常用的活血化瘀药，有研究分析了川芎成分与生态环境的相关性，发现川芎中的阿魏酸含量随平均气温的升高而存在一定程度的下降趋势，其含量与产地年均温度呈显著的负相关；川芎中的多糖含量随着产地海拔高度的增加略有降低趋势，其含量与产地海拔高度呈负相关，因此在选择川芎时应考虑种植地的上述因素与传统道地中药材产地的差异。又如甘草中的甘草酸含

量，测定的产地越多，产地之间环境差异性越大，所测数据的离散程度就越大。还有黄芩、黄芪、苍术、芍药等中药品种，不同产地间有的成分相差有10倍之多，甚至达数十倍，显然其药效也会受到较大的影响。还须指出的是，现代中药种植有的依靠农业、化肥处理，其有效性与野生草药相差甚大，也可能存在药性以外的毒性。所有这些问题都表明，将中药材种植技术及其种子培育纳入监管范围，制定和推行符合质量标准要求的种质资源评价体系，建立种质资源库都是非常有必要的事情。

近年，黄璐琦院士提出以科技手段研究传统道地中药材，并强调这是资源的核心。在常用的500种中药中，道地药材占200种，用量占80%。可见道地中药材应用与药效密切相关，中药应着重从其生物学本质进行研究，探讨道地中药材的形成与保护，关注道地中药材的评价、机理和应用情况。只有这样，传统中药才能站稳脚跟，立足于国内外市场。

二、食疗中药应关注安全的量效关系

现代医药学非常重视量效关系，对于药物的半衰期、有效量、毒副作用、极量、中毒量、致死量及血药浓度等都有详细的说明，其实中医药也同样如此。古代药典《神农本草经》把中药分为三个等级，即上、中、下三品，认为"是药三分毒"，但上品属无毒，中品中有毒、无毒均存在，下品多数有毒。古代医药学家多把中药分为大毒、常毒、小毒、无毒四个等级，其用量也常因有无毒性和毒性的强弱而异。东汉时期的大医学家张仲景就非常注重用药的量效关系，而历代医家也认为，药效决定于中药剂量的变化。尽管食疗采用的是具有补益性的药食同源中药，但都必须考虑"度"，即药物的合理剂量。目前，中医学界有些人使用中药时随意性强，对于《中国药典》规定的常用剂量范围，总是不以为然，常常大剂量、超量使用。这种违规的事例应引起我们高度重视。特别是食疗药膳，更须按照国家先后颁布的几批《既是食品又是药品的物品名单》进行操作。

　　虽然药食同源，但须牢记"人参杀人无过，大黄救命无功"，即使是补益类药物，也须在中医药的理论指导下施用，用量同样需要制定标准，做到符合WHO对传统医药的要求：安全、有效、稳定、均一。

创新、树品牌是走向国际化的必由之路

习近平总书记在全国卫生与健康大会上指出："努力实现中医药健康养生文化的创造性转化、创新性发展。"李克强总理也强调："实施中医药传承创新工程，推动中医药生产现代化，打造中国标准和中国品牌。"因此，要把药食同源中药国际化，就必须首先练好内功，在历代食疗药膳传承的基础上，积极创新优质产品，创立名牌效应，才有可能高唱凯歌，登上世界医药舞台。

一、在创新中建立自主知识产权

中医药国际化的形成和发展，是时代的必然选择。当今的中医药界应重视创新，研创核心技术，增强自主知识产权。若不具有自主创新能力，就把握不了未来发展的主权。只有不断创新开发出药效良好且安全性好的食疗中药，创名牌产品，掌握自主知识产权，才能提高竞争力和抗风险能力，才能在国际上立足与发展。

努力创新、争名牌产品，目标在于争取食疗中药在国际上的话语权和主导权。我国是中药的原创国，资源最多，历代医家创新出众，临床经验极其丰富，目前也具有现代化的科研水平。如今，国际上各种产品竞争激烈，交锋频繁，西方科技独霸的现象以及科学主义的干扰，致使我国居于领先地位的传统中医药文化，或被争夺，或被削弱，或被否定，一直在国际医药领域处于弱势地位。因此，在这种不利的形势下，我们必须迎难而上。因为没有话语权，就不可能获得较好的发展。在创新食疗的过程中，必须避免中药"中国原产，韩国开花，日本结果，欧美收获"的尴尬局面。我们具备较强的国力和经济实力，可为中医药创新开路架桥。除此之外，我们必须组建高效创新的团队，招聘一批具有高科研能力的新型人才，他们不仅要具备深厚的中医药理论和丰富的实践经验，而且要熟悉现代医药知识。因此，必须培养综合且能创新的新型人才，以多学科研究方法为手段，以不断实践为重点，以实验研究为基础，以理论为依托，以新产品研发为目标，以建立自主知识产权作为价值体现，以培养人才作为核心任务，以提高食疗药效作为最高目标，努力耕耘，使之成为切实可行的措施。同时，我们还必须建立宣传平台，争取话语权，把握好舆论导向，做好中医药宣传（其中新闻媒体是宣传的最好平台），使中医药特色和优势及其科研成果有组织、有计划地由专门机构来落实和推广。

二、创建食疗药膳中药标准评价体系

中医药标准化是中医药事业发展的技术支撑，是推进中医药行业治理体系和治理能力的基础制度，是逐步改变中医药弱势学科现状的重要手段。制定和完善标准评价体系是当前抓住机遇，健康有序、与时俱进地开展中医药标准化评价体系工作的关键。实施中医标准化工程，重点在于开展中医健康服务规范，提倡和推广具有食疗养生价值的中医药保健食品。目前，我国中医药标准化工作起步较晚，由于行业内对标准化认识不足、宣传不到位等各种原因，一些中医药标准未能推广应用，无法实现其应有的价值。我国所制定的中医药标准多数为行业标准、团体标准，因此必须完善标准评价体系，助推中医药向国际化发展。

　　创建食疗药膳中药标准评价体系，重点在标准的制定，应强化道地药材、中药鉴定、中药炮制等标准的制定与质量管理，加快中药数字化标准及中药材标本建设。同时，应尽快培养一支既懂中医又懂标准的人才队伍，通过各种渠道吸引各界贤达人士。要借助各类学会、协会以及新闻媒体等力量，让他们参与标准的推广应用。

　　从营养价值来说，中华民族传统食疗药膳应该是极富有营养的，但可惜的是，我们一直未能打进国际市场。综观全球，美国人凭肯德基赚得盆满钵满，凭一个麦当劳让世人吃进了满肚子的"坏脂肪"；意大利的比萨，在全世界各地流行，但对于我们中国人来说也不是什么营养美餐。还有，在饮料方面，美国的可口可乐销量也是雄居世界榜首；虽然我们也有娃哈哈及王老吉这样的国产饮料（据悉王老吉饮料中还含有药食同源的中药），但也只饮誉于国内，尚不能与国外产品比肩。更引人深思的是，我国的传统饮食采用以谷类为主的饮食结构，这本是非常合理的科学饮食，但WHO却推荐地中海式饮食。我们的传统饮食之所以不能风靡世界，一是缺少话语权和主导权，二是缺少创新和宣传。

　　悟以往之不是，知来者之可追。党的十九大吹响了向全民健康进军的新号角，我们今天应该把握大好机遇，将我们中华民族特有的色、香、味、形俱全的食疗佳肴推向世界！

（周忠辉　王会仍）

—各论—

第一章

补益类

人参

《神农本草经》

【生物特性及药源】

人参 *Panax ginseng* C.A.Mey，为五加科人参属植物，与三七、西洋参等知名药用植物是近亲。野生人参主根肉质，圆柱形或纺锤形，须根细长；根状茎（芦头）短，上有茎痕（芦碗）和芽苞；茎单生，直立，先端渐尖，边缘有细尖锯齿，上面沿中脉疏被刚毛。伞形花序顶生，花小；花瓣5，淡黄绿色；雄蕊5，花丝短，花药球形；子房下位，2室，花柱1，柱头2裂。浆果状核扁球形或肾形，成熟时鲜红色；种子2，扁圆形，黄白色。

野生人参是珍贵的中药材，是"东北三宝"之一。主产于长白山区、小兴安岭地区、朝鲜和俄罗斯远东地区。长期以来，由于过度开挖，资源枯竭，现已被列为国家珍稀濒危保护植物。自唐代起，人参的人工种植就已开始。人工栽培的园参，目前除东北有大量种植外，河北、山西、甘肃、宁夏、湖北等省区也均有栽培。在人工精心管理下，栽培的人参6年就可收获，但从药用价值及其珍贵程度而言，已无法与百年的老山参相比。人参生长缓慢，生长年数越长则品质越好。

【功效概述】

人参是药食两用的佳品。著名药典《神农本草经》就认为，人参有"补五脏、安精神、定魂魄、止惊悸、除邪气、明目开心智"的功效，且"久服延年"，被列为上品。明代著名医药学家李时珍在《本草纲目》中对人参也极为推崇，称其能"治男妇一切虚证"。几千年来人参都被誉为"百草之王"，加上其形状特异，特别是野生的老山参，往往形状似人，即所谓有头（根状茎，俗称芦头）、有体（主根）、有肩（根的上部）、有腿（例根）、有须（须根），由此而使之披上了神秘的面纱。

人参有多个品种。野生者称为山参，栽培者称为园参，播种在野生状态下自然生长者称为林下参，习称籽海。多于秋季采收挖，洗净，园参经过晒干或烘干，称为生晒参；鲜根以针扎孔，用糖水浸后晒干，称为糖参；山参经晒干，称为生晒山参，蒸制后，干燥，称为红参，用高温蒸汽蒸2小时直至全熟为止，干燥后除去参须，再压成不规则方柱状，具有温补作用；白参则是选用身短、质次的高丽参，用沸水烫煮片刻，然后晒干即可，其性温和，有平补功效。

【典故及历代名家点评】

早在2000多年前，《神农本草经》就将人参列为滋补要药。历代以来，将人参用来强身健体和防病治病的方剂颇为多见。汉代名家张仲景的《伤寒论》和《金匮要略》开了应用人参治疗疾病的先河，唐代医家孙思邈的《千金要方》中收载的5300多个方剂中，用人参者便有358个。其后以人参为主的方剂更是不胜枚举。

《珍珠囊》："治肺胃阳气不足，肺气虚促，短气少气，补中缓中……止渴生津液。"

《本草纲目》："治男妇一切虚证，发热自汗，眩晕头痛，反胃吐食，痃疟，滑泻久痢，小便频数，淋沥，劳倦内伤，中风，中暑，痿痹，吐血，嗽血，下血，血淋，血崩，胎前产后诸病。"

《日华子本草》："消食开胃，调中治气。"

《本草蒙筌》："定喘嗽，通畅血脉，泻阴火，滋补元阳。"

《名医别录》："疗肠胃中冷，心腹鼓痛，胸胁逆满，霍乱吐逆，调中，止消渴，通血脉，破坚积，令人不忘。"

民间传说，古代有兄弟俩在深秋时节欲入山打猎，因马上就要下雪，好心老人劝他俩别在此时进山，万一下雪封山，就会被阻而难安全下山。但兄弟俩自认为年轻体壮，不听劝阻仍然入山打猎。在获得丰厚猎物之时，天不作美，忽然大雪封山，回路受阻。无奈之下，只好躲进山洞避寒，一边吃着猎物，一边又为增加口味而寻找周围植物果实当果品食用。在吃了一味人形的植物后，兄弟俩忽觉精力日进，且耐寒、耐饥，不怕疲劳。直待冰雪消融，回了家时，兄弟俩比昔时更精壮了。问起山中所食何物，兄弟俩如实相告，并将所吃的东西展示给村民看。村中一老者指着其中似人形的植物说道："你俩能平安回来，看来全靠这人形的植物，就叫它人生吧!"多年来，民间又将"人生"改叫"人参"而流传下来了。

【药用价值】

人参味甘、微苦、性微温，归脾、肺、心、肾经，能大补元气，拯危救脱，起死回生，为治虚劳第一要品。凡元气欲绝，神衰脉微，大病久病，失血及汗、吐、下等导致面色苍白、精神萎靡、大汗不止、四肢厥冷、人事不省、脉微欲绝者，均可独用本品煎服以扶危救急。

人参除用于救急外，临床上还常用于劳伤虚损、食欲不振、倦怠乏力、大便滑泄、虚咳喘促、惊悸心慌、眩晕头痛、消渴、健忘失智、阳痿早泄、不孕不育、妇女崩漏、月经不调、小儿慢惊、久虚不复及气血亏虚、津液不足等证的治疗。

已故浙江省名老中医、血液病专家吴颂康以善用人参治疗再生障碍性贫血而闻名于世；已故的浙江省中医院名老中医黄叔文，喜用独参汤治疗肺部疾病所致的大咯血，疗效卓著；已故著名"送子观音"浙江省妇科专家裘笑梅名老中医则是一个善用人参治疗不孕症、先兆流产及崩漏的妇科圣手。

近年来，科学家发现，野山参对多种癌症均有抑制作用，能有效地杀灭癌细胞。其抗癌作用可能与所含的多种生物活性物质和微量元素有关，特别是野山参中镁的含量要比其他中药材高3倍以上。镁能激活人体中的很多酶，特别是脱氧核糖核酸酶。如果体内缺乏镁，产生的抗体就会减少，淋巴细胞的活动能力就会大大减弱，并会导致染色体畸形，从而诱发癌症。临床上常在术后或放、化疗后应用本品，效果十分理想。

【食疗保健】

人参应用于养生保健在中国有3000多年的历史。不只在中国，在日本、韩国、东南亚，包括北美、欧洲等国家和地区，也都非常喜欢用这种养生保健佳品。

现有的研究结果表明，人参具有多方面的药理、生物活性，含有多种类型的化学成分，具有很高的营养价值。人参除富含多种氨基酸、酶类、人参多糖、人参挥发油、人参二醇、人参三醇、植物甾醇、胆碱、糖类、果胶、18种微量元素及维生素C、维生素A、维生素B_1、维生素B_2等多种成分外，还含有丰富的人参皂苷。这一主要成分，具有广泛的食疗作用。

目前已知，从人参中分离出来的人参皂苷有30余种。皂苷为人参生理活性的物质基础，其中Rb类有中枢镇静作用，Rg类有中枢兴奋作用。有报告指出，人参中的中性皂苷（Rb1、Rb2、Rc）既有镇静作用，也有镇痛、肌松和降温作用。因此，人参可调节中枢神经系统兴奋过程和抑制过程的平衡，可使紧张造成的紊乱神经过程得以恢复。人参的抗疲劳作用显著，其抗疲劳作用与Rg1有关。这一成分还能提高脑内蛋白质水平及RNA、DNA的合成，增强记忆力。此外，动物实验证实，人参总皂苷能促进心肌细胞DNA合成，对缺糖、缺氧损伤有康复作用，能抗心肌缺血，促进心肌再生和释放前列腺素，从而抑制血栓素A2的生成，并通过抗氧自由基和抗脂质过氧化作用来保护心肌细胞。同时，人参特别是人参皂苷Rb2能降低血脂水平，有抗动脉粥样硬化的良好效果。最值得强调的是，人参与人参总皂苷有抗失血性休克及胰岛素性休克的作用，对保护心脏、肝脏等组织器官的功能，也有很好的效果。

中医养生，最讲究食疗，而在食养药品中，自古以来就以人参为重。清代的乾隆皇帝，将人参封为"仙丹"，还曾赋诗《咏人参》，对人参情有独钟。乾隆皇帝寿至耄耋之年而无痼疾，当与首重食用人参有关。除乾隆皇帝外，独揽朝政40余年的慈禧太后也长期噙化人参。于今出土的慈禧尸身，仍然可见肤色白润如初。慈禧年过古稀仍能弄权揽政，其旺盛精力也同样得益于人参的补养之功。

【适宜人群】

自古以来，人参就是大补元气、扶正祛邪的补益中药。凡久病体虚、元气不断耗伤、出现虚极欲脱者；或肺脾气虚，出现自汗盗汗、声音低微、呼吸无力、久咳痰喘、食少纳差、大便稀溏、消化不良者；或心气不足，出现心悸怔忡、心神不宁、脉结代者；或气阴两虚，出现口渴多饮、眼干舌燥，易于"上火"者；或因用脑过度，记忆力衰退，儿童发育不良以及年老健忘、失智者；或因冲任失调，肾虚失养而致月经不调、女子不孕、男子不育者。总之，这些未病、欲病、已病的人群，都适宜食用人参。

【药食的相互作用】

人参与多种中药均可合用以达到增效减毒的作用。其中最主要的有以下几种：

与黄芪同用：可起到同气相求的作用，使补气效果更佳，适用于一切身体虚极、精力大不如前或营养障碍严重者。

与麦冬同用：与麦冬所组成的参冬饮，或与麦冬、五味子组成的生脉散，对热伤气阴、口渴多汗、气虚脉弱、心悸不宁等病症，均有增效作用。

与附子同用：组成的参附汤，可增强回阳救逆效果，适用于大失血、大吐大泻以及一切因元气虚衰而致的四肢厥冷、气虚欲脱、脉微欲脱、阴阳濒于离决状态或现代医学的休克状况者，用之疗效尤为卓著。

与蛤蚧同用：组成的人参蛤蚧散，对因肺气不足所致的久咳不愈、气短喘促、脉虚自汗者，具有良好的益气补肺、止咳平喘之效。

与石膏、知母、甘草、粳米同用：组成的白虎加人参汤，用于治疗热病所致的气阴两伤，表现为身热而渴、汗多、脉大无力者，有显著效果。

与熟地、当归、白芍等同用：可益气生血，对改善血虚或贫血状况，有增效作用。

【禁忌及注意事项】

人参是一滋补上品，如今在全世界范围被广泛地研究，这是极为罕见的。由此可见，人参具有重要的应用前景和药食两用价值。但人参的药食过程，要在中医理论的指导下辨证施治；同时，用之要有度，不可过用。严格说来，凡热毒邪实证的患者，用之不当反而会加重病情而发生他变；小儿为稚阳之体，尚处于生长发育期，用之也可能会引发早熟。

人参用法很多，可以切片噙化、切片泡茶、研末吞服、米酒浸服，也可蒸用、炖用、煎用。如用于食疗保健，每日1～3克；用于常见病的治疗每日6～10克；用于抗休克，急救固脱则可重至每日15～30克。应予注意的是，老年人久服人参可引起腹胀、纳差、失眠、心烦、便秘、躁动等不良反应，特别是阴虚火旺者，滥用的话不良反应更多见。

食用期间，要注意保持肠胃洁净，饮食应清淡，不饮浓茶；与萝卜同食会减轻药效，与藜芦同用，可能会发生不良反应。高脂血症、糖尿病、高血压以及癌症患者，应向医师咨询或在医师指导下服用。

人参叶、须、芦头中的人参皂苷含量也相当丰富，价格较低廉，适合大众使用。

（蔡宛如　周忠辉）

党参

《本经逢原》

【生物特性及药源】

党参 *Codonopsis pilosula*（Franch.）Nannf. 又名防风党参、黄参、上党参、

狮头参、中灵草、黄党，为桔梗科党参属植物，多年生草本。根长圆柱形，茎缠绕，有多数分枝，叶对生、互生或假轮生，具柄，叶片卵形或广卵形，端钝或微尖，基部近于心形，边缘具波状钝锯齿。花单生于枝端，与叶柄互生或近于对生，有梗。花冠上位，阔钟状，黄绿色，花丝基部微扩大，花药长形；柱头有白色刺毛。种子多数，卵形，无翼，细小，光滑无毛，棕黄色。

党参根据产地的不同，可分为西党、东党、潞党三种。西党产于陕西、甘肃，俗称"狮子盘头"，根头部有许多疣状突起的茎痕，每个茎痕呈凹下点状。东党主产于东北，根头大而明显，根外皮黄色及灰黄色，粗糙，有明显纵皱。现在的党参主产于中国北方海拔1600~3100米的山地林边及灌丛中，以山西潞州所产党参质量最优，称为潞党，属于道地中药材。

【功效概述】

党参是药食两用的常见品。本品味甘，性平，归脾、肺经，具有补中益气、健脾益肺的作用，适用于脾胃虚弱、少气懒言、四肢倦怠、食少纳差、面色萎黄、虚劳内伤、久病不愈等症。一般用量为每日6~30克。

【典故及历代名家点评】

成书于清代康熙三十四年，由医家张璐所著的《本经逢原》是最早提及党参的。书中指出："产山西太行者，名上党人参，虽无甘温峻补之功，却有甘平清肺之力，亦不似沙参之性寒专泄肺气也。"《本草从新》有云："按古本草云，参须上党者佳。今真党参久已难得，肆中所卖党参，种类甚多，皆不堪用。惟防风党参，性味和平足贵。根有狮子盘头者真，硬纹者伪也。"党参是中医常用的传统补益药，但其被使用入药的时间并不长，当时并无正式学名，所以用"上党人参"之名代替。"党参"一名即从"上党人参"简化而来。关于党参，书籍中有如下记载：

《本经逢原》: "清肺。"

《本草从新》: "补中益气，和脾胃，除烦渴。"

《本草纲目拾遗》: "治肺虚，能益肺气。"

《本经逢原》对党参如是评价道："上党人参，虽无甘温峻补之功，却有甘平清肺之力，亦不似沙参之性寒专泄肺气也。"《本草正义》认为党参健脾运而不燥，滋胃阴而不湿，润肺而不犯寒凉，养血而不偏滋腻，鼓舞清阳，振动中气而无刚燥之弊。故百病凡应用人参者，皆可以党参替之。

民间传说：古时上党郡有一户人家，每晚都隐约能听到人的呼叫声，但每次出门看望，始终不见其影。一个深夜，主人随声寻觅，终于在离家一里多远处，发现一株形体和人一样的植物，因出在上党郡，所以叫"党参"。

【药用价值】

据相关研究表明，党参含有党参皂苷、党参多糖、党参碱等化学成分，还有多种人体必需的微量元素和氨基酸。现代药理研究发现，党参有以下保健功能：抗疲劳、耐缺氧、抗辐射、免疫调节、改善记忆力、保肝、保护胃黏膜、降血压、抑制血小板聚集、改善血液黏稠度，并具有一定的抗癌作用。

从中医学角度来看，本品可健脾养胃，润肺生津，补中益气，其作用本与人参相差不远，虽不足以用于救治急重病危之症，但可治虚劳内伤，肠胃虚冷，滑脱久痢，气喘烦渴，发热汗出，妇女崩漏、胎产诸病，临床上对早泄、小阴茎、阳痿、月经不调等病有所疗效。

【食疗保健】

党参的苷类成分有党参苷Ⅰ、党参苷Ⅱ、党参苷Ⅲ、党参苷Ⅳ四种党参苷和丁香苷。从党参中分离得到的党参炔苷是其标志性成分，药理研究显示该成分具有保护大鼠胃黏膜的作用。

党参对神经系统具有兴奋作用，可以增强免疫力；对由放、化疗引起的白细胞数量下降有拮抗作用；并能抑制肾上腺素的升压作用，且能扩张毛细血管从而降低血压。此外，党参可调节肠胃活动，抗溃疡，抑制胃酸的分泌，还能提高学习记忆能力。药理实验证明本品可提高红细胞及血红蛋白数量，对于抗缺氧有十分显著的作用。

【适宜人群】

党参是补气之品，故素体虚弱、气血不足、神疲乏力者宜用；脾胃虚弱、久病不愈、慢性泄泻、食少便溏、四肢倦怠、面色萎黄等脾虚患者宜服用；平素易感、肺虚久咳、虚喘气短等肺气不足的患者亦可食用；营养性和缺铁性贫血患者可食用；化疗患者可配合食用，可治疗由化疗引起的造血功能障碍；高脂血症和胃溃疡患者服用本品有一定疗效。党参片对减轻轻度的高原反应、改善血液循环、促进对高原低氧环境的适应均有不错作用。

【药食的相互作用】

党参红枣茶：党参与红枣以水洗净后，可煮茶饮用，其补脾益胃的功效更强，适用于病后体虚、食少纳差、神疲乏力等症。亦可制成参枣米饭使用。

党参蒸蛋：用6克药末与鸡蛋一起搅匀，蒸熟食用。每日晨起一碗蒸蛋，可连服半月以上，具有补气养血的作用，适用于气血虚弱、心脾两虚的患者。

党参乌鸡汤：这是一道十分常见的食疗佳品，对于气虚所致的自汗有很好的疗效。中医学认为，动辄汗出是由气虚卫气不能固护津液，腠理开阖失司，统摄无力所致。该药膳具有益气固表、补中和胃的作用。

党参与黄柏研磨作吹药：可用于治疗小儿口疮，将其吹撒患处即可。

党参、茯苓、生姜煎水取汁，下米煮粥食用：对于脾胃虚寒，食少欲呕，形体消瘦者较为适宜。

【禁忌及注意事项】

1. 党参与藜芦为十八反，忌同用。

2. 邪甚者慎用，以免有闭门留寇之嫌。高脂血症、高血压、糖尿病患者应在医生的指导下选择食用。

3. 药理实验发现，党参可能具有升高血糖的作用，故糖尿病患者慎用。

（杨德威）

太子参

《本草从新》

【生物特性及药源】

太子参 *Pseudostellaria heterophylla*（Miq.） Pax，为石竹科孩儿参属多年生草本植物。块根长纺锤形，茎直立，单生，被2列短毛。叶对生，略带内质，下部叶匙形或倒披针形。花腋生，2型：闭锁花生茎下部叶腋，花梗细，被柔毛，无花瓣；普通花1～3朵顶生，白色，花梗紫色，萼片5，披针形，背面有毛；花瓣倒卵形，顶端2齿裂，花药紫色，柱头头状。种子扁圆形或长圆状肾形，有疣状突起。

太子参最早是指形状小的人参，现在普遍指石竹科植物异叶假繁缕的块根。太子参常生在山坡林下和岩石缝隙中。目前我国太子参主要产于江苏、山东、安徽等地。

【功效概述】

太子参又叫孩儿参、童参。光听这名，就连不少天天坐诊与此味药打交道的医生都会想当然地认为这是对幼小人参的称谓。在古代，的确有不少医书把"人参之细小者"称为太子参。但近百年来，医家发现了一种某些功效类似人参，而又远逊于人参的石竹科植物，于是太子参这一名号便让给了这味新兴中药材。

本品性微寒，味甘微苦，具有补气健脾、生津润肺的作用，适用于脾虚乏力、四肢倦怠、少气懒言、久病体虚、气阴不足、自汗少气等症，因其性微寒，故对温病后期所致的气阴两伤、肺燥咳嗽、内热口渴尤为适宜。它既可与其他药物配伍，又可单味煎水温服，常用量为每日15～30克。其药用部位为植物块根，以肥润、黄白色、无虚根者为佳品。

【典故及历代名家点评】

本品为现代临床上常用的补气药，其用于食疗也较为常见，历代医家对其有不少描述。

《**本草从新**》："大补元气。"

《**本草再新**》："治气虚肺燥，补脾土，消水肿，化痰止渴。"

《**饮片新参**》："补脾肺元气，止汗生津，定虚悸。"

《**中药志**》："治肺虚咳嗽，脾虚泄泻。"

《**陕西中草药**》："补气益血，健脾生津。治病后体虚，肺虚咳嗽，脾虚腹泻，小儿虚汗，心悸，口干，不思饮食。"

太子参，顾名思义，的确与太子有关，这个太子，就是明太祖朱元璋的长子朱标。1368 年，大明王朝建立，朱标被立为太子。为了训练出理想的继承人和能干的守成之君，朱元璋费尽心机，广聘名儒，在宫中特设大本堂，储藏各种古今书籍让诸名儒轮着为太子授课。在教学中，太子的一言一行都被要求按理法行事。

朱标生性聪颖，没有辜负其父朱元璋的期望。但天不作美，不料太子朱标却因病而亡，未就皇位而葬于明东陵。数年后，在其墓地及周边山麓长出许多绿色植物，顶端开有白色或紫色的花朵。周围村民非常好奇，采其根茎洗净晒干，试煮汤饮用，发现其味甘微苦，颇为可口，长期服之，气力倍增。因其功效类似人参，且长于太子墓地及周围地区，故命名为太子参。

关于太子参的命名，还有另一传说。据说，明代著名医药学家李时珍，为出版《本草纲目》，日夜兼程赶往金陵（今南京）后，住在一家客店。入夜时分，忽听到隔壁房间有妇女呻吟之声，问及店家小二："邻壁何人呻吟？"店小二答道："是贱内病痛难受，已有几天了。"李时珍甚为不解，问道："有病为什么不去求医？"店小二解释说："先生有所不知，京城开店赚来的钱只够糊口，哪还有余钱看病。"李时珍听后随即为店小二的妻子诊治，了解到其病为营养不良所致。此时，李时珍顺手拿起锅台上的一枝野菜在嘴里嚼了一下，颇觉甘美，就向店小二说："这是一种中药，可治你妻子的病，你是从何处采来的？"店小二回答："不远，就在城外的紫金山上。"李时珍随手拿出一些银子交给店小二说："天明后，你去市上买点来，用此药给你妻子服用，日后会好的。"店小二感激跪地，连声道谢。为感谢李时珍，店小二把李时珍带到明太子朱标葬地的明东陵墓地，李时珍如获至宝，随即挖了一担回来。因为这草药长在明太子墓旁，故名为太子参。但李时珍并未把太子参收录在《本草纲目》中，因其生长在太子墓地，生怕百姓知道后会去采挖而触犯王法，这也许是李时珍终身遗憾的事情。

【药用价值】

太子参性平、味甘、微苦，有补气生津的功效，中医应用非常广泛，凡症见口干、烦躁、心悸、失眠、食少、乏力、手足心热等气阴两虚者均可选用。

药理研究发现，太子参具有抗应激、抗疲劳作用，其含有的水提取物能明显抑制人体肠蠕动，对人体体重下降具有一定的延缓和保护作用。本品能提高人体免疫器官的重量，明显增强人体免疫力。太子参皂苷A有抗病毒作用，对疱疹病毒的活性最强。此外，有动物实验报道太子参能显著改善因心肌梗死导致的慢性心力衰竭。

全国名老中医王会仍教授对太子参情有独钟，其据长期的临床经验认为，此药善治呼吸系统疾病，价廉物美，不如人参但效似人参，且具有肾上腺皮质激素样作用，尤其对于稚阳之体的少儿，其作用胜出党参、黄芪，且无西洋参碍胃滞脾的作用。有报道称，太子参内含有的有效物质肌-肌醇-3-甲醚成分有较强的镇咳作用。王老也强调，对于肺外因素所致的慢性咳嗽，例如胃、食管反流性咳嗽或反流性咽炎，应首选党参。

【食疗保健】

目前已知的太子参所含成分有：氨基酸类、糖类、脂肪酸类、油脂类、挥发油类、磷脂类、甾醇类、微量元素等。其作为食疗养生保健之用，主要有以下几点功效：

补气健脾：脾虚则水谷不得运化，气无以生，故可致四肢倦怠，少气懒言，卫气不固，本品具有补气健脾的作用，且其药力平缓，故宜长期慢用。

养阴润肺：肺系疾病常伤肺阴，且肺喜润恶燥，故慢性咳嗽、支气管哮喘等患者可长期食用本品，以润肺止咳。

固表止汗：卫气不固，腠理开阖失司，故自汗出，夜间盗汗，本品具有固表止汗的作用。

养心：若是气阴不足引起的心悸失眠，梦多易醒，服用本品可有益气、养心、宁神之效，配以酸枣仁、五味子则效更佳。

本药与同样具有补气生津作用的人参、党参、西洋参相比，滋补功效虽难以匹敌，但也有其长处，就是药性十分平稳，适合慢性疾病患者或亚健康人群长期服用，且无明显不良反应。现代研究认为，太子参与上述三种参类各有利弊。人参价格不菲，属珍稀滋补药材，价格非普通群众所能承受；党参味甘，性微温，偏于补中益气，主要用于各种原因引起的虚衰之证，因有升血糖作用，故糖尿病者不宜选用，且又是抗肾上腺素类药物，对呼吸系统疾病也不具优势；西洋参性凉、味甘、微苦，为益气养阴、生津止渴、清虚热之药，适用于体质虚弱、阴虚火旺、气阴两虚、肺虚久咳者，特别是热病之后津液亏损的病人较为适宜，但脾胃虚寒、下焦湿滞、运化失调者则非所宜；太子参含果糖、精氨酸等成分，具有补肺生津、益气养阴之功效，且属于拟肾上腺素类药物，可用于止咳平喘，对呼吸系统疾病，不论是急性发病或慢性疾病都可选用。

【适宜人群】

太子参是补气健脾、养阴润肺的平补之品，亦是常用的药食两用药物。对于以下人群较为适宜：

1. 慢性咳嗽、支气管哮喘、慢性阻塞性肺病等呼吸系统疾病患者。

2. 自汗、夜间盗汗患者。

3. 头晕乏力、食少纳差、四肢倦怠的属于气阴两虚或久病体虚的患者。

4. 婴幼儿腹泻可用太子参配伍他药使用，如太子参苓汤。

5. 可用于治疗小儿厌食症、偏食症，太子参对此具有独特的疗效。

6. 女子一生经带胎产，数伤于血。故诸参之中，太子参最符合女性生理特点。

【药食的相互作用】

1. 太子参与鸡肉或猪肉慢炖：是很好的食疗菜品。其中参有益气健脾、养阴润肺之功效，而肉为血肉有情之品，可养人之精血，对病久新愈、身体素虚的患者有不错的补虚功效。

2. 太子参鲫鱼汤：太子参入鲫鱼汤中不但可增鱼汤之鲜美，亦有养阴、生津、降脂的作用。

3. 太子参黄芪红枣汤：将三物适量入水煮30分钟即可，日常可作茶饮，对于平素易感、津血不足的患者较为适宜，具有补气养阴、补血的功效。

4. 太子参黄芪蛋汤：取适量太子参与黄芪煮水，去渣后，再加入蛋煮熟即可，是很好的日常保健食品，其益气固表、健脾养阴的功效较为突出。

5. 太子参与麦冬、北沙参同用：可治疗肺阴不足所致的干咳，具有益气养阴、润肺止咳的作用。

【禁忌及注意事项】

1. 太子参与藜芦相反，同用可能会出现不良反应。

2. 太子参性偏于微寒，故其补气健脾之力弱于人参、党参，故脾阳虚弱者不宜用。

3. 太子参虽善于益气生津，但其效弱于西洋参。

4. 太子参属石竹科植物，与五加科人参有所不同，故其补益之力较平缓。

5. 本品虽药力缓和，但仍属于味甘补气之品，故邪盛正未虚之时应慎用。

6. 高血压、高脂血症、肾炎及慢性胃炎等疾病患者应慎用，且不宜多食。

（杨德威）

西洋参

《本草纲目拾遗》

【生物特性及药源】

西洋参 *Panax quinquefolius* Linn. 又名花旗参、洋参、西参，为五加科人参属多年生草本植物。根肉质，纺锤形，时呈分歧状；茎圆柱形，有纵条纹；掌状出复叶，通常3～4枚，轮生于茎端；小叶片广卵形至倒卵形，先端突尖，边缘呈粗锯齿，伞形花序，花多数，花梗细短，萼绿色，花瓣矩圆形，绿白色；浆果扁圆形，成对状，熟时鲜红色。

本品原产于加拿大的魁北克与美国威斯康星州，其产地不同，名称也不同。加拿大产的叫西洋参，美国产的叫花旗参，现我国亦有栽培。

【功效概述】

西洋参是广为人知的药食两用佳品，其性凉，味甘、微苦，入心、肺、肾经，具有补气养阴、益胃生津、清热降火的功效，因其性寒味苦，故还可降虚火、除烦倦，适用于气虚劳倦、阴虚发热、肺虚久咳、咳嗽咯血、虚烦潮热等症，一般常用量为每日3～6克。

目前有研究发现，野生西洋参的有效成分含量是人工栽培的1.5倍；国内某项研究比较了2、3、4年生的西洋参，发现4年生的西洋参中人参总皂苷含量是最高的，且每年8月末至9月上旬为收获西洋参的最佳时期。

【典故及历代名家点评】

虽然西洋参属于国外引进的药品，但自清代起便有不少关于此药的记载：

《本草纲目拾遗》："若对半擗开者，名片参，不佳。反藜芦。入药选皮细洁，切开中心不黑，紧实而大者良。近日有嫌其性寒，饭锅上蒸数十次而用者，或用桂圆肉拌蒸而用者。"

《本草从新》："补肺降火，生津液，除烦倦。虚而有火者相宜。"

《药性考》："补阴退热。姜制益气，扶正气。"

《本草再新》："治肺火旺，咳嗽痰多，气虚呵喘，失血，劳伤，固精安神，生产诸虚。"

《本草求原》："清肺肾，凉心脾以降火，消暑，解酒。"

《增订伪药条辨》："西参滋阴降火，东参提气助火，效用相反，凡是阴虚火旺，劳嗽之人，每用真西参，则气平火敛，咳嗽渐平，若用伪光参，则反现面赤舌红，干咳痰血，口燥气促诸危象焉。"

《医学衷中参西录》："能补助气分，并能补益血分。"

西洋参曾一度被称为"绿色黄金"。据传康熙年间，康熙帝严令禁止采伐长白山草木，故诸多珍贵人参重金难求，此时北美西洋参进入国内市场，颇受欢迎，可换取大量黄金，故有此美称。慈禧太后对西洋参情有独钟，曾以此治好腹泻，其后此参便身价翻倍，广受喜爱。

【药用价值】

本品属于国外引进的草药，故古代文献对其的记载始于清代，其量并不多，而现代医学对其化学成分的药理研究已较为详细：

治疗心血管疾病：本品对多种心血管疾病有显著疗效，主要包括抗心律失常、降血脂、增加机体循环血容量、抗心肌缺血等多方面。

增强免疫力：高丽参、西洋参、红参均有提高机体免疫力的作用，但高丽参效果最好，西洋参、红参次之。另有实验表明，西洋参所含的人参皂苷Re、西洋参总皂苷可明显提高肿瘤患者自然杀伤细胞（NK细胞）及淋巴因子激活的杀伤细胞（LAK细胞）的活性。

抗癌作用：西洋参含有的人参皂苷Rh2具有较强的抗癌作用，对各种癌细胞的增殖均有抑制作用。

【食疗保健】

西洋参含有12种人参皂苷、16种氨基酸、7种人体所需的微量元素和4种宏量元素，其作为食疗佳品具有以下作用：

宁神益脑：西洋参所含的人参皂苷 Rb1 对中枢神经有一定的抑制作用，故能安定精神；且西洋参具有显著的抗疲劳、抗缺氧作用，亦有动物实验发现本品有提高学习和记忆能力的作用。

养阴生津：本品味甘性凉，善养肺胃之阴液，故长期食用可起到生津止渴、养阴润肺的功效。目前实验认为，西洋参能够拮抗阿托品抑制唾液分泌，故有一定的养阴作用。

延缓衰老：本品具有明显的抗 DNA 损伤作用，且其能提高机体对体温的调节能力及促生长能力，因此其在抗衰老方面有一定功效。此外有实验发现，西洋参液在一定程度上可预防生殖细胞的畸变。目前认为，西洋参的抗衰老作用远大于人参。

【适宜人群】

1. 久病体虚、阴虚内热者可将此作为保健品服用。

2. 肺虚久咳，或因烟酒过多导致的疾病，如咳嗽、声音嘶哑、口干等症，宜服用本品加以调治。

3. 不适应高原缺氧环境者，食用本品可增强机体耐受力。

【药食的相互作用】

西洋参酒：将西洋参切碎置于容器中，加入白酒，浸泡14天后食用。待酒饮完时，可重添酒续饮，直至味薄，具有益气养阴、生津止渴的作用，少气倦怠、声音嘶哑者适宜。

西洋参与枸杞子、麦冬、酸枣仁等中药配伍使用：具有补气清心安神的功效，对于心烦失眠、记忆力下降者有不错的作用。

西洋参炖燕窝：取等量的燕窝与西洋参，加水炖制3小时，即可饮用，每日一次，对于久咳肺虚、咳嗽咯血者有一定作用。

西洋参蜂蜜茶：先将西洋参加水慢煮，直至汤中有参味，待冷却后，加入蜂蜜和糖作茶饮，具有清热润肠的作用，对胃热便秘的人较为适宜。

西洋参炖羊肉：将羊肉洗净后，加入西洋参、陈皮、生姜等入锅慢炖，补虚而不生热，为冬日进补的良品。

【禁忌及注意事项】

1. 本品忌铁剂与火炒。

2. 本品与藜芦相反。

3. 脾阳不足，胃有湿寒者应慎用。

4. 本品味甘兼有苦，与人参有别，故不宜用于古方中。

5. 极少数人服食后会出现过敏、心律失常、女性内分泌失调等不良反应。

党参、太子参、西洋参三者皆为补气药，但各自又有其侧重点：党参属于桔梗科，西洋参属于五加科，太子参属于石竹科，故从植物学角度来看，只有西洋参与人参关系最为密切，而党参、太子参与人参并无联系。从中药药性来看，党参性微温，太子参性微寒，西洋参性凉。故党参善于补中益气，适用于虚劳内伤、肠胃虚冷等证，脾阳不足的患者尤为适宜。太子参药性平稳，可补肺生津，益气养阴，适合慢性疾病患者或亚健康人群长期服用，且无明显不良反应，适用于止咳平喘，对呼吸系统疾病尤为合适。西洋参为生津止渴、清虚热之良药，常用于阴虚火旺证，特别适用于热病之后津液亏虚的患者。从药理学的角度来说，党参有升血糖的作用，故糖尿病患者不宜选用，且为抗肾上腺素类药物，对呼吸系统疾病不具有优势；太子参含果糖、精氨酸等成分，且属于拟肾上腺素类药物，具有止咳平喘的功效，适用于呼吸系统疾病。

（杨德威）

黄芪

《神农本草经》

【生物特性及药源】

本品为豆科多年生草本植物膜荚黄芪 *Astragalus membranaceus*（Fisch.） Bunge 和蒙古黄芪 *Astragalus membranaceus*（Fisch.）Bunge var.mongholicus（Bunge）P. K.Hsiao 的根。一般生长 4 年以上才予采收，以生长 6～7 年者质量最好，春、秋两季挖采，以秋季采收者质量较好。除去地上部分及须根，晒干。润透切片，生用或蜜炙用。

膜荚黄芪为多年生草本，株高 50～80 厘米。主根深长，棒状，稍带木质，浅棕黄色，茎直立，上部多分枝。奇数羽状复叶互生；小叶 6～13 对，小叶片椭圆形或卵圆形，先端钝尖，截形或具短尖头，全缘，下面被白色长柔毛；托叶披针形或三角形。总状花序腋生，小花梗被黑色硬毛；花萼钟形，萼齿 5；花冠蝶形，淡黄色；雄蕊 10，2 体（9+1）；子房被疏柔毛。荚果膜质膨胀，半卵圆形，先端尖刺状，被黑色短毛，种子 5～6 枚，肾形，黑色。花期 5～6 月，果期 7～8 月。主产于山西、甘肃、黑龙江等省区。

蒙古黄芪为多年生草本。茎直立，上部有分枝。奇数羽状复叶互生，小叶 12～18 对；小叶片广椭圆形，下面被柔毛；托叶披针形。总状花序腋生；花萼钟形，密被短柔毛，具 5 萼齿；花冠黄色，旗瓣长圆形倒卵形，翼瓣及龙骨瓣均有长爪；雄蕊 10，二体；子房有长柄。荚果膜质，半卵圆形，无毛。花期 6～7 月，果期 7～9 月。生于向阳草地及山坡。本品主产于内蒙古、吉林、河北、山西等省区。

蒙古黄芪与膜荚黄芪主要区别为：前者小叶较多，12～18 对，较小，小叶片通常为椭圆形。子房及荚果均光滑无毛。

除上述两种外，尚有贺兰山黄芪、川黄芪、秦岭黄芪、白芪、金翼黄芪和多花黄芪，均可作为药用，但质量稍差。本药广泛分布于内蒙古、甘肃、宁夏、山西、河北、陕西，其中又以内蒙古武川等地出产的黄芪质量最佳，多种有效成分指标均超过国家规定的标准。

【功效概述】

黄芪又名黄耆，药用迄今已有2000多年历史。《神农本草经》将其列为上品，明代李时珍的《本草纲目》载："耆，长也，黄耆色黄，为补者之长，故名……"《本草汇言》曰："黄耆，补肺健脾，卫实敛汗，驱风运毒之药也。"《本经逢原》则言："黄耆能补五脏诸虚……治脉弦自汗，泻阴火，去肺热，无汗则发，有汗则止。"在长达2000多年的实践中，历代医药学家均认为黄芪是补药中的上品，对强身壮体、增进机体的免疫力和抵抗疾病具有极其重要的作用。

【典故及历代名家点评】

黄芪，《本草纲目》称黄耆，《神农本草经》称戴糁，《名医别录》称戴椹、独椹、蜀脂、百本，《药性论》称王孙。李时珍说，耆是长的意思，黄耆色黄为补药之长。今俗称黄芪。

《神农本草经》："主痈疽久败疮，排脓止痛，大风癞疾，五痔，鼠瘘，补虚，小儿百病。"

《名医别录》："补丈夫虚损，五劳羸瘦。止渴，腹痛，泄痢。益气，利阴气。"

《日华子本草》："黄耆助气壮筋骨，长肉补血，破症癖，治瘰疬，瘿赘肠风，血崩，带下。"

《珍珠囊》："治虚劳自汗，补肺气……实皮毛，益胃气。"

《本经逢原》："调通血脉，流行经络，可无碍无壅滞也。"

《本草正义》："黄芪，补益中土，温养脾胃，凡中气不振，脾土虚弱，清气下陷者最宜。"

相传，古时有位善良老人，名叫戴糁，善于针灸治疗术，为人厚道，待人谦和，一生乐于助人。后来，因救坠崖儿童而身亡。老人形瘦，面色淡黄，人们以尊老之称而敬呼之"黄耆"。老人去世后，人们为纪念他，便将老人墓旁生长的一种味甘且具有补中益气、止汗、利水消肿、除毒生肌功效的草药称为"黄耆"。由于药效显著，便在民间广为流传。

【药用价值】

黄芪是补气之圣药，其味甘性微温，归肺、脾、肝、肾经，具有益气补血、固表敛汗、利尿消肿、托疮排脓、生肌举陷等多种功效。现代药理研究认为，本品具有双向调节作用，能增强机体的免疫功能，具有保肝、利尿、抗衰老、抗应激、抗疲劳、降低血糖、量小升压、量大降压和广泛抗菌消炎等作用。当代临床常用于：①心脑血管疾病，如高血压、缺血性心脏病、脑血管意外、脑梗死、脑动脉硬化症等；②急、慢性肾炎；③重症肌无力；④胃、十二指肠溃疡和慢性肠炎；⑤心律失常；⑥糖尿病；⑦慢性肝炎；⑧肿瘤化疗、放疗及手术后的康复；⑨月经不调；⑩各种贫血。黄芪对于以上多种疾病，均有显著的功效。

多年来，临床应用显示黄芪具有明显的量效关系。历来其用量范围一般为每日10～30克，也可根据病情的轻重程度及老幼不同、虚实状况而酌以加减。著名国医大师邓铁涛教授将其用于治疗重症肌无力，用药剂量常为50～120克，邓老认为不重用量则难见效。

国医大师郭诚杰对黄芪的运用也有独到见解。他认为其补速不宜过快，补量不宜过猛，最宜缓补，临床大凡用量在15克以下者，其作用在于补气、助气行血、托毒排毒和强身健体四个方面。气虚显著而出现头晕、水肿等病症时，则用量应在18～30克，其补气效应才能显现。若要用于升阳举陷、固气摄脱、益气通脉时，则黄芪应重用至30克以上，才能发挥显著效应。同时还强调本品单独水煎补气力更强，效力优于合煎。

清代名医王清任是将气虚血瘀理论用于临床的典范。他所创制的"补阳还五汤"是治疗中风偏瘫的代表方，方中主药生黄芪，用量更高达120克。现代研究显示，足量的黄芪是"补阳还五汤"治疗中风的重要保证。

值得称道的是，黄芪不仅是中药补气的中坚力量，而且是一味降低血糖的重要中药（可用于治疗糖尿病）。早在20世纪20年代，著名的文学家胡适患了被中医称为"消渴症"的糖尿病。当时北京协和医院的西医认为此病不可治愈，在朋友的再三建议之下，不相信中医中药的胡适先生接受了北京著名中医陆仲安的悉心治疗，其糖尿病得到了有效的控制，一时被传为美谈。陆氏所用的就是"黄芪汤"。时隔不久，胡适先生友人之弟患了严重的水肿病，众医均束手无策，陆氏又重用黄芪，不出百日便治好了其病。从此，胡适先生对黄芪的功效有了较为全面的了解。中年之后，为强身健体，他便常用黄芪泡水代茶饮，而且还将之推广，使大家受益。特别在讲课之前，他总要呷上几口以强精力，讲话也声如洪钟，不感疲倦。目前，临床常用于治疗糖尿病的中成药"金芪降糖片"，就是根据《千金要方》中的"千金黄连丸"而研制出来的以黄芪为主药的方药。

最近研究还发现，黄芪单独应用具有一定的抑制肿瘤作用，与化疗药物联合使用时能增强化疗药物的疗效，减轻其毒副作用，提高肿瘤患者耐受性和生存质量，是一种理想的化疗增效减毒剂。黄芪的抗肿瘤作用机制比较复杂，可能与增强机体免疫功能、促进骨髓造血、保护肾脏及肝脏功能、抑制肿瘤血管生成等多种功能有关。但也有个别报道指出，黄芪在低浓度下有促进肿瘤血管生成的作用，因此在使用本药抗肿瘤时也应严格掌握剂量，加强观察，做到有益无弊。

【食疗保健】

黄芪是人们经常食用的纯天然药食两用中药材，民间有一流传极广的顺口溜："常喝黄芪汤，防病保健康。"现代研究认为，黄芪含皂苷、蔗糖、多糖、多种氨基酸、叶酸及硒、锌、铜等多种微量元素，是国家三级保护植物药。其食用方便，可煎汤、煎膏、浸酒、入菜肴等。其用量为一日10～30克，或用至60克。服用方法为：①每天取10克左右，开水泡10～20分钟后代茶饮用，可反复冲泡；②取50克左右，煎汤以后，用此汤液烧饭或烧粥，做成药膳，也可直接与洗净去内脏的鸡烧煮成鸡汤后食用，均有助益。在中医"治未病"中，黄芪也是一种强身健体、防病治病的良药。

中医认为，肺主皮毛，外邪侵袭人体，以肺为先；温病学派则直接指出，温邪上受，首先犯肺。肺主气，气足则能固表护卫以御邪袭。中药黄芪是补气主药之一，其独特的优势就是能益气固表，提高机体的免疫功能，预防上呼吸道感染。已故中医学家蒲辅周提倡少量长服以黄芪为主的玉屏风散，能有效防治感冒以及儿童因感冒而致的病毒性心肌炎。老年人因感冒而易并发其他疾病者，常用黄芪进行食疗保健，也可以降低以上风险。著名古代医典《黄帝内经》中早就明确指出肺有"通调水道"的作用，近年不少研究也表明，肺的"通调水道"功能与水通道蛋白密切相关。人体水液代谢紊乱会导致体液异常积聚，引起腹水、胸腔积液、水肿等疾患。黄芪有益气补肺、利水消肿的功效，张仲景《金匮要略》中所创制的"防己黄芪汤"用于利水消肿已近2000年，疗效显著，其机理可能就与修复水通道蛋白有关。因此，凡有水肿之患者，使用本品有助改善症状。

【适宜人群】

黄芪是当今应用最广泛的常用补药。它主要有益气固表、利水消肿、托毒生肌、补虚养身、益气活血等功效。所以，凡是中医认为有气虚、气血不足、中气下陷、年老体弱、未老先衰等表现者，都是本品的适用人群。

一般来说，黄芪益气固表，对体虚易感、自汗盗汗者，可起到防感止汗的效果；对于慢性肾炎水肿、肝硬化腹水及各种不同类型的水肿者，有利尿消肿的作用；对于中气下陷而致的内脏下垂、脱肛、子宫下垂、慢性腹泻等疾病，也有辅助治疗作用；对贫血或造血功能低下而表现为气血不足者，也有较好的改善作用。此外，本品对于治疗重症肌无力、调节代谢、降低血糖、改善心肌缺血及肿瘤放、化疗及术后的康复等，尤为适宜。

【药食的相互作用】

1. 与山药搭配：著名中西汇通派名家张锡纯常将黄芪与山药搭配，黄芪补肺气升提元气，以益肾水之源，使气旺而能生水；山药壮真阴之渊源，且补脾固肾，色白入肺，即以止渴。两药参合，金水相生，肺肾双补，益气养阴，补脾固肾之功益彰。

2. 与玄参搭配：优势在于黄芪既能大补肺气，气旺自能益肾生水，又能大补脾胃之气以生血；玄参入肺以清肺家之燥热，清热凉血，泻火解毒，又善滋阴，兼有补性，能壮真阴之渊源。两药伍用，温补、凉润相济，具有补气、滋阴、清热功效。两药并用，用于治疗虚劳、气血两虚者极妙。

3. 与知母搭配：以黄芪质轻升浮，补脾益肺，升阳举陷；知母苦寒，质润液浓，既升又降，养肺胃之液，滋阴降火，润燥滑肠。张锡纯认为黄芪温升补气，乃将雨时上升之阳气也；知母寒润滋阴，乃将雨时四合之阴云也，二药并用，大具阳升阴应、云行雨施之妙。况黄芪大补肺气以益肾水之上源，使气旺自能生水，而知母又大能滋肺中津液，俾阴阳不至偏胜，而生水之功益善也。两者合用，一温一寒，温补凉润，相辅相成，相得益彰。这是张锡纯常用于治疗消渴、元气不升、真阴不足的一种妙用之法。此外，凡属尫羸少气、劳热咳嗽、肺金虚损、淋证、遗精、白浊而证属气阴两虚者，两药并用，当不可或缺。这种补润并施类对药配伍运用的特色，堪为后学效法。

4. 与人参配伍：用于治疗久病元气虚弱，身体羸弱，表现为少气懒言、语言低微、四肢无力、精神不振等。古人认为，黄芪善补肌表气虚，人参善补五脏之气，两药合用，则内外表里气虚皆补，可起到相得益彰的效果。

5. 与当归配伍：组成当归补血汤。黄芪益气，当归补血，用于血虚心悸、头晕眼花、面色少华及严重贫血者，可改善贫血，促进骨髓造血作用。

6. 与白术、防风配伍：组成玉屏风散，可起到益气固表的作用，是专治表虚自汗及经常容易感冒的良药。

【禁忌及注意事项】

黄芪是补气益血的主要中药。中西汇通派著名医家张锡纯指出：黄芪不但能补气，用之得当，又能滋阴。但黄芪毕竟属于甘温类的中药，对有表实热盛或痈疽疮毒亢盛之病症，不宜使用。朱丹溪认为黄芪"补元气，肥白而多汗者为宜，若面黑形实而瘦者，服之令人胸满"。

应该强调的是，从季节上看，普通人春天一般不宜采用。本品有固表作用，春天是万物更新生发的季节，人体需要宣发，一旦感受外邪则不宜使用，否则极易发生闭门留寇的不良作用。此外，现代研究提示，本品不宜与西药环磷酰胺等免疫抑制剂及抗癌剂同用。

近年，对于黄芪治疗慢性虚弱症，主张应多服久服，才能取效。同时，对《伤寒论》绝不用黄芪，而《金匮要略》则罕用四逆进行探讨，认为可能是前者多实，后者多虚；前者多病急而重，后者多虚而缓，因而后者多使用黄芪。但此论也并未尽详其理。

（骆仙芳　周忠辉）

山药

《神农本草经》

【生物特性及药源】

山药，为薯蓣科植物薯蓣 *Dioscorea opposita* Thunb. 的干燥根茎。别称薯蓣、土薯、山薯蓣、怀山药、淮山、白山药、玉延等。为多年生草本蔓生植物。本品略呈圆柱形，弯曲而稍扁，长15～30厘米，直径1.5～6厘米。表面黄白色或淡黄色，有纵沟、纵皱纹及须根痕，偶有浅棕色外皮残留。体重，质坚实，不易折断，断面白色，粉性。无臭，味淡、微酸，嚼之发黏。光山药呈圆柱形，两端平齐，长9～18厘米，直径1.5～3厘米。表面光滑，白色或黄白色。霜降后采挖，刮去粗皮，晒干或烘干，为"毛山药"；或再加工为"光山药"。润透，切厚片，生用或麸炒用。主产于河南，湖南、江南等地亦产。习惯认为河南（怀庆府）所产者品质最佳，故有"怀山药"之称。怀山药名扬中外，历年来一直向英、美等十多个国家和地区出口。

山药因其丰富的营养价值，自古以来就被视为物美价廉的补虚佳品，有很高的食用、药用价值，且经济价值很高，目前已经开发出不少山药饮料、保健茶、发酵产品及休闲食品。

【功效概述】

山药在我国食用、药用已有3000多年历史。其味甘性平，归脾、肺、肾经，具有益气养阴、补脾肺肾、固精止带的作用。常用于治疗脾虚食少、久泻不止、肺虚喘咳、肾虚遗精、带下、尿频、虚热消渴等。麸炒山药的制作方法为：将锅烧热，撒入麦麸，待其冒烟时，投入山药片，用中火加热，不断翻动至黄色时，取出，筛去麦麸，晾凉得之。麸炒可增强山药健脾止泻的作用，用于调治脾虚食少、泄泻便溏、白带过多。

【典故及历代名家点评】

山药，《神农本草经》中列为补虚上品，有"小人参"的美誉。李时珍在《本草纲目》上说：山药原名薯蓣，到了唐代因为唐代宗名豫而改叫薯药，再到宋朝又因宋英宗名曙只好再易其名，才有了现在的山药之名。受李时珍的影响，此种说法流传很广。其实，山药的名称由来已久，薯蓣和山药两个名称在历史上是长期并存的。

山药是人类食用最早的植物之一。不少文人墨客都在诗词中提到过山药，唐朝诗圣杜甫就有"充肠多薯蓣"的名句。温庭筠的诗中也写道："一笈负山药，两瓶携涧泉。夜来风浪起，何处认渔船？"韩愈云："僧还相访来，山药煮可掘。"陆游曾写下："秋夜渐长饥作祟，一杯山药进琼糜。"山药块茎肥厚多汁，又甜又绵，且带黏性，生食热食都很美味。山药在《红楼梦》中也出现过多处。《红楼梦》第十一回有这样的描述：秦氏患病到了二十日以后，一日比一日懒，又懒吃东西，月经两个月没来。经大夫诊断不是怀孕。后来，凤姐又去探望她，秦氏道："婶子回老太太、太太放心吧。昨天太太赏的那枣泥馅的山药糕，我吃了两块，倒像克化得动似的。"

关于山药还有一个典故，相传古代列国混战时，一队人马被强敌围在深山中，只能坐以待毙。绝粮困顿之际，在山沟处发现了一种藤本植物，其根为薯块状，不但可以吃，还有甜味。士兵们吃后精神振作，大举反攻，大获全胜。事后方知，这种植物的根不仅可以作粮食，而且还有医疗价值，就将"山遇"改名为"山药"。

历代名家对山药的论述也很多：

《神农本草经》："主伤中，补虚羸，除寒热邪气，补中益气力，长肌肉，久服耳目聪明。"

《名医别录》："主头面游风，风头（一作头风）眼眩，下气，止腰痛，补虚劳羸瘦，充五脏，除烦热，强阴。"

《药性论》："补五劳七伤，去冷风，止腰疼，镇心神……补心气不足，患人体虚羸，加而用之。"

《食疗本草》："治头疼，利丈夫，助阴力。"

《日华子本草》："助五脏，强筋骨，长志安神，主泄精健忘。"

朱震亨："生捣贴肿硬，毒能消散。"

《伤寒蕴要》："补不足，清虚热。"

《本草纲目》："益肾气，健脾胃，止泄痢，化痰涎，润皮毛。"

【药用价值】

山药历来都是药食两用的佳品。入药用量一般为15～30克。因其味甘，性平，无毒，用量也可略大。用于治病，大致为以下几方面：

1. 山药属于补虚药中的补气药，脾气虚弱或气阴两虚者，可用山药补脾益气，滋养脾阴，常用于脾虚证。

2. 用于肺虚喘咳者，可用山药补肺气，滋肺阴，常用于肺气虚、肺脾气阴两虚之证。

3. 用于腰膝酸软、夜尿频多、遗精、带下者，常用山药补肾气，滋肾阴，固精止带，常用于肾虚诸证。

4. 消渴气阴两虚者，更宜用山药治疗，补脾肺肾之气阴。

5. 脾虚泄泻者，宜用炒山药固肠止泻。

现代药理研究认为，山药的作用主要有：

抗氧化作用：山药薯蓣皂苷对衰老小鼠具有提高抗氧化酶活性、清除自由基、减少过氧化脂质生成作用。

抗衰老作用：山药多糖能提高小鼠血清超氧化物歧化酶（SOD）活性，降低小鼠血清丙二醛（MDA）的含量，提高小鼠的耐氧能力。

降血糖作用：山药的降血糖作用可能与增加胰岛素分泌、改善受损的胰岛β-细胞功能及清除过多自由基等有关。

降脂作用：对已饲喂过游离胆固醇和含有胆固醇食物的小鼠，山药能降低其胆固醇的浓度。

护肝作用：山药水提物能明显改善CCl_4所致急性肝损伤小鼠的肝功能状况。

促进肾脏再生修复：山药灌胃预处理对大鼠肾脏缺血再灌注损伤有保护作用，可促进肾脏再生修复。

增强免疫作用：山药多糖具有增强小鼠淋巴细胞增殖能力的作用，可促进小鼠抗体生成，增强小鼠碳廓清能力。

抗肿瘤作用：小鼠移植性实体瘤研究表明山药对Lewis肺癌有显著的抑制作用。

抗突变作用：山药多糖对致突变物均有抑制作用，主要是通过抑制突变物对菌株的致突变作用而实现的。

调整胃肠功能：山药能抑制正常大鼠胃排空运动和肠推进运动，也能明显对抗苦寒泻下药引起的大鼠胃肠运动亢进。

增强骨骼：山药中的黏液多糖物质与无机盐结合后可形成骨质，让软骨具有弹性，同时能增强骨骼强度与密度。

其他：山药中的尿囊素具有抗刺激、麻醉镇痛、消炎抑菌和修复上皮组织的作用。

【食疗保健】

山药因营养丰富，既可作主食，又可作蔬菜，高营养、低热量，自古以来就被视为物美价廉的补虚佳品。《敦煌遗书》记载，早在唐代人们就曾以山药为主制成具有重要食疗价值的神仙粥，可补虚劳、益气强志、壮元阳，为养生之佳品。在古代中医学家中，有很多人特别重视山药的药用价值和食疗价值，其中最有代表性的是清代名医张锡纯。他对山药的应用可谓是物尽其才，谓其能滋阴又能利湿，能润滑又能收涩，是以能补肺，补肾，兼补脾胃，诚为上品。他特别推崇山药食疗法，这一点在他的代表作《医学衷中参西录》中可以看到。他认为用山药煮成粥可以滋阴退热、生津止渴。其口感甚好，治疗儿童的疾病效果更佳。他以山药粥为基本方，根据病情，创制了"珠玉二宝粥"、"三宝粥"、"薯蓣半夏粥"、"薯蓣鸡子黄粥"、"金玉羹"（薯蓣、粟、羊汁）、"甜羹"（薯蓣、菘菜、芋、莱菔子）等名方，深受百姓欢迎。

西晋时期，山涛见魏晋之争愈演愈烈，就与嵇康、阮籍、刘伶、向秀、阮咸等饮酒作乐，不问政事，被人们称为"竹林七贤"。竹林七贤到山涛家中聚会时，山涛拿不出山珍海味，就发明了用糖或蜜炒鲜山药。因夹起来时丝丝缕缕不断，后人把这道菜叫做"拔丝山药"。山药还可用来做成各种小吃，民间流传的益寿食品"八珍糕"，是用山药、山楂、麦芽、扁豆、白术、炒薏苡仁、芡实、莲肉八味中药研为细末，和以米粉制成的糕，用于治疗老人、小孩的脾胃虚弱、食少腹胀、面黄肌瘦、便溏泄泻之症，效果显著。此外，山药还可以制成糖葫芦、山药蛋卷、山药片、山药果脯、山药果冻、山药醋等，都是色、香、味俱全的食品。

民间也喜欢将山药制作成饮品。山药汁拌茶，制成山药茶，有健脾补肺、固肾益精的作用。若加用黄芪汁拌茶，制成山药黄芪茶，就有了补气益阴的功效。《医学衷中参西录》中的玉液汤和滋培汤，以山药配黄芪，可治消渴、虚劳喘逆，经常结合枸杞子、桑葚子等药食同源的中药材做茶泡饮，可补肾强身，增强抵抗力，起到较好的保健养生功效。怀山药与山萸肉、五味子等做成山药酒，又可起到生津养阴、滋补肝肾的作用。山药更是家家户户餐桌上的常客，人们将山药与莲子、枸杞子、燕麦、排骨、羊肉等多种食材搭配食用，既满足了口舌之欲，又起到了保健作用。

不少女性也会用山药来美容养颜。将煮熟的山药与鲜奶、蜂蜜等搅拌，食用后可提高女性皮肤的光泽度和弹性。日本人也普遍食用山药，与我们不同的是，他们以生吃为主，比如《深夜食堂》《料理仙姬》中出现的山药饭，还有吃牛舌时的山药蘸料等等。家庭料理中山药泥是最普通的一道菜。将黏性强的日本山药磨成泥，加入高汤、生鸡蛋后再研磨，倒在麦饭上，再加上海苔粉及鹌鹑蛋便大功告成。山药的黏液团团包覆住麦饭，放到嘴里，滑顺浓稠的口感简直无法以言语形容。这些黏稠物真正的成分是食物纤维，是肠内益生菌的食物来源，因此可帮助整肠，提高免疫力，也可美容养颜，增加抵抗力。

山药营养十分丰富，主要含有淀粉、蛋白质、游离氨基酸等营养成分及多糖、尿囊素、胆碱、甾醇类等多种活性成分和一些微量元素。淀粉是山药中的主要糖类，具有较强的抗酸解及酶解性。山药富含18种氨基酸（包括8种人体必需氨基酸），谷氨酸的含量最高，精氨酸含量也较高，其次为丝氨酸和天冬氨酸。山药多糖是目前公认的从山药中分离提取的重要活性成分，具有健脾胃、益肺肾、抗突变、调免疫、降血糖、抗衰老等多种功能。尿囊素属咪唑类杂环化合物，是山药的重要活性成分之一。此外，山药中还含有磷、铁、锌、铜、钴、钾、钠、钙等多种元素，对体内多种酶有激活作用，对蛋白质和核酸的合成、免疫过程乃至细胞的繁殖均有直接或间接作用。

【适宜人群】

山药作为药食两用食物之一，一般人均可食用。山药适合消瘦乏力、病后体虚、食少、腹胀腹泻、慢性胃炎、慢性肠炎、慢性肝炎、慢性支气管炎、动脉硬化、尿频遗尿、遗精早泄、妇女白带过多、肥胖症、糖尿病、高脂血症、营养不良等症患者食用，同时也适合需要美容养颜的人群。

【药食的相互作用】

1. 用于治疗脾胃虚弱、食少便溏者，配以人参、白术、茯苓等，共奏益气健脾、利湿止泻之功。

2. 用于治疗肺虚咳喘者，以山药与补气益阴、润肺止咳之党参、麦门冬、百合等同用。若兼肾虚不纳而喘者，可与熟地黄、山萸肉等药同用，以肺肾并补，纳气平喘。

3. 用于治疗肾虚遗精、小便频数者，将山药与金樱子、菟丝子、乌药、山萸肉等补肾固涩药同用，以增强效果。

4. 用于治疗带下清稀者，将山药与白术、苍术、芍药等同用，以增强健脾、化湿、止带功能，如《傅青主女科》中的完带汤。

5. 用于治疗消渴病，将山药与知母、天花粉等健脾养阴生津之品同用，方如玉液汤。

【禁忌及注意事项】

1. 山药忌与鲤鱼、甘遂同食，也不可与碱性药物同服。

2. 《中药大辞典》："有实邪者不宜服。"

3. 《中华本草》："湿盛中满或有实邪、积滞者禁服。"

4. 山药皮中所含的皂角素或黏液里含的植物碱，少数人接触会发生过敏而发痒，处理山药时应避免直接接触。

（何飞）

扁豆

《名医别录》

【生物特性及药源】

扁豆 *Dolichos Lablab* Linn. 通用名藊豆，一年生缠绕草本。全株几乎无毛，茎常呈淡紫色，羽状复叶具3小叶，顶生小叶菱状广卵形，侧生小叶斜菱状广卵形，长6～10厘米，宽4.5～10.5厘米，顶端短尖或渐尖，基部宽楔形或近截形，两面沿叶脉处有白色短柔毛。荚果扁，镰刀形或半椭圆形，长5～7厘米；种子呈扁椭圆形或扁卵圆形，长8～13毫米，宽6～9毫米，厚约7毫米，表面淡黄白色或淡黄色，平滑。气微，味淡，嚼之有豆腥味。花果期7～9月。扁豆起源于印度、印度尼西亚等地，约在晋朝时引入我国，在中国的栽培至少已有1700多年的历史，主产于山西、陕西、甘肃、河北、河南、云南、四川、湖北等省。

【功效概述】

扁豆为常用中药，始载于《名医别录》，列为中品，因其形而命名。又称藊豆、南扁豆、蛾眉豆、羊眼豆、膨皮豆、茶豆、南豆、小刀豆等。其性味甘、平，无毒，归脾、胃经，具有清暑解渴、健脾和胃、除湿止泻、解毒下气、和中止呃作用。主治脾胃虚热，脾虚呕逆，暑湿或脾虚泄泻，烦渴或消渴（糖尿病），酒醉呕吐，妇女赤白带下，胎动不安，小儿疳积等症。扁豆花最宜于祛暑，扁豆衣清热去湿。扁豆炒至黄色略带焦斑者，即为炒扁豆，健脾功效强。扁豆用水煮至豆皮鼓起、松软时捞出，即生扁豆，化湿性能好。扁豆的药用特点是补脾而不滋腻，芳香化湿而不燥烈。李时珍称莲子为"脾之果"，称扁豆为"脾之谷"。

扁豆嫩荚可作蔬食，扁豆的种子有白色、黑色、红褐色等数种，扁豆花有红、白两种。入药治病以白花和白色种子为佳，有消暑除湿、健脾止泻之效，同时还有显著的消退肿瘤的作用。

【典故及历代名家点评】

《名医别录》："和中下气。"

《本草纲目》："主入太阴气分，通利三焦，能升清降浊，故专治中宫之病，消暑除湿而解毒也。"

《药性论》："主解一切草木毒，生嚼亦或煎汤服。"

《本草图经》："主行风气，女子带下，兼杀一切草木酒毒，亦解河豚毒。"

《永类钤方》："治中砒霜毒：白扁豆生研，水绞汁饮。"

《药品化义》："主治霍乱呕吐，肠鸣泄泻，炎天暑气，酒毒伤胃。"

清代诗人黄树谷曾赋《咏扁豆羹》诗一首："负郭无农课，他乡学圃能。短墙堪种豆，枯树惜沿藤。带雨繁花重，垂条翠荚增。烹调滋味美，惭似在家僧。"正如诗人所说，扁豆"烹调滋味美"，是一种未经雕琢的新鲜美味。

【药用价值】

白扁豆一身是宝，它的果实（白扁豆）、果皮（扁豆衣）、花、叶均可入药。扁豆衣能健脾化湿，用于治疗痢疾、腹泻、脚气、浮肿等；扁豆花能解暑化湿、和中健脾，用于治疗夏伤暑湿、发热、泄泻、痢疾、赤白带下、跌打伤肿等；扁豆叶能消暑利湿、解毒消肿，用于治疗暑湿吐泻、疮疖肿毒、蛇虫咬伤等症。

现代药理研究表明，白扁豆具有以下作用：

抗菌、抗病毒：白扁豆煎剂用平板纸片法进行药理研究，发现其对痢疾杆菌有抑制作用。水提物对小鼠 Columbia SK 病毒有抑制作用。从白扁豆种子纯化出的一种名为 dolichin 的抗菌蛋白，对镰刀霉菌、丝核菌具有抗菌活性，并对人类 HIV 的反转录及 HIV 侵染过程中涉及的甘油水解酶 α-葡萄糖苷酶和 β-葡萄糖苷酶有抑制作用。扁豆花煎液在试管内可抑制宋内氏型、弗氏型痢疾杆菌生长，临床用于治疗细菌性痢疾效果良好，无副作用。

抗凝血：在白扁豆中可分出2种不同的植物凝集素。凝集素B可溶于水，有抗胰蛋白酶的活性，在15～18℃（pH3～10）可保持活力30天以上，在体外不能被一般蛋白酶分解，在体内不易消化。在1mg/0.1ml浓度时，由于抑制了凝血酶，可使枸橼酸血浆的凝固时间由20秒延长至60秒。

抗肿瘤：扁豆中所含有的植物血细胞凝集素，可增加脱氧核糖核酸和核糖核酸的合成，抑制免疫反应和白细胞、淋巴细胞的移动，故能激活肿瘤患者的淋巴细胞产生淋巴毒素，对机体细胞有非特异性的伤害作用。通过体外试验证明，植物凝集素能使恶性肿瘤细胞发生凝集，使肿瘤细胞表面结构发生变化，从而发挥细胞毒作用，抑制肿瘤的生长，起到防癌抗癌的效果。

增强免疫力：扁豆含有多种微量元素，可刺激骨髓造血组织，减少粒细胞的破坏，提高造血功能；白扁豆多糖可显著提高正常小鼠腹腔巨噬细胞的吞噬百分率和吞噬指数，可促进溶血素形成。

降血糖：扁豆中所含的淀粉酶抑制物在体内有降低血糖的作用。

【食疗保健】

白扁豆营养价值较高，无机盐和维生素含量比大部分根茎菜和瓜菜都高，味亦鲜嫩可口，历来为人们所喜爱，可作为滋补佳品。梁代陶弘景称其荚蒸食甚美，明朝李时珍也曾说"嫩时可充蔬食茶料，老则收子煮食"。嫩扁豆可以炒菜食、油焖、凉拌和作馅，也可以煮后晾干，作干菜使用。

现介绍几则扁豆治病食疗验方，具体如下：

1. 生扁豆（去皮）30克，白糖30克，煮熟服食，一日1次，连续1周，治妇女白带。

2. 扁豆苗60克，水煎去渣，再打入鸡蛋数个同煮，早晨空腹服食，亦治白带。

3. 生扁豆叶捣汁，冲开水服，治中暑。

4. 扁豆花15～30克，水煎加糖服，治小儿消化不良。

5. 扁豆24克，莲子（去心）30克，加水煮汤食用。每天1剂，分1～2次服。能清热祛暑、滋补健身，适用于产后或病后体弱。

6. 生扁豆10克，红枣10个，水煎服，连续三四日，治百日咳。

【适宜人群】

一般人群均可食用。特别适合脾虚便溏、饮食减少、慢性久泄，以及妇女脾虚带下、小儿疳积（单纯性消化不良）者食用；同时适合夏季感冒挟湿、急性胃肠炎、消化不良、暑热头痛头昏、恶心、烦躁、口渴欲饮、心腹疼痛、饮食不香之人服食；尤其适合癌症患者服食；扁豆富含膳食纤维，可促进肠壁蠕动，有预防便秘之功效，因而也是便秘之人的理想食品；扁豆含钠量低，适合高血压、高脂血症、心脏病、肾炎等疾病患者食用。值得一提的是，扁豆含锌量较高，而锌能有效促进机体的生长发育，同时参加唾液蛋白构成，调节机体免疫功能，因此扁豆也适合身材矮小、偏食、厌食及反复呼吸道感染的婴幼儿食用。

【药食的相互作用】

1. 白扁豆煮熟捣成泥可做馅心，与熟米粉掺和后，可制成各种糕点和小吃。

2. 白扁豆与红枣、桂圆肉、莲心等煮成羹食用，可起到补气益血、养心安神助眠的作用，也是民间传统的滋补佳品。

3. 白扁豆与粳米煮粥，健脾之力更强，对脾胃素虚、食少便溏、夏季泻痢或烦渴颇有效果，更是中老年人的粥膳佳品。

4. 白扁豆配伍山药、芡实、莲子等，对慢性脾虚久泻和妇女脾虚带下之人，最为有益。

5. 本品与香薷同煎服，能治疗霍乱吐泻。

【禁忌及注意事项】

1. 陶弘景认为患寒热病者，不可食。

2. 《食疗本草》指出："患冷气人勿食。"

3. 《随息居饮食谱》也提到患疟者忌之。

4. 需要注意的是，生扁豆一定要煮至熟透方可食用，否则会引起中毒。中毒的罪魁祸首是扁豆中的红细胞凝集素、皂素等天然毒素。这些毒素比较耐热，只有将其加热到100℃并持续一段时间后才能被破坏。如果没有这样煮熟就食用扁豆，其中的皂苷对消化道黏膜具有强刺激性，会导致中毒。另外，未成熟的扁豆可能含有凝聚素，而凝聚素具有凝血作用。沸水焯扁豆、急火炒扁豆等方法，由于加工时间短，炒（煮）温度不够，虽保留了新鲜的绿色，但往往不能完全破坏其中的天然毒素。这些毒素被误食后会强烈刺激胃肠道，致人中毒。

（周忠辉　杨德威）

刺五加

《神农本草经》

【生物特性及药源】

刺五加为五加科植物刺五加 *Acanthopanax senticosus*（Rupr.et Maxim.）Harms 的干燥根及根茎。别名刺拐棒、老虎镣子、刺木棒、坎拐棒子。灌木，高1～6米；分枝多。叶有小叶5，稀3；叶柄常疏生细刺，小叶片纸质，椭圆状倒卵形或长圆形，先端渐尖，基部阔楔形，上面粗糙，深绿色，脉上有粗毛，下面淡绿色，脉上有短柔毛，边缘有锐利重锯齿；小叶柄有棕色短柔毛。伞形花序单个顶生，有花多数；总花梗无毛，花梗无毛或基部略有毛；花紫黄色；萼无毛；花瓣卵形；子房5室，花柱全部合生成柱状。果实球形或卵球形。花期6～7月，果期8～10月。生于海拔数百米至2000米的森林或灌丛中。喜温暖湿润气候，耐寒、耐微荫蔽，适合向阳、腐殖质层深厚、微酸性的沙质壤土，分布于中国黑龙江（小兴安岭、伊春市带岭），吉林（吉林市、通化市、安图县、靖宇县），辽宁（沈阳市），河北（雾灵山、承德市、百花山、小五台山、内丘县）和山西（霍县、中阳县、兴县），朝鲜、日本和俄罗斯也有分布。

古代所用的五加皮包括五加科五加属的多种植物，除上述品种外，似亦应包括刺五加在内，而《中国药典》现已将其作为独立的药物收载。

【功效概述】

刺五加作为药物广泛应用已有悠久的历史，具有补中益精、坚筋骨、强志意的作用，久服轻身耐老，与其他药配伍亦可进饮食、健气力、不忘事。

刺五加味辛、微苦，性温，归脾、肾、心经。可补肾强腰，益气安神，活血通络，主治肾虚体弱、腰膝酸软、小儿行迟、脾虚乏力、气虚浮肿、食欲不振、失眠多梦、健忘、胸痹疼痛、风寒湿痹、跌打肿痛。主治如下：

用于治疗脾肺气虚证：本品能补脾气，益肺气，并略有祛痰平喘之力。治疗脾肺气虚、体倦乏力、食欲不振、久咳虚喘者，单用有效；亦常配伍太子参、五味子、白果等补气药和敛肺平喘止咳药。单纯的脾气虚证和肺气虚证亦宜选用。

用于治疗肾虚腰膝酸痛：本品甘温，能温助阳气，强健筋骨。治疗肾中阳气不足，筋骨失于温养而见腰膝酸痛者，可单用，或与杜仲、桑寄生等药同用。亦可用于阳痿、小儿行迟及风湿痹证而兼肝肾不足者。

用于治疗心脾不足，失眠、健忘：本品能补心脾之气，并益气以养血，安神益志。治心脾两虚，心神失养之失眠、健忘，可与制首乌、酸枣仁、远志、石菖蒲等养心、安神之品配伍。

【典故及历代名家点评】

唐慎微《证类本草》说："宁得一把五加，不用金玉满车。"传说古时鲁定公之母常服五加酒，而得长寿不死。张子声、杨建始、于世彦等，都是因为常服五加酒而得高寿。《桂香室杂记》载："白发童颜叟，山前逐骝骅，问翁何所得？常服五加茶。"古人把刺五加当作神仙之药，并传说它是五车星之精。说它禀受了天地灵气，吃了它的人，可以返老还童，延年益寿。据传，在长白山西麓有一个不知名的山沟，散落地住着几户人家，他们都靠种地、采集山药材维持生活。有对丁氏母子就住在这里。有一天，儿子丁柱上山采药不慎走失。全村人搜寻无果，最后却发现丁柱已在村口迎接他们。丁柱告诉大家，自己在迷路时，遇到一位须发皆白的老人家笑呵呵地站在身旁。老人家告诉丁柱：他就住在这山里，丁柱的父亲丁老大活着时救过他的命，这次他要救丁老大儿子的命以作报答。说着就背起丁柱下山，健步如飞地把丁柱送到家里。此后丁柱为了寻找族人第二次山上迷路，也得到了老爷爷的搭救，并发现老爷爷的外衣就是刺五加树。丁柱挖了些根回来煮水给母亲服用，没想到母亲的身体竟渐渐地硬朗起来了。人们都纷纷效仿，用来滋补身体，并给此树取名"刺拐棒"。

历代古籍中对刺五加记录较少，主要以五加皮为主，摘录如下：

《神农本草经》："主心腹疝气，腹痛，益气疗躄，小儿不能行，疽疮阴蚀。"

《名医别录》："疗男子阴痿，囊下湿，小便余沥，女人阴痒及腰脊痛，两脚疼痹风弱，五缓，虚羸，补中益精，坚筋骨，强志意。"

《本草纲目》："治风湿痿痹，壮筋骨。"

《药性论》："能破逐恶风血，四肢不遂，贼风伤人，软脚，臂腰，主多年瘀血在皮肤，治痹湿内不足，主虚羸，小儿三岁不能行。"

《本草再新》："化痰除湿，养肾益精，去风消水，理脚气腰痛，治疮疥诸毒。"

《日华子本草》："明目，下气，治中风骨节挛急，补五劳七伤。"

【药用价值】

刺五加作为药物使用的用量一般为9～27克，煎服；目前多作为片剂、颗粒剂、口服液及注射剂使用。刺五加含刺五加苷A、刺五加苷B、刺五加苷B_1、刺五加苷B_4、刺五加苷C、刺五加苷D、刺五加苷E、左旋芝麻素、多糖等。刺五加及苷类提取物，具有明显的抗疲劳、抗辐射、抗应激、耐缺氧、提高机体对温度变化的适应力及解毒作用；能降低细胞脂质过氧化反应，对动物实验性移植瘤、药物诱发瘤、癌的转移和小鼠自发性白血病都有一定的抑制作用，还能减轻抗癌药物的毒性；能增加特异性和非特异性免疫功能；还能改善大脑皮质的兴奋、抑制过程，提高脑力劳动效能；还有抗心律失常、改善大脑供血量、升高低血压、降低高血压、止咳、祛痰、扩张支气管、调节内分泌功能紊乱、促性腺、抗炎、抗菌和抗病毒等作用。其作用与人参相似，能增加机体对有害刺激的非特异性抵抗力，如抗疲劳，减轻寒冷、灼热、X线照射等对机体的伤害，延迟肿瘤发生，阻止肿瘤转移，减轻抗癌药物毒性等。有人认为刺五加可作为人参的代用品。具体作用如下：

对中枢神经系统的作用： 刺五加对家兔脑电图有轻度激活作用，可减弱水合氯醛、巴比妥钠和氯丙嗪的抑制作用。

对非特异性刺激的作用： ①抗疲劳作用。刺五加根的提取物及刺五加总苷对多种疲劳动物模型均有抗疲劳作用，总苷的作用较根的提取物强，也较人参提取物及人参总苷强。②耐缺氧作用。给小鼠腹腔注射刺五加叶总黄酮可显著增强常压、低压缺氧耐力，减少小鼠整体耗氧量。③抗高低温、抗离心及抗放射作用。④抗应激作用及解毒作用等。

延缓衰老作用： 用刺五加喂饲大鼠后，相关指标提示刺五加有延缓衰老作用。

对免疫功能的影响： 刺五加对单核巨噬细胞、淋巴细胞、抗体形成、干扰素、升白细胞作用都有一定的影响。

抗肿瘤作用： 刺五加提取物对动物实验性移植瘤、药物诱发瘤、癌的转移和小鼠自发性白血病都有一定的抑制作用，还能减轻抗癌药物的毒性。

抗炎作用：实验显示刺五加对早期渗出性炎症及后期迟发变态反应性炎症均有显著的抑制作用。对切除肾上腺的小鼠，在夏、秋和冬季可减轻烫伤性水肿，在春季稍有消炎作用。

对其他系统作用：都存在一定的调节及治疗作用。

【食疗保健】

刺五加根皮含挥发油，油中主要成分为香荚兰素、香豆素及黄樟油等，此外尚含皂苷、鞣质、棕榈酸、亚油酸及丰富的维生素B_1、胡萝卜素等，能调节全身各器官的功能，使之趋于正常，并能增强机体对各种有害刺激的非特异性抵抗力，使身体耐劳、耐寒、耐高山缺氧、耐辐射、耐化学刺激等，促使人体更好地适应各种不利的环境。刺五加能增加冠状动脉的血流量，改善大脑的供血状态，促进胆固醇的排泄，促进造血功能，提高人体红细胞、白细胞的数目，增强人体的免疫功能。刺五加具有抗肿瘤功效，并对神经衰弱、性功能障碍有显著疗效，常用于高血压、心脏病、慢性支气管炎、恶性肿瘤、风湿性关节炎等的治疗。下面列举几种刺五加的食疗保健方：

刺五加茶

组成：刺五加10克。

制法：将刺五加切碎，用保温杯泡茶饮。

用法：每日1次，时时饮服。

功用：大补元气，适用于气虚引起的诸症。

刺五加味茶

组成：刺五加6克，五味子6克，白糖适量。

制法：将刺五加切碎，与五味子放入保温杯泡茶饮，加适量白糖调味。

用法：每日1剂，时时饮服。

功用：补气养血，安神定志。适用于贫血、神经衰弱等症。

刺五加酒

组成：刺五加20克，地榆20克，远志20克，白酒500毫升。

制法：将上述药品浸入酒中，7日后可饮用。

用法：每日1次，每次9克。

功用：健骨益智，聪耳明目，适用于年老体弱、腰膝无力、头晕目眩、健忘失眠等症。

刺五加五味酒

组成：刺五加15克，威灵仙10克，川牛膝10克，秦艽10克，羌活10克，白酒1升。

制法：将上述药品浸泡白酒内，7～10日可饮用。

用法：每日1次，每次饮用9克。

功用：益气活血，祛风化湿，适用于风湿痹痛等。

【适宜人群】

在日常保健中，刺五加因为其免疫调节及抗疲劳作用，适用于老年人及亚健康人群。另外，刺五加还有补肾强腰、益气安神、活血通络的作用，适用于体质虚弱、失眠人群及血脉瘀阻引起的疼痛。但是刺五加为辛温之品，容易耗伤阴液，阴虚津亏火旺之人慎用。

【药食的相互作用】

历代古籍中对刺五加记录较少，主要以五加皮为主，摘录如下：

治男子、妇人脚气，骨节皮肤肿湿疼痛，进饮食，行有力，不忘事：五加皮四两（酒浸），远志（去心）四两（酒浸令透，易为剥皮）。上曝干，为末，春秋冬用浸药酒为糊，夏则用酒为糊，丸如梧桐子大。每服四五十丸，空心温酒送下。（《瑞竹堂经验方》五加皮丸）

治一切风湿痿痹，壮筋骨，填精髓：五加皮，洗刮去骨，煎汁和曲米酿成饮之；或切碎袋盛，浸酒煮饮，或加当归、牛膝、地榆诸药。（《本草纲目》五加皮酒）

治腰痛：五加皮、杜仲（炒）。上等分，为末，酒糊丸，如梧桐子大。每服三十丸，温酒下。（《卫生家宝方》五加皮丸）

治鹤膝风： 五加皮八两，当归五两，牛膝四两，无灰酒一斗。煮三炷香，日二服，以醺为度。（《外科大成》五加皮酒）

治四五岁不能行： 真五加皮、川牛膝（酒浸二日）、木瓜（干）各等分。上为末，每服二钱，空心米汤调下，一日二服，服后再用好酒半盏与儿饮之，仍量儿大小。（《保婴撮要》五加皮散）

治虚劳不足： 五加皮、枸杞根皮各一斗。上二味细切，以水一石五斗，煮取汁七斗，分取四斗，浸麹一斗，余三斗用拌饭，下米多少，如常酿法，熟压取服之，多少任性。（《千金要方》五加酒）

治妇人血风劳，形容憔悴，肢节困倦，喘满虚烦，吸吸少气，发热汗多，口干舌涩，不思饮食： 五加皮、牡丹皮、赤芍药、当归（去芦）各一两。上为末，每服一钱，水一盏，将青铜钱一文，蘸油入药，煎七分，温服，日三服。（《和剂局方》油煎散）

治损骨： 小鸡一只，约重五六两（连毛），同五加皮一两，捣为糊，搦在伤处，一炷香时，解下后，用山栀三钱，五加皮四钱，酒一碗，煎成膏贴之，再以大瓦松煎酒服之。（梅氏《验方新编》）

【禁忌及注意事项】

1. 五加皮为辛温之品，容易耗伤阴液，阴虚津亏火旺之人慎用。

2. 《本草经集注》："远志为之使，畏蛇皮、玄参。"

3. 《本草经疏》："下部无风寒湿邪而有火者不宜用，肝肾虚而有火者亦忌之。"

4. 《得配本草》："肺气虚、水不足，二者禁用。"

（朱诗乒）

沙棘

《晶珠本草》

【药源及生物特性】

沙棘 *Hippophae rhamnoides* Linn. 又称沙枣、醋柳果，胡颓子科落叶灌木植物，嫩枝褐绿色，单叶通常近对生，果实圆球形，橙黄色或橘红色。我国是沙棘属植物分布面积最大、种类最多的国家。沙棘主要分布于华北、西北、西南等地，在中国黄土高原极为普遍。其主要药用部位为果实。

【功效概述】

本品性温，味酸、涩，归脾、胃、心、肺经，具有止咳祛痰、消食化滞、活血散瘀的作用，主要用于咳嗽痰多、消化不良、积食腹痛、跌扑瘀肿、瘀血闭经等症，一般常用量为3～10克。

沙棘在日本称为"长寿果"，在俄罗斯称为"第二人参"，在美国称为"生命能源"，在印度称为"神果"，在中国称为"圣果"。

【典故及历代名家点评】

古代中国藏医、蒙医已将沙棘列为重要的药用植物，用于止咳、平喘、活血化瘀等。公元8世纪的藏医巨著《四部医典》，对沙棘的药效即作了详细的记载。俄罗斯是世界上食用和开发沙棘最早的国家之一。1981年3月，苏联的宇航员费拉基米尔·柯伐来诺克和皮克托尔·卡茨诺哈从飞船轨道上发回消息：服用沙棘制剂后，大大增强了他们适应失重状态的能力，所以沙棘又被誉为宇航食品。

沙棘还帮助解放军进军西藏。四十多年前，人民解放军进军西藏时，由于缺氧，严重的高原反应威胁着十几万进藏大军的生命安全。危急之际，藏族向导采来一些名叫"达日布"的神果，让患病的战士食用。几天之后，病情居然得到了迅速缓解，这种野生的神果就是沙棘。

【药用价值】

对于心血管系统的作用： 沙棘种子油对防治冠心病、降低胆固醇及 β−脂蛋白具有一定的良效，用沙棘果汁治疗高脂血症具有一定效果。

对于呼吸系统的作用： 沙棘对于肺病的效果尤为显著，临床上治疗气管炎的"咳乐"就是以沙棘果实为原料制成的冲剂，其止咳、化痰、平喘的功效比较突出。沙棘油有很强的杀菌作用，可以治疗咽喉炎、扁桃体炎等上呼吸道感染性疾病。

含有丰富的蛋白质： 沙棘果肉中蛋白质含量为2.89%，相对于其他植物来说，其蛋白质含量非常丰富。据苏联学者研究报道，沙棘种子中含有人体不合成的8种必需氨基酸。

治疗胃、十二指肠溃疡： 沙棘油对于胃溃疡、浅表性溃疡及结肠炎的治疗效果显著，对萎缩性胃炎亦有一定疗效。

促进组织再生： 沙棘油能提高创面中碱性磷酸酶、脂肪酶和硫酸酶的活性，对组织再生、黏膜修复均有促进作用，对烧伤、烫伤、刀伤、冻伤等有很好的治疗作用。

其他： 临床研究发现，沙棘在治疗非酒精性脂肪肝方面具有明显疗效，且不会导致肾功能障碍及血糖代谢异常；沙棘亦能够通过改善部分代谢途径延缓衰老，具有一定的抗衰老功效。

【食疗保健】

止咳平喘： "肺为储痰之器"，若湿痰聚于肺，则痰难以咯出。沙棘本长于沙土中，其化痰之力尤为显著，且本品性温，尤善寒湿痰。

和胃消食： 本品味酸涩，故其收敛之性较强，可促进食欲，且具有保护和加速修复胃黏膜的作用，还能增加肠道双歧杆菌。

活血散瘀： 如若跌扑损伤，瘀血阻于经络，食用本品可以化瘀通经，对于各种类型的创口有促进愈合的作用。

【适宜人群】

脾胃不适者：沙棘汁含有大量的维生素C和多种脂肪酸，既能提高胃液的酸度，又能帮助消化脂肪，适用于胃十二指肠溃疡、胃部反复不适、纳差、食欲不佳者。

上呼吸道感染伴咳嗽者：沙棘的化痰功效较为突出，兼有止咳平喘的作用，对于呼吸道感染表现为咳嗽咳痰者，尤为适宜。

冠心病患者：常食沙棘可以降低心血管意外的发生概率，降低血液胆固醇浓度，因此沙棘可作为冠心病患者的日常保健食品。

创伤、跌仆者：此类患者皮肤、血脉受损，血运不畅，往往会有瘀血阻滞，影响伤口及患处的愈合。修复期常食用沙棘有助于伤口的快速修复，能缩短病程，减轻症状。

妇科炎症者：除外伤创口导致的炎症外，本品对宫颈溃疡、阴道炎、宫颈炎、宫颈糜烂等病症均有不错疗效。

【药食的相互作用】

沙棘与百合配伍：化痰与养阴兼具，对于肺阴虚咳嗽兼有咳痰者较为适宜。

沙棘与芫荽子、藏木香、余甘子、石榴子等同用：《四部医典》提到与上四者同用具有温养脾气、开胃消食的作用。

沙棘与余甘子、白葡萄、甘草等同用：能明显缓解咳嗽、咯痰等症。

【禁忌及注意事项】

沙棘果实储藏的条件非常严格。刚采收的沙棘果实如暂时不能出售，必须进行短时间的储藏。果实必须储藏在低温、通风和能排除有害气体的环境。储藏的温度以1～5℃为宜，空气的相对湿度应保持在90%～95%。

（杨德威）

当归

《神农本草经》

【生物特性及药源】

当归为伞形科植物当归 *Angelica sinensis*（Oliv.） Diels 的干燥根。别名干归、秦归、云归、马尾归、西当归、岷当归、金当归、当归身、涵归尾、当归曲、土当归等。当归为多年生草本植物，略呈圆柱形，下部有支根3～5条或更多，长15～25厘米。表面黄棕色至棕褐色，具纵皱纹和横长皮孔样突起。根头（归头）直径1.5～4厘米，具环纹，上端圆钝，或具数个明显突出的根茎痕，有紫色或黄绿色的茎和叶鞘的残基；主根（归身）表面凹凸不平；支根（归尾）直径0.3～1厘米，上粗下细，多扭曲，有少数须根痕。质柔韧，断面黄白色或淡黄棕色，皮部厚，有裂隙和多数棕色点状分泌腔，木部色较淡，形成层环黄棕色。有浓郁的香气，味甘、辛、微苦。柴性大、干枯无油或断面呈绿褐色者不可供药用。当归主产于甘肃省东南部的岷县，产量多，质量好。其次，陕西、四川、云南、湖北等省也有栽培。

当归是中国的大宗中药材之一，除医疗保健外，当归还被广泛应用于日用化工等各个方面。随着中医药事业的发展以及当归深度开发研究的推动，当归的研究正在被推向一个新的领域。

【功效概述】

当归，性温，味甘、辛，归肝、心、脾经，具有补血调经、活血止痛、润肠通便的作用。常用于血虚血瘀诸证及月经不调、痛经、闭经、虚寒性腹痛、跌打损伤、痈疽疮疡、风寒痹痛、血虚肠燥便秘等症。当归传统按头、身、尾三部分分别入药，最早见于《雷公炮炙论》，曰："若要破血，即使头一节硬实处；若要止痛、止血，即用尾。"后代医家则多认为：归头止血、归身养血、归尾破血，全用补血活血。金元四大家之一的李东垣认为：当归头，止血而上行；身养血而中守；梢破血而下流；全活血而不走。今天，我们基本用的都是全当归了。如条件许可加以细分时，可按以下原则选药：用于改善血液循环，或入解表剂时，以全当归较好；用于治贫血和调经时，以归身较好；用于治跌打瘀肿、关节屈伸不利时，以归尾较好。经黄酒拌炒的酒当归长于活血通经，用于经闭痛经、风湿痹痛、跌打损伤。当归炭则是取其止血作用。

【典故及历代名家点评】

当归在《神农本草经》中被列为中品。李时珍在《本草纲目》中称："古人娶妻为嗣续也，当归调血，为女人要药，有思夫之意，故有当归之名。"正与唐诗"胡麻好种无人种，正是归时又不归"之旨相同。

相传有个新婚青年要上山采药，对妻子说三年回来，谁知一去，一年无信，二年无音，三年仍不见回来。媳妇因思念丈夫而忧郁悲伤，得了气血亏损的妇女病，后来只好改嫁。谁知后来她的丈夫回来了。她对丈夫哭诉道："三年当归你不归，片纸只字也不回，如今我已错嫁人，心如刀割真悔恨。"丈夫也懊悔自己没有按时回来，遂把采集的草药根拿去给媳妇治病，竟然治好了她的妇女病。从此，人们才知道这种草药根具有补血、活血、调经、止痛的功效，是一种妇科良药，便将这种药取名"当归"。当归也被人们寄予"企盼回归"的意思。

姜维是蜀国后期的大将，投奔蜀国后与母亲多年无联系，后来忽然得到母亲的来信，让他寻求药草当归，意思让他速速归去。姜维在蜀受诸葛亮重用，当然不会离开，他给母亲的回信也很有意思："只要有远志（一种药草名，表示远大的志向），不一定要当归。"后来，"寄当归"这一典故，就用来表示企盼回归。唐代安史之乱时，玄宗及杨贵妃被迫离开长安，大臣罗公远将一锦匣送之。安史之乱平息，玄宗开匣，原是当归几支。帝大喜而归，重赏罗公远。

当归作为常用药之一，历代名家对其点评颇多。

《神农本草经》："主咳逆上气，温疟寒热洗洗在皮肤中，妇人漏下，绝子，诸恶疮疡金疮，煮饮之。"

《名医别录》："温中止痛，除客血内塞，中风痉、汗不出，湿痹，中恶客气、虚冷，补五脏，生肌肉。"

《药性论》："止呕逆、虚劳寒热，破宿血，主女子崩中，下肠胃冷，补诸不足，止痢腹痛。单煮饮汁，治温疟，主女人沥血腰痛，疗齿疼痛不可忍。患人虚冷加而用之。"

《日华子本草》："治一切风，一切血，补一切劳，破恶血，养新血及主症癖。"

李杲："头，止血而上行；身，养血而中守；梢，破血而下流；全活血而不走。"

王好古："主痿躄嗜卧，足下热而痛。冲脉为病，气逆里急；带脉为病，腹痛，腰溶溶如坐水中。"

《本草纲目》："治头痛，心腹诸痛，润肠胃筋骨皮肤。治痈疽，排脓止痛，和血补血。"

《本草再新》："治浑身肿胀，血脉不和，阴分不足，兼能安生胎，堕死胎。"

【药用价值】

当归用量一般为每日5～15克，用于治病，大致为以下几方面：

1. 补血宜用归身，破血宜用归尾，和血宜用全当归，补血润肠可生用，调经活血可酒炒或土炒。

2. 当归属于补虚药中的补血药，长于补血，为补血之圣药。中医常用于血虚萎黄、心悸失眠、头晕目眩等各种血虚证。

3. 月经不调、经闭、痛经者，可用当归补血活血、调经止痛。

4. 当归为活血行瘀之要药。虚寒腹痛、跌打损伤瘀血作痛、痈疽疮疡、风寒痹痛者，可用当归补血活血，消肿排脓，散寒止痛。

5. 血虚肠燥便秘者，常用当归补血以润肠通便。

现代药理研究认为，当归的药效主要有：

对凝血的影响： 当归有较强的抗凝血作用，其止血作用与促进血小板聚集有关。同时发现其具有双向调节作用，能升高低切全血黏度，增强红细胞的聚集性，促进血小板聚集。

促进造血作用： 当归水浸液中的阿魏酸钠和当归多糖均能显著促进血红蛋白及红细胞的生成，故有抗贫血作用。

对平滑肌的作用： 当归挥发油对兔离体胃肌、胃体、十二指肠、空肠和回肠平滑肌均具有舒张作用，且呈现浓度依赖关系，说明当归挥发油能舒张兔离体胃肠平滑肌，降低肌张力。同时当归挥发油对正常和病理性子宫平滑肌均有抑制作用，并有较强的抗子宫平滑肌痉挛作用。还具有松弛支气管平滑肌的作用，因此可起到平喘作用。对血管平滑肌收缩具有抑制作用，对高血压模型小鼠具有一定的降压作用。

镇痛作用： 当归粗多糖能明显延长小鼠扭体潜伏期，减少扭体次数。

抗惊厥作用： 当归所含的丁苯酞能拮抗低灌注后的血脑屏障通透性增高，保护受损的神经元及胶质细胞，是神经血管单元保护剂。

提高免疫力： 当归可促进巨噬细胞分泌细胞因子，对免疫功能低下的机体有免疫调节和恢复作用，同时对健康人的淋巴细胞转化也有促进作用。

抗癌作用： 当归多糖能抑制肿瘤增殖，是诱导肿瘤细胞凋亡或分化的天然诱导剂。

抗菌作用： 当归煎剂在试管内对大肠杆菌、伤寒及副伤寒杆菌、痢疾杆菌、变形杆菌、白喉杆菌等有轻度抑制作用。

抗炎作用： 当归可显著抑制由多种致炎剂引起的急性毛细血管通透性增加、组织水肿及慢性炎症损伤，且对炎症后期肉芽组织增生亦有抑制作用。

抗氧化作用： 当归中的阿魏酸具有抗脂质过氧化作用，能直接消除自由基，抑制氧化反应和自由基反应，并能与生物膜磷脂结合，保护膜脂质，拮抗自由基对组织的损害。

抗阿尔茨海默病： 当归中的阿魏酸和藁本内酯等有效活性成分具有抗阿尔

茨海默病的功效，其主要成分可保护损伤后脑细胞，降低膜脂质过氧化作用，对抗细胞凋亡，修复蛋白细胞，有助于促进大脑损伤患者的神经生长。

抗辐射损伤： 当归多糖对小鼠急性放射病有保护作用，对受照小鼠预防性给予当归多糖可对造血组织产生一定的辐射防护作用，可显著促进骨髓和脾脏造血功能恢复，提高骨髓有核细胞计数，防止胸腺继发性萎缩。

对心血管系统的作用： 当归及其挥发油具有调节血管生成、抑制心肌细胞肥大和抗心律失常的作用。

抗动脉粥样硬化作用： 当归能够改善高脂血清对血管内皮细胞形态结构的损伤，逆转高脂血清导致的内皮细胞中转化生长因子-β1（TGF-β1）表达降低和碱性成纤维细胞生长因子bFGF表达增加，达到抗动脉粥样硬化的作用。

保护肝脏作用： 当归提取物可减轻肝纤维化，提高肝细胞SOD，降低MDA，并对多种肝损伤模型具有保护作用。

【食疗保健】

古往今来，当归是传统药物中最常用的一种，故有"十方九归"之说，在治疗妇科疾病方面更是功效卓著，素有"妇科圣药"之美称。医家喻其"群药之首"，病家称其"治补两益"。当归在药膳中运用较广，常常被加到粥、汤中。东汉医圣张仲景的《伤寒杂病论》中，便载有一张药膳名方——当归生姜羊肉汤。它是西北、西南地区的温补性佳肴，能补养精血、散寒止痛，至今仍有很高的实用价值。宋代的十全大补汤是药与料理的结合，不仅不失菜肴的美味，而且还具有药的功效，为温补气血的进补名方。它在韩国也很有名，我们经常可以在韩剧中看到剧中人用十全大补汤进行调理。

古人评价鸽肉"久患虚羸者，食之有益"，乌鸡也有补中益气、补精填髓的作用，因此当归乳鸽汤、当归乌鸡汤均可补益气血、滋阴养虚。此外，当归同猪胫骨、鹌鹑蛋、蚌肉、龙眼、鲤鱼同煮食，都有很好的食疗作用。当归还可同粳米、红糖、红枣共煮成粥，可活血止痛，行气养血，适用于经血量少、色淡质稀的气血虚弱型痛经。民间还有不少月经不调的女性会食用当归鸡蛋红糖水、当归黄芪茶等饮品，起到补气补血、补虚调经的作用。

当归还可用来泡药酒，酒液色如琥珀，甘甜适口。当归酒配方繁多，一般可以补血调经，活血止痛，润燥滑肠，适用于痛经、腰痛、便秘、产后瘀血阻滞、小腹疼痛等症，用途广泛，味道鲜美，深受人们喜爱。当归也可用作卤制品配料，其主要特点是去腥增香，增加肉制品的药香味。另外，当归还可与多种面膜粉，如白芷、茯苓、杏仁、蜂蜜、紫河车等调配敷面，可起到去皱润肤的作用。现代研究表明，当归的水溶液抑制酪氨酸酶活性的功能很强，因而能抑制黑色素的形成，具有抗衰老和美容作用，能助人青春常驻。当归还能促进头发生长。用当归制成的护发素、洗发膏，能使头发柔软发亮，易于梳理。

化学成分研究表明，当归中的挥发油为当归的主要有效成分之一，甘肃岷县产者含0.4％，四川汶县产者含0.7％。不同挥发油成分的含量也不一样，其中藁本内酯的含量最高，其次为丁烯基酞内酯。当归挥发油具有抗血小板凝聚、神经保护和镇痛消炎等作用。阿魏酸为当归中含量最多的有机酸类，是2010年版《中国药典》当归质量控制的指标成分，同时也是川芎、藁本药材质量控制的指标成分。它具有补血活血、抗炎和抗血小板聚集、提高机体免疫力等多种功能。另外，当归中至少含有16种氨基酸，其中精氨酸含量最高，另外还含有赖氨酸、缬氨酸、色氨酸、亮氨酸等人体不能自身合成的必需氨基酸。当归中还有丰富的微量元素、蔗糖、果糖、葡萄糖、维生素 A、维生素 B_{12}、维生素 E 等物质，对机体的正常代谢有着重要作用。此外，当归还含有尿嘧啶、腺嘌呤及黄酮类等成分。

综上所述，当归除了药用之外，还可用来烹制各种菜肴，甚至可以外用，起到美容养颜的作用。

【适宜人群】

当归为血家必用之药，临床应用范围极广，适合血虚而见面色萎黄、头晕目眩、心悸失眠的人群；月经不调、经闭、痛经等月经病人群；年老体虚、产后以及久病血虚而出现肠燥便秘的人群；虚寒腹痛、风寒痹痛的人群及跌打损伤、痈疽疮疡者。此外，也可用于化疗中的肿瘤患者、动脉硬化等心脑血管疾病患者，也可用来护肤美容。

【药食的相互作用】

1. 用于血虚所致的面色苍白或萎黄、倦怠乏力、唇甲无华、头晕目眩、心悸失眠者，可将当归与熟地、白芍、川芎配伍，组成补血代表方"四物汤"。此方也为妇科调经的基础方。

2. 用于月经不调、闭经、痛经者，可将当归与熟地黄、川芎、丹参等补血活血药配伍。若用于月经病属于气虚者，常配伍人参、黄芪等补气药；气滞者，配柴胡、香附、延胡索行气；兼血热者，可配黄芩、黄连清热燥湿；血瘀经闭者，可配桃仁、红花增强活血的功效；血虚寒滞者，可配阿胶、艾叶等养血温经。

3. 用于瘀血阻滞的病症，如跌打损伤、瘀血肿痛者，常将当归与川芎、赤芍、桃仁等活血祛瘀药配伍。

4. 用于寒凝腹痛、风寒痹痛者，可配伍桂枝、升降、羌活、防风等散寒止痛。

5. 用于血虚肠燥便秘者，可与火麻仁、苦杏仁、枳壳、生地等配伍，增强润肠通便的作用。

6. 久服多服当归会造成虚火上炎，出现咽喉痛、鼻孔灼热等症状，此时处方中宜酌加清热凉血之品，如金银花、生地之类以调节之。

7. 当归通便，故凡脾胃阳虚而大便滑泻者不宜用；如平素大便不实需用当归时，要酌加白术、茯苓以制当归之滑泻作用。

【禁忌及注意事项】

1. 湿阻中满、脘腹胀闷及大便溏稀者忌用。

2. 当归辛香走窜，月经过多、有出血倾向、阴虚内热者不宜服用。

3. 当归属甘、温之品，热盛出血者忌服。

4. 当归恶䕡茹，畏菖蒲、海藻、牡蒙、生姜。

5. 孕妇、儿童不宜服用。

6. 当归水煎液可减低激素治疗药物如口服避孕药、雌激素、黄体酮的生物利用度，因此也不能与此类药物一起使用。

7. 过敏反应。有报道称复方当归注射液穴位注射可引起过敏性皮疹、休克。

8. 口服常规用量的当归煎剂、散剂偶有疲倦、嗜睡等情况，停药后可消失。当归挥发油穴位注射后可能会出现身体发热、口干、恶心、头痛等情况，停药后也可自行缓解。

(何飞)

阿胶

《神农本草经》

【生物特性及药源】

阿胶，为马科动物驴 *Equus asinus* Linn. 的干燥皮或鲜皮经煎煮、浓缩制成的固体胶，别名为东阿胶、驴皮胶、陈阿胶、傅致胶、盆覆胶等。阿胶呈长方形、方形或丁状，棕色至黑褐色，有光泽。质硬而脆，断面光亮，碎片对光照视呈棕色半透明状。气微，味微甘。以原胶块用，或将胶块打碎，用蛤粉炒或蒲黄炒成阿胶珠用。蛤粉炒后呈圆球形，质松泡，外表灰白色或灰褐色，内部呈蜂窝状，气微香，味微甘。蒲黄炒后外表呈棕褐色，其余同蛤粉炒。古时以产于山东省东阿县而得名。现主产于山东、浙江、江苏、河北等地，以山东产者最为著名，浙江产量最大。此外上海、北京、天津、武汉、沈阳等地亦产。

阿胶在我国应用历史悠久，东阿阿胶更是被列为国家非物质文化遗产，得到广大人民群众的喜爱。目前，阿胶已被加工成各类保健品、药品、食品，供人们选用。

【功效概述】

阿胶入药至今已有近3000年的历史，最早见于《神农本草经》。阿胶是传统的滋补上品、补血圣药、止血要药。阿胶性味甘平，归肺、肝、肾经，具有补血、滋阴、润肺、止血的功效。常用于血虚萎黄、眩晕心悸、肌萎无力、心烦失眠、肺阴虚燥咳、阴虚风动、吐血尿血、便血崩漏、妊娠胎漏诸症。

蛤粉炒阿胶是将研细过筛后的蛤粉置锅内，中火加热至灵活状态，投入药材，不断翻动至鼓起、内部疏松时，取出，筛去蛤粉，放凉即可。蛤粉炒阿胶善于益肺润燥。蒲黄炒阿胶是将蒲黄置锅内，用中火加热至稍微变色，投入阿胶丁，不断翻动炒至鼓起呈圆球形而内无溏心时取出，筛去蒲黄，放凉。蒲黄炒阿胶止血安络力强，多用于治疗阴虚咳血、崩漏、便血。

【典故及历代名家点评】

阿胶与人参、鹿茸并称"中药三宝"。阿胶为本经上品，弘景曰："出东阿，故名阿胶。"阿胶是中药材中典型的最讲究"道地性"的药材，道地阿胶必汲取东阿之水，得传承人之奇秘技艺炼制而成。根据很多古书的记载可知，古代阿胶原料多为牛皮、驴皮及其他多种动物皮类。到唐代，人们逐渐发现用驴皮熬制阿胶，药物功效更佳，遂改用驴皮，并沿用至今。李时珍赞其"黄透如琥珀色，光黑如莹漆"。但放入温水中可缓缓溶化，口尝无不良腥臭气，甘甜纯正。

阿胶自古以来都是贵胄精英的专享之宝。历史上名人与阿胶的故事不胜枚举。杨贵妃肤如凝脂，唐代诗人对此作了这样的描述："铅华洗尽依丰盈，雨落荷叶珠难停。暗服阿胶不肯道，却说生来为君容。"江苏华亭才子何良俊也在诗中写道："万病皆由气血生，将相不和非敌攻。一盏阿胶常左右，扶元固本享太平。"曹操之子曹植曾经做过"东阿王",初到东阿,骨瘦如柴,后来因为常食阿胶滋补,身体受益匪浅,于是感念而作《飞龙篇》:"晨游太山,云雾窈窕。忽逢二童,颜色鲜好。乘彼白鹿,手翳芝草。我知真人,长跪问道。西登玉堂,金缕复道。授我仙药,神皇所造。教我服食,还精补脑。寿同金石,永世难老。"曹植诗中所指的仙药,就是东阿地方出的阿胶。宋代理学大师朱熹对母孝顺之至。他在写给母亲的信中有这样一段话:"慈母年高,当以心平气和为上。少食勤餐,果蔬时伴。阿胶丹参之物,时以佐之。延庚续寿,儿之祈焉。"唐太宗李世民与其兄争夺王位时,曾流落到东阿一带,一病不起,经东阿当地人指点服用阿胶,元气恢复,重新带兵征战,获取皇位。称皇之后曾派大将尉迟恭重修阿井。慈禧也是阿胶的忠实粉丝,她身为懿嫔时患有血症,几经御医治疗也不见效。后来她试着服用阿胶以调经,病得痊愈而怀胎生下一子,也就是后来的同治皇帝。慈禧因此对阿胶情有独钟,笃信不疑,终身服用。现在故宫博物院中还收藏有当时宫廷所用的阿胶。

历代名家对阿胶的记载也相当丰富。

《神农本草经》:"主心腹内崩,劳极洒洒如疟状,腰腹痛,四肢酸疼,女子下血。安胎。久服轻身益气。"

《名医别录》:"丈夫小腹痛,虚劳羸瘦,阴气不足,脚酸不能久立,养肝气。"

《药性论》:"主坚筋骨,益气止痢。"

《千金要方》:"治大风。"

《食疗本草》:"治一切风毒骨节痛,呻吟不止者,消和酒服。"

《日华子本草》:"治一切风,并鼻洪、吐血、肠风、血痢及崩中带下。"

【药用价值】

阿胶为药食两用的佳品,为补血、止血要药,其用量一般每日为5~15克,入汤剂宜烊化冲服。用于治病,大致为以下几方面:

1. 阿胶属于补虚药中的补血药,常用于血虚诸证,如出血而致的血虚、气虚血少。

2. 各类出血证，均可用阿胶，可单味炒黄或配伍他药使用，止血作用良好。对出血而兼见气虚、血虚证者，尤为适宜。

3. 肺阴亏虚、热病伤阴、阴虚风动、手足瘛疭者，可用阿胶滋阴润燥。常用于各类阴虚证及燥证。

4. 对于妊娠胎动者，阿胶有安胎、保胎的作用。

现代药理研究认为，阿胶的药效主要有：

增强记忆作用：阿胶中含有小子活性肽，能增强机体记忆力，提高识别能力。

抗衰老作用：阿胶可能通过提高机体抗氧化活性、清除自由基、调整衰老相关基因表达来抑制衰老过程。

抗疲劳作用：阿胶富含胶原蛋白、药效氨基酸和必需氨基酸等活性成分，能显著延长小鼠负重游泳时间，提高小鼠肝糖原的储备，减少运动后血乳酸的产生，表明阿胶具有缓解小鼠体力疲劳，提高运动耐力的作用。

促进骨骼愈合及补钙作用：在骨愈合早期、中期，阿胶可加强巨核细胞的聚集，增强其活性，并可促进软骨细胞、成骨细胞的增殖及合成活性，加快软骨内骨化，促进骨愈合。同时，阿胶中含有较丰富的钙质，可通过甘氨酸的作用，促进钙的吸收和贮存，改善体内钙平衡，可预防和治疗骨质疏松。

提高免疫力作用：阿胶对小鼠特异性及非特异性免疫机能具有显著的调节作用。

抗肿瘤作用：大量临床文献报道，阿胶具有一定的抑瘤和减毒增效作用。

改善贫血作用：阿胶中含有20多种微量元素，其中丰富的铁元素可以补血，从而改善缺铁性贫血。另有文献报道，阿胶对缺血性动物的红细胞、血红蛋白等有显著的促进作用，对骨髓造血系统的造血功能有促进和保护作用。

升白作用：阿胶对环磷酰胺所致的白细胞减少具有明显的治疗作用。

抗休克作用：阿胶能使内毒素引起的血压下降、总外周阻力增加、血黏度上升以及球结膜微循环障碍减轻或尽快恢复正常。

扩血管作用：阿胶能扩张血管，缩短活化部分凝血酶原时间，降低病变血管的通透性。

缓解哮喘作用：阿胶可能具有抑制哮喘辅助性 T 细胞 2（Th2 细胞）优势反应的作用，同时可减轻哮喘大鼠肺组织嗜酸性细胞炎症反应。

美容养颜：阿胶含有人体必需氨基酸和微量元素，具有延缓皮肤衰老的作用。

保健作用：阿胶能促进正常菌群的生长，维护机体微生态平衡，从而达到有病治病、无病保健的目的。

【食疗保健】

阿胶与人参、鹿茸并称"中药三宝"，自古以来都是强身健体的佳品。阿胶食先于药，是我国第一批药食同源的中药材。特别是在江浙一带，民间有冬令进补阿胶的习惯，服用方法颇多，用法各异，其中最常用的为食疗法。民间最常见的食用方法是将阿胶块砸碎，隔水炖或直接加入热水搅拌溶解后服用。

而今，随着科技的发展，人们又发明了更简便的食用方法，将阿胶制成独立包装的阿胶糕，便于服用。阿胶糕是山东地区的汉族糕类药膳，是阿胶发展历史上一个重要的变革，而今已成为百姓服用阿胶的最主要方式之一。它根据唐代宫廷秘方"贵妃美容膏"组方所得，1920 年由东阿润惠堂第六代掌柜任国兴研制发明，将阿胶原液、黑芝麻、核桃仁、桂圆肉、绍酒、冰糖等熬制成稠膏状，将制作工艺中的凝胶、切胶、晾胶、瓦胶等工艺融合其中，并将其命名为"即食阿胶"（也称阿胶糕）。随后阿胶糕由其友销往上海及江浙一带，因方便食用、美味可口、营养丰富而备受当地达官贵人的青睐。

阿胶煮粥这一食用方法也在民间广为使用。阿胶粥可加入红枣、桂圆、黑糯米等，可补血益肾，强身健体，延年益寿。民间也常常将阿胶做成汤品，如阿胶鸡蛋汤，是一道以阿胶、鸡蛋等为主要食材制成的美食，具有补血、滋阴、安胎之功效，适用于阴血不足所致的胎动不安、烦躁虚劳咳嗽等。阿胶梨蜜汤，喝汤吃梨，风味独佳，可滋阴润肺止渴，适用于肺燥咳嗽、久病多痰者。阿胶也可在黄酒中烊化，制成保健药酒。黄酒可以减轻阿胶的滋腻，使其补而不腻。两者相合，补血止血，滋阴润肺。另外，阿胶也是把笛膜贴在笛子上的常用胶种之一。

阿胶营养丰富，由骨胶原及其部分水解产物组成，总氮量为16%，含17种氨基酸、糖胺聚糖类（硫酸皮肤素）及钾、钠、钙、镁、铁、铜、铝、锰、锌、铬、铂、锡、银等多种元素。阿胶中甘氨酸含量最多，其次为脯氨酸、谷氨酸、丙氨酸等，不同产地的阿胶氨基酸含量不一。炮制后某些氨基酸含量稍有下降，某些氨基酸含量略有增加，但对大多数氨基酸含量基本无影响。微量元素含量也因产地不同而有所差异。阿胶在化皮过程中产生了硫酸皮肤素，这是一种血管保护剂，有抗血栓作用。多肽和氨基酸则是造血物质，有助于血细胞增殖、分化、成熟和释放，可增强机体代谢，促进血细胞生成。另外，阿胶当中的铁元素含量是其他元素的10倍多，而铁元素是组成血红蛋白、肌红蛋白的成分，还参与细胞色素及细胞色素酶的合成。阿胶中的氨基酸与微量元素易形成整合物，该类物质易于吸收，稳定性好，能提高微量元素的生物利用率。

【适宜人群】

阿胶因药食同源，适用范围极广，主要适用于血虚萎黄、心悸眩晕、心烦不眠、虚风内动、肺燥咳嗽、月经不调、崩漏带下、阴虚便秘、胎动不安、孕后恢复、贫血者及咯血、吐血、尿血、便血等各类出血患者，同时也适用于骨质疏松、免疫力低下和需要美容养颜的人群。

【药食的相互作用】

1. 治疗血虚萎黄、眩晕心悸者，常与熟地黄、当归、黄芪等补益气血药同用。

2. 治疗有出血诸证，如咳血、吐血、衄血、血淋、便血、尿血等者，常与生地黄、蒲黄等同用，具有补血止血的作用。

3. 治疗冲任不固、崩漏及妊娠下血者，常与当归、川芎、艾叶、生地黄同用，增强补血止血、安胎的作用。

4. 治疗气血不足所致的月经不调、痛经、闭经者，常配伍党参、当归、菟丝子、覆盆子等，以补肝肾、益气血。

5. 治疗肺阴亏虚、干咳痰少者，常配伍桑白皮、麦冬、杏仁等，增强滋阴润肺以化痰的功效。

6. 治疗因血虚、体质虚弱而肠燥便秘者，与枳壳、葱白、蜂蜜等配伍。

7. 治疗热病伤阴、虚烦不眠者，配白芍、黄连、鸡子黄等，增强清热滋阴的功效。

8. 治疗阴虚风动者，配龟板、牡蛎、白芍、生地黄等，养阴息风。

【禁忌及注意事项】

1. 本品黏腻，有碍消化，脾胃虚弱者慎用。若要服用可配以调理脾胃的药，同时饮食不要太油腻、辛辣，少食不易消化的东西。

2. 服用阿胶期间还需忌口，忌食浓茶、萝卜、大蒜等，以免降低药效。

3. 该品宜饭前服用。

4. 因现存制作工艺的局限性，新制成的阿胶总带有一些火毒，因而进服新鲜阿胶会使人产生火气亢盛的症状。从中医理论来看，刚制成的阿胶（即新阿胶）不宜服用，须将其在阴凉干燥处静置三年，直至火毒自行消尽后，方可服用。阳气较盛、阴虚内热者服用时要注意避免上火。

5. 女性经期服用阿胶容易造成月经量过多或紊乱，要等经期结束后再服用。

6. 感冒、咳嗽、腹泻者应停服阿胶，等病情痊愈后再继续服用，以免闭门留寇。

7. 孕妇及高血压、糖尿病患者应在医师指导下服用。

8. 阿胶畏大黄。

（何飞）

何首乌

《日华子本草》

【生物特性及药源】

何首乌为蓼科植物何首乌 *Polygonum multiflorum* Thunb. 的干燥块根。别称首乌、野苗、交藤、交茎、夜合、地精、赤葛、桃柳藤、九真藤、芮草、蛇草、陈知白、马肝石、疮帚、红内消等，为蓼科多年生缠绕藤本植物。何首乌呈团块状或不规则纺锤形，长6～15厘米，直径4～12厘米。表面红棕色或红褐色，皱缩不平，有浅沟，并有横长皮孔及细根痕。体重，质坚实，不易折断，断面浅黄棕色或浅红棕色，显粉性，皮部有4～11个类圆形异型维管束环列，形成云锦花纹，中央木部较大，有的呈木心。气微，味微苦而甘涩。秋后茎叶枯萎时或次年未萌芽前掘取其块根。削去两端，洗净，切片，晒干或微烘，称生首乌；若以黑豆煮汁拌蒸，晒后变为黑色，称制首乌。

何首乌生于山谷灌木丛、山坡林下、沟边石隙。我国大部分地区有生长，日本也有分布。主产于陕西、甘肃、华东、华中、华南、四川、云南及贵州，江苏省滨海县和广东省德庆县是远近闻名的何首乌之乡。

何首乌因其乌发、补益精血的作用在民间广为应用，用何首乌为主要原料研发生产的大量新药、特药、中成药和保健品，在市场上颇受消费者青睐，有较好的应用前景。但这类产品也存在一些不良反应方面的报道，使用时还须多加注意。

【功效概述】

何首乌在汉代时已经入药使用，名"马肝石"，到唐代改名为何首乌，并沿用至今。何首乌味苦、甘、涩，性微温，归肝、肾经。制何首乌具有补肝肾、益精血、乌须发、强筋骨的作用，主治血虚萎黄、失眠健忘、眩晕耳鸣、须发早白、腰膝酸软、肢体麻木、崩漏带下等。生首乌有解毒、截疟、润肠通便的功效，主治久疟体虚、瘰疬疮痈、风疹瘙痒、肠燥便秘等。首乌藤也叫夜交藤，为何首乌的藤茎或带叶的藤茎，性平无毒，味甘微苦，入心、肝经，有养心安神、祛风通络之功效，用于失眠多梦、血虚身痛、肌肤麻木、风湿痹痛、风疹瘙痒等。

【典故及历代名家点评】

考何首乌名源，最早是唐代著名的文学家和哲学家李翱写的《何首乌传》。书中记载：昔何首乌者，顺州南河县人，祖名能嗣，父名延秀。能嗣原名田儿，生来体弱多病，至五十八岁尚未婚配。平时喜好道术，一日随师傅去深山采药，夜卧山石，忽见有藤二珠，相距三尺余，苗蔓相交，久而方解，解了又交。田儿惊异，次晨挖掘其根，问诸人，无识者。山中一老者相告，"子既无嗣，其藤乃异，恐是神仙之药，何不服之。"遂杵为末，空心酒服一钱，服数月似强健。因此常服，又加二钱服之。经年旧疾皆愈，白发转黑，容面变少，十年之内生数男。又与其子延秀同服，父子二人均活160岁，延秀子首乌，130岁时发黑。其乡里李安期，与首乌亲善，窃得秘方，服之亦长寿。李安期之子李翱著书而流传，并将其藤命名为夜交藤，其根为何首乌，认为野生五十年以上者为佳。

宋代文同《寄何首乌丸与友人》云："此草有奇效，尝闻于习上……既已须发换，白者无一丝。耳目固聪明，步履欲走驰……"明代李时珍云："此药流传虽久，服者尚寡，嘉靖初，邵应节真人以七宝美髯丹方上进，世宗肃皇帝服饵有效，连生皇嗣，于是何首乌之方天下大行矣。"因此，古人都将何首乌当作乌黑头发、延年益寿的佳品。爱吃何首乌的名人莫如清代的慈禧太后，她的黑发，至老不变白，据说是由于太监李莲英曾拿到一只百年老何首乌，献给慈禧，她长时服用后得以发乌不白，而李莲英也得以高升。

《本草纲目》："此物气温，味苦涩，苦补肾，温补肝，涩能收敛精气，所以能养血益肝，固精益肾，健筋骨，乌髭发，为滋补良药。不寒不燥，功在地黄、天门冬诸药之上。气血太和，则风虚、痈肿、瘰疬诸疾可知（除）矣。"

《本草汇言》："惟其性善收涩，其精滑者可用，痢泄者可止，久疟虚气散漫者可截，此亦莫非意拟之辞耳。倘属元阳不固而精遗，中气衰陷而泄痢，脾元困疲而疟发不已，此三证，自当以甘温培养之剂治之。"

《本经逢原》："生则性兼发散，主寒热疟，及痈疽背疮皆用之。"

《本草求真》："首乌入通于肝，为阴中之阳药，故专入肝经以为益血祛风之用，其兼补肾者，亦因补肝而兼及也。"

《本草经读》："余于久疟久痢多取用之。"

《本草正义》："专入肝肾，补养真阴，且味固甚厚，稍兼苦涩，性则温和，皆与下焦封藏之理符合，故能填益精气，具有阴阳平秘作用，非如地黄之偏于阴凝可比。"

《日华子本草》："（治）一切冷气及肠风。"

王好古："泻肝风。"

《滇南本草》："治赤白癜风，疮疥顽癣，皮肤瘙痒。截疟，治痰疟。"

《药品化义》："益肝，敛血，滋阴。治腰膝软弱，筋骨酸痛，截虚疟，止肾泻，除崩漏，解带下。"

【药用价值】

何首乌在汉代时已经入药使用，《中药学》中认为用量一般为每日10～30克，但近年来关于其肝损、过敏等不良反应的报道较多，2010版《中国药典》规定：制何首乌用量一般为每日6～12克，生何首乌用量一般为每日3～6克。用于治病，大致为以下几方面：

1. 何首乌属于补虚药中的补血药，制首乌常用于精血亏虚、肝肾不足者，可以补肝肾、益精血、乌须发、强筋骨。

2. 治疗高脂血症患者，可用制何首乌化浊降脂。

3. 治疗久疟、痈疽、瘰疬、肠燥便秘者，可用生何首乌解毒、截疟、润肠通便。

4. 治疗心神不宁、失眠多梦者，可用首乌藤补养阴血，养心安神。

5. 治疗血虚身痛、风湿痹痛、皮肤瘙痒者，可用首乌藤养血祛风通络。

现代药理研究认为，何首乌的药效主要有：

抗衰老作用： 实验证明，何首乌及其制剂能延长二倍体细胞的生长周期，使细胞发育旺盛，寿命延长。同时可增加抗氧化酶的活性，增强老年大鼠对于DNA损伤的修复能力，对超氧阴离子自由基也有较好的清除作用。

增强免疫作用： 何首乌能通过提高胸腺核酸和蛋白质的含量，促进胸腺细胞增生，保护胸腺组织，延缓老年大鼠胸腺年龄性退化，同时增加肾上腺、脾脏和腹腔淋巴结的重量，提高白细胞总数，促进腹腔巨噬细胞的吞噬功能，降低小鼠循环免疫复合物的含量。

降血脂作用： 首乌煎剂能显著降低血浆胆固醇、甘油三酯的含量，抑制体内外脂肪酸合成酶（FAS）的活性，具有降脂减肥作用。

抗动脉粥样硬化： 何首乌总苷可能通过抗氧化作用保护主动脉内皮细胞形态，下调主动脉壁细胞间黏附分子（ICAM-1）及血管细胞黏附分子（VCAM-1）等的表达，延缓主动脉斑块的形成，从而起到延缓动脉粥样硬化病变形成的作用。

心肌保护作用： 研究发现，何首乌提取液对犬心肌缺血再灌注损伤具有预防作用。

抗骨质疏松： 何首乌水煎液和醇提物乙酸乙酯萃取部分可抑制未成熟成骨细胞，促进成骨细胞的分化形成，抑制破骨细胞的数量及活性，从而有效预防骨丢失，防治骨质疏松。

保护肝脏： 何首乌中的四羟基乙烯-β-D-葡萄糖苷是保肝的有效成分，它能防止脂肪肝、肝功能损害和肝脏过氧化脂质含量升高，降低血清谷丙转氨酶和谷草转氨酶。此外，何首乌可增加肝糖原，有利于对肝脏的保护。

抗菌作用： 何首乌在体外能抑制人型结核菌、福氏痢疾杆菌的生长，其蒽醌类衍生物对金黄色葡萄球菌、链球菌、白喉杆菌、炭疽杆菌等细菌和流感病毒、真菌等病原体有不同程度的抑制作用。

抗肿瘤作用： 何首乌提取物可抑制肝癌、乳腺癌、胃癌等，可能与其阻滞癌细胞周期和诱导细胞凋亡有关。

对神经系统作用： 何首乌的乙醇提取物具有神经保护作用，对帕金森病具有治疗作用。同时可通过抑制突触体内钙离子超载、提高 P38 含量而起到抗衰益智作用。

对内分泌系统的影响： 何首乌具有肾上腺皮质激素样作用，可以兴奋肾上腺皮质功能，调整机体非特异免疫力。

对造血系统的影响： 何首乌水煎液和膜分离所得上清液对造血障碍动物外周血象、爆裂型红细胞集落生成单位（BFU-E）均有不同程度的改善。

降血糖作用： 何首乌石油醚、乙酸乙酯及甲醇等不同极性溶剂提取物，在体外能有效抑制 α-葡萄糖苷酶活性，具有潜在的降血糖作用。

泻下作用： 生首乌含有结合性蒽醌衍生物，能促进肠蠕动，产生泻下作用。

防脱发： 研究表明，何首乌可诱导毛乳头细胞的增殖，促进头发生长，达到治疗脱发的目的。

【食疗保健】

生何首乌副作用较大，产生的主要不良反应有肝损伤、胃肠道刺激及过敏等，而制首乌的副作用明显降低，因此，用于食疗保健的主要为制首乌。

日常生活中，我们可以将制何首乌和鸡蛋、豆腐、猪肝以及鸡肉等一起搭配烹饪，做成粥或者汤，都是非常不错的选择。不过需要注意的是，为了保证营养成分不被破坏，制何首乌不适合用来炒菜，而且只能作为辅料出现，不能作为主菜食用，以免引起不适。何首乌炒鸡丁，具有滋肝肾的功效，适用于肝肾阳衰、发须早白者。何首乌与猪肝配成菜，有补肝、养血、益肾、明目的功效。用何首乌煮鸡蛋，补肝益肾、填精乌发、安神养心。何首乌粥是一道传统的药膳。何首乌与粳米、大红枣煮成粥，调以白糖，味甘善补，益精血，补肝肾，乌须发，强筋骨，性质温和无毒，又无腻滞之弊，为滋补良药。

老百姓也常常用制何首乌泡酒、泡茶，如与肉苁蓉、枸杞子、当归、红花、补骨脂等搭配泡酒，滋肝补肾，养血明目。用何首乌泡茶（如首乌红枣茶），能补血养颜、消脂减肥、乌发润发、降低血脂。何首乌还可制成糖，如与核桃仁、黑芝麻、砂糖等熬制成糖，能补肾益智，润肠通便，乌须明目。制何首乌也可以制成粉、丸、液等制剂，方便食用，还可以做成保健品，长期服用，但民间最常见的还是制成干品备用。随着现代科技的发展，也出现了何首乌中成药，可用于治疗脱发，养生保健。

现代科学研究证实，何首乌主要含三类有效成分：二苯乙烯苷类化合物、蒽醌类化合物以及磷脂。其中2，3，5，4′-四羟基二苯乙烯-2-O-β-D-葡萄糖苷含量高，活性明确，已成为何首乌的标志性成分，是《中国药典》2010年版对何首乌进行质量控制的指标性成分，其含量一般不低于药材的1.0%。蒽醌则是蓼科植物共有的成分，何首乌总蒽醌含量约占药材干重的1.1%。何首乌蒽醌主要有大黄素、大黄素甲醚以及少量的大黄酚和大黄酸等。此外，何首乌中还含有磷脂类成分，已发现的有卵磷脂、肌醇磷脂、乙醇胺磷脂、磷脂酸、心磷脂等。这些磷脂类化合物约占何首乌干重的3.7%。除了以上几类活性成分，何首乌中还含有淀粉（45.2%）、粗脂肪（3.1%）、黄酮类、酚类和多种微量元素等。

【适宜人群】

只要在合理的剂量范围内，一般人群均可使用何首乌。何首乌对白发、脱发、高脂血症、动脉硬化、骨质疏松、腰腿酸软、眩晕耳鸣、荨麻疹、神经衰弱、疟疾、疮肿疥癣、血虚肠燥便秘等均有较好的治疗效果。

【药食的相互作用】

1. 用于补肝肾、益精血、乌须发，宜用经过炮制加工的制何首乌；用于润肠便、祛风解毒，宜用生何首乌。

2. 须发早白、脱发者，可将何首乌与当归、枸杞子、菟丝子等配伍，如七宝美髯丹。

3. 精血亏虚、失眠健忘者，常将何首乌与熟地黄、当归、酸枣仁等同用，以增强养血安神的功效。

4. 血虚精亏、肠失滋润、大便秘结者，可将何首乌与当归、火麻仁、肉苁蓉等配伍，以增强养血润肠通便之效；若痔血便难者，可单味煎服，或与枳壳等同用。

5. 血虚所致风瘙疥癣者，可将何首乌与荆芥、蔓荆子等配伍内服；凡久疟不止、气血两虚者，多与人参、当归等配伍，以增强补益气血的功效。

【禁忌及注意事项】

1. 大便溏泻及湿痰较重者不宜服用。

2. 制何首乌不可同以下食品一同煎熬：葱、蒜、猪肉、血制品、无鳞鱼、铁质器等。

3. 何首乌不能与萝卜同吃，因为萝卜会减低何首乌的药性。

4. 何首乌具有一定的毒副作用，剂量越大、用药时间越长，毒性表现越明显。其毒副作用主要是因为何首乌含有毒性成分蒽醌类，如大黄酸、大黄酚、大黄素、大黄素甲醚等。临床上主要不良反应为不同程度的肝损伤，大多数为轻度或中度急性肝炎，少数患者会发生重度急性肝炎，主要表现为黄疸、肝功能异常、肝区扣痛以及谷丙转氨酶ALT升高等。何首乌的毒副作用还包括对胃肠道的刺激作用，包括腹泻、腹痛、肠鸣、恶心、呕吐等，重者可出现阵发性强直性痉挛、抽搐、躁动不安甚至呼吸麻痹。此外，极少数患者会出现家族性首乌过敏反应、药物热、眼部色素沉着、精神症状、尿潴留、血压升高等。

5. 孕妇、儿童以及老年人不宜食用何首乌。

（何飞）

龙眼肉

《神农本草经》

【生物特性及药源】

龙眼肉为无患子科植物龙眼树 *Dimocarpus longan* Lour. 的假种皮，别称龙目、益智、圆眼、亚荔枝、荔枝奴、燕卵、蜜脾、龙眼干、龙眼肉、桂圆肉、元肉、比目、绣木团、木弹、骊珠、鲛泪、川弹子、海珠丛、桂圆等。

龙眼树为常绿乔木，花期春夏间，夏、秋两季采收成熟果实，干燥，除去壳、核，晒至干爽不黏。本品为纵向破裂的不规则薄片，或呈囊状，长约1.5厘米，宽2~4厘米，厚约0.1厘米。棕黄色至棕褐色，半透明。外表面皱缩不平，内表面光亮而有细纵皱纹。薄片者质柔润，囊状者质稍硬。气微香，味甜。中国是龙眼的原产国和最大生产国，种植面积和产量分别占世界的70%和50%以上。龙眼属于亚热带果树，产地主要分布在东南亚地区和我国南部地区。东南亚地区以泰国、越南、老挝为主；而我国南方以广东、广西、福建及台湾等地为主产区，全国约有400多个品种。

龙眼为国家卫生健康委员会法定的药食两用植物，深受人们的青睐。随着营养成分和保健机理的逐渐揭示，目前龙眼肉已经制成龙眼果汁、饮料、酒、胶囊、片剂等保健食品，具有广阔的经济、药用前景。

【功效概述】

龙眼肉作为滋补药品及保健食品，已有2000多年的历史。秦汉时期龙眼肉已经逐渐为医家所采用。龙眼肉性味甘、温，入心、脾经，具有补益心脾、养血安神的作用，常用于思虑过度、劳伤心脾而致的惊悸怔忡、失眠健忘、眩晕、食少体倦，以及脾虚气弱、血虚萎黄、便血崩漏等。龙眼被人们推崇为"果中圣品"。它的全身都是宝，除了龙眼肉外，其核、壳、叶、花及龙眼树皮均可作药用。龙眼核具有止血、定痛、理气、化湿的功效，临床上主要用于疝气、瘰疬、创伤出血、腋臭、湿疹的治疗。龙眼壳味甜，性温，无毒，具有祛风、解毒、敛疮、生肌的功效，可治疗头晕耳鸣、痈疽久溃不敛、烫伤等。龙眼叶味甘、淡，性平，具有清热解毒、解表利湿之功效，主治感冒发热、疟疾、疔疮、湿疹。龙眼花具有清热利水之功效，主治淋症、糖尿病、血丝虫病、带下病。同时龙眼花是一种重要的蜜源植物，龙眼蜜更是蜂蜜中的上等蜜。龙眼树皮，据《岭南采药录》里记载，具有杀虫消积、解毒敛疮的功效，可用于疳积、疳疮、肿毒。

【典故及历代名家点评】

"龙眼"一词由来颇多，相传古时有一条恶龙兴风作浪，摧田毁屋，为害一方。有英武少年名叫桂圆，决心为民除害。他只身与恶龙搏斗，用钢刀先刺恶龙的左眼，在恶龙反扑时，又挖出其右眼。恶龙因流血过多而死，桂圆也因伤势过重去世。乡亲们将龙眼和桂圆埋在一起，第二年便在埋的地方长出两棵大树，树上结果，果核圆亮，去皮则剔透晶莹偏浆白，隐约可见内里红黑色果核，极似龙眼。于是，乡亲们便把树称为龙眼树，把果称为龙眼，又名桂圆。另有一说，古代人把桂圆的圆溜溜的球状果实比喻成各种各样的眼睛，大个儿的桂圆叫龙眼，中等大的叫虎眼，最小的叫鬼眼，但现代人都把它们统一叫作龙眼或桂圆。

我国古代的医家对龙眼肉有很高的评价，明代李时珍有云："食品以荔枝为贵，而资益则龙眼为良。"龙眼肉味甘、性平，无毒，入心、脾二经，不热不寒，和平可贵，助心生智。"《神农本草经》亦记载："久服强魄聪明，轻身不老，通神明。"《折肱漫录》说："功与人参并。"《理虚元鉴》亦说："功并人参。"在古典名著《红楼梦》中，主人公贾宝玉因悲伤过度，导致魂魄出窍、心悸怔忡，得了"丢心症"，后来就是用桂圆汤治好的。明代诗人王象晋更是在诗中描绘龙眼"琬液醇如羞沆瀣，金丸玓瓅赛玑珠"，足以说明古人对龙眼肉的喜爱之情。

龙眼肉是民间公认的滋补佳品。相传古代江南某地有一个钱员外，晚年得子，取名钱福禄。小福禄娇生惯养，又瘦又矮，10 岁的他看上去仍像四五岁。远房亲戚王夫人对钱员外说："少爷若要强身健体，非吃龙眼不可。"王夫人讲了有关龙眼来历的传说："哪吒打死了东海龙王的三太子，还挖了龙眼。这时正好有个叫海子的穷孩子生病，哪吒便把龙眼让他吃了。海子吃了龙眼之后病好了，长成彪形大汉，活了 100 多岁。海子死后，他的坟上长出一棵树，树上结满了像龙眼一样的果子。在东海边家家种植龙眼树，人人皆食龙眼肉。"钱员外立即派人去东海边采摘龙眼，并加工制作成龙眼肉，蒸给福禄吃。福禄吃后果然身强体壮起来。

历代名家对龙眼肉多赞不绝口，记载颇多：

《本草纲目》："食品以荔枝为贵，而资益则龙眼为良，盖荔枝性热，而龙眼性和平也。严用和《济生方》治思虑劳伤心脾有归脾汤，取甘味归脾，能益人智之义食。"

《药品化义》："大补阴血，凡上部失血之后，入归脾汤同莲肉、芡实以补脾阴，使脾旺统血归经。如神思劳倦，心经血少，以此助生地、麦冬，补养心血。又筋骨过劳，肝脏空虚，以此佐熟地、当归，滋培肝血。"

《神农本草经》："主五脏邪气，安志、厌食，久服强魂魄，聪明。"

《名医别录》："除虫，去毒。"

《开宝本草》："归脾而能益智。"

《日用本草》："益智宁心。"

《滇南本草图说》："养血安神，长智敛汗，开胃益脾。"

《得配本草》："益脾胃，葆心血，润五脏，治怔忡。"

《本草求真》："气味甘温，多有似于大枣，但此甘味更重，润气尤多，于补气之中，又更存有补血之力，故书载能益脾长智，养心保血，为心脾要药。是以心思劳伤而见健忘怔忡惊悸，暨肠风下血，俱可用此为治。"

【药用价值】

龙眼肉历来都是药食两用的佳品，早在汉朝时期，龙眼就已作药用。《神农本草经》将其列为上品。其用量一般为10～25克，因无明显毒性，用量也可略大，大剂量为30～60克。用于治病，大致为以下几方面：

1. 治疗心脾两虚者，龙眼补心脾、益气血、安神，为君药，与人参、当归、酸枣仁等同用，入归脾汤（《济生方》）。

2. 治疗用于气血亏虚，也可单服本品，如《随息居饮食谱》玉灵膏（一名代参膏），即单用本品加白糖蒸熟，开水冲服。

3. 治疗脾胃虚弱者，龙眼肉又有健脾益胃的功效，滇南名士兰茂的《滇南本草》记载桂圆养血安神，长智敛汗，开胃益脾。

4. 治疗产后浮肿、气虚水肿、脾虚泄泻者，取其壮阳益气消肿的功效，《泉州本草》中记载桂圆能壮阳益气，补脾胃。

5. 治疗刀伤口、汤火伤、痈疽久溃不敛、心虚头晕者，取龙眼壳研细治之，敛疮生肌，散邪去风，聪耳明目。壳焚之亦可辟蛇。

6. 治疗创伤出血、疝气、瘰疬、疥癣、湿疮者，可用龙眼核止血定痛，理气化湿。

7. 治疗感冒发热、疟疾、疔疮、湿疹者，取龙眼叶清热解毒、解表利湿之功效。

8. 治疗淋症、糖尿病、血丝虫病、带下病者，取龙眼花清热利水之功效。

现代药理研究认为，龙眼肉的药效主要有：

抗氧化作用：研究表明，龙眼果皮、种子、假种皮均具有抗氧化作用，其抗氧化活性成分存在于极性较大的部位，主要为一些多糖和多酚类物质。新鲜龙眼肉清除氧自由基的效率可达80.58%。

抗衰老作用：龙眼肉提取液可选择性地对脑B型单胺氧化酶MAO-B活性有较强的抑制作用，而这种酶和机体的衰老有密切的关系。

神经系统调节作用：研究表明龙眼果实提取物有增强小鼠记忆力、促进智力发育的作用。龙眼肉中含有的阿糖腺苷具有抗焦虑作用，扭体实验发现其也具有镇痛作用。

免疫调节作用：龙眼水溶性提取物能提高正常小鼠体液免疫和细胞免疫能力。龙眼多糖也有促进小鼠脾淋巴细胞免疫功能的作用。

抗肿瘤作用：龙眼多糖对S180肿瘤细胞具有抑制作用。龙眼黄酮苷活性部位对HepG2、Hela、U251等肿瘤细胞均有不同程度的抑制作用。日本研究人员发现，龙眼假种皮的水浸液对子宫癌细胞的抑制率在90%以上，几乎与抗癌药物长春碱相当。

内分泌调节作用：龙眼肉能明显抑制催乳素的分泌、提高孕激素的含量。龙眼肉作为组方之一，对甲状腺功能减退有一定的治疗作用。

抗菌作用：龙眼肉水浸剂对奥杜盎氏小芽孢癣菌、痢疾杆菌具有抑制作用。

【食疗保健】

龙眼有"果中极品"之称号，是一种老少皆宜的营养丰富的保健食品。古人食龙眼甚为讲究，一般需蒸透食。道家服龙眼肉，细嚼千余，待满口津生，和津而咽，此即服玉泉之法也。

龙眼鲜果具有开胃健脾的功效，是民间老百姓甚是喜爱的水果之一。它既可供鲜果，又可焙干制罐或加工成龙眼膏、龙眼酒、龙眼茶、龙眼汁，还可制成罐头、酱等。此外，其果核可用于制作酒、酒精及高级活性炭等工业品。

龙眼味道甜美，多汁好吃，口感甚佳，民间的龙眼食疗方数不甚数。浙江一带冬至夜有食用桂圆鸡蛋羹或黄酒蒸鸡蛋的习俗。也有人说桂圆鸡蛋汤是广东一带的风味名点，其食材易得，营养丰富，是一道深受人们喜爱的常见甜品。此汤补心安神，益脾增智，适用于身体虚弱、心悸失眠或形体瘦弱、容易健忘等病症。贫血女性也常在经前几天食用红枣桂圆蛋汤，有助于调理行经，预防经期、经后小腹疼痛。一碗甜润、醇厚的桂圆红枣鸡蛋汤，不但可以充饥暖腹，还可以补血养神、补心益智，让人身心俱慰。此外，龙眼干也常配党参煎服，产妇分娩后服此汤剂可补气血、恢复元气，老弱病者在冬季常服此汤可补气血，抵御风寒。在我们的日常生活中，有很多人平时会喝枸杞龙眼茶，特别是年长一些的人。那是因为此茶可补血、抗衰老、增强记忆力、消除疲劳、补肾、明目等。民间常将其煮粥，如龙眼与红枣、粳米等搭配煮粥，起到健脾养心、补血安神的作用；与小米搭配，益丹田、补虚损、开肠胃。此外，龙眼也可用于炖瘦肉或鸡肉，可起到改善、治疗头痛头晕及精神不佳的效果。很多爱美女性也将它当作美容的法宝，常吃龙眼以使脸色红润、气色佳。

　　现代研究表明，龙眼鲜食，味甜美爽口，且营养价值甚高，富含糖类、蛋白质、多种氨基酸和B族维生素、维生素C、钙、磷、铁、酒石酸、腺嘌呤等，其中尤以维生素P含量多，对中老年人而言，有保护血管、防止血管硬化的作用。国外在研究龙眼时发现其含有一种活性成分有抗衰老的作用，这与我国最早的药学专著《神农本草经》中所言"龙眼有轻身不老之说"相吻合，因此有人认为龙眼是具有较好开发潜质的抗衰老食品。龙眼肉营养丰富，近年来国内外的研究发现龙眼肉的主要成分包括糖类、脂类、核苷、皂苷、多肽、多酚、氨基酸和微量元素。作为一种良好的药食，龙眼肉的主要营养成分为总糖12.38%～22.55%，还原糖3.85%～10.15%，脂肪0.1%，且每100克含蛋白质1.2克，膳食纤维0.4克，胡萝卜素20克，维生素K196.5毫克，维生素$A_1$3毫克，维生素C43.12～163.7毫克，烟酸1.3毫克，维生素$B_1$1.01毫克。

【适宜人群】

　　一般人群均可食用，除了制作成甜品外，还适合心脾虚损、气血不足而表现为疲劳、失眠、健忘、眩晕、面色苍白或萎黄、倦怠乏力、心悸气短等症患者食用。也适合用于妇女产后调补。此外，还适用于病后体弱或体质虚弱的老年人。

【药食的相互作用】

1. 对于心脾气血两虚者，与人参、当归、酸枣仁等同用，以益气补血，健脾养心。

2. 对于心肝火旺所致的失眠、知觉错乱者，与远志、生龙骨、生牡蛎等同用，以养血调肝，安神定志。

3. 肢体痿废、偏枯者，与当归、萸肉等同用，以补肾健骨益脑。

【禁忌及注意事项】

1. 内有痰火及湿滞停饮、消化不良、恶心呕吐者忌服。

2. 孕妇，尤其妊娠早期者，不宜服用龙眼肉，以防胎动及早产等。

3. 日常生活中若女性的月经量较多，最好也不要服用桂圆，否则容易出现大出血。

4. 龙眼肉含糖量高，糖尿病患者不宜食用。

5. 小儿脏腑功能偏弱，不宜食用偏热偏寒食品，故龙眼肉不宜多食。

6. 要注意切不可吃未熟透的龙眼，因其容易引发哮喘病。

（何飞）

灵芝

《神农本草经》

【生物特性及药源】

灵芝（*Ganoderma Lucidum* P.Karst），又称林中灵、琼珍，为多孔菌科真菌灵芝的干燥子实体。灵芝的大小及形态变化很大，大型个体的菌盖约为20厘米×10厘米，厚约2厘米，一般个体约为4厘米×3厘米，厚0.5～1厘米，下面有无数小孔，管口呈白色或淡褐色，每毫米内有4～5个，管口圆形，内壁为子实层，孢子产生于担子顶端。菌柄侧生，极少偏生，长于菌盖直径，紫褐色至黑色，有漆样光泽，坚硬。孢子卵圆形，（8～11）厘米×7厘米，壁两层，内壁褐色，表面有小疣，外壁透明无色。灵芝主要分布于浙江龙泉、黑龙江、吉林、河北、山东、安徽霍山、江苏、江西、湖南、贵州、福建、广东、广西等地，其中浙江龙泉、安徽、山东泰安一带的灵芝种植规模较为集中。

灵芝药用在我国已有2000多年的历史，主含蛋白质、真菌溶菌酶，以及糖类（还原糖和多糖）、麦角甾醇、三萜类、香豆精苷、挥发油、硬脂酸、苯甲酸、生物碱、维生素B_2及维生素C等；孢子还含甘露醇、海藻糖。被历代医药家视为滋补强身、扶正固本的神奇珍品。

【功效概述】

就中医辨证来看，灵芝可入五脏，补益全身五脏之气，心、肺、肝、脾、肾脏虚弱者，均可服用。其味甘，性平，归心、肺、肝、肾经，具有补气安神、止咳平喘之功效。

本品味甘性平，入心经，能补心血、益心气、安心神，故可用治气血不足、心神失养所致的心神不宁、失眠、惊悸、多梦、健忘、体倦神疲、食少等症。可单用研末吞服，或与当归、白芍、酸枣仁、柏子仁、龙眼肉等同用。本品味甘能补，性平偏温，入肺经，补益肺气，温肺化痰，止咳平喘，常可治痰饮证，见形寒咳嗽、痰多气喘者，尤其对痰湿型或虚寒型疗效较好。可单用或与党参、五味子、干姜、半夏等益气敛肺、温阳化饮药同用。本品有补养气血作用，故常用于治虚劳短气、不思饮食、手足逆冷或烦躁口干等症，常与山茱萸、人参、地黄等补虚药配伍，如紫芝丸（《圣济总录》）。

【典故及历代名家点评】

人们在神农时期就已认识到灵芝强身健体、益寿美颜的神奇作用。由于对灵芝的崇拜产生了神农季女死后葬于巫山化为灵芝的神话，塑造出代表灵芝文化的艺术形象——巫山神女。黄帝时期出现了大量灵芝图谱。灵芝形状的美学意蕴启发了黄帝制作车骑时把车盖设计成芝形的创意。灵芝还成了周王室宴会的美食、传统神话人物服饵成仙的神草、主流社会的时尚物品。人们在春秋战国时期就已经认识到灵芝丛生于腐朽木材，无花繁殖，一年可采三次的生态特征。

灵芝始载于《神农本草经》，主养命以应天，无毒。多服、久服不伤人，可轻身益气，不老延年。而灵芝更是位列上药中的上上之药。《黄帝内经》有言："大毒治病，十去其六，常毒治病，十去其七，小毒治病，十去其八，无毒治病，十去其九。"上药可以做到天地人和，天人合一，也就是有效无毒。

宋代是中国灵芝文化发展的鼎盛期，以灵芝为题材的作品大量涌现，数量之多，体裁之广，可谓空前绝后。灵芝所蕴含的人文内涵，在宋代文人的笔下得到了最全面的体现、最生动的刻画、最深刻的阐发。文人们发挥丰富的想象力，描绘出一幅幅千姿百态的灵芝美景，表达了爱好自然，追求健康、向往自由的感情。宋代皇帝或者为了掩饰外患，用灵芝瑞应景象粉饰太平，或者为了追求享乐，不断发动全国各地，向朝廷献芝。在中国历史上，宋代臣民向朝廷献芝的规模达到了空前绝后的地步。《宋史·五行志》详记了自太祖朝至宁宗朝期间有83个年份全国各地产芝、献芝的史料，共计产芝、献芝230起。另据载，真宗朝期间，全国献芝共计115次。

历代名家对灵芝多赞不绝口：

《神农本草经》："紫芝一名木芝，气味甘温，无毒，主耳聋，利关节，保神，益精气，坚筋骨，好颜色，久服轻身不老延年。"

《药性论》："保神益寿。"

《本草纲目》："主治耳聋，利关节，保神，益精气，坚筋骨，好颜色，久服轻身不老，延年，疗虚劳，治痔。"

【药用价值】

灵芝药用在我国已有2000多年的历史，2000年版《中国药典》中记载了灵芝子实体，并给予灵芝以法定的定义，认为其可以作为健康产品及入药。其用量一般为：煎服，6~12克；研末吞服，1.5~3克。用于治病，大致为以下几方面：

1. 用于心神不宁、失眠、惊悸者，本品味甘性平，入心经，能补心血、益心气、安心神。

2. 用于咳喘痰多者，本品味甘能补，性平偏温，入肺经，补益肺气，温肺化痰，止咳平喘。

3. 用于治疗虚劳证，本品有补养气血作用，可治虚劳证。

灵芝的化学成分主要含多糖类、核苷类、呋喃类、甾醇类、生物碱类、三萜类、油脂类、多种氨基酸及蛋白质、酶类、有机锗及多种微量元素等。现代药理研究认为，灵芝的药效主要有：

1. 提高人体免疫力，有抗癌防癌的作用。

2. 抗血栓形成。每天服用灵芝可以溶解新形成的血栓，也可以溶解老化且难以溶解的血栓。

3. 强化造血机能，调节血压，使血压正常化，对白血病和贫血亦有疗效。

4. 能防止动脉硬化。

5. 使中枢神经等躯体机能保持平衡，改善睡眠，抗神经衰弱。

6. 改善高脂血症。

7. 有镇痛作用，可以减轻癌症或其他疾病的病痛。

8. 抗衰老，延缓细胞衰老，防止人体老化，增强开始衰退的内脏器官机能。

9. 增加肺功能，对慢性支气管炎、咳嗽、哮喘有良好的疗效。

10. 具有美容的作用，有助于消除皮肤皱纹、褐斑和雀斑，避免发生青春痘，同时还具有减肥的作用。因此在日常生活中，我们可以看到很多添加了灵芝的美容化妆品，如灵芝胎盘洗面奶、灵芝美容膏等。

此外，灵芝还具有很高的观赏价值，其颜色鲜艳，形态多姿，造型奇特，常制成盆景陈列于室内，古朴典雅，具有极高的观赏价值。

【食疗保健】

灵芝自古以来就被认为是吉祥、富贵、美好、长寿的象征，有"仙草""瑞草"之称。灵芝是我国的一种名贵药材，因其多服久服，无任何毒副作用，在《神农本草经》中被列为"上上药"。同时灵芝作为食品被新资源食品目录收录，其药食同源的作用得到了肯定。

灵芝药性平和，无毒，无副作用，可以调益五脏，为滋补强壮之良药、扶正固本之佳品。灵芝的应用范围非常广泛，涵盖内、外、妇、儿、五官各科疾病，比人参、虫草、鹿茸更适合用于保健。目前，国际上掀起了一股灵芝热，日本、韩国、东南亚各国、加拿大、美国等均开始重视灵芝的开发、研究和应用。

灵芝含有多种氨基酸、生物碱、香豆精、甾类、三萜类、挥发油、甘露醇、树脂及糖类、维生素 B_2、维生素 C、内酯和酶类。硬脂酸、延胡索酸、苯甲酸等为其所含酸的主要成分。灵芝主要有以下作用：①治疗慢性气管炎；②治疗冠心病；③治疗肝炎；④降血脂；⑤缓解神经衰弱；⑥对肿瘤患者的辅助治疗；⑦缓解白细胞减少；⑧治疗硬皮病、皮肌炎、红斑狼疮；⑨治疗肌营养不良，肌强直；⑩抗衰老、排毒美容等。食用灵芝能使人的食欲增加 5%～24%，性生活能力提高 2%～62%，平均寿命延长 7.5%～14%，最高寿命延长 8%～22%，使人的耐力、精力增加 26% 以上。民间自古以灵芝解毒、解酒，运用甚广。物中毒，农药、药物中毒或酒精中毒时，以大量灵芝灌服，或服以灵芝水、酒萃取物 6 倍浓缩剂，每 2～3 小时一次，每次 3～5 克，通常连续服用 1～3 天，或可解其毒。

唐代名医孙思邈认为："夫为医者，当须先洞晓病源，知其所犯，以食治之，食疗不愈，然后命药。"灵芝可泡水、泡酒、炖肉，也可做成灵芝汤，或加工成灵芝粉。灵芝孢子粉的医疗保健功能令世人瞩目。灵芝孢子荟萃了灵芝的精华，它富含多种氨基酸，还含有丰富的多糖、萜类、生物碱、维生素等成分，其有效成分的种类和含量均高于灵芝子实体和菌丝体。

新鲜的灵芝可以直接食用，但保存期很短。灵芝采收后，应去掉表面的泥沙及灰尘，自然晾干或烘干，水分控制在13%以下，然后用密封的袋子包装，放在阴凉干燥处保存。市场上散装的灵芝，使用前最好清洗后食用，并置于干燥处，防霉，防蛀。

其实，灵芝虽苦，但是它的苦往往伴着清香，可以通过加入适量蜂蜜调味等方法减轻苦味。目前在市面上常见的食用灵芝主要有赤芝、紫芝、云芝等，食用方法一般有以下几种：

泡酒：将灵芝剪碎放入白酒瓶中密封浸泡，三天后，待白酒变成棕红色时即可饮用，还可加入冰糖或蜂蜜。

做饮品：取灵芝（整芝）切片后加清水，用文火炖煮2小时，取其汁加入蜂蜜即可饮用。

用水煎：将灵芝切片，放入罐内，加水煎煮，一般煎煮3～4次。把所有煎液混合，分次口服。

炖肉：无论猪肉、牛肉、羊肉、鸡肉，都可以加入灵芝炖，按各自的饮食习惯加入调料喝汤吃肉，有助于治疗肝硬化。

【适宜人群】

现代医学证明，灵芝富含的多种有效成分，对于以下人群都有非常好的日常保健和辅助治疗效果：

1. 身体虚弱、免疫力低下、容易患病者。

2. 长期处于亚健康状态、精神不振者。

3. 因工作压力大、脑力劳动频繁而导致神经衰弱、失眠、工作效率低下的人。

4. 患有各种慢性病，需要长期服药治疗者。

5. 长期接触电脑、X射线等各种辐射源者。

6. 患有高脂血症、高血糖、高血压等疾病者。

7. 肿瘤患者。

【药食的相互作用】

灵芝不宜与松花蛋同食，因为松花蛋中含铅等重金属元素，如果同吃不仅会丢失掉灵芝原有的营养价值，还可能产生副作用。

灵芝不宜与辣椒同食。灵芝属于纯天然食物，在食用过程中，是不能和辛辣刺激性的食物一同食用的，不然会影响灵芝原有的营养价值。

灵芝不宜与酸性食物同食。灵芝中含有多种氨基酸、生物碱、香豆精、挥发油、糖类、维生素及丰富的粗纤维，要是将灵芝与酸性食物同食，其营养价值就会大打折扣。

灵芝与环磷酰胺、氟尿嘧啶等抗癌药物联用，能缓解和消除后者所导致的白细胞减少等不良反应。

【禁忌及注意事项】

1. 口服灵芝一般不会导致不良反应，但灵芝注射液可能会导致过敏反应，一般注射20～30分钟后，轻者可能有荨麻疹、心慌气短、胸闷、腹痛、胃痛、呕吐、喉头水肿等症，重者甚至会出现过敏性休克或过敏性脑炎。

2. 老人和小孩因体质较弱，服用灵芝时应适当减量，一般为成人常用量的1/3～2/3；孕妇在孕期的前3个月，不建议服用灵芝；手术前、后1周内，或正在大出血的患者慎食；有发热恶寒、鼻塞流涕等外感表现者不宜服用灵芝。

3. 研究发现，有少部分人在服用灵芝之后会出现过敏的情况。如果患者具有这种过敏体质，那么建议不要服用灵芝，避免危害身体。

（何飞）

巴戟天

《神农本草经》

【生物特性及药源】

巴戟天为茜草科植物巴戟天 *Morinda officinalis* How 的干燥根，别称三蔓草、不雕草、鸡眼藤、黑藤钻、糠藤、三角藤、鸡肠风、兔仔肠等，为一种多年生藤本常绿攀缘植物。本品呈扁圆柱形，略弯曲，长度不等，直径0.5～2厘米。表面灰黄色或暗灰色，粗糙，具纵纹和横裂纹，有的皮部横向断裂而露出木部，形似连珠；质坚韧，断面不平坦，皮部厚，紫色或淡紫色，易与木部剥离；木部坚硬，黄棕色或黄白色，直径1～5毫米。气微，味甘，微涩。本品全年均可采挖。去须根略晒，压扁晒干。用时润透或蒸过，除去木质心，切片或盐水炒用。以条粗、连珠状、肉厚、色紫者为佳。巴戟天主产于广东、广西、福建、江西、四川等地。

巴戟天在中医药处方中应用广泛，是重要的中药材品种。在中国南方地区还作为常用的食疗补品，为我国主要出口药材之一，具有比较广泛的应用前景和开发利用价值。

【功效概述】

巴戟天在2000多年前已作为药用，为"四大南药"之一，也是广东"十大广药"之一，有"南国人参"之称。早在汉代，《名医别录》就有其药用的记载。巴戟天味辛、甘，性微温，归肾、肝经，具有补肾阳、强筋骨、祛风湿的作用，常用于治疗阳痿遗精、小便频数、宫冷不孕、月经不调、少腹冷痛、风湿痹痛、筋骨痿软等症。

盐巴戟是取净巴戟段，用盐水拌匀，待盐水被吸尽后，置炒制容器内，用文火炒干，或取净巴戟，用盐水拌匀，蒸软，除去木心，切段，干燥而来。盐制后功专入肾，且温而不燥，增强补肾助阳的作用，久服无伤阴之弊，常用于肾中元阳不足、阳痿早泄、腰膝酸软无力、宫冷不孕、小便频数等。制巴戟则是取净甘草捣碎，加水煎汤去渣后与净巴戟天同置锅内，用文火煮透并使甘草液基本煮干，取出，趁热抽去木心，切段，干燥，筛去碎屑。甘草制后的巴戟天味甘，补益作用增强，多用于补肾助阳、益气养血，常用于脾肾亏损、胸中短气、腰腿疼痛、身重无力等症。

【典故及历代名家点评】

巴戟天在《神农本草经》中被列为上品。据古本草记载来看，现今药用之巴戟天已非古代记载之巴戟天，而是清末发展的新品种，1958年经侯宽昭教授调查考证，并于1963年收录于《中国药典》。乔智胜等考证后认为：南北朝以前使用的主流巴戟天药材的原植物可能为木兰科五味子属植物铁箍散，药材现称为川巴戟或香巴戟；唐代至清末广为应用的巴戟天为归州巴戟天，原植物经考证为茜草科植物四川虎刺，药材现称为鄂西巴戟天或恩施巴戟天。主产于江淮一带的滁州巴戟天已因功效不及蜀者佳而失传，原植物应是百合科土麦冬属植物土麦冬。虽然巴戟天的源流考证没有定论，但是对其功效的评价古今基本一致，主要为补肾阳、强筋骨、祛风湿。

乾隆皇帝长寿的秘诀据说就和巴戟天有关。古代皇帝，后宫佳丽成群，每天不但要面对繁忙的政务，而且还过着很奢靡的生活。他们的寿命大多不长。因为皇帝纵览天下，无人能敌，当然在私生活上也没人敢干扰，过度的性生活导致体内的精气损伤，寿命往往不长。但是，清朝乾隆皇帝却一反常态，竟然到89岁才离开人世。乾隆83岁那年，看上去还很年轻。这一消息传到了英国，英国皇室感觉很好奇，于是派大使来中国探寻皇帝长寿的秘诀。乾隆的御医告诉大使，乾隆皇帝进食滋补品，其中有一味药就叫巴戟天。

关于巴戟天还有一个传说。传说在很久以前，深山中一位老山民因长期奔波劳碌，饱受风吹、日晒、雨淋、潮寒等侵袭，积劳成疾，腰背部常发生痹痛。一日一位仙人恰巧路过，见其卧床呻吟，便问其究竟。仙人得知病况后寻了几味中草药，捣烂调好后在山民腰部敷上，对他说："此药可暂时缓解疼痛，但未可断根，明天你将我采挖的药与鸡肠风煲熟食用，才能药到病除。"临别时，仙人还将附近鸡肠风的所在地告诉了山民。山民忙感谢仙人并问其高姓大名，仙人告知叫李巴德，便扬长而去。之后，山民按照仙人的嘱咐服药，果然治愈。他便将此事告知附近其他山民，大家按方服用均有效果。为感谢仙人赐药解患之恩，当地便将鸡肠风命名为巴戟，即巴戟天，至此巴戟天成为当地神药。古今名家对巴戟天的功效也记述繁多：

《本草经疏》："巴戟天……主大风邪气，及头面游风者，风为阳邪，势多走上，《经》曰，邪之所凑，其气必虚，巴戟天性能补助元阳，而兼散邪，况真元得补，邪安所留，此所以愈大风邪气也。主阴痿不起，强筋骨，安五脏，补中增志益气者，是脾、肾二经得所养，而诸虚自愈矣。其能疗少腹及阴中引痛，下气，并补五劳，益精，利男子者，五脏之劳，肾为之主，下气则火降，火降则水升，阴阳互宅，精神内守，故主肾气滋长，元阳益盛，诸虚为病者，不求其退而退矣。"

《本草汇》："其性多热，同黄柏、知母则强阴，同苁蓉、锁阳则助阳。"

《本草新编》："夫命门火衰，则脾胃寒虚，即不能大进饮食，用附子、肉桂以温命门，未免过于太热，何如用巴戟天之甘温，补其火而又不烁其水之为妙耶？或问巴戟天近人罕用，止用于丸散之中，不识亦可用于汤剂中耶？曰：巴戟天，正汤剂之妙药，无如近人不识也，温而不热，健脾开胃，既益元阳，复填阴水，真接续之利器，有近效而又有速功。"

《本草求真》："巴戟天，据书称为补肾要剂，能治五痨七伤，强阴益精，以其体润故耳。然气味辛温，又能祛风除湿，故凡腰膝疼痛、风气脚气水肿等症，服之更为有益。观守真地黄饮子，用此以治风邪，义实基此，未可专作补阴论也。"

《神农本草经》："主大风邪气，阴痿不起，强筋骨，安五脏，补中增志益气。"

《名医别录》："疗头面游风，小腹及阴中相引痛，下气，补五劳，益精利男子。"

《药性论》："治男子夜梦鬼交泄精，强阴，除头面中风，主下气，大风血癞。"

《日华子本草》："安五脏，定心气，除一切风，治邪气，疗水肿。"

【药用价值】

巴戟天最早记载于《神农本草经》。药理学研究表明其无明显毒副作用，用量一般为5～15克，2010版《中国药典》的剂量稍有出入，为3～10克。用于治病，大致为以下几方面：

1. 巴戟天为补虚药中的补阳药，补肾助阳，中医常用于治疗肾阳虚弱、命门火衰的阳痿不育。

2. 治疗下元虚寒之宫冷不孕、月经不调、少腹冷痛者，可用巴戟天温补下焦。

3. 治疗风湿痹痛者，可用巴戟天补肾阳，祛风除湿，适用于肾阳虚兼风湿之证。

4. 治疗肾虚骨痿、腰膝酸软者，常用巴戟天补肾阳、强筋骨。

现代药理研究认为，巴戟天的药效主要有：

调节免疫功能：巴戟天提取物在体外可促进小鼠体液免疫，增强单核巨噬细胞的廓清率及腹腔巨噬细胞的吞噬功能，提高机体的细胞免疫力。

抗疲劳作用：巴戟天水煎液可提高大鼠在吊网上的运动能力，降低其在缺氧状态下的氧耗量，延长耐缺氧持续时间。

增强记忆作用：巴戟天能改善脑血管性痴呆大鼠的行为学，可能是通过巴戟素提高脑内乙酰胆碱的合成或释放，增强神经信息在记忆相关神经通路（尤其是海马的神经通路）中的传递、保持及再现，从而改善痴呆大鼠的学习、记忆等功能。

抗肿瘤作用：巴戟天所含的蒽醌类成分有抗致癌促进剂的作用。

促进骨生长：巴戟天富含锰、钙、镁等对骨骼有特殊亲和力的元素，能促进体外培养成骨细胞增殖，促进骨细胞分泌碱性磷酸酶与骨钙素，促进成骨细胞转化生长因子的表达。

皮质酮分泌促进作用：巴戟天提取物具有增加血中皮质酮含量的作用，其活性可能是由垂体–肾上腺皮质系统受到刺激作用所致。

壮阳作用：巴戟天醇提取物能增加衰老雄性大鼠附睾精子总数、活精子率，降低畸形精子率，并显著对抗普萘洛尔导致的活精子率降低及畸形精子率升高。

抗抑郁作用：巴戟天中的菊淀粉型低聚糖可兴奋5–羟色胺能神经系统，对多巴胺能神经系统也有一定影响，研究认为它们是抗抑郁的主要有效成分。

改善心功能作用：巴戟天有改善缺血再灌注损伤后心功能的作用，可减少心肌缺血再灌注心律失常的发生，并可减小心肌缺血再灌注损伤的梗死范围。

降血糖作用：巴戟天多糖能降低肾上腺素和四氧嘧啶所致高血糖小鼠的血糖。

对造血功能的影响：巴戟天能提高大鼠幼鼠血中的白细胞数，能拮抗小鼠血中的白细胞下降现象，可抵抗环磷酰胺引起的小鼠造血抑制，促进造血干细胞的增殖和分化。

【食疗保健】

《本草纲目》记载巴戟天的功效为"补五劳，益精，利男子"。在中国南方地区以及港澳台地区，巴戟天是常用的食疗补品。日常生活中，巴戟天这味中药常用来浸酒、煎汤、入菜。把巴戟天和等量的怀牛膝泡在10倍量的白酒中，半个月后可以饮用，每次可饮1～2小杯。这个方子源于《千金要方》，主要以巴戟天补肾壮阳、强筋骨，以怀牛膝补肝肾、强筋骨，以酒助药力，适于肾阳虚衰、阳痿、腰膝酸软、下肢无力者饮用。巴戟天还可以泡茶。将巴戟天以及红茶用开水冲泡，不仅能够补肾阳，而且还可以祛除风湿、强健筋骨，对于高血压也有一定的抑制效果。如果用巴戟天做菜，最好的方法就是与肉苁蓉一起炖鸡。这道菜的做法很简单：取巴戟天、肉苁蓉各15克，用纱布包好，然后与切好的仔鸡加水一同煨炖，炖好后加入适量调料便可喝汤吃肉。这道菜好吃又治病，是肾虚阳痿者值得一试的美食佳肴。此外，巴戟天还可以与海参、狗肉、杜仲、羊肉、牛尾、鸡肉、枸杞子等食材搭配食用，起到补肾填精、强壮筋骨、滋阴壮阳、抗老延年等作用。另外，巴戟天还可以与粳米、五味子共煮成粥，具有滋阴壮阳、固精缩尿之功效，适合阴阳两虚型糖尿病患者食用。

巴戟天作为重要的中药材，具有多种药理活性，可能是其有机成分与微量元素共同作用的结果。其主要化学成分有糖类、蒽醌类、环烯醚萜苷类、有机酸类、微量元素、氨基酸和甾醇类等。糖类是巴戟天的主要成分，具有重要的生物活性，包括单糖、低聚糖和多糖。另外，巴戟素是从巴戟天药材中提取的一种糖苷类单体成分，是巴戟天抗氧化、抗衰老作用的主要功能因子。巴戟天属植物几乎都含有蒽醌类化合物，巴戟天中已经分离并鉴定出的蒽醌类化合物有18种，包括大黄素甲醚、甲基异茜草素、甲基异茜草素-1-甲醚等。已有学者从巴戟天中分离得到棕榈酸和琥珀酸等有机酸，而琥珀酸是一种重要的抗抑郁功能因子。从巴戟天中分离得到的环烯醚萜类化合物有水晶兰苷、四乙酰车叶草苷等。分离的氨基酸包括11种游离氨基酸和17种水解氨基酸，有7种为人体必需氨基酸。另外，巴戟天中含有丰富的微量元素，其中包括铁、锰、铜、锌、铬、锡、镍、钼、钴、钒、锶11种人体必需微量元素。

【适宜人群】

巴戟天无明显毒副作用，适用范围极广，主要适用于阳痿早泄、遗精滑精、小便不禁、宫寒不孕、月经不调、妇女更年期综合征、白带异常、腰膝酸软、关节炎、风湿脚气、肾病综合征等，身体虚弱、精力差、免疫力低下、易生病者也适用。

【药食的相互作用】

1. 治疗肾阳虚衰、阳痿不举、遗精滑精者，可与肉苁蓉、附子、补骨脂等配伍，以固肾涩精壮阳。

2. 治疗小便不禁者，可与桑螵蛸、益智仁、菟丝子等同用，以增强补肾固涩的作用。

3. 治疗女子不孕、男子不育，可与人参、山药、覆盆子等配用，以温肾暖宫、填精种子。

4. 治疗肾虚不足、冲任虚寒所致的小腹冷痛、月经不调者，可配伍高良姜、肉桂、吴茱萸等药，起到温肾调经的作用。

5. 治疗肝肾不足、筋骨痿软者，可与肉苁蓉、杜仲、菟丝子等配伍，以温肝肾，壮筋骨。

6. 治疗风湿腰膝疼痛者，加羌活、杜仲、五加皮等，以祛风湿，利关节，壮筋骨。

【禁忌及注意事项】

1. 阴虚火旺者及有热者不宜服。

2. 《本草经集注》曰："覆盆子为之使。恶朝生、雷丸、丹参。"

（何飞）

鹿茸

《神农本草经》

【生物特性及药源】

鹿茸，为脊椎动物鹿科梅花鹿 *Cervus nippon* Temminck 或马鹿 *Crvus elaphus* Linnaeus 等雄鹿头上尚未骨化而带茸毛的幼角。根据原动物不同，分为花鹿茸（黄毛茸）和马鹿茸（青毛茸）两种；根据采收方法不同又可分为砍茸与锯茸两种；根据枝杈多少及老嫩不同，又可分为鞍子、挂角、二杠、三岔、花砍茸、莲花等多种。夏秋两季雄鹿长出的新角尚未骨化时，将角锯下或用刀砍下，用时燎去毛，切片后阴干或烘干入药。花鹿茸呈圆柱状分枝，具一个分枝者习称二杠，主枝习称大挺，长17～20厘米，锯口直径4～5厘米，离锯口约1厘米处分出侧枝，习称门庄，长9～15厘米，直径较主枝（大挺）略细。外皮红棕色或棕色，多光润，表面密生红黄色或棕黄色细茸毛，上端毛密，下端较疏，分岔间具一条灰黑色筋脉，皮茸紧贴。锯口面黄白色，外围无骨质，中部密布细孔。具两个分枝者习称三岔，主枝（大挺）长23～33厘米，直径较二杠细，略呈弓形而微扁，枝端略尖，下部有纵棱筋及突起小疙瘩。皮红黄色，茸毛较稀且粗。体轻。气微腥，味微咸。马鹿茸较花鹿茸粗大，分枝较多，侧枝一个者习称单门，两个者习称莲花，三个者习称三岔，四个者习称四岔或更多。其中以莲花、三岔为主。按产地不同分为东马鹿茸和西马鹿茸。东马鹿茸单门大挺长25～27厘米，直径约3厘米。外皮灰黑色，茸毛青灰色或灰黄色，锯口面外皮较厚，灰黑色，中部密布细孔，质嫩。莲花大挺长可达33厘米，下部有棱筋，锯口面蜂窝状小孔稍大。三岔皮色深，质较老。四岔毛粗而稀，大挺下部具棱筋及疙瘩，分枝顶端多无毛，习称捻头。西马鹿茸大挺多不圆，顶端圆扁不一，长30～100厘米。表面有棱，多抽缩干瘪，分枝较长且弯曲，茸毛粗长，灰色或黑灰色。锯口色较深，常见骨质。气腥臭，味咸。全世界的鹿约有40多种，分布在我国的有19种。花鹿茸主产于吉林、辽宁、河北等地；马鹿茸主产于黑龙江、吉林、青海、新疆、四川等省区，现均以人工饲养为主。鹿茸的主要消费市场有中国、韩国、泰国及日本等一些亚洲国家和地区。

鹿茸作为"东北三宝"之一，有着悠久的应用历史。无论在药用方面，还是食品保健方面，都有着不可或缺的价值。

【功效概述】

鹿茸药用最早见于马王堆汉墓《五十二病方》，书中记载着用燔鹿角治疗肿痛。以后历代医书都记载鹿茸有益气强志、生精补说的疗效和作用。鹿茸味甘、咸，性温，归肾、肝经，具有补肾阳、益精血、强筋骨、调冲任、托疮毒的作用，常用于治疗肾阳不足、精血亏虚、阳痿滑精、宫冷不孕、羸瘦、神疲、畏寒、眩晕、耳鸣、耳聋、腰脊冷痛、筋骨痿软、崩漏带下、阴疽不敛等。

鹿角为梅花鹿和各种雄鹿已成长骨化的角。味咸，性温，归肝、肾经，可补肾助阳，强筋健骨，可做鹿茸之代用品，唯效力较弱。鹿角兼活血散瘀消肿，临床多用于疮疡肿毒、乳痛、产后瘀血腹痛、腰痛、胞衣不下等。由于鹿茸片价钱昂贵，使用时常用鹿角胶和鹿角霜替代。鹿角胶为鹿角煎熬浓缩而成的胶状物，味甘咸，性温，归肝、肾经，可补肝肾，益精血。鹿角胶功效虽不如鹿茸之峻猛，但比鹿角佳，并有良好的止血作用，适用于肾阳不足、精血亏虚、虚劳羸瘦、吐衄便血、崩漏之偏于虚寒者以及阴疽内陷等。鹿角霜为鹿角熬膏所存残渣，味咸性温，归肝、肾经，功能补肾助阳，似鹿角而力较弱，但具收敛之性，而有涩精、止血、敛疮之功，内服治崩漏、遗精，外用治创伤出血及疮疡久溃不敛。

【典故及历代名家点评】

鹿茸被《神农本草经》列为中品。鹿茸、人参、虫草是我国民间滋补的三大宝。尤其是鹿茸，更是"宝中之宝"。历史上有"指鹿为马""鹿死谁手""平原逐鹿"等以鹿为核心的典故，这些寓意政治之争的成语，较透彻地诠释了鹿的神秘性和所承载的分量。

清朝的乾隆皇帝特别爱吃鹿茸。这可是有史料记载的。以前采鹿茸只能通过猎人抓野生的梅花鹿，产量极少。鹿茸虽然大补，一般人可吃不起，只有皇帝吃得起。乾隆皇帝有一个长寿仙方，叫作龟龄集，他每天都吃，里面主要的一味药就是鹿茸。乾隆足足活了89岁，是中国历史上最长寿的皇帝。鹿茸遂成为御用圣药。咸丰皇帝体质虚弱，他就经常服用鹿茸，还喜欢喝鹿血。慈禧太后每天清晨起床后，必喝几口用鹿茸片熬成的汤，以保精力充沛，延年益寿。传说雍正在做雍亲王时，一年秋天在热河打猎，射中一只梅花鹿，雍正喝了鹿血。鹿血壮阳，雍正喝后躁急，身边又没有王妃，就随便拉上山庄内一位李姓汉族宫女幸之。第二年，康熙父子又到山庄，听说这个李家女子怀上了"龙种"，就要临产。康熙发怒，追问："种玉者何人？"雍正承认是自己做的事。康熙怕家丑外扬，就派人把她带到草棚。李家女子在草棚里生下一个男孩，就是后来的乾隆。有部分学者认同这一说法，甚至于提出李氏名叫金桂，因为她"出身微贱"，皇帝旨令钮祜禄氏收养这个男孩，于是乾隆之母便为钮祜禄氏。

关于鹿茸还有一个传说。相传远古时，关东大地一片荒凉枯竭，王母娘娘让七仙女下凡凿开长白山引水。万物生灵得到了拯救，七仙女却累倒了。危急时刻，一只梅花鹿用力将犄角撞向石坨子，用鹿茸血唤醒了七仙女。从此，关东人将鹿茸视为瑰宝，将其当作生命的依托。

这些都说明鹿茸壮阳益精的功效。历代名家对鹿茸的论述也颇多。

《本草经疏》："鹿茸，禀纯阳之质，含生发之气。妇人冲任脉虚，则为漏下恶血，或瘀血在腹，或为石淋。男子肝肾不足，则为寒热、惊痫，或虚劳洒洒如疟，或羸瘦、四肢酸疼、腰脊痛，或小便数利，泄精，溺血。此药走命门、心包络及肝、肾之阴分，补下元真阳，故能主如上诸证，及益气强志……痛肿疽疡，皆荣气不从所致，甘温能通血脉，和腠理，故亦主之。"

《本经逢原》："鹿茸功用，专主伤中劳绝，腰痛羸瘦，取其补火助阳，生精益髓，强筋健骨，固精摄便。下无虚人，头旋眼黑，皆宜用之。《本经》治漏下恶血，是阳虚不能统阴，即寒热惊痫，皆肝肾精血不足所致也。八味丸中加鹿茸、五味子，名十补丸，为峻补命门真元之专药。"

曹炳章："鹿茸，补精填髓之功效虽甚伟，服食不善，往往发生吐血、衄血、目赤、头晕、中风昏厥等症。考其原因，其人平时多阳旺液燥，贫血亏精，气血乏运，苟服食参、茸，能用份少、服日多，则助气养血，有益无损，虽有余热，亦不为害；若阳虚阴燥之人，再骤服大剂，以致有助燥烁阴之弊。

盖茸为骨血之精，通督脉而上冲于脑，其上升之性，故如上述之病生焉。余每遇当用鹿茸之症，自一厘惭增至数分、数钱，每获妥效，此即大虚缓补之义也。"

《神农本草经》："主漏下，恶血，寒热，惊痫，益气强志。"

《名医别录》："疗虚劳，洒洒如疟，羸瘦，四肢酸疼，腰脊痛，小便利，泄精，溺血，破留血在腹，散石淋，痈肿，骨中热疽，养骨，安胎下气。"

《药性论》："主补男子腰肾虚冷，脚膝无力，夜梦鬼交，精溢自出，女人崩中漏血，主赤白带下。"

《日华子本草》："补虚羸，壮筋骨，破瘀血，安胎下气。"

《本草纲目》："生精补髓，养血益阳，强健筋骨。治一切虚损，耳聋，目暗，眩晕，虚痢。"

《本草切要》："治小儿痘疮虚白，浆水不充，或大便泄泻，寒战咬牙；治老人脾肾衰寒，命门无火，或饮食减常，大便溏滑诸证。"

《本草便读》："（鹿角胶、鹿角霜），性味功用与鹿茸片相近，但少壮衰老不同，然总不外乎血肉有情之品，能温补督脉，添精益血。如精血不足，而可受腻补，则用胶；若仅阳虚而不受滋腻者，则用霜可也。"

【药用价值】

鹿茸是名贵药材，李时珍在《本草纲目》上称鹿茸补肾壮阳、生精益血、补髓健骨。临床用量一般为1～2克，研末冲服，或入丸散。研究显示无明显毒性，用于治病，大致为以下几方面：

1. 鹿茸属于补虚药中的补阳药，为峻补元阳的要药，同时可以补益精血，常用于肾阳虚衰、精血不足的患者。

2. 治疗肾虚骨弱、腰膝无力或小儿五迟者，常以本品补肾阳，益精血，强筋骨。

3. 治疗妇女冲任虚寒、崩漏带下者，常用本品补肾阳，益精血而兼固冲任，止带下。

4. 治疗疮疡久溃不敛、阴疽疮肿内陷不起者，也选用鹿茸补阳气、益精血，而达到温补内托的目的。

现代药理研究认为，鹿茸的药效主要有：

增强免疫功能：鹿茸多糖有促进和调节机体体液免疫功能作用，并能增强机体巨噬细胞的吞噬作用。

性激素样作用：鹿茸提取液使大鼠的睾丸、前列腺、贮精囊重量增加，使睾丸精原细胞数目、生精细胞层数增多，进而使体内睾酮含量增多。

抗氧化及抗衰老作用：鹿茸提取物可增加小鼠体内超氧化物歧化酶（SOD）活性，降低脂质过氧化产物丙二醛（MDA）的含量，清除体内过多的氧自由基，提高机体的抗氧化作用。鹿茸精可明显抑制老年小鼠脑和肝B型单胺氧化酶（MAO-B）活性，增加脑5-羟色胺、多巴胺含量，对老年小鼠具有一定的抗衰老作用。

抗肿瘤作用：鹿茸提取物对大鼠肾上腺嗜铬细胞瘤株有显著的促分化作用，能抑制肿瘤细胞的增殖。

对心血管系统的作用：在再灌注损伤情况下，鹿茸精可减轻心肌细胞损伤，扩张冠脉血管，增加缺血心肌的能量供应及细胞膜上钙泵和钠泵活性，避免微血栓的形成。

促进生长、修复骨折作用：鹿茸液具有促进小鼠生长、提高小鼠脾淋巴细胞增殖反应值等作用。鹿茸多肽膏剂外涂对试验性大鼠皮肤损伤有加速修复作用，高剂量鹿茸能够增加大鼠骨折端骨痂度，增加转化生长因子-β1（TGF-β1）、骨形成蛋白（BMP-2）在骨痂组织中表达，抑制新破骨细胞的生成，诱导破骨细胞死亡，促进成骨细胞增殖和Ⅳ型胶原的合成，促进骨折愈合。

降脂作用：鹿茸多糖可使营养性肥胖小鼠体重减轻，降低脂肪指数和小鼠血清中总胆固醇、甘油三酯和低密度脂蛋白胆固醇等的含量。

对神经系统的作用：鹿茸中存在大量的神经生长因子（NGF）。NGF是神经元存活和维持功能所必需的物质，可调节神经元的表型及神经元的连接，参与神经再生。

保护肝脏作用： 鹿茸多糖对化学性肝损伤、病毒性肝损伤、酒精性肝损伤、急性黄疸型肝损伤都有改善作用，可使小鼠血清谷丙转氨酶（SGPT）活性降低，核糖核酸（RNA）、蛋白质、糖原含量增加，甘油三酯含量降低，胆汁分泌增加。

抗关节炎的作用： 鹿茸的水提物富含抗氧化多酚，能够调节骨循环，治疗关节炎。

对血液系统的影响： 鹿茸醇提物对环磷酰胺所诱导的小鼠白细胞减少、骨髓有核细胞减少均有显著的拮抗作用。

【食疗保健】

鹿是我国传统的名贵药用动物，远在汉代便有"梅花鹿身百宝"之说，是灵丹妙药的象征。《本草纲目》中曾记载："鹿之一身皆益人，或煮或蒸或脯，同酒食之良。大抵鹿乃仙兽，纯阳多寿之物，能通督脉，又食良草，故其肉、角有益无损。"认为鹿茸、鹿角、鹿角胶、鹿角霜、鹿血、鹿脑、鹿尾、鹿肾、鹿筋、鹿脂、鹿肉、鹿头肉、鹿骨、鹿齿、鹿髓等都可入药，有极高的药用价值和保健功效，能够预防和治疗多种疾病。而鹿的初生幼角——鹿茸更是被视作"中医钻石"。梅花鹿因其珍贵的特性，自古以来就是皇帝和达官贵族的专享补品。乾隆皇帝常食用鲜鹿肉烹饪的菜肴，以饱口福；咸丰皇帝常喝鹿血补身健体；慈禧太后为了延年益寿、永葆青春，经常吃一种培元益寿膏，里面的主药也是鹿茸。东北军阀张作霖喜欢把鹿茸打成药粉，直接放在饭里服用。而现在，鹿茸也从皇帝御用，进入寻常百姓家。外出旅行，常口含嚼片，能消除疲劳，令人精神倍增；喜爱饮酒的，可选择药酒；爱好饮茶的，可制成药茶；素无嗜好的，可以制作鹿茸药膳。

据载慈禧太后常含嚼西洋参以吞津益寿。这种含化嚼食的方法，古往今来，因为其不受场地、条件、环境的限制，备受人们青睐。鹿茸采用嚼食法服用，更为适宜。食用时以一两片含于舌下，借助唾液的湿润将其泡透，进而吞咽津液，以求药效。初含微苦，继之甘甜，直至药味淡薄以后，再将它嚼碎吞下。鹿茸也可作散剂吞服。可以直接将粉剂放在口中，用其他药液、粥饮或温开水冲服，或者将鹿茸粉放入胶囊中吞服。药酒在我国历史悠久，因为它便于保存，故深受人们欢迎。民间也常将鹿茸泡酒饮用，起到滋补气血、补肾壮阳等作用。《普济方》中就记载了鹿茸酒，选用鹿茸、山药，以白酒浸渍，用于治疗肾阳虚、阳痿遗精、小便频数、腰膝酸软。药茶疗法是中医传统的治疗方法之一。茶在我国古代即作为一种治病的饮品，唐代陆羽的《茶经》中说："茶之为饮，发乎神农。"鹿茸本身就呈薄片状，所以能直接泡茶饮用，最后嚼食吞下。作为保健药茶饮用，单味服食鹿茸以0.3~0.5克为好，可采用隔日饮用法，不必每日都服。坚持数月，必有助益。也可与其他具有甜味的滋补药物配伍，如用桑葚子、桂圆等配伍为葚圆茶，同时泡沏饮用效果更佳。

此外，鹿茸煮粥也是百姓们常见的食用方法之一。早在先秦时期我国就有使用药粥治疗疾病的记载。保健和食疗性质的药粥，在我国流传已久。在中医基础理论的指导下，以人参、鹿茸为主，配合其他滋补性药物，与米谷配伍，再加入适当的调料，同煮为粥，进补服食，是一种较为理想的食疗方法。

国外也有使用鹿茸的记载。在俄国，鹿茸的应用始于15世纪，但其作为春药（与其他动物犄角共同使用）的时间可能会更早些。20世纪60年代后期，日本生产了一种鹿茸精制剂，叫作如龙丁（Rulondin），可用于治疗男性性功能障碍、抗衰老和增加能量。在韩国，鹿茸至今仍然被用于治疗和预防各种疾病，仅韩国的儿童消费量就占其总消费量的10%。由此可见，鹿茸是一种国内外医学界公认的价值很高的滋补强壮药物。

鹿的全身都是宝。鹿肉具有高蛋白、低脂肪的特点，胆固醇含量很低。鹿血含有多种活性物质，对人体的血液循环系统、神经系统有良好的调节作用。鹿茸更是具有增强机体免疫力、壮阳、抑制红细胞凝集等的作用，并具有性激素样作用。鹿茸化学成分比较复杂，包括有机成分和无机成分。有机成分包括17种氨基酸（包括人体不能合成的必需氨基酸），9种脂肪酸（生物活性最强的油酸、亚油酸、亚麻酸含量较高），10种磷脂成分及蛋白质、激素样物质、生物胺、多肽类、硫酸软骨素、前列腺素、核酸、维生素等。无机成分包含大量的无机元素，其中包括人体必需的常量元素钙、钠、磷、镁和人体必需的微量元素铁、锌、铜、铬、锶、镍、钼、钴、锰、钒、锡。

【适宜人群】

鹿茸适用于性功能减退、身体衰弱、年老者，病后恢复期、阳虚怕冷、疲劳过度的中青年，子宫虚冷、崩漏、带下、产后贫血、宫冷不孕的中年妇女及骨折创伤患者等。鹿角还适用于疮疡肿毒、急性化脓性乳腺炎、胎盘稽留等瘀血阻滞者；鹿角胶适合于吐衄便血、崩漏之偏于虚寒者；鹿角霜适合于崩漏、遗精、膏淋、食少便溏、子宫虚冷等，还可以外用治疗虚寒性疮疡。

【药食的相互作用】

1. 有畏寒肢冷、阳痿早泄、腰膝酸痛、头晕耳鸣等表现的肾阳虚衰的患者，常配伍人参、黄芪、当归等同用，以增强补益气血的功效。

2. 肾虚骨弱、小儿五迟者，常与五加皮、熟地、山萸肉等同用，以增强补肾阳、益精血、强筋骨的作用。

3. 骨折后期、愈合不良的患者，本品常与骨碎补、续断、自然铜等同用，以增强补肾强骨的作用。

4. 白带过多者，则将鹿茸与狗脊、白蔹同用，以补肝肾、除湿止带。

5. 阴疽疮肿内陷不起者，常将鹿茸与当归、肉桂等配伍，如阳和汤，起到温阳补血、散寒通滞的作用。

【禁忌及注意事项】

1. 服用本品宜从小量开始，缓缓增加，不宜骤然大量食用，以免阳升风动，头晕目赤，或伤阴动血。

2. 进补期间如果出现口干、流鼻血、目赤、心跳加速等反应，应停止食用。

3. 体格壮实而无须服食的人或服用鹿茸过量的人，都容易引起头涨、胸闷或鼻衄等反应，须立即停药观察，而不可强行续用。

4. 凡发热者均当忌用。

5. 内热炽盛，阴虚内热者忌服。

6. 女子行经量多，血色鲜红，舌红脉细，表现为血热的人忌用。

7. 高血压患者经常头晕、走路不稳、肝阳上亢的人忌服。

8. 正逢伤风感冒，有头痛鼻塞、发热畏寒、咳嗽多痰等症的外邪正盛的人忌服。

9. 突发各类急性感染或剧烈疼痛的人不宜服用。

10. 鹿茸与茶、萝卜、莱菔子、谷芽、麦芽等合用，药力会减弱。

（何飞）

麦冬

《神农本草经》

【生物特性及药源】

麦冬是百合科沿阶草属植物麦冬 *Ophiopogon japonicus* （Linn.f.） Ker-Gawl. 的干燥块根，别称沿阶草、不死药、书带草、羊韭根、马韭根、皇帝草、麦门冬、寸冬、川麦冬等。夏季采挖，除去地上部分，抖去泥土，洗净，曝晒3～4天，堆置通风处使其回潮，除去须根，晒至足干。麦冬为多年生常绿草本植物，根较粗，中间或近末端常膨大成椭圆形或纺锤形的小块根。小块根长1～

1.5厘米，或更长些，宽5～10毫米，淡褐黄色；地下走茎细长，直径1～2毫米，节上具膜质的鞘。茎很短，叶基生成丛，禾叶状，苞片披针形，先端渐尖，种子球形，花期5～8月，果期8～9月。麦冬原产于中国，日本、越南、印度也有分布。麦冬生于海拔2000米以下的山坡阴湿处、林下或溪旁。中国南方等地均有栽培，主产于浙江、四川、江苏等地。以浙江产者为优，四川产量大。

麦冬因其块根是名贵的中草药，具有养阴润肺的功效，成为农民种植的一种高效经济作物，也是中国常用的中药材，广泛用于中医临床，为多种中成药及保健食品原料。

【功效概述】

麦冬栽培历史悠久，早在3000年前的古书《尔雅》中就已有相关记载。麦冬味甘、微苦，性微寒，归胃、肺、心经，具有养阴润肺、益胃生津、清心除烦之功效。

用于热病伤津、咽干口燥、肺燥干咳、肺痨咯血、肺痈、肺痿、消渴、肠燥便结、胃脘疼痛、饥不欲食、呕逆、心悸怔忡、心烦、失眠健忘、虚劳烦热等症。

麦冬还有多种炮制品。朱麦冬是取去心净麦冬，加朱砂细粉，拌匀晾干，以增强宁心作用。炒麦冬是取麦冬净片，清炒至微焦，养胃生津力强。米麦冬是将米撒于锅内，待米冒烟后撒入麦冬，炒至焦黄色。米炒可祛除苦寒，具有缓和的清补作用。

【典故及历代名家点评】

麦冬的草根有须，像麦，它的叶似韭菜叶，冬天并不凋枯，故名麦冬。麦冬草在禹州被人民称为"禹韭"。关于禹韭之名的来历，有这样一个传说：大禹治水成功后，地里的庄稼丰收了，老百姓产的粮食吃不完，大禹就命令把剩余的粮食倒进河中，河中便长出了一种草，即麦冬。人们称此草"禹余粮"，由于此草产于禹州，叶窄而细长，形似韭菜，故叫作"禹韭""禹霞"。此草具有滋阴生津、润肺止咳、清心除烦的功效，故又被称为"不死药"。

《神农本草经》将其列为上品，称它"久服轻身不老，不饥"。《名医别录》称麦冬："强阴益精，消谷调中，保神，定肺气，安五脏，令人肥健，美颜色，有子。"苏东坡不仅是著名的文学家，还是个中医药学家。他在他的诗句中也曾这样写道："一枕清风值万钱，无人肯买北窗眠。开心暖胃门冬饮，知是东坡手自煎。"

《十洲记》中有这么一个故事，一个病人气息非常微弱，每一次呼吸都要花好大的气力，鬼谷子就用一味药，在人气若游丝之时，用其草根茎服入，用草叶盖满其身，过一段时间，此人气息从弱变强，再服用几株，气息顺畅，已看不出有疾病的样子。所以，鬼谷子用"一株草就可救活一人"的说法就流传下来了。其实他用的就是麦冬。鬼谷子说麦冬在人气息不和（老百姓说这口气上不来）时，可以加强人的肺气。他平时就告诉百姓，多吃麦冬，可以延长人的气息。民间慢慢把麦冬说得越来越神，把延长气息变成长生不老。后来，秦始皇出海找长生不老药，也是源自鬼谷子所说的麦冬。

历代医家对麦冬论述颇丰：

《神农本草经》："主心腹结气，伤中伤饱，胃络脉绝，羸瘦短气。"

《名医别录》："疗身重目黄，心下支满，虚劳客热，口干燥渴，止呕吐，愈痿蹶，强阴益精，消谷调中，保神，定肺气，安五脏，令人肥健，美颜色，有子。"

《药性论》："治热毒，止烦渴，主大水面目肢节浮肿，下水。治肺痿吐脓，主泄精。"

《本草拾遗》："止烦热消渴，寒热体劳……下痰饮。"

《日华子本草》："治五劳七伤，安魂定魄，时疾热狂，头痛，止嗽。"

《本草衍义》："治心肺虚热。"

《珍珠囊》："治肺中伏火，生脉保神。"

《医学启源》："《主治秘诀》云，治经枯，乳汁不下。"

《**用药心法**》："补心气不足及治血妄行。"

《**本草汇言**》："麦门冬，清心润肺之药也。主心气不足，惊悸怔忡，健忘恍惚，精神失守；或肺热肺燥，咳声连发，肺痿叶焦，短气虚喘，火伏肺中，咯血咳血；或虚劳客热，津液干少；或脾胃燥涸，虚秘便难；此皆心肺肾脾元虚火郁之证也。然而味甘气平，能益肺金，味苦性寒，能降心火，体润质补，能养肾髓，专治劳损虚热之功居多。如前古主心腹结气，伤中伤饱，胃络脉绝，羸瘦短气等疾，则属劳损明矣。"

《**本草正义**》："麦冬，其味大甘，膏脂浓郁，故专补胃阴，滋津液……"

【**药用价值**】

麦冬药用最早载于汉代的《神农本草经》。《中药学》将其归入补虚药的补阴药，用量一般为6～12克，以煎服为主，也可入丸散。用于治病，大致为以下几方面：

养阴润肺：本品善养肺阴，清肺热，适用于阴虚肺燥所致的鼻咽部干燥、干咳痰少、咯血、咽喉疼痛、声音嘶哑等症状。

益胃生津：麦冬可用于治疗胃阴虚所致的舌干口渴、胃脘疼痛、食欲不振、呕吐、呃逆、大便干结。

清心除烦：可用于治疗心阴虚所致的心烦、失眠多梦、健忘等症。

现代药理研究认为，麦冬的药效主要有：

增强免疫功能：麦冬多糖可以促进体液免疫和细胞免疫功能，具有良好的免疫增强和刺激作用。

改善心功能：麦冬皂苷可明显增强离体蟾蜍、豚鼠的心肌收缩力，增加冠脉血流量。

抗心律失常：麦冬可对抗由肾上腺素、氯化钡、乌头碱所引发的心律不齐。

抗血栓与改善微循环：麦冬根部水提物能显著缩短鼠尾部血栓持续时间，并有效抑制动静脉分流诱发的血栓症，同时可改善微动静脉管径和血液流态。

降低血糖作用：麦冬多糖可改善胰岛素敏感性，使周围组织对胰岛素抵抗降低。同时促使胰岛细胞恢复，增加肝糖原。

抗衰老作用：研究发现，麦冬水提物可拮抗自由基对生物膜的脂质过氧化损伤，从而发挥抗衰延寿的作用。麦冬具有降低全血高切黏度、低切黏度、血浆黏度等作用，可增加血液循环，从而发挥抗衰老作用。另外麦冬能降低机体自由基反应，发挥抗衰老作用。

耐缺氧、抗疲劳作用：麦冬煎剂、麦冬水提物、麦冬注射液皆可提高常压或减压小鼠的耐缺氧能力。小鼠游泳实验表明，麦冬氨基酸和麦冬多糖具有一定的抗疲劳作用。

对胃肠道的作用：麦冬多糖对萎缩性胃炎有一定的治疗作用，主要与改善胃黏膜的血液循环、抑制炎症反应、促进组织细胞的增生有一定的关系。

抗肿瘤作用：麦冬多糖能抑制S180肉瘤和腹水瘤的生长，对小鼠原发性肝癌实体瘤也有一定的抑制作用。

抗炎作用：试管试验表明，麦冬粉对白色葡萄球菌、枯草杆菌、大肠杆菌及伤寒杆菌等，有较强的抑制作用。

抗过敏作用：麦冬多糖对小鼠肥大细胞脱颗粒及组胺的释放起到显著的抑制作用，致敏豚鼠哮喘的发生在麦冬多糖的作用下能得到明显的缓解。

【食疗保健】

麦冬早在神农时期就有可食用之说。2002年在卫生部发布的通知中，麦冬被列入《可用于保健食品的物品名单》中，其保健养生的功效由此得到了国家权威部门的认可。麦冬是一种非常好的食疗食品，可用其制作出多种多样的食疗膳食。如用麦冬和粳米做成的麦冬粥，不仅有润肺止咳的功效，还适用于治疗肺热干咳、无痰等症状。麦冬搭配性平、凉的猪肉、鸭子、鹌鹑等制成主菜，汤鲜肉烂，醇香色美，滋补肝肾、活血祛风。此外，麦冬和冬瓜、排骨、白芷、枸杞子、姜等一起搭配，还可以做成祛斑美容汤。麦冬和莲子一起加水炖熟以后食用，还有缓解慢性咽炎的作用。

除了可以做成膳食来食用，麦冬还可以直接冲泡作为日常饮品来饮用。北宋仁宗曾经下令，让专门负责宫廷饮料等事务的翰林司为"熟水"鉴定等级，结果是："以紫苏为上，沉香次之，麦门冬又次之。"也就是说，这三种熟水在当时被认为是味道与保健性能最佳的饮品。春季用麦冬泡水可滋阴润嗓，在四川民间广泛应用近50年。麦冬茶味微微甘甜，滋味甚佳，适合孩子、老人等脾胃较弱的人群食用。在饭前饮用麦冬茶具有养脾胃的作用，为接下来的进食垫底，也可在饭后饮用消食。麦冬和山楂做成的山楂麦冬茶还能养胃健脾，生津止渴，帮助消化；和竹叶做成的竹叶麦冬茶还有养阴润肺、清心除烦、补充营养的作用；和枸杞子搭配做成的枸杞麦冬茶还能益肾通络，可缓解偏瘫、半身不遂等症状。在四川三台地区，人们还开发出了"浪牌"麦冬酒，受到消费者的广泛好评。民间还将麦冬制作成色彩绚丽、独具特色的精美小吃，如麦冬豌豆冻、枸杞麦冬蛋丁、麦冬果脯等，适量佐餐食用，风味独特。

由此可见，麦冬作为日常的食材已经被广大百姓所熟识，在民间得到了广泛的应用。

化学成分研究发现，麦冬含多种甾体皂苷，目前共发现了64种甾体皂苷类化合物，根据其基本化学结构可分为螺甾烷醇型和呋甾烷醇型两大类。另含多种高黄酮类化合物，如麦冬甲基黄烷酮A、B，麦冬黄烷酮A，麦冬黄酮A、B，甲基麦冬黄酮A、B，二氢麦冬黄酮A、B，甲基二氢麦冬黄酮，6-醛基异麦冬黄烷酮及6-醛基异麦冬黄酮A、B等。药理学研究表明此类物质具有抗炎、抗肿瘤、诱导血管扩张等多方面作用。此外，尚含有腺苷、氨基酸、胡萝卜素、植物甾醇、挥发油及多糖等。麦冬多糖作为麦冬的主要活性物质之一，具有降血糖、延缓衰老、抗疲劳等作用。这也与"久服轻身不老"的记载不谋而合。

【适宜人群】

麦冬主要的临床使用指征有胃阴不足的胃脘嘈杂、干呕呃逆、口渴咽干、大便秘结等；肺阴不足而出现的痰少而黏、痰中带血、声音嘶哑等；心阴虚及热扰心营而致的心悸心烦、失眠、多梦、五心烦热、盗汗等。临床上常用于治疗萎缩性胃炎、糖尿病、便秘、咽喉炎、慢性支气管炎、肺结核、百日咳、肺脓肿、心绞痛等。

【药食的相互作用】

1. 用于热伤胃阴者，常与生地、玉竹、沙参等品同用，以滋养胃阴，生津止渴。

2. 治消渴，可与天花粉、乌梅等品同用。

3. 麦冬与半夏相伍，清养肺胃，降逆下气，治胃阴不足之气逆呕吐、咳嗽气逆，如麦门冬汤。

4. 治疗气阴两虚之证，配伍人参、五味子，以益气生津敛阴，如生脉散。

5. 治疗津亏便秘者，与生地、玄参等同用，增液以行舟。

6. 治疗阴虚肺燥有热者，常与阿胶、石膏、桑叶、枇杷叶等品同用，清燥润肺，养阴益气，如清燥救肺汤。

7. 治疗心阴虚有热者，常与玄参、生地、酸枣仁、柏子仁等配伍，以增强养阴安神之效。

【禁忌及注意事项】

1. 脾胃虚寒泄泻、胃有痰饮湿浊及风寒感冒咳嗽者均忌服。

2. 研究发现，服用麦冬过敏者可能与体质有关系。过敏表现为恶心、呕吐、心慌、烦躁、全身红斑、瘙痒。

3. 临床将麦冬当作补品补益虚损时应注意辨证，用之不当会生湿生痰，出现痰多口淡、胃口欠佳等不良反应。

4. 《本草经集注》提到："恶款冬、苦瓠。畏苦参、青蘘。"

5. 《雷公炮制药性解》提到："忌鲫鱼。"

（何飞）

天冬

《神农本草经》

【生物特性及药源】

天冬为百合科多年攀缘草本植物天冬 *Asparagus cochinchinensis*（Lour.）Merr. 的干燥块根，又叫天门冬、明天冬、天冬草、丝冬、大当门根、天棘根、多仔婆、三百棒等。

本品呈长纺锤形，略弯曲，长5～18厘米，直径0.5～2厘米。表面黄白色至淡黄棕色，呈油润半透明状。光滑或具深浅不等的纵皱纹，偶有残存的灰棕色外皮。质硬或柔润，有黏性，断面角质样，中柱黄白色。薄片淡黄棕色，可见中间黄白色中柱。以黄白色、半透明者为佳。气微，味甜、微苦。一般种植2～3年后即可采挖。以秋冬两季采挖为主，除去须根及蔓茎，洗去泥土，蒸或煮至透心皮裂，趁热除去外皮，烘干。天冬在全国分布广泛，自然分布于广东、广西、贵州、云南、四川、湖南、湖北、江西、安徽、浙江等地，向南可达海南岛，以气候温暖湿润的长江以南地区为主产区，四川、贵州产量最多。老挝、越南、日本和朝鲜也有分布。

天冬作为一种临床常用中药材，历来都是药食同源的佳品。近年来以天冬作为原材料制成药、食的需求量呈快速增长趋势，因此对天冬成分和药用价值的研究也成为中药研究的热点。

【功效概述】

天冬味甘，性苦、寒，归肺、肾、胃经。入药最早见于汉代《神农本草经》，具有养阴清热、润肺生津之功效，用于肺燥干咳、顿咳痰黏、劳嗽咯血、骨蒸潮热、咽干口渴、阴虚消渴、肠燥便秘等症。近代习用蒸制，经蒸软后去其外皮和心（此乃非药用部位）。经蒸制后，也能缓和大寒之性，并减轻苦味，更有利于在临床应用时与人参、生地、麦冬等配伍使用，治疗气阴两伤病证。天冬为滋腻之品，另也可酒制、姜制，一则以温热之品，缓和其苦寒，二则也免恋膈，有益于脾胃也。

【典故及历代名家点评】

天冬，始载于《神农本草经》，列为上品。以天冬汁液为酒曲，制出的米酒叫天门冬酒。天门冬酒据说是"坡仙"苏轼居儋期间的发明。他还以诗句表达自酿自饮天门冬酒时的喜悦心情，诗云："自拨床头一瓮云，幽人先已醉浓芬。天门冬熟新年喜，曲米春香并舍闻。"想来天门冬酒已为时人接受。宋代理学家朱熹喜欢天冬，他觉得这种植物比人工种植的花草更有一番风韵。在他的窗前就长有天冬，在一天雨后，朱熹见窗外的天冬形态幽美，清新脱俗，于是吟诵道："高萝引蔓长，插楦垂碧丝，西窗夜来雨，无人领幽姿。"

关于天冬还有一个小典故：天冬、麦冬本来是天上两个仙女。大姐天冬干练灵巧，爽直，个性强于妹妹；小妹麦冬文静秀气，貌美，并喜用淡紫色或白色的花朵装扮自己。她们在天上见到人间虚痨热病的病魔到处行凶，致使百姓面黄肌瘦，燥咳吐血，口渴便秘，死者众多，十分可怜。姐妹俩十分同情人间疾苦，决心下凡解救。大姐就在我国东南、西南、河北、山东、甘肃的山谷、坡地疏林、灌木丛中生根落户，小妹麦冬就在我国的秦岭以南浙江、四川一带的溪边、林下安家落户。姐妹俩出没在偏僻地带，帮助那些被病魔缠身的病人。姐妹俩虽然都能驱赶肺胃阴虚、肺胃燥热、便秘等病魔，但两个人的性格有所侧重。大姐对火、燥二魔的清除力度大于妹妹，直击入侵肾部的病魔；小妹性格文静力弱，但主攻心中燥魔不在话下。二人合作，水火既济，促人康泰。由此可见，天冬清火与润燥之力强于麦冬，且入肾滋阴，适用于肾阴不足、虚火亢盛之证；麦冬能清心除烦，可治心阴不足和心火亢盛之证。

另外，历代名家对天冬也多赞不绝口。

《神农本草经》："主诸暴风湿偏痹，强骨髓，杀三虫。"

《名医别录》："保定肺气，去寒热，养肌肤，益气力，利小便，冷而能补。"

《药性论》："主肺气咳逆，喘息促急，除热，通肾气，疗肺痿生痈吐脓，治湿疥，止消渴，去热中风。宜久服。"

《千金要方》："治虚劳绝伤，年老衰损羸瘦，偏枯不随，风湿不仁，冷痹，心腹积聚，恶疮，痈疽肿癞……亦治阴痿、耳聋、目暗。"

《日华子本草》："镇心，润五脏，益皮肤，悦颜色，补五劳七伤，治肺气并嗽，消痰、风痹热毒、游风、烦闷吐血。"

王好古："主心病，嗌干，心痛，渴而欲饮，痿蹶嗜卧，足下热而痛。"

《本草蒙筌》："能除热淋，止血溢妄行，润粪燥秘结。"

《本草纲目》："润燥滋阴，清金降火。"

《植物名实图考》："拔疔毒。"

【药用价值】

自《神农本草经》提出天冬具有轻身益气延年之效后，后世本草著作多沿用，在其功效的开发运用上也有所发展。天冬用量一般为6~12克。用于治病，大致为以下几方面：

1. 天冬属于补虚药中的补阴药，其养肺阴、清肺热的作用强于麦冬，适用于阴虚肺燥有热之干咳痰少、咳血、咽痛等症。

2. 胃阴不足者，可取其益胃生津的作用，常用于胃脘疼痛、饥不欲食、肠燥便秘之症。

3. 肝肾阴亏者，取其滋阴降火之效，常用于头晕耳鸣、腰膝酸软、内热消渴等症。

4. 疮疡肿疔、虫蛇毒伤者，可取其拔疔毒之功效。

现代药理研究认为，天冬的药效主要有：

镇咳、化痰、平喘作用：天冬水提物能减少小鼠由浓氨水诱发的咳嗽的次数及豚鼠由磷酸组胺诱导的咳嗽的次数，能增加小鼠呼吸道排泌酚红量，能减轻磷酸组胺诱导的豚鼠哮喘发作症状。

抗氧化及延缓衰老：天冬多糖有清除自由基及抗脂质过氧化活性的作用，长期服用天冬水提液高剂量组能延缓小鼠由D-半乳糖引起的衰老。

抑制肿瘤作用：天冬对S180及H22实体瘤均表现出明显的抑瘤作用，可使荷瘤小鼠的瘤重明显减轻。也有研究报道天冬可抑制乳腺癌、肺癌等多种恶性肿瘤细胞的增殖和生存。

消炎抗菌作用：天冬可升高外周白细胞、增强网状内皮系统吞噬能力，从而能够增强机体的抗感染能力，减少感染的并发症。

提高机体免疫力：天冬总多糖能不同程度增加小鼠胸腺和脾脏的重量，提示天冬有增强非特异性免疫功能的作用。

抗溃疡作用：有研究表明，天冬醇提物具有很强的抑制溃疡形成的作用，天冬酰胺可能是天冬抗溃疡的活性成分。

降糖作用：天冬能在一定程度上降低糖尿病白鼠的血糖水平，并对胰岛损伤起到修复作用。

抗血栓形成：实验表明给大鼠灌服天冬提取物能显著延长电刺激大鼠颈总动脉血栓形成时间，并使凝血时间延长41.4%。

强心和抗心梗作用：天冬酰胺可使外周血管明显扩张，血压下降，心收缩力加强，心率减慢，尿量增加，有明显的强心作用。天门冬酸钾镁有明显的抗心肌缺血作用，能缩小心肌梗死的范围，使抬高的S-T段下降。

杀灭蚊、蝇幼虫的作用：将切碎的天冬根置水中使成0.5%～1%浓度，可使其中的子孓于72～96小时后全部死亡；2%～5%浓度时，经3～4天，可使其中的蛆死亡70%～100%。

【食疗保健】

天冬作为药食同源的补阴中药，民间常用作滋补药膳（如药酒、药粥）的原料。天冬酒的主要原料是糯米和天门冬，以天然微生物纯酒曲发酵而成，含有40%以上葡萄糖以及丰富的维生素、氨基酸等营养成分，有活气养血、活络通经、补血生血以及润肺之功效，是中老年人、孕产妇和身体虚弱者补气养血之佳品。民间常以天门冬与粳米煮成粥，佐以冰糖食用。天门冬粥是很好的健康食品，还可作为肺肾阴虚病人的食疗粥。天门冬含天冬酰胺、黏液质等成分。近代研究证明，天冬酰胺有祛除色素沉着的作用，与粳米共煮粥，具有补中益气、益皮肤、悦颜色的作用。《丹溪心法》中将天冬、阿胶、杏仁、川贝母、茯苓等制成天门冬膏，具有养阴润燥、清火、滋阴止血、化痰止咳、润肺补肺的功效，用于阴虚肺燥、咳嗽咯血，久服补五脏，养肌肤。若加入枸杞子，则增强滋肾阴的功效。民间还盛传取等比例的天冬、麦冬制成二冬膏，每日早晚各取 1 汤匙，以沸水冲化饮服，特别适宜秋冬季节运动后解渴、解燥，保持肌肤滋润。天门冬茶，是人们常喝的传统药茶方剂，对于很多疾病有着非常好的治疗效果，对口渴、便秘、阴虚发热等都有一定疗效。

百姓还发挥了自己的聪明才智将天冬制成了蜜饯。天冬蜜饯早在数百年前就已开始制作，是四川省的传统名产。其口味纯甜爽适，味道纯正，营养丰富，有药疗和辅助药疗的特殊功能，老少皆宜，为蜜饯中的佳品。配上精美的包装，更是探亲访友的馈赠佳品。

相传，明代末年爆发了大规模的农民起义，起义军领袖李自成为联合张献忠攻打腐败的明王朝，亲自去拜会张献忠。不巧的是张献忠的正室正好当天生产，张献忠一直守在夫人身旁，只好让副将来迎接。副将把李自成迎进内室，摆上茶点果品叙话。李自成等了半个时辰还不见张献忠，大怒，拍桌子道："张献忠竟然如此怠慢与我！"副将忙解释道："大帅息怒，张将军确实是夫人生产，离不得身，大帅先尝尝这个，张将军马上就来。"李自成见仆人端上一盘佐茶食品，色泽鲜亮，异香扑鼻，玉洁冰清，随口问道："这是何物？"副将答："这是天冬蜜饯，请品尝。"李自成尝后感其味甜美，滋润化渣，沁人心脾，妙不可言，于是怒火全消，赞道："果然美味。"副将见状说道："这天冬不仅好吃，还能滋阴润肺，清肺降火。大帅少安毋躁，张将军马上就来。"又过了半个时辰，张献忠待妻子诞下麟儿后，立即赶来与李自成商量伐明事宜，这是后话。

此外，天冬具有"悦颜色，养肌肤"之效，自古就被用于美容养颜。唐代孙思邈在《千金要方》及《千金翼方》中记载了大量以天冬为主的养生美容保健方剂。据《本草纲目》记载，天冬与蜂蜜一起混合捣成液状掺入洗脸水，连续洗一个月皮肤即变白嫩。张锡纯的《医学衷中参西录》也记载了这样一个案例：某患者服用天冬3年以后，神清气爽，气力倍增，远行不倦，皮肤发润，面上斑痕全消。"

天冬块根营养丰富，含淀粉33%，蔗糖4%及其他多种营养成分。天冬全草含天冬酰胺（天门冬素）、β-谷甾醇、固体皂苷、黏液质、糖醛衍生物、17种氨基酸、丰富的维生素、无机盐、豆甾醇、内酯、黄酮、蒽醌及强心苷等成分。块根含瓜氨酸、丝氨酸、苏氨酸、脯氨酸、甘氨酸等19种氨基酸及β-谷甾醇、5-甲氧基甲基糠醛、葡萄糖及果糖。块根抑瘤有效部位中分离出4种多糖，即天冬多糖A、B、C、D。

【适宜人群】

历代医家均认为天冬为无毒之品，可广泛用于各人群。如治疗肺阴亏虚之鼻衄、咽喉肿痛、咳嗽、肺炎、扁桃体炎、肺结核、白喉、百日咳等疾患；胃阴不足之胃脘疼痛、饥不欲食、口腔黏膜溃疡、消渴、肠燥便秘等疾患；肝肾阴亏之目干、目涩、耳鸣、皮肤瘙痒、足痿等病症。外用则适宜疮疡肿毒、蛇咬伤患者。

【药食的相互作用】

1. 治疗发斑发疹、咽喉肿痛、血衄、热风伤阴者，天冬配伍生地黄、黄芩、玄参等，可增强清热解毒、凉血养阴生津之功，正所谓"留得一份阴津，便留一分生机"。

2. 治疗肺热燥咳、内热消渴、热盛津亏、骨蒸潮热等症，天冬配伍知母、地骨皮等，可生津润燥、清热泻火。

3. 天冬配伍麦冬，滋阴功效增强，两者相须为用，既能滋肺阴、润肺燥、清肺热，又可养胃阴、清胃热、生津止渴，对于热病伤津之肠燥便秘，还可增液润肠以通便。

4. 天冬配伍杏仁、百部、桔梗、紫菀可治疗肺气咳逆，喘息促急。

5. 治疗气虚津亏、虚损等证者，可将天冬配伍人参、黄芪、蜂蜜等，以益气养阴。

6. 治疗津亏血枯之证，天冬滋阴润燥，与熟地、白芍、当归等补血药物配伍，津血同调。

【禁忌及注意事项】

1. 虚寒泄泻及痰湿内盛、风寒咳嗽者禁服。

2. 脾虚便溏之人不宜使用。

3. 不宜与药材曾青一同使用。

4. 胃虚无热者忌服。

5. 古有"用天冬时忌食鲤鱼"之说，应予以注意。

（何飞）

百合

《神农本草经》

【生物特性及药源】

本品为百合科多年生草本植物百合 *Lilium brownii* var.*viridulum* Baker 或细叶百合 *Lilium pumilum* DC. 及卷丹 *Lilium lancifolium* Thunb. 的干燥肉质鳞茎。

本品呈长椭圆形，披针形或长三角形，长 2～4 厘米，宽 0.5～1.5 厘米，肉质肥厚，中心较厚，边缘薄而成波状，或向内卷曲，表面乳白色或淡黄棕色，光滑细腻，略有光泽，瓣内有数条平行纵走的白色维管束。质坚硬而稍脆，折断面较平整，黄白色似蜡样。气微，味微苦。以瓣匀肉厚、色黄白、质坚、筋少者为佳品。全国各地均有生产。于秋季茎叶枯萎时采挖，洗净，剥去鳞片，沸水烫过或略蒸过，晒干或烘干。生用或蜜炙用。

本品主要分布于亚洲东部、欧洲及北美洲等北半球温带地区。中国是其最主要的原生地。江苏宜兴、湖南邵阳、甘肃兰州、浙江湖州栽培百合的历史最为悠久，是全国著名的四大百合产区。

【功效概述】

百合又有"野百合"之名，原是一种野生的花卉，很久以前就已经成功栽培，是一种从古至今都受到广大人民群众喜爱的名花。百合不仅具有观赏价值，而且早在公元4世纪就被用于食用和药用。每当亲朋好友相聚时，中国人总喜欢吃上配有百合的菜蔬，以表达"百年好合""友谊长存"之意。因为百合的鳞茎由许多白色鳞片层层环抱而成，状如莲花，给人以无限美好的眷恋之感。人们在办婚礼喜事时，总是写上"百年好合"的匾额，以表祝福之心意。

关于百合的功效，我们的祖先早就了如指掌。《神农本草经》将之列为中品，称其味甘、平，主治邪气腹胀、心痛，利大小便，补中益气。汉代著名医学家张仲景在其《金匮要略》的"百合病"中就记载了百合可用于"不可名状"的诸病种的治疗，至今仍沿用不衰。直至明代，医药学家李时珍在其《本草纲目》中也作了不少记述。当时的食疗家汪颖在《食物本草》中载："百合新者，可蒸可煮，和肉更佳；干者作粉食，最益人。"医家缪希雍在其《本草经疏》中论述说："百合，主邪气腹胀。所谓邪气者，即邪热也。邪热在腹，故腹胀，清其邪热则胀消矣。解利心家之邪热，则心痛自瘳。肾主二便，肾与大肠二经有热邪则不通利，清二经之邪热，则大小便自利。甘能补中，热清则气生，故补中益气。清热利小便，故除浮肿、胪胀、痞满、寒热、通身疼痛。乳难，足阳明热也；喉痹者，手少阳三焦、手少阴心经热也；涕、泪，肺肝热也。清阳明三焦心部之热，则上来诸病自除。"百合具有多种多样的作用，是我国首批审批通过的药食两用的佳品之一。

【典故及历代名家点评】

其实，百合除了受医药学家、营养食疗家的关注外，历代文学家、诗人等都对其情有独钟。最早称赞者当属唐初四杰之一的王勃及其兄长王勔。王勔在赋中用《山海经》中的阳山和萲荚、芝芳等来衬托百合花，连被称为"五叶"的人参都不能与之媲美。其后的著名诗人、画家王维不仅赞赏百合花之美，而且把它当作重肉（古人指的是两种以上的肉食）并加以描述：百合口感柔和软滑、晶莹剔透，和鸿鹄（即天鹅的肉）一样美味，用它来泡茶，还可滋润诗肠，启发写诗的灵感，真可说是物尽其用。之后，宋代的著名诗人杨万里、陆游、董嗣杲等，都以诗来描述百合外在的美及内在的药食作用，特别是婉约派词家鼻祖黄庭坚的诗，更是脍炙人口："红花山丹逐晓风，春荣分到豨莶丛。朱颜颇欲辞镜去，煮叶掘根傥见功。"有趣的是，诗人写了两种药用植物，山丹和豨莶。春雨过后，山丹花落，而豨莶草却郁郁葱葱，濯濯肥泽。这里提到的豨莶就是百合的全草。

宋末元初的诗人董嗣杲有首《百合花》诗，读后令人不禁有"我见犹怜"之感："有聚无分比蒜强，春苗数尺紫茎长。青苍暗接多重叶，红白争开五月凉。冈使蒸蜜犹食气，只堪当肉润吟肠。山古樱笋同时荐，不似花心瓣瓣香。"

另外，历代名家对百合的功效也多赞不绝口：

《本草纲目拾遗》："清痰火，补虚损。"

《药性论》："除心下急、满、痛，治脚气，热咳逆。"

《日华子本草》："安心，定胆，益智，养五脏。"

《医林纂要》："百合，以敛为用，内不足而虚热、虚嗽、虚肿者宜之。"

《本草品汇精要》："蒸熟用。"

【药用价值】

百合的药用价值很高。在历代医家中最早用百合治病的医家为汉代名家张仲景，他对百合的使用颇有创见，将百合作为清心安神药物用于因热病而致的身体虚弱、余热未清、虚烦惊悸、精神恍惚、失眠等病症。这些病症也被张仲景称为"百合病"而后传于世。这种病颇似现代医学的神经官能症、抑郁症、更年期综合征、癔症以及某些热病后期或恢复期的虚弱症。以中药（也是食物）名作为疾病名的，除了百合病外，再无第二例了。

自此之后，百合的使用范围更加广泛。由于其味甘性微寒，质厚多液，具有清心润肺、补中益气、镇静安神、清热解毒、滋补精血、健脑益智、防老抗衰、美容养颜、抑癌抗瘤、清利二便等多种功效，在临床上常用于阴虚燥热性咳嗽、失眠多梦、心烦意乱、焦虑不安、老年人健忘衰老、各种癌症、白细胞减少、咳血痰血、便秘溲少以及皮肤湿疹、疮疖、面部痤疮等疾病的治疗。

【食疗保健】

百合是一种集观赏、药用和食疗价值于一身的植物。现代药理研究表明，百合富含多种营养成分，如淀粉、蛋白质、脂肪、B族维生素和维生素C及钙、磷、铁等元素；还含有一些特殊的营养物质，如秋水仙碱和多种生物碱。这些成分综合作用于人体，不仅具有良好的营养滋补之功，对于气候干燥引起的多种季节性疾病有较好的防治作用，而且可以促进人体的新陈代谢，增强机体的免疫功能和抗疲劳、耐缺氧能力，清除体内的自由基，延缓衰老，抑制过敏反应，升高白细胞数，对于抗病原微生物感染及病后的康复等都有重要的辅助作用。此外，其所含的百合苷、果胶及磷脂类成分，有助于镇静催眠，可改善睡眠，提高睡眠质量，并能保护胃黏膜，对胃病有显著的治疗效果。

值得一提的是，本品除用于慢性疾病，如慢性咽炎、慢性支气管炎、支气管扩张、肺结核、慢性扁桃体炎、慢性阻塞性肺疾病、抑郁症、更年期综合征及干燥综合征等疾病的食疗保健外，因还含有特殊的秋水仙碱成分，所以还能有效地预防痛风并对痛风发作有辅助治疗作用。《医学入门》一书曾记载百合可治肺痿、肺痈，现代医学也认为，百合有抗肺间质纤维化的作用，其安全性极强，一旦能使之成为防治本病的食用中药，其医疗保健价值将会非常鼓舞人。

此外，本品不仅能抑癌防癌，对晚期不能进行手术、不耐受放化疗、处于术后康复、放化疗过程中有白细胞减少等不良反应，或有癌症风险的高危人群，都具有食疗保健作用。明代李时珍在《濒湖集简方》中用本品治疗天疱湿疮，以生百合捣涂，疗效确凿。后人曾以此方治疗皮肤疮疖或服食以美容润肤。由此可见，本品具有多种多样的食疗效果，是一种很好的养生保健佳品。

【适宜人群】

本品由于所含的营养成分丰富，现代食品分类将之列于水生蔬菜类中，也是我国首批通过的药食两用的物品，可做成糕点、羹汤、菜肴等食品款待客人。由于有益健康，无明显不良反应，食用安全，因此几乎适宜所有人群。凡阴虚体质，平时易于"上火"，特别是虚烦不得眠、咽干口渴、燥咳不宁者尤为适宜。

一般而言，平时因工作压力大、心情抑郁、烦躁不安而致睡眠障碍者；或有干性咳嗽，记忆力下降，体弱早衰，时而流泪不断者；或女性月经不调、月经先期量多及皮肤缺乏泽润者；或体检发现尿酸过高而有痛风表现者；或肺部结节有癌症高风险人群；或不明原因的低热者；等等，使用本品有助于早防早治。

【药食的相互作用】

百合为水生蔬菜类食物，绝大多数药食两用的物品一般都可与其合用而起增效减毒的效果。

1. 百合与杏仁合用，两者煮粥有增强润肺止咳、清心安神、润下通便的作用。

2. 百合与绿豆合用，有助于清热解毒、滋养脾胃。

3. 百合与桂圆合用，有开胃益脾、养血安神、补虚泻火的作用，是强身健体的滋补佳品，凡思虑过度、劳伤心脾、健忘失眠、肺燥干咳者，均可使用。

4. 百合与银耳合用，有滋阴润肺效果，适用于肺热咳嗽等患者食用。

5. 百合与莲子合用，有养阴清心的效果，有助于改善睡眠障碍和睡眠质量。

6. 宋代医家严用和创制的百花膏，采用等份的百合（蒸焙）与款冬花，治喘嗽不已或痰中带血有良效，至今仍为临床常用的名方。

7. 百合与地黄合用，可增强滋阴降火热、润肺止咳、清心助眠的功效。

8. 百合与薏苡仁合用，不但可增强防癌抗癌效果，还能有效地缓解放化疗期间出现的不良反应。

【禁忌及注意事项】

本品可药用，但同样存在不利和偏向的一面。

1. 忌食久放变质的百合，因变质后其中含有大量细菌和毒素，吃后易引起食物中毒。

2. 忌与猪肉同煮合用，否则易中毒，可用韭菜汁解毒。

3. 本品不宜与富含钙的食物同用，因本品含有丰富的磷，合用后会影响疗效。

4. 本品性凉而微寒，凡风寒咳嗽、虚寒出血或脾虚湿滞者不宜食用。

（蔡宛如　周忠辉）

枸杞子

《神农本草经》（附地骨皮）

【生物特性及药源】

本品为茄科落叶灌木植物宁夏枸杞 *Lycium barbarum* Linn. 的干燥成熟果实。

其植物呈类纺锤形或椭圆形，长6～20毫米，直径3～10毫米。表面红色或暗红色，顶端有小突起状的花痕，基部有白色的果梗痕。果皮柔韧，皱缩；果内肉质，柔润。种子20～50粒，类肾形，扁而翘，长1.5～1.9毫米，宽1～1.7毫米，表面浅黄色或棕黄色。气微，味甜。枸杞果实于7～9月间成熟时采收，晒干或烘干，生用。

枸杞主产宁夏者最优，称为"宁夏枸杞"；甘肃省也有少量生产，均属于道地中药材，是药食两用的正宗产品。还有一种称为"中华枸杞"，分布于我国东北、河北、山西、陕西、甘肃南部以及西南、华中、华南和华东各省区，朝鲜半岛、日本、欧洲也有栽培或野生。在我国除普遍野生外，各地也有栽培，并作为药食两用之品。

【功效概述】

枸杞始载于我国2000多年前的《诗经》，古代药典《神农本草经》将之列为上品。明代医药名家李时珍称："枸杞，二树名，此物棘如枸之刺，茎如杞之条，故兼名之。"枸杞为人们对商品枸杞子、植物宁夏枸杞、中华枸杞属下物种的统称。人们日常食用和药用的枸杞子多为宁夏枸杞的果实枸杞子，而宁夏枸杞是唯一载入2010年版《中国药典》的品种。

宁夏枸杞主产于甘肃张掖（古称甘州），统称为西枸杞，以其粒大、肉厚、子少、色红、柔润五大特点名甲天下；中华枸杞又称为南枸杞，其粒小、皮薄、肉少、子多，味酸苦，质次。因此，在选购时应注意鉴别。

枸杞一身是宝，宋代文豪苏东坡诗赞："根茎与花实，收拾无弃物。"现代医学史家陈邦贤的《新本草备要》则记载说，枸杞的苗叶叫天精草，花叫长生草，果叫仙地果，根叫地骨皮，均有滋补强身、延年益寿的功效。枸杞叶又名地仙苗、枸杞尖、天精草、枸杞头等，其性味甘寒，有解热止咳、除烦补虚、清热明目等功效，可作蔬菜食用，以叶大肥厚、碧绿青翠的鲜品为优，吃法很多，清炒、凉拌、做汤均可；枸杞果实称为枸杞子或甘杞子，味甘性平，归肝、肾、肺经，具有滋补肝肾、明目消翳等功效；枸杞的干燥根皮称地骨皮，是一味清虚热的良品，性味甘、寒，归肺、肝、肾经，具有凉血除蒸、清肺降火的功效，据说《山海经》中西王母的手杖就是用枸杞的根制成的，道家称之为"西王母杖"。

目前，市面上有一种黑枸杞，多生长在海拔2600～3000米的盆地沙漠地带。具有"聚宝盆"之誉的青海柴达木盆地，所处地势海拔高，气候干旱，生态环境洁净，无污染，造就了柴达木黑枸杞得天独厚的滋补肝肾、延缓衰老的良好功效。

【典故及历代名家点评】

枸杞有三用，重在药食两用，而古代文人墨客雅士，却重于观赏。宁夏枸杞树形婀娜多姿，叶翠绿，花淡紫色，果实鲜红，是很好的盆景观赏植物。虽然有部分进行观赏栽培，但由于其耐寒耐旱而不耐涝，故在江南雨多涝多的地区，宁夏枸杞很难种植。

《本草经集注》："补益精气，强盛阴道。"

《汤液本草》："主心病嗌干心痛，渴而引饮，肾病消中。"

《本草纲目》："滋肾，润肺……明目。"

《神农本草经》："久服，坚筋骨，轻身不老，耐寒暑。"

《本草正》："枸杞，味重而纯，故能补阴，阴中有阳，故能补气。所以滋阴而不致阴衰，助阳而能使阳旺。"

宋代翰林官院编纂的《太平圣惠方》中，曾记述了一个传奇故事。有一位往河西就任的官人，路逢一女子，年约十五六，正在赶打一老人，年约八九十。见此情景，使者前去责问她："此被赶打的老人是你的什么人。"女子回答道："是我曾孙，打之有什么可奇怪的，家有良药却不肯服食，致使年老不能步行，所以应罚。"使者听后遂问女子年纪多大？女子答道："年已经三百七十二岁。"使者又问："药有哪些，可以相告吗？"女子说："药惟一种，但有五个名称。"使者再问："哪几个药名？"女子说："即春名天精、夏名枸杞、秋名地骨、冬名仙人杖，亦名西王母杖，以四时采服之，令人与天地长寿。"虽然这个故事虚拟色彩明显，但也说明枸杞抗衰老的作用，一直深入人心。

【药用价值】

本品有很高的药用价值。众所周知，宁夏枸杞是我国传统名贵的中药材，具有滋补肝肾、养血明目、清热润肺的良好效果。凡有腰膝酸软、遗精滑泄、阳痿、男子不育、女子不孕、视物昏花、早衰发白、虚热咳嗽等表现者，均可使用。明代李时珍的《本草纲目》就认为枸杞子"甘平而润，性滋而补……能补肾、润肺、生精、益气，此乃平补之药。"

现代药理研究表明，枸杞子具有降血脂、降血压、降血糖、抗疲劳、保肝、护眼、抗肿瘤、提高机体免疫功能及抗衰老的作用。其根皮，即中药中的地骨皮常用于肺结核病及支气管扩张症所出现的低热、盗汗、咯血等，以清虚热、止咳化痰、凉血止血。

至于黑枸杞，以其天然的品质为人们所青睐，但栽种尚不普遍，且价格相对较高。其个头较大，籽少肉厚，味道较甜。据科学检测结果显示，黑果枸杞所含的维生素和脂肪远高于红果枸杞，富含钙、镁、铜、锌、锰、铁、铅、镍、镉、钴、铬、钾、钠等多种元素，对维持人体正常的生理功能具有重要作用，且祛斑抗皱、延缓衰老及预防癌症功效显著，这都与其所富含的花青素成分密切相关。故黑果枸杞被誉为"花青素之王""口服的皮肤化妆品""天然抗衰老神器"等。

【食疗保健】

枸杞子是古代养生学家十分重视和推崇的滋补食疗佳品，在不少延年益寿的名方中都有出现。《本草汇言》一书对本品的评价尤高，认为其兼有人参、黄芪、当归、熟地、肉桂、附子、知母、黄柏、黄芩、黄连、苍术、厚朴、羌活、独活、防风等的特点，并认为其"使气可充，血可补，阳可生，阴可长，火可降，风湿可去"。在中药补益作用中，能补益气血阴阳者唯此药为最。民谚云："一年四季吃枸杞，可以与天地齐寿。"说的就是本品具有延缓衰老的功效。枸杞子具有很好的滋补和治疗作用，且作用平和，适合体质虚弱、抵抗力差者食用，一般主张长期坚持，每天吃6～15克，可见效。在补益气血阴阳中，尤以补血为要，食后对造血功能有促进作用。

枸杞子性味甘平，入肝、肾二经，具有滋补肝肾、强筋壮骨、养血明目、润肺止咳的功效，可治头昏目眩、腰膝酸软、遗精、咳嗽、视力衰弱等症，尤其适合老年人食用，并且有抗衰延寿的作用。《神农本草经》认为久服枸杞子能强筋骨。《药性赋》也认为枸杞子擅长补益精气。我国历代医家、养生家都非常重视本药的滋补作用。《本草纲目》载其治病强身药方多达33条。葛洪、陶弘景、孙思邈等历代医学名家都喜饮杞子酒。现代科学研究表明，枸杞子含蛋白质、脂肪、糖、微量元素、胡萝卜素、维生素B₂、钙、磷、铁等物质和18种氨基酸，特别是以下3种营养成分更值得重视。

枸杞色素：为存在于枸杞浆果中的各类呈色物质，是枸杞子的重要生理活性成分，主要有胡萝卜素、叶黄素和其他有色物质。其所含的类胡萝卜素具有重要的药用价值。枸杞色素有提高机体免疫功能，预防、抑制肿瘤及预防动脉粥样硬化等效果。胡萝卜素是枸杞色素的主要活性成分，具有抗氧化和作为维生素A的合成前体等重要的生理功能。

枸杞多糖：是一种水溶性多糖，是枸杞中最主要的活性成分，相对分子质量为60～200，目前已成为国内外研究热点。其中又以枸杞多糖的免疫调节、抗肿瘤作用的研究最多。现已有很多研究表明，枸杞多糖具有促进免疫、抗衰老、抗肿瘤、清除自由基、抗疲劳、抗辐射、保肝、保护和改善生殖功能等作用。

甜菜碱：在化学结构式上与氨基酸相似，属于季胺碱类物质。甜菜碱是枸杞果、叶、柄中的主要生物碱之一。枸杞对脂质代谢的作用及其抗脂肪肝作用都与其所含的甜菜碱密切相关。

枸杞嫩叶可做蔬菜，在广东、广西等地，枸杞芽菜非常流行，但南方多为中华枸杞，没有正宗的枸杞芽，而宁夏枸杞在宁夏等西北地区，其嫩叶很少作为蔬菜食用。枸杞子已被原卫生部列为"药食两用"品种，可以加工成各种食品、饮料、保健酒、保健品等，也可做成粥食和汤。

【适宜人群】

枸杞子中含有多种氨基酸，并含有枸杞多糖、甜菜碱、玉米黄质、酸浆果红素等特殊营养成分，具有非常优良的食用价值。

枸杞子适合所有人食用，对用眼过度，出现视疲劳者尤为适宜、可延缓老年人白内障、眼黄斑变性等。对有高血压、高脂血症、高血糖等"三高"症状者及易于疲劳、虚劳低热、口舌糜烂、皮肤失润等人群也十分适用。枸杞子性质比较温和，食用稍多无碍，但也须节制，过量食用也会令人上火。

【药食的相互作用】

枸杞子与多种中药都可合用，起增效减毒作用。《本草纲目》中其与其他药物组成的治病防病、强身健体的复方就有33方（可能还不止于此）。最常见约有以下几种：

与菊花配伍：可用于茶饮，能起到养肝明目的功效。

与鸡血藤合用：有补血作用，具有促进造血功能、升高血白细胞的效果。

与龙眼肉同用：对改善血虚失眠有明显效果。

与核桃、黑豆并用：可起到乌发的作用，并有益肾生精、健脑益智的功效。

与生地黄同用：能美容润肤，增强抗衰老作用。

与女贞子并用：两者均有滋补肝肾的功能，枸杞子滋补作用强，女贞子清虚热之力优，两药合用，具有滋阴清热的效果，并有润肺止咳作用。

与西药环磷酰胺合用：近年来的研究显示，枸杞子与西药免疫抑制剂环磷酰胺合用可增强抗肿瘤作用。此外，还发现枸杞子对环磷酰胺导致的白细胞减少有明显的保护作用。

【禁忌及注意事项】

本品虽适用于体质虚弱、免疫功能低下者，但须注意用量，其虽性味甘平而温和，但食用也不能过度，长期过量服用也易上火，生用时尤其应减量。同时，外感发热或患有温热性疾病者，也不宜食用。

历代经书对本品的利弊有以下评述：

《本草经疏》："脾胃虚薄弱，时时泄泻者勿入。"

《本草汇言》："脾胃有寒痰冷癖，时作泄泻者勿入。"

《本经逢原》："元阳气衰，阴虚精滑及妇人失合，劳嗽蒸热之人慎用。"

古人对本品在临床应用或食疗保健中的评论应该作为人们食用时的参考，盲目滥用，往往会适得其反。

（骆仙芳　周忠辉）

燕窝

《本草从新》

【生物特性及药源】

燕窝，又称燕菜、燕根、燕窝菜，为雨燕科动物金丝燕及多种同属燕类用唾液与绒羽等混合凝结所筑成的巢窝，形似元宝，窝外壁由横条密集的丝状物堆垒成不规则棱状突起，窝内壁由丝状物织成不规则网状，窝碗根坚实，两端有小坠角，一般直径6～7厘米，深3～4厘米。

燕窝因采集时间不同可分为3种：①白燕，古代曾列为贡品，故又称官燕；②毛燕，其巢身厚度因产地不同而异，巢色普遍较暗，杂质较多，特别是绒毛，故须加工，过程比较复杂；③血燕，其营养成分较高，含50%蛋白质、30%糖类及一些无机盐，是中国传统名贵食品之一。

燕窝主要产于菲律宾西至缅甸沿海附近荒岛的山洞里。这些海域以印度尼西亚、马来西亚、新加坡和泰国等东南亚地区及我国南海诸岛居多。如今，除了越南会安，印尼、马来西亚、泰国都有屋燕产出。屋燕，就是当地居民仿照海上洞穴生态，在海边建造燕屋，让燕子在里面筑巢。金丝燕有一特点就是喜欢扎堆，宁愿挤在一起也不愿往外围挪移。所以，燕窝的产量一般都处于"听天由命"的状况，因而珍贵无比。

【功效概述】

燕窝性平味甘，归肺、胃、肾经，历代以来都被认为是滋补佳品，具有滋阴润燥、补肾养胃、暖腰膝、缩小便、治崩止带等功效。凡有久病体虚、羸瘦乏力、气怯食少、月经不调、妊娠恶阻等表现者，特别是有久咳、咯血、痰喘、虚烦失眠等症状者，尤为适用。

燕窝宜药宜膳，早在唐代就已载入药典，是一味珍贵的中药材，在餐桌上则是一道美味菜肴，是稀有的药食两用食物，被誉为"东方珍品"。一般来说，喜欢吃这种昂贵营养品的人，还是以中国人为主，以及东南亚地区受中国文化熏陶的华人和华侨，西方人很少涉猎。食用燕窝在我国已有上千年历史，《本草求真》就认为燕窝入肺生气，入肾滋水，入胃补脾，补而不燥，润而不滞。特别要指出的是，明朝航海名家郑和下西洋，从而开通了大陆与东南亚的贸易通道，使燕窝这一名贵补品得以更广泛的推广。

【典故及历代名家点评】

关于燕窝可食可药的评述，明代以后才逐渐增多。近几年来，由于人民生活水平的提高，燕窝深受消费者的喜爱，需求量才开始与日俱增。

《本经逢原》："燕窝……惜乎本草不收，方书罕用，今人以之调补虚劳，咳吐红痰，每兼冰糖煮食，往往获效。"

《本草从新》："可入煎药，须用陈久者，色如糙米者最佳。燕窝脚，色红紫，名血燕，功用相仿。假燕窝无边无毛（或微有边毛），皆伪为之，色白，甚有白如银丝者。"

《岭南杂记》："燕窝有数种，日本以为蔬菜供僧。此乃海燕食海边虫，虫背有筋不化，复吐出而为窝，缀于海山石壁上，土人攀缘取之。春取者白，夏取者黄，秋冬不可取，取之则燕无所栖而冻死，次年无窝矣。"

《本草纲目拾遗》："大养肺阴，化痰止嗽，补而能清，为调理虚损劳瘵之圣药，一切病之由于肺虚不能清肃下行者，用此者可治之。"

《食物宜忌》："壮阳益气，和中开胃，添精补髓，润肺，止久泻，消痰涎。"

据说，金丝燕是世界上最忠贞不贰的鸟。金丝燕一旦结婚，就一定白头偕老。人们把它们的巢窝摘走了，它们就会在原来的地方再筑巢栖居，一生一世不离不弃。

【**药用价值**】

古往今来，各种医籍都无不强调燕窝对呼吸系统疾病的治疗效果，如痨瘵（肺结核）及各种原因引起的咳嗽、咯血、痰喘等病症。一般而言，燕窝润肺养肺、化痰止咳的辅助作用还是很好的。

燕窝由金丝燕的唾液凝结而成，中医将唾液称为"金津玉液"，不仅有补肺功效，而且有护胃健脾、养肝补肾及调养冲任的功效，对久病体虚、噎膈、反胃、口干舌燥者尤有补益作用，特别有利于儿童生长发育，治疗妇女月经不调、孕妇养胎、安胎、产后调理等症时均可使用。

【**食疗保健**】

现代研究显示，燕窝富含蛋白质、多种人体必需的氨基酸、维生素、糖类和钙、钾、钠、铁、磷等元素，其中所含的胶质经过人体吸收后，对组织细胞的修复和再生具有良好的促进作用。此外，燕窝还是传统的稀有美容护肤补物，所含的蛋白质及多种人体必需的氨基酸是人体皮肤、肌肉和毛发的重要养料，其中部分成分是普通蛋白质难以替代的。因此，进食燕窝，不但能健体强身，而且能美白嫩肤，使人的皮肤更加干净、亮泽、靓丽。孕妇食用燕窝，产后的宝宝会更活泼可爱；产妇食用燕窝，身体康复更快，身材也更加窈窕出众；患有多动症或抽动症的儿童食用燕窝，会有良好的辅助疗效。新近发现，燕窝还有抗感染、提高机体免疫功能、防衰抗老、防癌抑癌等功效，在雾霾天气里，燕窝更是不可多得的"洗肺"佳品。

【适宜人群】

燕窝是优质的药食两用食物，是很好的养生保健食材，男女老幼均适宜，特别是未老先衰者、孕妇、妇女产后及病后、肿瘤术后或放疗化疗后，食用燕窝有利于更快康复。

【药食的相互作用】

1. 燕窝与脱皮老鸡炖食，补虚壮骨作用尤佳，用于年老体弱多病或病后、产后以及肿瘤放化疗后，有助于更快康复。

2. 燕窝与鱼翅搭配炖煮，其味鲜美，具有健脾开胃、促进食欲的功效，且有养胃理肠的作用。

【禁忌及注意事项】

1. 燕窝是补虚养身、美容护肤的佳品，正因如此，市场上常有假冒伪劣产品。所以，必须注意鉴别，特别是所谓的"血燕"，更是鉴别的重点。鉴别须掌握3个要点：一是外表生长自然，色滑光润，呈丝条样波状排列；二是内陷兜呈网状（或有少量羽绒）；三是久炖不烂，嚼之脆而滑软，并具燕窝特有的气味。在血燕非常少见，市场上的所谓"血燕"多为染色而成。

2. 如因处理不当而有轻微发霉，可用牙刷加少量水擦净，将之风干即可；如发霉严重且出现黑色霉点，则不能食用。

3. 要提醒的是，燕窝在食用之前，需先以水浸泡涨发，拣去毛绒杂质方可食用。一般多内服，可用绢包煎汤饮服或炖服。每次3～6克，或入膏剂中服用。凡脾胃虚寒、湿停痰滞或伴有感冒者不宜食用。不论体质是寒是热，均可服用。

（蔡宛如、周忠辉）

大枣

《神农本草经》

【生物特性及药源】

大枣，又名红枣、大红枣，为鼠李科落叶灌木或小乔木植物枣 *Ziziphus jujuba* Mill. 的成熟果实。其植物高可达 10 米，枝平滑无毛，具成对的针刺，直伸或钩曲，幼枝纤细而簇生，颇似羽状复叶。呈之字形曲折。单叶互生；卵圆形至卵状披针形，少有卵形，长 2～6 厘米，先端短尖而钝，基部歪斜，边缘具细锯齿，3 主脉自基部发出，侧脉明显。花呈短聚伞花序，丛生于叶腋，黄绿色；萼 5 裂，上部呈花瓣状，下部呈筒状，绿色；花瓣 5；雄蕊 5，与花瓣对生；子房 2 室，花柱突出于花盘中央，先端 2 裂，核果卵形至长圆形，长 1.5～5 厘米，熟时深红色，果肉味甜，核两端锐尖。花期 4～5 月，果期 7～9 月。初秋果实成熟时采收，晒干，生用。

大枣为温带作物，适应性强，种植范围广泛，素有"铁杆庄稼"之称，具有耐旱、耐涝的特性，是发展节水型林果业的首选良种。据史书记载，大枣是原产于中国的传统名优特产树种，已有 4000 年以上的种植史，主产于我国河北、河南、山东、陕西、新疆等地区。

【功效概述】

大枣味甘，性温，入脾、胃经，具有补中益气、滋阴补阳、养血安神功效，常用于脾胃虚弱、食少便溏、气血亏虚、倦怠乏力、面黄肌瘦以及妇女血虚脏燥、失眠心悸、健忘早衰等病症的治疗。自古以来，大枣就与桃、李、梅、杏一起并称为"五果"，因其维生素含量极高而有"天然维生素丸"的美誉。大枣被称为"百果之首"是非常有道理的。人们在远古时代就已发现大枣并加以利用，西周时期人们已开始利用大枣发酵酿造红枣酒，并将其作为上等贡酒，宴请宾朋贵客。《诗经》《礼记》《战国策》等古代名著均记述了枣的食用价值。其实，枣的药用历史也很早，最早的药典《神农本草经》就已收载，至东汉时期，医圣张仲景的《伤寒论》及《金匮要略》两医书中所记述的113张方子中，用大枣的就有65张，可见早在2000多年前大枣就是防治疾病的重要中药。到明代，李时珍的《本草纲目》对大枣的记载进一步深入，指出枣味甘、性温，能补中益气、养血生津，可用于治疗脾胃虚弱、食少便溏、气血亏虚等疾病。故有"日食三颗枣，百岁不显老"之传言。

枣的命名据传与黄帝有关。古时，在一个中秋时节，黄帝带领官兵随从到野外打猎，走到一个山谷中，已人困马乏。此时，只见半山上有几株大树，红果累累悬于枝间，红如朝霞，灿若璞玉，于是黄帝顺手摘了一颗，含在嘴里，只觉味道酸甜可口，顿时神清气爽，疲惫忽消，随从官兵也连声叫好，但都不知道其名，立即请黄帝赐名。黄帝欣然答应，说："此果解了我们饥疲之困，一路找来不易，就叫它'找'吧。""找"与"枣"谐音，时间叫久了，就说成"枣"了。在我国人民的心目中，枣象征幸福、美满、吉祥能早日到来，体现了"早日到来"的愿望。因此，枣在很多场合都隐喻了的重要意义，在新婚典礼中，大枣是必备的果品，人们把祈求多子多福、传宗接代的心愿寄托在大枣的身上，祈求能"早（枣）生贵子"；除夕之夜，中国人有"守岁"的习惯，守夜必备果品，而大枣也是不可缺少的果品之一；陕北人喜欢在接待宾客时，用1杯开水，泡上5颗大枣，寓意为"五子登科"，让人听着顺耳，心情舒畅。大枣既是人们喜爱的药食两用食物，又体现着中华民族的传统美德和美好心愿。

在中国有十大名枣，即山西的稷山板枣，山东的宁阳大枣和枣庄大红枣，河北的阜平大枣和行唐大枣，山西的太谷壶瓶枣、阿克苏红枣、若羌灰枣、和田红枣，陕西的清涧狗头红枣，各有特色。其中，以稷山板枣最优，曾在2009年被农业部等单位评为中国十大名枣之首。此枣已有上千年的种植史，素因皮薄、肉厚、核小称著于世，味道甘美，营养丰富，含糖量74.5%，可食率96.3%，维生素和无机盐是枣类中最高，药食价值俱佳，堪称"中华枣之王"。河北的阜平大枣和行唐大枣并称为"天然维生素丸"，中科院化验结果表明，行唐大枣富含24种微量元素和18种氨基酸，有加强成人保健、促进儿童发育、提高智力、延缓衰老等作用。

此外，枣叶、枣核、枣树皮、枣树根都有药用。枣叶性味甘、温，具有清热解毒的功效，多用于小儿发热、疮疖、热痱、烫伤等的治疗；枣核性味苦、平，归肝、肾经，具有解毒、敛疮的功效，可用于臁疮、牙疳的治疗，采用北枣核烧灰干敷，可治疗内外臁疮，用陈年南枣核烧灰研末撒之，可治疗走马牙疳；枣树皮性温，无毒，具有止泻、祛痰、镇咳、消炎、止血功效，可治疗痢疾、肠炎、咳嗽、崩漏、烧烫伤、外伤出血；枣树根性味甘、温，归肝、脾、肾经，具有调经止血、祛风健脾的功效，可用于月经不调、不孕、崩漏、胃痛、痹痛、脾虚泄泻、风疹、丹毒等的治疗。

【典故及历代名家点评】

大枣甘甜可口，历来都是药食两用的良品。除将枣用于药用和食疗保健外，在几千年的历史长河中，中华民族还形成了丰富多彩的枣文化。自古以来，不论医药学家、养生学家，还是文人雅士、诗词名家都非常看好大枣，赞美之词不绝于口。

《神农本草经》："安中养脾，助十二经；平胃气，通九窍，补少气，少津液，身中不足，大惊，四肢重，和百药。"

《名医别录》："补中益气，强力，除烦闷，疗心下悬，肠澼。"

《本草经集注》："杀乌头毒。"

《珍珠囊》："温胃。"

红枣丰收的枣乡，一片繁忙，乡情美景尽收眼中，清代诗人崔旭写得非常出色："河上秋林八月天，红珠颗颗压枝园。长腰健妇提筐去，打枣竿长二十拳。"景象逼真，使人如闻其声，如见其景。

【药用价值】

大枣具有益气补血、健脾和胃、祛风、和百药等多种功效，对过敏性紫癥、贫血、急慢性肝炎、肝硬化、改善肝功能及预防输血反应等均有较好的治疗效果。另外，大枣含有三萜类化合物和环磷腺苷（cAMP），有很强的抑癌、抗过敏作用；枣中含有黄酮类化合物，有镇静、安神、降低血压的功效，可用于失眠、心悸等的治疗。

【食疗保健】

大枣含有人体所需的蛋白质、糖、多种氨基酸和钙、磷、钾、硒等元素，并富含多种维生素，特别是维生素C、维生素A、维生素D、维生素P均高于其他蔬菜水果，尤其是具有抗氧化、清除自由基作用的维生素P，其在大枣中的含量是苹果的75倍，被誉为"百果之冠"。由此可见，大枣的营养成分非常丰富，是食疗健身功效显著的佳品。常吃大枣，对增强体质、保肝护胃、增强食欲、促进消化吸收、改善贫血消瘦、缓解慢性咳嗽、提高机体免疫功能、延缓衰老、健脑益智、壮骨强筋、防癌抗癌、镇静安神等均有良好效果。

【适宜人群】

大枣老少咸宜，是中老年人、青少年、更年期女性、妊娠妇女的天然保健品，也是病后、手术后、肿瘤放化疗后的康复食物；也适合慢性肝病、慢性肠炎、过敏性紫癜及过敏体质者及具有营养不良、健忘、失眠、思虑过度以及慢性疲劳综合征等的亚健康人群，生长发育不良的儿童也可食用。

【药食的相互作用】

大枣具有"和百药"的作用，可与几乎所有的药食两用食物合用，一般都能起到增效减毒的效果。

1. 大枣与党参、茯苓、白术配伍，常用于治疗脾胃虚弱、食欲不振、大便溏薄、体倦乏力等病症，具有良好的增效作用。

2. 大枣与甘草、淮小麦配伍，三药合用组成的甘麦大枣汤，具有养心除烦、镇静安神和助眠的效果，常用于自主神经功能失调及妇女更年期综合征等的治疗。

3. 大枣与葶苈子配伍，具有泻肺平喘、强心利尿及缓和药性的效果。

4. 大枣如与解表类药同用，可加强解表祛邪之效；如与补益类药同用，可补脾益气、促进食欲、增强消化吸收功能。

【禁忌及注意事项】

大枣虽有很高的营养价值，但患某些疾病的人不宜食用。凡患有糖尿病、胃食管反流症或湿热内盛、小儿疳积、寄生虫病者及齿痛者均不宜食用；鲜枣含糖量较多，更易损伤牙齿，不宜多食。

（骆仙芳　周忠辉）

石斛

《神农本草经》

【生物特性及药源】

石斛，为兰科植物金钗石斛 *Dendrobium nobile* Lindl.、鼓槌石斛 *Dendrobium chrysotoxum* Lindl. 或流苏石斛 *Dendrobium fimbriatum* Hook. 的栽培品及其同属植物近似种的新鲜或干燥茎。别称林兰、禁生、金钗花、杜兰、千年润、黄草、吊兰、吊兰花、万丈须、扁草、霍石斛、川石斛等。石斛为多年生草本植物，鲜石斛呈圆柱形或扁圆柱形，长约30厘米，直径0.4～1.2厘米。表面黄绿色，光滑或有纵纹，节明显，色较深，节上有膜质叶鞘。肉质多汁，易折断。气微，味微苦而回甜，嚼之有黏性。金钗石斛呈扁圆柱形，长20～40厘米，直径0.4～0.6厘米，节间长2.5～3厘米。表面金黄色或黄中带绿色，有深纵沟。质硬而脆，断面较平坦而疏松。气微，味苦。鼓槌石斛呈粗纺锤形，中部直径1～3厘米，具3～7节。表面光滑，金黄色，有明显凸起的棱。质轻而松脆，断面海绵状。气微，味淡，嚼之有黏性。流苏石斛呈长圆柱形，长20～150厘米，直径0.4～1.2厘米，节明显，节间长2～6厘米。表面黄色至暗黄色，有深纵槽。质疏松，断面平坦或呈纤维性。味淡或微苦，嚼之有黏性。全年均可采收，以秋季采收为佳。鲜用者除去根和泥沙；干用者采收后，除去杂质，用开水略烫或烘软，再边搓边烘晒，至叶鞘搓净，干燥。石斛主要分布于亚洲热带和亚热带，中国主要分布于安徽、浙江、山西、四川、河南、福建、广东、广西、云南、贵州等地高山。

其中最负盛名的就是铁皮石斛，在民间被称为"救命仙草"，国际药用植物界称其为"药界大熊猫"。目前已经开发出不少保健品如石斛胶囊、石斛粉和石斛超微粉、石斛冲剂、石斛晶、石斛颗粒、石斛露、石斛茶、石斛酒等。

【功效概述】

石斛历史悠久，最早见于《神农本草经》。其味甘，性微寒，归胃、肾经。具有益胃生津、滋阴清热的作用，常用于热病津伤、口干烦渴、胃阴不足、食少干呕、病后虚热不退、阴虚火旺、骨蒸劳热、目暗不明、筋骨痿软等。鲜石斛清热生津之功较佳，多用于热病肺胃火炽，津液已耗，舌绛干燥或舌苔变黑，口渴思饮者。切制成小段，便于其药效成分的煎出，便于调剂和制剂。

【典故及历代名家点评】

石斛，《神农本草经》中列为上品，民间更是有着"中华九大仙草之首"的美誉。从古至今，石斛就为许多文人墨客所歌颂，陈樵的"石斛依空无死生"显示石斛似有仙灵之气，无有生死。"石斛丛生石上多，金钗一股赠娇娥"说明石斛丛生石上，其茎状如金钗之股，故古有金钗石斛之称。

石斛与许多历史名人都有不解之缘，乾隆活到了89岁，是中国历史上执政时间最长、年寿最高的皇帝，他独爱用铁皮石斛，炖汤、喝酒、喝茶、大宴群臣，都必用铁皮石斛。他甚至在80岁寿宴的时候，宴请了2000多名百岁以上的老人，来共同享用铁皮石斛熬成的汤，希望老百姓更加长寿健康，国家安定繁荣。武则天花甲之年后，头发依然黑亮润泽，皮肤白皙红润、富有弹性。典籍记载了她的养颜秘方：养血与滋阴并重。以藏红花为君药，铁皮石斛、灵芝二味为臣药，强化了养血滋阴、益气活血、清补五脏、平衡阴阳等作用。公元819年，史部侍郎韩愈因反对迎佛骨之事被贬潮州。在去潮州府的路上，因水土不服而染上了虚热之症，出现了身体疲乏、头晕眼花、咳嗽少痰等一系列症状。在生命垂危之际，韩愈服用了当地的一种草本植物（铁皮石斛），不久便痊愈。洋务大员李鸿章出使英国时将铁皮石斛作为国礼赠送给伊丽莎白女王，英国女王服用后，感觉奇妙无比，特意致谢慈禧太后。从此，铁皮石斛成了英国王室的养生奢侈品。据说，在20世纪60～70年代，1千克铁皮石斛在欧洲可以换回12吨小麦。1970年，周恩来总理送给当时患病的越南共产党总书记胡志明的珍贵礼物就是铁皮石斛，从而促使中越两国关系持续向好。我国京剧表演艺术家梅兰芳先生也是常年煎服铁皮石斛当茶饮来护嗓养生，永葆艺术青春。历代名家对石斛的论述也很多。

《神农本草经》："主伤中，除痹，下气，补五脏虚劳，羸瘦，强阴，久服，厚肠胃。"

《名医别录》："益精，补内绝不足，平胃气，长肌肉，逐皮肤邪热痱气，脚膝疼冷痹弱，定志除惊。"

《僧深集方》："囊湿精少，小便余沥者，宜加之。"

《药性论》："益气除热。主治男子腰脚软弱，健阳，逐皮肌风痹，骨中久冷，虚损，补肾积精，腰痛，养肾气，益力。"

《日华子本草》："治虚损劣弱，壮筋骨，暖水脏，轻身益智，平胃气，逐虚邪。"

《本草衍义》："治胃中虚热。"

《本草纲目》："治发热自汗，痈疽排脓内塞。"

《药品化义》："治肺气久虚，咳嗽不止。"

《本草备要》："疗梦遗滑精。"

《本草纲目拾遗》："清胃除虚热，生津，已劳损，以之代茶，开胃健脾，功同参者。定惊疗风，能镇涎痰，解暑，甘芳降气。"

《本草再新》："理胃气，清胃火，除心中烦渴，疗肾经之虚热，安神定惊，解盗汗，能散暑。"

【药用价值】

金元四大家之首，养阴派学说创始人朱丹溪指出：人，阴常不足，阳常有余；阴虚难治，阳虚易补。并在滋阴的药材中，首推铁皮石斛为"滋阴圣品"。石斛入药用量一般为6～12克，鲜用为15～30克，用于治病，大致为以下几方面：

1. 石斛属于补虚药中的补阴药，长于滋养胃阴，兼能清胃热，常用于胃阴虚证。

2. 热病伤津、烦渴、舌干苔黑者，可用石斛清热生津止渴，常用于热病伤津证。

3. 目暗不明、筋骨痿软、阴虚火旺及骨蒸劳热者，可用石斛滋肾阴，降虚火，常用于肾阴亏虚诸证。

现代药理研究认为，石斛的作用主要有：

抗疲劳： 石斛多糖通过增加脂肪利用以及延缓乳酸和氨的积累达到抗疲劳作用。

抗氧化作用： 石斛组小鼠血清中超氧化物歧化酶（SOD）及谷胱甘肽过氧化物酶（GSH-Px）的活性水平显著高于对照组，说明其具有抗氧化作用。

促消化： 石斛能明显促进大鼠胃液分泌，增加胃酸与胃蛋白酶排出量，并能增强小鼠小肠推进，软化大便。

增强免疫作用： 石斛多糖对S180肉瘤小鼠T淋巴细胞转化功能、自然杀伤细胞（NK细胞）活性、巨噬细胞吞噬功能及溶血素值均有明显的提高作用。

抗肿瘤作用： 石斛水提物、石油醚、乙酸乙酯及正丁醇提取部位对

HelaS3 和 HepG2 细胞株均有不同程度的抑制作用。

降血糖作用： 石斛总生物碱可降低四氧嘧啶所致糖尿病大鼠血糖，其机制与其对胰岛的保护作用有关。

降脂作用： 石斛多糖能有效降低高脂血症大鼠血清中总胆固醇（TC）、甘油三酯（TG）、低密度脂蛋白胆固醇（LDL-C）的含量，并且能升高高密度脂蛋白胆固醇（HDL-C）的含量，降低肝脏指数和肝脏组织中丙二醛（MDA）的含量，同时升高过氧化物歧化酶（SOD）的活性，对高脂血症大鼠肝脏脂肪变性有减轻作用。

抗白内障： 石斛总生物碱和粗多糖在体外均有一定的抗白内障作用，其机制与拮抗晶状体的氧化损伤有关，而金钗石斛总生物碱效果优于粗多糖。

改善记忆： 石斛总生物碱可以减轻脂多糖（LPS）诱导的大鼠学习记忆减退，其作用机制与降低 p38 MAPK 的磷酸化水平，减少 1 型肿瘤坏死因子（TNFR1）、核转录因子 κB（NF-κB）的表达有关。

抗血栓作用： 石斛能显著延长小鼠全血的凝血时间，并且能显著对抗胶原-肾上腺素诱导小鼠的体内血栓形成。

抗炎作用： 金钗石斛中的菲类化合物能通过激活 NF-κB 阻滞作用和 MAPK 的磷酸化实现抗炎作用。

【食疗保健】

新鲜石斛可以直接洗净后放入口中咀嚼食用，此法最大程度保留了大自然之精华。其味甘而微黏，清新爽口，余渣吞咽即可，有助于强阴益精、开胃健脾。石斛入茶，能品出特有的草木清香，甘甜清凉的滋味令喉头清爽、身心舒畅，可重复冲泡，连渣食用。长期饮用对健康极其有益，可起到清胃、除虚热、生津、开胃健脾的功效。也可与麦冬、谷芽、枸杞子、女贞子、菊花、甘蔗汁等配合饮用，发挥不同的作用。石斛鲜榨汁也是最近比较流行的食用方法，能比较充分地吸收利用石斛的有效成分，在夏季饮用，更能起到消暑解渴的作用。近代名医张锡纯说："铁皮石斛最耐久煎，应劈开先煎，得真味。"石斛浸泡后久煎，内酯类生物碱水解后更易吸收。因此，民间也常将石斛入膳做羹、煲汤食用。将石斛洗净切碎或拍破后和乌鸡、老鸭、鸽子、瘦肉等材料一起文火炖2~3小时，连渣食用，具有一定的养阴生津、抵虚热的作用。

对于热病后肺、胃阴伤者，石斛粥为首选之药。石斛用文火煎煮后取汁备用，再加入粳米冰糖共煮，粥中粳米冰糖，养胃调中，扶助胃气，同煮为粥，既可滋阴清热，又可养胃生津，三者合而为粥，颇有疗效。石斛还可做成深受女性喜爱的甜品，将石斛纯粉、鲜奶、木瓜、莲子肉、红枣、冰糖放入炖盅共煮，可起到润肤养颜的作用，对皮肤干燥、面色萎黄、气血不足者有明显疗效。石斛与银耳、冰糖共熬，对久病体弱、神经衰弱、失眠等症患者有一定疗效。石斛炖雪梨，有养阴、清热、生津之功效。石斛还可熬膏，将其洗净切碎或拍破后可与其他中药材加水煎汁，连煎两次，弃渣后用小火浓缩，再加冰糖，继续熬制成膏状服用。对劳损虚弱、肢节多痛、体乏、夜多盗汗等症状有显著疗效。

石斛滋阴，可以降低酒的温热之性，使酒更加甘醇，因此搭配麦冬、玉竹等滋阴的药材效果更好。石斛泡酒服用能起到祛风止痛而不伤阴的作用，有助于祛病健身。酒中加入山茱萸、山药、熟地黄、怀牛膝、白术等可起到补肾、养阴、健脾的功效；加入丹参、川芎、杜仲等可起到健脾补肾、活血通络的作用；加入黄芪、山药、当归、炮干姜等可起到健脾、益气、暖胃的作用。现代科技更是将铁皮石斛打粉，可以煲汤，也可以直接冲服，或者装胶囊等，不仅服用简便，而且利于人体的吸收，提高生物利用度。石斛中含有大量的胶质，而胶质是人体皮肤中胶原蛋白的最主要来源。一些爱美人士将石斛榨汁涂抹在脸、脖子、手背上，可以消除色斑、皱纹、痘痘，养护肌肤。也可以在石斛汁中加入蜂蜜或者蛋清、黄瓜汁做成面膜，可以保湿、美白肌肤。民间还有用石斛治疗口腔溃疡的做法，将石斛鲜条嚼烂后敷于口腔溃疡面，能显著加快溃疡愈合。

石斛主要的成分为石斛多糖、石斛碱、石斛酚、石斛胺、总氨基酸，还有特殊的菲类、联苄类抗癌成分。其中石斛多糖含量高达22%。铁皮石斛含有17

种氨基酸和7种无机元素，其野生品及其悬浮培养的原球茎氨基酸的总量分别达到133.1毫克/克、120.4毫克/克。其中，铁皮石斛生品主要含有谷氨酸、天冬氨酸、缬氨酸和亮氨酸等氨基酸，4种氨基酸占总氨基酸的43.8%。而悬浮培养的原球茎主要含有谷氨酸、天冬氨酸和精氨酸，这3种氨基酸占总氨基酸的52.0%。谷氨酸、天冬氨酸的含量在野生品和原球茎中都比较高；在人体必需氨基酸中，野生品和原球茎都含有除色氨酸以外的全部人体必需氨基酸，其中又以亮氨酸的占比最高。

【适宜人群】

石斛的适宜人群很广，一般人都可以服用。可用于热病伤津、口干烦渴、病后虚热、萎缩性胃炎、浅表性胃炎、慢性结肠炎等病症的治疗，也可用于糖尿病、白内障、慢性咽炎、关节炎、癌症等的辅助治疗，也适合需要美容的人群。

【药食的相互作用】

1. 治疗胃热阴虚之胃脘疼痛、牙龈肿痛、口舌生疮者，常与生地、麦冬、黄芩等品同用，以清胃热，养胃阴。

2. 治疗热病伤津者，配以天花粉、鲜生地、麦冬等品，共奏清热、生津、止渴之功。

3. 治疗肾阴亏虚、目暗不明者，常与枸杞子、熟地黄、菟丝子等品同用，滋肾阴以明目，如石斛夜光丸。

4. 治疗肾阴亏虚、筋骨痿软者，常与熟地、山茱萸、杜仲、牛膝等补肝肾、强筋骨之品同用。

5. 治疗肾虚火旺、骨蒸劳热者，宜与生地黄、枸杞子、黄柏、胡黄连等滋肾阴、退虚热之品同用。

【禁忌及注意事项】

1. 石斛性属清润，清中有补，补中有清，故最适宜虚而有热者，凡虚而无火或是实热症、舌苔厚腻、腹胀者，均忌服。

2. 石斛能敛邪，使邪不外达，所以温热病不宜早用本品。

3. 石斛能助湿邪，湿温尚未化燥者忌服。

4. 石斛与萝卜、绿豆同服会大大降低其功效。

5. 石斛与石膏、巴豆、僵蚕、雷丸相克。

6. 石斛宜先煎。

（何飞）

玉竹

《神农本草经》

【生物特性及药源】

玉竹，又叫葳蕤、萎蕤、委萎、女萎、铃铛菜、尾参、地管子、小笔管菜等，为百合科玉竹 *Polygonatum odoratum*（Mill.）Druce 的根茎。玉竹与多花黄精十分相似，其茎光滑，而多毛黄精茎口有棱。玉竹茎高20～50厘米，具7～12叶。叶互生，椭圆形至卵状矩圆形，长5～12厘米，宽3～16厘米，先端尖，上面绿色，下面带灰白色，下面脉上平滑至呈乳头状粗糙，根状茎圆柱形，直径5～14毫米。花序具1～4花，栽培可多至8朵，花被黄绿色至白色，全长13～30毫米，花被筒较直；花丝丝状，近平滑至具乳头状突起。浆果蓝黑色，直径7～10毫米，具7～9颗种子，花期5～6月，果实7～9月。春、秋采挖，除去须根和泥土，蒸透心后揉至透明，晒干。切段生用或蜜制用。

玉竹在我国分布极广，多分布在东北、西北、华北、华东、华中、华南、台湾等地区；欧亚大陆温带地区也多分布。生于海拔500～3000米的林下或山野阴坡。品种质量优良者有湘玉竹，主产于湖南邵东、邵阳、耒阳等地，其特点为条较粗，表面淡黄色，味甜糖质重；海门玉竹，为主产于江苏海门、南通等地区的栽培品，质量近似湘玉竹，其条干亦挺直肥壮，呈扁平形，色嫩黄；西玉竹，主产于广东连州等地区，商品在加工时分为根茎和支根茎，前者称为"连州竹头"，后者称为"西竹"或"统西竹"，其商品颜色均较深，红棕色至金黄色，不及湘玉竹和海门玉竹糖分足，甜味略淡。另外，浙江新昌等地所产的玉竹质量亦佳，有人将之与江苏栽培品同称为"东玉竹"。

【功效概述】

玉竹属补益药中的补阴药，在东汉时期载入药物学著作，隋唐时期被食疗著作收录，被列为药食中的上品。其味甘、性微寒，入肺、胃经，具有养阴润燥、生津止渴的作用，为养阴要药，药效较缓和，适宜久服。本品补而不腻，不寒不燥，具有清热润肺、养阴熄风、补益五脏、滋养气血、平补而润、延年益寿、护肤祛斑等功效，久服而不伤脾胃。《本草拾遗》认为玉竹"主聪明，调血气，令人强壮"。

玉竹别名葳蕤，汉乐府诗《孔雀东南飞》中就有"妾有绣腰襦，葳蕤自生光"之诗句；司马相如的《子虚赋》也有"错翡翠之葳蕤，缪绕玉绥"的描述；黄公绍《古今韵会》则道，因玉竹根长多须，如冠缨下垂而有威仪，所以就用"葳蕤"来称呼了；又因为它的叶子光莹而像竹叶，很多节，所以又叫玉竹。可见，玉竹自古就被文人雅士所青睐。

玉竹补而不腻，不寒不燥，故有清热润肺、养阴熄风、补益五脏、滋养气血、平补而润、兼除风热之功效，作用于脾胃，故久服不伤脾胃。现代医学研究指出玉竹可养胃润肺，有滋养、镇静及强心作用，可用于治疗心悸、心绞痛；亦有降低血脂和血糖作用，可用于治疗糖尿病。不仅如此，玉竹中还有抗氧化作用的成分，可增强人体免疫力，抑制肿瘤的生长，常服可抗衰老，延年益寿。于女性来说，玉竹还可以滋阴养颜，改善肌肤粗糙，使得面色红润。鲜玉竹及白蜜做成的玉竹蜜，也可以治疗皮肤开裂，适用于皮肤干燥、阴虚火旺体质的人。玉竹在古代宫廷美容方剂中也常有出现。

玉竹不仅可以入药治病，还能作为可口的食材供大众享用，美味与养生共存。玉竹片可水煎代茶饮用于防治冠心病，炖肉片汤用于补虚强壮，用玉竹片与粳米、桂圆肉、枣仁、茯苓粉煮粥可治虚烦失眠。还有广东传统的名菜——沙参玉竹老鸭汤，不仅味道鲜美，食用价值高，更能清热健脾，对身体虚弱、病后体虚之人的恢复大有益处。

玉竹不仅具有很大的药用和养生、食用价值，而且也被运用于园艺方面。它宛如一位秀外慧中的大家闺秀，成了许许多多中草药中一道靓丽的风景。《本草经集注》中认为玉竹茎干强直，似竹箭杆，有节，由此得名。它在5～6月开花，花朵白色，像风铃一般在绿色的茎干上连成一串，微风吹来，轻轻晃动，别具一番风味。若是将它栽至盆栽中，也能给办公桌增添一丝清雅与美丽。

【典故及历代名家点评】

玉竹是花容动人的植物，常用于形容女子婀娜多姿的苗条身材，而且它的美容功效又常常与人们传说千年的身轻如燕的赵飞燕姐妹相联系。据传，这姐妹俩原是父母偷情所生，出生时几乎被抛弃，后被姑母收养，因寄人篱下不堪受辱而逃入山中，采玉竹以充饥渴，渐渐体态轻盈，肤白如玉。后来流落长安，卖身做了舞伎。汉成帝即位之后，骄奢淫逸成性，经常外出寻欢作乐，有一天出游至富平侯张放处一同作乐，忽然见歌舞中有一女子身轻如燕，体态可人，甚是喜欢，便把她招入宫中，宠幸有加。这美女就是赵飞燕，后被汉成帝封为皇后，和她的妹妹赵合德专宠后宫十余年。玉竹的别名很多，从意指华美下垂的"委萎"，到后来的"女萎"，尽管叫法不一，但总与美丽相关。

玉竹不但美观，为人们所欣赏，而且是一味药食两用的佳品。历代名家点赞颇多：

《神农本草经》："主中风暴热，不能动摇，跌筋结肉，诸不足。久服去面黑䵟，好颜色，润泽，轻身不老。"

《本草便读》："气平，质润之品，培养脾、肺之阴，是其所长。"

《本草纲目》："主风温自汗灼热及劳虐寒热，脾胃虚乏。"

《日华子本草》："除烦闷，止渴，润心肺，补五劳七伤，虚损。"

《本草正义》："治肺胃燥热、津液枯涸、口渴嗌干等证，而胃火炽盛、燥渴消谷，多食易饥者，尤有捷效。"

【药用价值】

玉竹药性甘润，能养肺阴，且略能清肺热，适用于阴虚肺燥、干咳少痰、咳血、声音嘶哑及热伤心阴之烦热多汗、惊悸等症。

玉竹含甾体皂苷（铃兰苦苷、铃兰苷等），黄酮及其糖苷（槲皮素苷等），微量元素，氨基酸及其他含氮化合物，尚含黏液质、白屈菜酸、维生素A样物质。玉竹有促进实验动物抗体生成、促进干扰素合成、抑制结核杆菌生长、降血糖、降血脂、缓解动脉粥样斑块形成、使外周血管和冠脉扩张、延长耐缺氧时间、强心、抗氧化、抗衰老等作用，还有类似肾上腺皮质激素样作用。

降血糖：近年来，对玉竹降血糖作用的报道不断增多，有研究表明腹腔注射玉竹甲醇提取物可使小鼠血糖明显降低，玉竹水提物小鼠灌胃后对四氧嘧啶诱发的糖尿病小鼠血糖升高有剂量依赖性抑制作用。

调节免疫功能：实验发现，玉竹85%酒精提取物可提高烧伤致免疫功能低下的小鼠免疫功能，能明显提高其血清溶血素水平，提高巨噬细胞的吞噬百分数和吞噬指数，改善脾淋巴细胞对刀豆蛋白A的增殖反应。药理研究表明玉竹的甾体皂苷POD-II亦有诱化集落刺激因子（CSF）的作用。

对心血管系统的作用：静脉注射玉竹总苷后，可剂量依赖性地降低大鼠收缩压和舒张压，并以降低舒张压为主。实验表明玉竹总苷有明显增强心肌收缩性能、改善心肌舒缩功能的作用，但对心率未见明显影响。此外玉竹对缺氧缺糖造成的心肌细胞损害有明显保护作用。

抗肿瘤：大量实验研究表明，玉竹提取物在抗肿瘤方面具有肯定而显著的作用。玉竹多糖对肉瘤180、艾氏腹水瘤实体瘤的生长有明显抑制作用；玉竹提取物B对肿瘤细胞株CEM的增殖具有明显时间—剂量依赖性抑制作用，对人结肠癌CL-187细胞株及宫颈癌Hela细胞具有诱导凋亡作用。

抗衰老： 玉竹多糖腹腔注射能显著提高D-半乳糖诱导的亚急性模型小鼠血清中SOD活性，降低丙二醛含量，可增强其对自由基的清除能力，抑制脂质过氧化，从而减轻对机体组织的损伤以延缓衰老。

【食疗保健】

玉竹不但有观赏价值，更有较好的药用价值。当然更不可忽略的是其食疗养生功效。玉竹富含维生素E、多糖和黏液物质，具有润泽肌肤、改善皮肤干燥粗糙的良好功效。因此，玉竹常为女人美容护肤的首选。古代宫廷妃女，常以此为食；玉竹可制成代茶饮，女性常喝之，可减肥消脂，令自己亭亭玉立，婀娜多姿。

煲汤： 玉竹可谓是最常用的药膳材料之一。广东就有一道名菜——沙参玉竹老鸭汤，适用于病后体虚或糖尿病属阴虚者，滋补效果佳，具有很高的营养价值。鸭肉性寒，味甘、咸，归脾、胃、肺、肾经，而玉竹味甜，性偏寒，入肺、胃经，两者相辅相成，不仅在味道上形成了良好的调和，还可大补虚劳，滋五脏之阴，清虚劳之热，可用于治疗身体虚弱、病后体虚、营养不良性水肿等症。特别是在需养精蓄锐的主藏、养阴的冬季，用玉竹炖上一锅美味又养生的汤，滋阴养血，填精益髓，可让身体得到充分的调整和休养。

除此之外，玉竹蒲黄汤是玉竹食疗中经常见到的汤品，它润肺健胃，能缓解咽喉肿痛、口腔溃疡等；玉竹人参鸡则能稳定人的情绪，降低血糖和血压，还能延缓衰老，改善面部黑斑。秋季是食用玉竹的最佳季节，非常著名的"清补凉"汤水就是用玉竹、沙参、山药、桂圆、莲子、百合、薏苡仁混合煲成的，非常适合秋燥季节食用。

茶饮： 玉竹茶对高血压、心绞痛、黄褐斑等疾病患者有很大帮助，对于病后虚弱、老人久咳不止也有很好的疗效。中国古代就有用玉竹煮水饮用的习俗，可起到强身健体的功效。

【适宜人群】

玉竹药效较缓和，适宜久服，可用于阴虚体弱、心烦口渴者，常用于治疗糖尿病、冠状动脉粥样硬化性心脏病、心绞痛、心力衰竭、心律失常、高血压、高脂血症、脑卒中后遗症、慢性阻塞性肺病、牙周炎等病。

【药食的相互作用】

1. 与疏散风热之薄荷、淡豆豉等同用，如加减葳蕤汤（《重订通俗伤寒论》），治阴虚之体感受风温及冬温咳嗽、咽干痰结等症，可使发汗而不伤阴，滋阴而不留邪。

2. 与养阴安神之麦冬、酸枣仁等同用，可养心阴、清心热，用于热伤心阴之烦热多汗、惊悸等症。

3. 与沙参、麦冬、桑叶等同用，如沙参麦冬汤（《温病条辨》），可用于肺中燥热阴液不足、干咳少痰、口干舌燥、声音嘶哑者。

4. 与沙参、麦冬、生地、冰糖等同用，可养阴益胃，用于阳明温病、胃阴损伤所致的食欲不振、口干咽燥者。

【禁忌及注意事项】

1. 胃有痰湿气滞者忌服，脾虚便溏者慎服，痰湿内蕴者忌服。

2. 阴虚有热宜生用，而热不甚者宜制用。

（徐俪颖）

白术

《神农本草经》

【生物特性及药源】

白术，为菊科植物白术 *Atractylodes macrocephala* Koidz. 的干燥根茎，别名于

术、冬术、浙术、种术、烘术、吴术、山蓟、桴蓟、杨桴、杨枹蓟、山芥、山精、山姜、山连等。白术为菊科苍术属多年生草本植物，本品为不规则的肥厚团块，长3～13厘米，直径1.5～7厘米。表面灰黄色或灰棕色，有瘤状突起及断续的纵皱和沟纹，并有须根痕，顶端有残留茎基和芽痕。质坚硬不易折断，断面不平坦，黄白色至淡棕色，有棕黄色的点状油室散在分布；烘干者断面角质样，色较深或有裂隙。气清香，味甘、微辛，嚼之略带黏性。白术在霜降至立冬采挖，此时下部叶枯黄，上部叶变脆，除去茎叶和泥土，烘干或晒干，再除去须根即可。烘干者称烘术，晒干者称生晒术，亦称冬术。白术生于山坡、林边及灌木林中，分布于浙江、安徽、江苏、福建、江西、湖南、湖北、四川、贵州等地，主产于浙江、安徽，以浙江嵊州、新昌地区产量最大，於潜所产者品质最佳。

白术是中医推崇的"参、术、芪、草"四大补气要药之一，俗有"十方九术"之说，也是我们所说的"浙八味"之一。白术药学价值颇高，临床应用普遍，目前已经被制成各类保健、美容产品，有很高的深加工价值。化学成分含挥发油1.4％，主要成分为苍术醇、苍术酮等，并含有维生素A。

【功效概述】

白术历史悠久，最早见于《神农本草经》。其味甘苦，性温，归脾、胃经，具有健脾益气、燥湿利尿、止汗、安胎的作用。常用于脾虚食少、腹胀泄泻、痰饮眩悸、水肿、自汗、胎动不安等。土炒白术，是先将土置锅内，用中火加热，炒至土呈灵活状态时，投入白术片，炒至白术表面均匀挂上土粉时，取出，筛去土粉，放凉而成。麸炒白术，先将锅用中火烧热，撒入麦麸，待冒烟时，投入白术片，不断翻炒，炒至白术呈黄褐色，取出，筛去麦麸，放凉而成。焦白术则是将白术片置锅内用武火炒至焦黄色，喷淋清水，取出晾干而成。土炒白术，借土气助脾，补脾止泻力胜，用于脾虚食少、泄泻便溏等。麸炒白术能缓和燥性，借麸入中，增强健脾作用，用于脾胃不和、运化失常、食少胀满、倦怠乏力、表虚自汗、胎动不安等。焦白术以温化寒湿、收敛止泻为优。

【典故及历代名家点评】

《神农本草经》将白术列为上品。白术与苍术在秦汉时期统称术，陶弘景始分为二，因其色较苍术淡白，故名白术。《本草纲目》记载："按《六书本义》，术字篆文，象其根干枝叶之形。"《吴普本草》记载白术一名山芥，一名天蓟，因其叶似蓟，味似姜、芥也。西域谓之吃力伽，故《外台秘要》有吃力伽散，扬州之域多种白术，其状如桴，故有杨桴及桴蓟之名，今人谓之吴术是也。桴乃鼓槌之名。古方二术通用，后人始有苍、白之分。宋代陈直的《寿亲养老新书》中收有白术养生酒方一则，说坚持服用能发白再黑，齿落更生，面有光泽，久服，延年不老。并引用邵康节的诗句赞之曰："频频到口微成醉，拍拍满怀都是春。"梁·庾肩吾《答陶隐居赍术蒸启》曰："味重金浆，芳逾玉液，足使芝惭九明，丹愧芙蓉，坐致延生，伏深铭载。"古代君王都在寻觅一种能够长生不老的神奇药物，时刻想让自己容光焕发，长生不老。关于汉武帝曾有一个传说，汉武帝巡符东方，遇见一位老汉在农田里做农活，只见老汉头上散发白色光环，竟高达数尺。这光环只有高深道行者才有，汉武帝很好奇，便询问老汉。老汉回答说："我85岁时，就已经发白齿落。后来有一个道者教我绝谷方法，只饮白术水。没过多久，老汉便返老还童，长出乌黑头发，生出了新牙齿，能日行三百里路，如今我已经一百八十岁了。"《抱朴子》也记载类似的一则故事：南阳文氏，汉末逃难壶山中，饥困欲死，有人教食术，遂不饥。数十年乃还乡里，颜色更少，气力转胜。诚然，上述传说有可能夸大了白术养颜益寿的功效，但是白术根茎均能入药，药用功能广泛这是毋庸置疑的。

关于白术，还有一则小故事。传说南极仙境有只仙鹤，衔着一株药草，把它带到人间，种植在最好的地方。仙鹤日里除草、松土、浇水，夜里就垂颈俯首守护在旁。日子一长，仙鹤竟化成了一座小山，人称"鹤山"。有一年，鹤山附近发生一场大瘟疫，不少人染病在床。这一天正是九月重阳，秋高气爽。於潜街头，来了一位姑娘，白衣白裙，上绣朵朵菊花和点点朱砂，摆了摊在叫卖白术。有个药店老板见有利可图，就全部收买了下来。果然，这白术奇效无比，百姓个个摆脱了病魔。药店老板发了一笔大财。他贪得无厌，等到第二年重阳，姑娘又来卖白术之时，老板娘偷偷地用针穿了一根红线，别在了姑娘的衣裙上。白姑娘收了钱就走，老板却带了一个伙计，悄悄地跟了上去。果真在山岗找着了一株穿着红线的药草，香味扑鼻。老板开心极了，大声叫喊伙计："快！快！拿锄头来。"谁知一锄头掘下去"啪"的一声，闪出一道金光，刺瞎了老板的眼睛。那株千年老白术，就无影无踪，再也找不着了。以后，再没有人见到那白衣姑娘。於潜鹤山所产的白术，特别珍贵，你若切开来看一看，还有朱砂点和菊花般的云头形状哩！

历代名家对白术的论述也很多。

《神农本草经》："主风寒湿痹，死肌，痉，疸，止汗，除热消食。"

《名医别录》："主大风在身面，风眩头痛，目泪出，消痰水，逐皮间风水结肿，除心下急满及霍乱吐下不止，利腰脐间血，益津液，暖胃，消谷，嗜食。"

《药性论》："主大风顽痹，多年气痢，心腹胀痛，破消宿食，开胃，去痰涎，除寒热，止下泄，主面光悦，驻颜，去黯，治水肿胀满，止呕逆、腹内冷痛、吐泻不住及胃气虚冷痢。"

《唐本草》："利小便。"

《日华子本草》："治一切风疾，五劳七伤，冷气腹胀，补腰膝，消痰，治水气，利小便，止反胃呕逆，及筋骨弱软，痃癖气块，妇人冷症瘕，温疾，山岚瘴气，除烦长肌。"

《医学启源》："除湿益燥，和中益气。其用有九：温中一也；去脾胃中湿二也；除胃热三也；强脾胃，进饮食四也；和胃，生津液五也；主肌热六也；四肢困倦，目不欲开，怠惰嗜卧，不思饮食七也；止渴八也；安胎九也。"

《本草衍义补遗》："有汗则止，无汗则发。味亦有辛，能消虚痰。"

《本草汇言》："白术，乃扶植脾胃、散湿除痹、消食除痞之要药也。脾虚不健，术能补之；胃虚不纳，术能助之。"

【药用价值】

白术为补气健脾第一要药。入药用量一般为6～12克，用于治病，大致为以下几方面：

1. 白术属于补虚药中的补气药，长于补气以复脾之健运，又能燥湿、利尿以除湿邪，常用于脾气虚诸证。

2. 脾气虚弱、卫气不固、表虚自汗者，可用白术补脾益气，固表止汗，常用于气虚自汗证。

3. 脾虚胎动不安者，可用白术益气安胎。

现代药理研究认为，白术的作用主要有：

利尿作用： 白术具有明显而持久的利尿作用，对各种动物如大鼠、兔、狗都有作用。白术不仅能增加水的排泄，也能促进电解质特别是钠的排出。

降血糖作用： 白术糖复合物AMP-B能显著降低四氧嘧啶糖尿病大鼠血糖水平，减少糖尿病大鼠的饮水量和耗食量。

对胃肠平滑肌的作用： 白术对乙酰胆碱、二氯化钡所致的家兔离体小肠强直性收缩有明显的拮抗作用，对肾上腺素所致的离体家兔小肠活动的抑制，白术可以起拮抗作用。

抗胃溃疡： 白术的丙酮提取物灌胃给药，对盐酸-乙醇所致大鼠胃黏膜损伤有明显的抑制作用。

抗菌作用： 水浸液在试管内对絮状表皮癣菌、星形奴卡氏菌有抑制作用。煎剂对脑膜炎球菌亦有抑制作用。

抗肿瘤作用： 体外试验表明，白术挥发油对食管癌细胞有明显抑制作用。此外白术内酯能抑制人白细胞株HL-60和小鼠白血病细胞株P-388的生长。

抗凝血作用： 白术对血小板聚集有明显的抑制作用，能显著延长大鼠凝血酶原时间。

促进造血功能： 白术煎剂能促进小鼠骨髓红系造血祖细胞的生长。对于化学疗法或放射疗法引起的白细胞下降，有升高作用。

保肝作用：小鼠灌胃白术水煎液可防治四氯化碳所致的肝损伤，减轻肝糖原减少以及肝细胞变性坏死，促进肝细胞增长，使升高的谷丙转氨酶（ALT）下降。

抗氧化作用：白术能有效抑制脂质过氧化作用，降低组织脂质过氧化物的含量，避免有害物质对组织细胞结构和功能的破坏。

对心血管的作用：双白术内酯能明显降低豚鼠离体右心房肌的收缩力，同时减慢其心率，此作用可完全被阿托品抵消。

对子宫滑肌的作用：白术醇提取物与醚提取物对未孕小鼠离体子宫的自发收缩呈显著抑制作用。

免疫调节作用：白术能显著增强网状内皮系统的吞噬功能，提高淋巴细胞转化率和自然形成率，进而促进细胞免疫功能。

【食疗保健】

除了药用价值之外，白术也是家庭食疗的常备之品。俗话说"药补不如食补"。白术营养全面，无明显毒副作用，长期服食有益气、养血、扶正、健脑、强身、抗衰老的作用，对中医认为的各种虚损症状的调养更具实用价值。白术性温和，功效较多，一直以来在药膳中都有很好的应用：白术猪肚汤是广东一带的风味名菜，属于粤菜系，能健脾益气，消食和胃。做法是将猪肚切去肥油，洗净，放入开水中祛除腥味，刮去白膜；同时用清水洗净白术、槟榔、生姜，然后将全部汤料一同放入汤锅内，加适量清水煮汤，文火煮2小时后，调味饮用。

白术还可配伍不同的食材加入粳米煮成稀粥。白术五味粥是将白术、茯苓、橘皮、生姜皮、砂仁这五味药煎汁去渣，加入粳米同煮为稀粥，具有健脾行水的功效。人参白术粥、白术鲫鱼粥可补正气、疗虚损、健脾益气；白术山药扁豆粥可健脾养肾止泻；白术猪骨粥可祛湿健脾；白术金樱子粥可用于治疗小儿遗尿……

白术还可作为点心食用，如白术大枣饼是将白术、怀山药研为细末，焙熟。再将大枣煮熟，去核，捣泥，与白术、山药末混合，做成小饼，烘干后食用，具有健脾补气、固肠止泻的功效，可治疗脾虚食少、久泻不止，尤益于老人与小儿。白术粉和绵白糖和匀，搅拌成糊状，隔水蒸熟制成的白术糖可健脾摄涎，用于小儿流涎。

白术也可熬膏服食及泡酒常饮。白术与酒合用，共奏理中焦、去湿利水之功。菖蒲白术酒可温中健脾，开胃消食，理气除积。白术还可泡茶饮用，如将白术与甘草、绿茶一起冲水泡饮，可以起到健脾益气、燥湿和中的作用。白术山药茶是将山药、白术、桂圆肉洗净放入锅中，以沸水煎煮半小时后过滤饮用，具有健胃补脾的作用，能够有效地止泻。《药性论》认为白术主面光悦，驻颜祛斑。可见古人对白术早有美容养颜的认识及应用。用白术蘸酒（或醋）如研墨之状，均匀涂抹脸上，可美白、清热燥湿、杀螨、除痘，治疗雀斑和黑斑。圣医李时珍曾说此方治雀斑"极致"。出现斑点的女性朋友如果想祛斑，可以试试本方。

白术的主要化学成分为挥发油，油中成分复杂，主要是萜类化合物，含量最多的是苍术酮，其他成分有苍术醇、石竹烯等。此外，白术的乙醇提取物中含有白术内酯类化合物、杜松脑、棕榈酸、β-香树素乙酸酯、谷甾醇、β-谷甾醇等，并含有果糖、菊糖、具免疫活性的甘露聚糖AM-3等多糖类化合物，以及天冬氨酸、丝氨酸、谷氨酸、丙氨酸、甘氨酸等多种氨基酸及维生素A等成分。

【适宜人群】

白术一般人均可食用，产妇、儿童及瘦弱者更宜食用，适合脾胃气虚、不思饮食、肠胃功能不佳、倦怠乏力、虚劳怔忡、表虚自汗、小儿流涎、痰饮水肿、关节炎风湿痛、胎动不安、妊娠恶阻等人群食用。

【药食的相互作用】

1. 用于治疗脾胃虚弱，可与人参、炙甘草等配伍；用于消痞除胀可与枳壳等同用；用于健脾燥湿止泻可与陈皮、茯苓等同用。

2. 用于水湿停留、痰饮、水肿。治寒饮可与茯苓、桂枝等配伍；治水肿常与茯苓皮、大腹皮等同用。

3. 治疗脾肺气虚、卫气不固、表虚自汗、易感风邪者，宜与黄芪、防风等补益脾肺、祛风之品配伍，以固表御邪，如玉屏风散。

4. 脾虚胎儿失养者，宜与人参、阿胶等补益气血之品配伍。

【禁忌及注意事项】

1. 阴虚燥渴、气滞胀闷者忌服。

2. 忌桃、李、菘菜、雀肉、青鱼。

3. 《药品化义》曰："凡郁结气滞，胀闷积聚，吼喘壅塞，胃痛由火，痈疽多脓，黑瘦人气实作胀，皆宜忌用。"

（何飞）

桑葚

《唐本草》

【生物特性及药源】

桑葚，又称桑实、桑果、桑葚子、桑枣等，为桑科植物桑 *Morus alba* Linn. 的干燥果穗。本品为聚花果，由多数小瘦果集合而成，呈长圆形，长1～2厘米，直径0.5～0.8厘米。黄棕色、棕红色或暗紫色，有短果序梗。小瘦果卵圆形，稍扁，长约2毫米，宽约1毫米，外具肉质花被片4枚。气微，味微酸而甜。花期3～5月，果期5～6月。

桑葚原产于中国中部，有约4000年的栽培史，栽培范围广泛，我国大部分地区均产，主要在江苏、浙江、湖南等地，每年4～6月果穗呈红紫色时采收，晒干，或略蒸后晒干。桑葚有黑白之分，故又名文武实，其中以颜色紫黑称为紫葚、黑葚者为多。作为"黑色食品"中的佼佼者，桑葚既是春末夏初佳果，又是治病良药。

【功效概述】

桑葚味甘、酸，性寒，入心、肝、肾经，具有养肝益肾、滋阴补血的功效，临床上常用于肝肾阴血亏虚所致的头晕、目眩、失眠、耳鸣、盗汗、发白以及肠燥便秘、消渴、贫血等病症的治疗。中医认为，妇女以肝肾为本、阴血为根，故桑葚堪称妇女养生保健佳品。

【典故及历代名家点评】

桑葚是桑树的果穗，乃桑中之精华，葚有"甚"之义，甚者极也，故名桑葚，亦有名桑甚者。以紫黑者为佳品，成熟时饱含浆液，生食可清热生津，而煎汤或熬膏其滋补力强，味甜而清香，味同荔枝、草莓，营养丰富。因人们都将本品视为野果，故在一般果品市场很少见售。历来都将之作为强壮补益药使用，主治肝肾不足，为养阴补血之佳品。

《唐本草》："单食，主消渴。"

《本草拾遗》："利五脏关节，通血气。"

《滇南本草》："益肾脏而固精，久服黑发明目。"

《本草纲目》："捣汁饮，解酒中毒，酿酒服，利水气，消肿。"

《本草经疏》："甘寒益血而除热，为凉血补血益阴之药。"

《本草述》："乌椹益阴气便益阴血，血乃水所化，故益阴血，还以行水，风与血同脏，阴血益则风自息。"

《玉楸药解》："治癃淋、瘰疬、秃疮。"

《随息居饮食谱》："滋肝肾，充血液，祛风湿，健步履，熄虚风，清虚火。"

桑葚在中国古代文学中的历史极为悠久。我国现存最早的诗歌总集《诗经》中有"桑之未落，其叶沃若；于嗟鸠兮，无食桑葚"的诗句，这是我国文学史上最早出现的含有桑葚的诗句。

桑葚不但是一种养生美食，也是一种文化符号，甚至传递了中华传统文化精髓中的孝和信。"拾葚异器"是古代"二十四孝"的故事之一。《后汉书》记载：蔡顺少年丧父，非常孝顺母亲。王莽之乱时，粮食收成差，百姓都不够吃。蔡顺就每日出去采摘桑葚，采的时候把桑葚分开装。赤眉军看到之后，就问他为什么这样做。蔡顺回答："黑色的味甜，用来供养母亲；红色的味酸，用来自己吃。"吃过桑葚的人都知道，成熟的桑葚是由绿慢慢变红，最后变为紫黑色，颜色越暗，红得发紫发黑，味道越甜；颜色亮的、红的则较酸。赤眉军被他的孝心感动，就送给他二斗米和一只牛蹄。这个流传至今的传说，把孝心与桑葚联系在一起，令人千古难忘。

【药用价值】

近几年来的现代药理研究显示，桑葚具有以下广泛的药效价值：

抗衰老：自由基是人体衰老的根源之一，桑葚中的花青素在清除自由基方面表现突出。

防动脉硬化：桑葚中含有脂肪酸，主要由亚油酸、硬脂酸及油酸组成，具有分解脂肪、降低血脂、防止血管硬化等作用。

调节免疫：桑葚能对T细胞介导的免疫功能有显著的促进作用，从而能增强免疫功能，减少细菌、病毒的侵袭。

抗癌：桑葚中所含的芸香苷、花青素、葡萄糖、果糖、苹果酸、钙质、无机盐、胡萝卜素、多种维生素及烟酸等成分，都有预防肿瘤细胞扩散、避免癌症发生的功效。

乌发美容：桑葚中含有大量人体所需要的营养物质，会增加皮肤（包括头皮）的血液供应，改善血液循环；还含有乌发素，能使头发变得黑而亮泽，可用来美容。

促消化：黑桑葚能促进胃液分泌，刺激肠蠕动及解除燥热，帮助排便。

【食疗保健】

早在2000多年前，桑葚已是中国皇帝御用的补品，被人称为"男人果"。特殊的生长环境使桑果具有天然、无污染的特点，所以又被称为"民间圣果"。

历代中医药学家也颇为认同桑葚的药用价值，《滇南本草》一书记载桑葚能益肾固精，久服黑发明目；《随息居饮食谱》也认为桑葚能聪耳、明目、安魂、镇魄。现代研究证实，桑葚果实中含有丰富的活性蛋白、维生素、氨基酸、胡萝卜素、矿物素等成分，具有多种功效，被医学界誉为"21世纪的最佳保健果品"。常吃桑葚，可促进消化，防治便秘，延缓衰老，缓解眼睛疲劳，改善贫血，增强免疫，防癌抗癌，改善男性生殖亚健康和月经不调等。

桑葚属繁花果类，于每年4～6月果实成熟时采收，成熟的桑葚质油润，酸甜适口，以个大、肉厚、色紫红、糖分足者为佳。除鲜食外，要想长期保存，须进行加工。最简单的方法就是蒸后晒干，做成桑葚干，也可以制成桑葚蜜饯。将桑葚洗净煎煮后取汁，加入蜜糖，调熬浓缩至稠，即为食补食疗佳品桑葚膏。另外，还可用桑葚绞取汁熬烧酒，或以桑果煎汁，与曲米同酿，制成桑葚酒饮服。

【适宜人群】

一般人群均可食用，尤其适合少年发白者及病后体虚、贫血、高血压、高脂血症、冠心病、神经衰弱、便秘者使用。

另外，对于糖尿病患者而言，桑葚也是一种较好的食疗佳品。宋代的《本草衍义》认为桑葚可以治热渴，生精神。这里所谓的消渴类似于糖尿病，而糖尿病的病机正与桑葚的功能相符合。此外，桑葚还能清虚热，能生津而止渴；桑葚还可缓解瘰疬（颈淋巴结结核），因此也是这类疾病的食疗妙品。清代的《玉楸药解》一书就记载了桑葚能治瘰淋、瘰疬、秃疮。

【药食的相互作用】

1. 桑葚与牛骨煮汤，有滋阴补血、益肾强筋之功效，适用于骨质疏松症、更年期综合征患者食用。对肝肾阴亏引起的失眠、头晕、耳聋、神经衰弱等也有疗效。

2. 粳米和桑葚煮粥，不但能补肝益肾，养血润燥，还可消除脑力疲劳，常吃有利于记忆力减退、精力不集中、多梦、失眠等症状的改善。

3. 桑葚与蜂蜜合用，可滋阴补血，适用于阴血亏虚所致的须发早白、头目晕眩及女子月经不调、闭经等。

4. 桑葚泡酒，入胃能补充缺乏的胃液，促进消化，入肠能刺激胃黏膜，促进肠液分泌，增进胃肠蠕动，因而有补益强壮之功。

5. 桑葚与枸杞子或何首乌配用，可治肾虚、须发早白、眼目昏花等。

6. 桑葚子与酸枣仁合用，可以治疗神经衰弱、失眠健忘等症状。

7. 桑葚与红花、鸡血藤相配以熬膏酿酒食用，可补血调经，其效果更佳。众所周知，红花具有活血调经功效，《本草汇言》认为凡经闭不通，非红花不能调。红花治疗闭经效果向来是十分突出的。鸡血藤也是活血养血之品，常用于血虚经闭、月经不调、痛经、贫血、风湿痹痛、筋骨麻木等症。《本草纲目拾遗》认为鸡血藤最活血，可治妇人经血不调，赤白带下，妇人干血劳及子宫虚冷不受胎。三药相配伍，相辅相成，堪称完美。

【禁忌及注意事项】

值得注意的是，本品性寒，主要作用是滋阴而不是壮阳，靠桑葚壮阳补肾是不可取的。桑葚可以洗净鲜用，生食每次20～30颗，亦可晒干或略蒸后晒干用，但是未成熟的桑葚不能吃。另外，由于桑葚中含有溶血性过敏物质及透明质酸，所以不宜过量食用，以免发生溶血性肠炎，多吃还可能导致鼻子出血。

以下特殊人群也需要特别注意：①体虚便溏者不宜食用；②孕妇不宜食用；③儿童不宜多食，因桑葚内含有较多的鞣酸，会影响人体对铁、钙、锌等物质的吸收。

（周忠辉）

菟丝子

《神农本草经》

【生物特性及药源】

菟丝子 *Cuscuta chinensis* Lam.，别名禅真、豆寄生、豆阎王、黄丝、黄丝藤、鸡血藤、金丝藤等。一年生寄生草本。茎缠绕，黄色，纤细，无叶。花序侧生，少花或多花簇生成小伞形或小团伞花序；苞片及小苞片小，鳞片状；花梗稍粗壮；花萼杯状，中部以下连合，裂片三角状；花冠白色，壶形；雄蕊着生花冠裂片弯缺微下处；鳞片长圆形；子房近球形，花柱2。蒴果球形，几乎全为宿存的花冠所包围。种子淡褐色，卵形，长约1毫米，表面粗糙。

分布于中国及伊朗、阿富汗、日本、朝鲜、斯里兰卡、马达加斯加、澳大利亚等地。生于海拔200～3000米的田边、山坡阳处、路边灌丛或海边沙丘，通常寄生于豆科、菊科、藜科的植物上。该种为大豆产区的有害杂草，对胡麻、苎麻、花生、马铃薯等农作物也有危害。种子药用，有补肝肾、益精壮阳及止泻的功能。

【功效概述】

菟丝子味甘，性温。可滋补肝肾，固精缩尿，安胎，明目，止泻，用于阳痿遗精、尿有余沥、遗尿尿频、腰膝酸软、目昏耳鸣、肾虚胎漏、胎动不安、脾肾虚泻等的治疗，也可外治白癜风。

【典故及历代名家点评】

相传很早以前，有个养兔成癖的财主，专雇一个长工给他养兔。并规定，死掉一只兔，得扣掉四分之一工钱。一天，养兔的长工不慎将一只兔子的腰部打成重伤。他怕财主看到，便偷偷地将这只伤兔藏在黄豆地里。后来，他意外地发现这只伤兔并没有死。他把这怪事告诉了父亲，父亲吩咐他将此事探个究竟。那长工按照父亲的吩咐，又将一只受伤的兔子放进黄豆地里。他跟随着伤兔仔细观察，发现伤兔很喜欢吃一种缠在豆秸上的野生黄丝藤。不久伤兔的伤竟渐渐痊愈了。那长工把观察到的情况告诉了父亲，父子俩断定：那黄丝藤可以治好腰伤。他想，黄丝藤首先治好的是兔子，其形状又如细丝，于是便将它取名为"兔丝子"。由于兔丝子是一味草药，后人便在"兔"字上加了草字头，这样就成了"菟丝子"，一直沿用到现在。人们还编了一个谜语："澄黄丝儿草上缠，亦非金属亦非棉，能补肝肾强筋骨，此是何药猜猜看？"

历代名家对菟丝子的记载也相当丰富。

《神农本草经》："主续绝伤，补不足，益气力，肥健……久服明目，轻身延年。"

《本草经疏》："五味之中，惟辛通四气，复兼四味，《经》曰肾苦燥，急食辛以润之。菟丝子之属是也，与辛香燥热之辛，迥乎不同矣，学者不以辞害义可也。"

《本经逢原》："阳强不痿，大便燥结，小水赤涩者勿用，以其性偏助阳也。"

《雷公炮炙论》："补人卫气，助人筋脉。"

《名医别录》："养肌强阴，坚筋骨，主茎中寒，精自出，溺有余沥，口苦燥渴，寒血为积。"

《药性论》："治男子女人虚冷，添精益髓，去腰疼膝冷……又主消渴热中。"

【药用价值】

菟丝子为平补之药，其用量一般为10～20克。用于治病，大致为以下几个方面：

1. 用于治疗肾虚腰痛、阳痿遗精、尿频及宫冷不孕，本品辛以润燥，甘以补虚，为平补阴阳之品，能补肾阳、益肾精以固精缩尿。如菟丝子、炒杜仲等份，合山药为丸，治腰痛（《百一选方》）；与枸杞子、覆盆子、车前子同用，治阳痿遗精，如五子衍宗丸（《丹溪心法》）；与桑螵蛸、肉苁蓉、鹿茸等同用，治小便过多或失禁，如菟丝子丸（《世医得效方》）；与茯苓、石莲子同用，治遗精、白浊、尿有余沥，如茯苓丸（《和剂局方》）。

2. 用于治疗肝肾不足，目暗不明，菟丝子滋补肝肾、益精养血而明目，常与熟地、车前子同用，如驻景丸（《和剂局方》）；《千金要方》记载菟丝子明目益精，长志倍力，久服长生耐老，配远志、茯苓、人参、当归等。

3. 用于治疗脾肾阳虚，便溏泄泻，本品能补肾益脾止泻，如治脾虚便溏，与人参、白术、补骨脂为丸服（《方脉正宗》）；与枸杞子、山药、茯苓、莲子同用，治脾肾虚泄泻，如菟丝子丸（《沈氏尊生书》）。

4. 用于肾虚胎动不安，本品能补肝肾安胎，常以本品与续断、桑寄生、阿胶同用，治肾虚胎元不固、胎动不安、滑胎，如寿胎丸（《医学衷中参西录》）。

此外，本品亦可治肾虚消渴，如《全生指迷方》记载单用本品研末制成蜜丸服用，可治消渴。

现代药理研究认为，菟丝子的药效主要有：

对生殖系统的作用：研究发现，菟丝子水、正丁醇、石油醚提取部位均能提高小鼠抓力，延长游泳时间。而菟丝子对睾丸、精囊腺的改善作用可能与其温补肾阳有关。另外，通过调节滋养细胞的增殖与凋亡，菟丝子可起到保胎的作用。

抗衰老作用：菟丝子醇提液可以提高致衰大鼠神经细胞抗氧化物酶的活性，降低自由基代谢产物的含量，抑制非酶糖基化反应，减少自由基生成，发挥抗衰老作用。

免疫调节作用：菟丝子可促进小鼠免疫器官脾脏、胸腺增长，并提高巨噬细胞吞噬功能，促进淋巴细胞增殖反应，诱导白介素产生。

保肝作用：菟丝子水煎剂能降低血清 ALT、AST 水平，提高血清 SOD 水平，保护肝细胞，抑制肝损伤。

对心脑血管的作用：菟丝子醇提取物能增加心肌冠脉血流量。菟丝子水提物能提高心肌线粒体抗氧化能力，改善线粒体能量代谢障碍，维护线粒体功能，并可显著改善脑缺血大鼠的记忆障碍。

降血糖作用：菟丝子多糖对糖尿病小鼠具有良好的治疗作用，能显著降低血糖，增加体重，增加肝糖原含量，延长游泳时间、增加脾脏和胸腺重量，作用机理可能是通过抑制胃肠道中一淀粉酶的活性、改善糖尿病机体氧化应激水平、增强免疫功能等多条途径发挥其降糖作用，而不是通过提高胰岛素的浓度。

其他作用：菟丝子多糖能促进骨缺损修复，调整骨形成和骨吸收的关系。菟丝子对小脑神经元具有保护作用。菟丝子水提取物可促进毛囊无色素黑素细胞AMMC的分化，这与其增强酪氨酸酶活性有关。

【食疗保健】

一般是在秋季果实成熟的时候采收菟丝子植株，晒干之后打下种子。种子表面灰棕色或黄棕色，具细密突起的小点，一端有微凹的线形种脐，药食同源。将菟丝子用大火炒至裂开，呈酥状黄色，也可与酒拌炒，有暖肌的作用；也可浸泡温水后蒸用，可加强补肾的效果。菟丝子也可以泡水喝，不过最好砸碎了再泡。因本品是成熟种子，如果泡水作茶饮，最好用煲煎，水开后文火熬10分钟，用纱布过滤后倒入大茶瓶内备用，这样药效才能充分发挥。菟丝子既可补肾阳，也可补肾阴。据《药性论》记载，菟丝子有添精益髓的功效，故对生长发育有一定的辅助作用。

菟丝子含树脂苷、糖苷、多糖胡萝卜素、卵磷脂等。菟丝子水煎液具有延缓衰老、雌激素样作用，并有促进造血功能、增强机体免疫、强心、降血压以及兴奋子宫等作用。此外，尚有降低胆固醇、软化血管、改善动脉硬化等作用。

【适宜人群】

肾虚腰痛者：菟丝子茶最主要的作用就是补肾。腰痛其实很多时候是由肾虚引起的，所以喝菟丝子茶可以缓解腰痛。

不孕不育者：菟丝子茶不仅可以治疗肾虚，如果女性有习惯性流产的现象，也可以用菟丝子煎水进行服用，可以起到一定的疗效。而且菟丝子还可以保护精子，所以对男性不育者有一定的帮助。

视力模糊者：现代人由于长时间使用电脑，不正确、不卫生的用眼习惯会导致视力下降和视力模糊。菟丝子茶具有明目的功效，所以偶尔可以喝菟丝子茶，缓解视力疲劳。

【药食的相互作用】

1. 治心气不足、思虑太过、肾经虚损、真阳不固、溺有余沥、小便白浊、梦寐频泄。菟丝子五两，白茯苓三两，石莲子（去壳）二两。上为细末，酒煮糊为丸，如梧桐子大。每服三十丸，空心盐汤下。常服镇益心神，补虚养血，清小便。（《太平惠民和剂局方》茯菟丸）

2. 补肾气，壮阳道，助精神，轻腰脚。菟丝子一斤（淘净，酒煮，捣成饼，焙干），附子（制）四两。共为末，酒糊丸，梧子大。酒下五十丸。（《扁鹊心书》菟丝子丸）

3. 治丈夫腰膝积冷痛，或顽麻无力。菟丝子（洗）一两，牛膝一两。同浸于银器内，用酒浸过一寸五日，曝干，为末，将原浸酒再入少醇酒作糊，搓成丸，如梧桐子大。空心酒下二十丸。（《经验后方》）

4. 治膏淋。菟丝子（酒浸，蒸，捣，焙），桑螵蛸（炙）各半两，泽泻一分。上为细末，炼蜜为丸，如梧桐子大，每服二十丸，空心用清米饮送下。（《普济方》菟丝丸）

【禁忌及注意事项】

1. 本品为平补之药，但偏补阳，阴虚火旺、阳强不痿及大便燥结者禁服。

2. 菟丝子的副作用体现在：长期大量使用，超出了安全剂量者，会出现胃肠道系统不适，比如会出现恶心、呕吐、腹胀等症。

3. 临床研究发现，在使用菟丝子之后，一些人会出现过敏反应，比如有的人会头痛、发热、咳嗽，还会有心慌、烦躁等不适，严重的还会有血压下降、呼吸急促等症。有些人还会出现水肿，或是有荨麻疹、疱疹等症状出现。

这些不良反应需要格外注意，使用时要严密观察病情。

（何飞）

女贞子

《神农本草经》

【生物特性及药源】

女贞子，又称女贞实、冬青子、蜡树、鼠梓子，为木犀科常绿乔木植物女贞 Ligustrum lucidum Ait. 的干燥成熟果实。本品呈卵形、椭圆形或肾形，长6～8.5毫米。表面黑紫色或灰黑色，皱缩不平，基部有果梗痕，或具宿萼及短梗。体轻，外果皮薄，中果皮较松软，易剥离，内果皮木质，黄棕色，具纵棱，破开后种子通常为1粒，肾形，紫黑色，油性。无臭，味甘，微苦涩。原生于中国长江流域、南方各地以及河南、陕西、四川等地，北方不太寒冷的区域也有引种；在朝鲜半岛、印度也有分布。冬季果实成熟时采收，蒸熟，晒干入药。生用或酒炙用。

【功效概述】

女贞子，味甘、苦，性凉，归肝、肾经，可补肾滋阴、养肝明目、善清虚热，可用于治疗肝肾不足、阴虚内热、头晕耳鸣、须发早白、腰膝酸软、视物昏花等病症。女贞子虽属滋补之品，但其药力平和，取效缓慢。《神农本草经》就记载女贞子主补中，安五脏，养精神，除百疾，被列为上品。

本品因炮制方法的不同，可分为女贞子和酒女贞子两种类型。女贞子为油性药物，用酒制后，药物的可吸收程度增强，寒凉之性减轻，功效并未因此发生变化，但应用范围却得以扩大。

【典故及历代名家点评】

女贞子，考其名，据传是古代鲁国有一位女子名叫贞女，因为女贞树负霜葱翠，振柯凌风，而贞女慕其名，或树之于云堂，或植之于阶庭，故名。明代医药学家李时珍也引证说："此木凌冬青翠，有贞守之操，故以贞女状之。"顾名思义，古来人们都认为，贞女乃坚贞守操的女人。

《**本草蒙筌**》："黑发黑须，强筋强力……多服补血去风。"

《**本草纲目**》："强阴，健腰膝。"

《**本草经疏**》："盖肾本寒，因虚则热而软，此药气味俱阴，正入肾除热，补精之要品。"

《**本草再新**》："养阴益肾，补气舒肝，治腰腿痛，通经和血。"

【药用价值】

中医认为，女贞子有四大功效：滋补肝肾，滋阴血，清虚热，乌发明目。

现代研究显示本品具有广泛的药理作用，具有提高机体免疫功能，抑制变态反应，促进造血功能，降低血脂、血糖，降血压，保护染色体，抗脂质过氧化，增加冠状动脉血流量，抗嘌呤代谢异常和降低尿酸，护肝抗癌以及消除幽门螺杆菌感染等多种作用，常用于治疗视神经炎、白细胞减少症、高脂血症、高血压、冠心病、糖尿病、儿童药物性视力减退、面神经麻痹、溢脂性脱发、痛风、慢性胃炎伴有幽门螺旋杆菌感染、慢性疲劳综合征及延缓衰老等。近年来，有报道称女贞子治疗慢性肝炎已取得明显疗效，这是因为本品富含齐墩果酸，不但能升高白细胞数量，而且能改善肝功能，具有抗肝硬化、促进肝细胞再生的作用，用于晚期肝癌，也有一定的疗效。

【食疗保健】

女贞子富含齐墩果酸、葡萄糖、甘露醇、棕榈酸、硬脂酸、油酸、亚油酸、维生素及铜、锌、铁等微量元素，具有丰富的营养价值。本品可用于制酒、做汤、做羹、炖食、煮粥，还可制成糕点，可根据自己爱好制成具有食疗保健作用的食品，自供自食。但要注意的是，女贞子所含的齐墩果酸是难溶于水的物质，最宜制成丸剂。本品缓则效显，速则寡效，所以不应求效于一时。

【适宜人群】

本品善于滋补肝肾、乌须发而明目、烦虚热而易汗，凡未老早衰、脱发白发、常感疲劳、睡眠不足、易感易汗、视力下降、两目昏花、癌症术后或放化疗后、慢性肝炎、高尿酸血症及"三高"（高血压、高脂血症、高血糖）等人群，都可食以养生。

【药食的相互作用】

1. 女贞子与旱莲草配伍，两药组成的二至丸，是治疗肝肾阴虚、头昏、目眩、耳鸣、须发早白、腰膝酸软的良方，相辅相成，其效尤著。

2. 女贞子与枸杞子配伍，两药合用，可起到增强补益肝肾的功效，适用于肝肾阴虚之证。枸杞子以滋补之力为胜，女贞子以清虚热之功为优；前者性质平和，兼能养肝明目，后者补而不腻，其性寒凉，滋阴补肾更胜一筹。

3. 女贞子与黄芪、白术配伍，三药合用，女贞子善补阴、滋肝益肾；黄芪益气养血，白术健脾利湿，养阴而不腻，益气不滞湿，运化得当，促进食欲，则气血生化旺盛，相得益彰。

【禁忌及注意事项】

脾胃虚寒、肾阳不足者忌服。一般来说，服用本品时忌辛辣、生冷、油腻食物；感冒发热表现为邪势炽盛的实证者不宜食用；儿童、孕妇慎用。此外，本品应与中药鸦胆子鉴别，其要点是：女贞子果皮多皱缩，鸦胆子果皮具网状皱纹；女贞子种仁棕黑色，不显油性，味微苦，鸦胆子种子乳白色，富油性，味极苦，有小毒。

（蔡宛如　周忠辉）

红景天

《西藏中草药》

【生物特性及药源】

红景天 *Rhodiola rosea* Linn.，已确认的品种已超过200多个，在我国有73个，其中西藏有32个。《西藏中草药》认为主要药用红景天有大花红景天、小花红景天、蔷薇红景天、狭叶红景天和圣地红景天，2015年版《中国药典》中收录的红景天主要为高山红景天、唐古特红景天和大株红景天。

红景天为多年生草本植物，高10～20厘米，根粗壮，圆锥形，肉质，褐黄色。根茎具多数须根。根茎短，粗壮，圆柱形，被多数覆瓦状排列的鳞片状的叶。从茎顶端三叶腋抽出数条花茎，花茎上下部均有肉质叶，叶片椭圆形，边缘具粗锯齿，尖端锐尖，茎叶楔形，无柄，聚伞花序顶生，花红色。菁葖果。7～9月采收。

目前，《中国药典》收载的红景天植物是指大花红景天的干燥根茎，生长于海拔1800～2500米的高寒无污染地带，生长环境恶劣，主要产于我国西藏、云南、青海等省区。市场上销售的红景天多为大花红景天、高山红景天、长鞭红景天、狭叶红景天、圣地红景天和小花红景天。研究认为，红景天虽然品种不同，但功效近似，只是所含有效成分的含量有高低差异。

【功效概述】

红景天味甘、苦，性平，入肺、心经。中医认为，本品具有补气清肺、益智养心、活血止血的作用，常用于治疗病后气虚、气短乏力、肺热咳嗽、咳血、带下、泄泻、高原反应、跌打损伤和烫火伤等病症。

红景天药食两用历史悠久。我国古代第一部药典《神农本草经》将其列为上中品，认为红景天多服长服不伤人，有"轻身益气"的功效。我国藏族人民将红景天作为习用药物至今已有1000多年的历史，藏医《四部医典》早就记载其性平，味涩，善润肺，能补肾，理气养血。公元8世纪时，即我国的唐代时期，红景天逐渐被医家所重视。明代医药家李时珍在其《本草纲目》中记载红景天可祛邪恶气，补诸不足，在已知的补益药中实属罕见。红景天在清代是皇家的御品，非常珍贵。

除中国之外，西伯利亚的俄罗斯人和斯堪的纳维亚地区的人们，也将红景天用于减轻疲劳，增强机体对各种压力的天然抵抗能力。在西伯利亚的民间传说里，坚持饮用红景天茶可活过100岁，民间也将其作为治疗性功能障碍、御寒保暖及防病治病的佳品。在蒙古，红景天曾用于肺结核病和癌症的治疗。20世纪60年代，苏联科学家发现，红景天具有适应原样作用，可以帮助人体回复稳态。这就是说，红景天能提高人体对抗各种化学、生物或物理因素的刺激。近40年来，国内对红景天这种药食两用植物进行了深入的研究，不仅在化学结构、有效成分、药理活性及临床应用等方面取得不少成果，而且对其基源和质量的评价也取得了显著突破。

【典故及历代名家点评】

据传，清代康熙年间，由于西北地区发生叛乱，康熙皇帝御驾亲征，不料西出阳关，刚抵达西北高原，很多士兵一下子不能适应高原反应，出现心慌气短、恶心呕吐、茶食不思等现象，战斗力也因此而大受影响。正在一筹莫展、心急如焚之时，恰逢当地藏胞献来红景天酒，将士服后，虚弱的身体忽然神奇地复原了，于是士气大振，一鼓作气，很快就取得了平叛的胜利。康熙大喜过望，将红景天赐名为"天赐草"，并钦定为御用贡品。

红景天虽在《神农本草经》中已有记载，但应用于食疗、食补、防病治病，则始于唐代。直至20世纪60年代，国内外医药学界才开始进行广泛而深入的研究，并取得了显著成果。对红景天的历代评价多散见于藏族医书和唐代以后的一些名家典籍。

《神农本草经》："轻身益气，不老延年，无毒多服，久服不伤人。能补肾，理气养血，主治周身乏力、胸闷、活血止血、清肺止咳、解热，并止带下。"

《千金翼方》："景天味苦酸平，无毒。主大热大疮，身热烦，邪恶气，诸蛊毒痂疕，寒热风痹，诸不足，花主女人漏下赤白，清身明目，久服通神不老。"

《晶珠本草》："红景天活血清肺、止咳退烧、止痛，用于治疗肺炎、气管炎、身体虚弱、全身乏力、胸闷、难于透气，嘴唇和手心发紫。"

《中药大辞典》："性寒，味甘涩。活血止血，清肺止咳。治咳血、咯血、肺炎咳嗽。"

【药用价值】

红景天具有人参、刺五加的适应原样作用，但无人参久服后出现的不良反应（人参滥用症），是一种疗效好而安全性高的中药。现代研究认为它的药效有以下几个方面：

双向调节作用：红景天能调动机体内的一切积极因素，具有补不足、损有余的双向调节作用，通过对人体代谢系统、循环系统、神经系统、内分泌系统、免疫系统等进行自我调节，使机体达到稳态，使体内的血压、血红蛋白、血糖、血脂、心血管功能等恢复到正常水平。

对神经系统的有效调节：红景天能有效消除人的紧张情绪，均衡调节中枢神经，改善睡眠及烦躁、亢奋或抑郁状态，增强记忆力，醒脑益智，提高工作及学习效率，预防阿尔茨海默病。

抗疲劳：本品具有强心作用，可增强氧的利用率，降低血中的乳酸和丙酮酸的含量，降低肌肉耗氧量。过劳时，加速脂肪和蛋白质的分解，增加能量传递及肌糖原和肝糖原的储备，可有效地防治疲劳综合征，保持旺盛的精力和活力。

抗辐射、抗肿瘤：红景天所含的红景天苷能有效地提高T淋巴细胞转化率和吞噬细胞活力，增强机体免疫功能，抑制癌细胞生长，使白细胞增加以增强抗微波辐射能力。用于癌症放、化疗后及其他病后体弱者，有助于加速身体的康复。

耐缺氧： 红景天能使机体耗氧量降低，可提高大脑对缺氧的耐受力。

解除平滑肌痉挛： 红景天能有效地解除气道平滑肌痉挛而起平喘作用，还能调节肠道平滑肌运动，达到通便的效果。

对风湿性关节炎和类风湿关节炎的作用： 红景天能祛风、抗寒、止痛，尤其对关节肿胀有明显的消肿和抑制作用。

延缓衰老： 红景天能提高超氧化物歧化酶（SOD）水平，清除体内自由基，有延缓衰老的作用。

护眼： 红景天富含维生素E，能增强视力，改善视疲劳，保护眼睛的夜视功能，可用于治疗夜盲症。

【食疗保健】

红景天无论药用还是食用都具有极高的价值。红景天富含35种微量元素、18种氨基酸、维生素A、维生素D、维生素E和抗衰老的超氧化物歧化酶（SOD），还含有苯丙酯类、黄酮类、苯乙醇类、单萜类、三萜类、酚酸类物质，其营养成分齐全，且配备合理，在目前所发现的植物中是极为罕见的。所以，红景天是一种应用广泛的极有研究和开发价值的药食两用中药。

红景天生长环境极其恶劣，处于高寒无污染地带，需要经历低温干燥、狂风暴雨、昼夜温差及强紫外线辐射。在这严酷多变的自然低氧环境中生存的红景天，经研究发现，富含其他植物所没有的适应性物质，即红景天苷。它不仅能增强机体的活力和应激能力，还能促进人体的新陈代谢，调节大脑皮质的功能，提高人的工作效率，改善睡眠障碍。特别是初到高原地区的人，出现缺氧等高原反应时，服用或预防性服用红景天及其制品，疲劳和缺氧状态能明显改善。

当代人正面临着快节奏的生活，不仅要速度，要效率，而且要求活动空间更为广阔。因此，不管在现在还是未来，人们在寻求高质量的生活之时，红景天的抗疲劳，抗缺氧，抗衰老，提高人体的免疫功能、应激能力，增强运动耐力以提高体能及应对恶劣环境适应性等方面的卓越功效，一定会越来越受到科学界的重视，成为人类青睐之食品。

红景天的食疗方法多种多样，主要推荐以下几种：

泡茶：红景天可代茶饮用，取10～15克，或加桂圆、枸杞子各10克，冲入开水，泡10分钟后饮用，煎煮效果更佳。另外，也可用适量红景天，研粗末，分2次放入茶杯，冲入沸水，加盖5～10分钟，即可饮用。

泡酒：可用红景天10克，配250～500克的白酒或黄酒，密封，1周后即可饮用，每日1次，每天不超过50毫升。

煲汤：可用红景天10～15克，配枸杞子、大枣各10克，与排骨或乌鸡、瘦肉一起煲汤食用。

【适宜人群】

1. 红景天适用于免疫功能低下者、老年人、体弱早衰者、病后或手术后需要康复者，以及高血压、高血糖、高脂血症及心脑血管疾病患者。

2. 从事特殊职业者，长期面对电脑工作者、受微波辐射者及接触放射性物质者，宜常食用红景天，具有防护作用。

3. 运动员、宇航员、潜水员、高空作业者，宜食用红景天以提高工作效率，防止职业病的发生。

4. 初次进入高原地区的人，可提前一个月食用红景天或其制品，有助于改善体能，增强心肺功能，并能防止发生高原低氧反应。

【药食的相互作用】

一般来说，红景天具有双向调节作用，与多种药食两用的中药或食物同用均能起到增效作用。

【禁忌及注意事项】

1. 红景天的不良反应较少见，通常有过敏、心悸、肠胃不适、头痛和恶心等反应。

2. 红景天有活血作用，故孕妇、经期妇女和儿童宜慎用。

（骆仙芳　周忠辉）

黄精

《名医别录》

【生物特性及药源】

黄精，为百合科植物滇黄精 *Polygonatum kingianum Coll.et Hemsl.* 、黄精 *Polygonatum sibiricum Red.* 或多花黄精 *Polygonatum cyrtonema Hua* 的干燥根茎。按形状不同，习称大黄精、鸡头黄精和姜形黄精。大黄精即滇黄精，主产于云南、贵州、广西等地，呈肥厚肉质的结节块状，结节长可达10厘米以上，宽3～6厘米，厚2～3厘米。表面淡黄色至黄绿色，具环节，有皱纹及须根痕，结节上倒茎痕呈圆盘状，圆周凹入，中部突出，质硬而韧，不易折断，断面角质，淡黄色至黄棕色，气微，味甜，嚼之有黏性。鸡头黄精即黄精，主产于河北、内蒙古、陕西等地，呈结节状弯柱形，长3～10厘米，直径0.5～1.5厘米，结节长2～4厘米，略呈圆锥形，常有分枝，表面黄白色或灰黄色，半透明，有纵皱纹，茎痕圆形，直径5～8毫米。姜形黄精即多花黄精，主产于贵州、湖南、云南等地，呈长条结节块状，长短不等，常数个块状结节相连，表面灰黄色或黄褐色，粗糙，结节上侧有突出的圆盘状茎痕，直径0.8～1.5厘米，味苦者不可药用。三者特征有歌诀可供参考：黄精鸡头或姜形，节部隆起显环纹。茎痕圆盘凹陷深，断面色黄略透明。黄精一般在春秋两季采挖，洗净，置沸水中略烫或蒸至透心，干燥，切厚片用。

【功效概述】

黄精有着2000多年的药用历史,《名医别录》将之列为上品,认为黄精味甘、平,无毒,主补中益气,除风湿,安五脏,久服轻身延年不饥。历代古籍一直把黄精作为补益药使用,李时珍曾把其誉为"宝药"。黄精性平,味平和,入脾、肺、肾经,具有补脾润肺、养阴生津的功效,常用于治疗脾胃气虚,倦怠乏力,口干,消渴,燥咳,咯血及病后、产后体弱,精血不足。

【典故及历代名家点评】

在我国古代,流传着不少关于黄精的传说。《抱朴子》中曾说:"昔人以本品得坤土之气,获天地之精,故名。"也有人说黄精是取义"黄土的精华"。两种说法差不多,都是说吸收了自然界灵气的意思。

宋朝徐铉的《稽神录》记载:江西临川有一个富豪,生性残暴,经常虐待家人。家中的一个婢女不堪受虐,逃入深山中。过了一段时间,带的干粮都吃完了,饥劳之中,她坐在溪水边发呆。突然,她发现水边的野草颜色鲜艳,肥美可爱,于是就采来洗净后吃下。食用后饥渴顿消,神清气爽,身轻如燕。夜晚在大树下休息时,听到草丛中有声音,以为野兽要伤她性命,起身后一下子跳到树上,天亮时跳下来,上下自如。数年以后被别人设计捉住,仔细询问,才知道她一直以黄精为食,才练得如此身手。

《名医别录》:"主补中益气,除风湿,安五脏。"

《日华子本草》:"补五劳七伤,助筋骨,止饥,耐寒暑,益脾胃,润心肺……食之驻颜。"

《本草纲目》:"补诸虚,止寒热,填精髓。"

《本草从新》:"平补气血而润。"

【药用价值】

黄精含有蛋白质、淀粉、还原糖、多种无机盐、氨基酸、维生素和各种活性成分。它的作用广泛,在各种疾病的治疗上都有所应用。现代药理研究显示,黄精具有以下药理作用:

降血糖： 黄精多糖对 α-葡萄糖苷酶活性有较强的抑制作用，黄精水提液能够增强胰岛素抵抗大鼠葡萄糖转运蛋白（GLUT-4）基因表达，从而发挥降低血糖的作用。

降血脂： 有研究显示，黄精煎剂灌胃能使兔子的甘油三酯、β-脂蛋白、血胆固醇浓度明显下降。

抗衰老： 黄精和黄精多糖以及其所含的黄酮类物质，能够促进蛋白质的合成，同时减少细胞内类似脂褐素的代谢废物的含量，进而使抗脂质过氧化能力增强，SOD 活性增强，减少体内因自由基反应引起的机体损伤，从而发挥延缓衰老的作用。

抗炎、抗病原微生物： 黄精多糖对金黄色葡萄球菌、副伤寒杆菌、大肠杆菌以及白葡萄球菌等均有较强的抑制作用，同时能抑制由二甲苯引起的小鼠耳肿胀。

改善记忆能力： 黄精的乙醇提取物可以改善脑缺血引起的脑代谢变化，通过抑制脂酶过氧化物 MDA 的生成来减少氧自由基的损伤，从而起到保护脑细胞膜结构的作用，维持大脑的正常功能。

对心血管的作用： 黄精中的强心苷是有强心作用的甾体皂苷类化合物，同时还能显著增加冠脉的血流量。

【食疗保健】

黄精作为一味重要的滋补药材，在很早的时候就被应用于人们的生活中。唐代诗人杜甫曾有"扫除白发黄精在，君看他年冰雪容"的句子，可见那时候黄精就已被认为是具有神奇功效的食物了。晋代张华也在《博物志》中写道："太阳之草，名曰黄精，饵而食之，可以长生。"

黄精除了具有健脾润肺的作用之外，在保健和预防方面也有越来越突出的作用。作为一种优良的药食同源植物，黄精已被原卫生部纳入《既是食品又是药品的物品名单》中。它可以与小米、冰糖共煮，制成温热香甜的米粥；可以与鸡肉共炖，有养血补气之功效；还可以与枸杞子一起泡茶；或是制成黄精酒，在冬日的晚上温上一壶，也有活血暖身的效果。同时，黄精抗衰老、抗炎、抗菌的功能也颇受人们青睐，广泛用于护发、护肤品。利用黄精开发成的纯天然中草药保健化妆品，如沐浴露、洗发香波、护发素、乌发宝、脚气露、面膜、药膏、搽剂等，也广受欢迎。

1. 黄精可与小米、粳米等谷物共煮，制成米粥，营养滋补，对于治疗阴虚肺燥、咳嗽咽干、脾胃虚弱等病症很有成效。

2. 黄精冷水泡发与冰糖共煎，可以做成冰糖黄精汤，服用此汤可以滋阴，润心肺。如果体质比较虚弱，或有肺结核、支气管扩大、低热、咯血等症，以及妇女低热、带下等病症时，都可以服用这道食疗方来调理改善。

3. 黄精还可以用来炖鸡肉、猪肚等肉食，可以调理脾胃，润肠通便，对于脾胃虚弱、少食便溏、消瘦乏力者非常有益。

4. 用黄精泡酒制成的黄精酒具有益脾祛湿、乌发、润血燥的功效，适用于面肢浮胀、发枯发白、肌肤干燥易痒、心烦失眠、风湿疼痛等病症。冬天适当饮用，可以活血暖身，延年益寿。

【适宜人群】

本品男女老少四季皆宜，尤适合脾胃虚弱、体倦乏力、口干食少、肺虚燥咳、精血不足、内热消渴等人群食用。

【药食的相互作用】

1. 与山药配伍，两者均性味甘平，主归肺、脾、肾三脏，为气阴双补之品。然黄精滋肾之力强于山药，而山药长于健脾，并兼有涩性，宜用于脾胃气阴两伤、食少便溏及带下等症。

2. 与枸杞子配伍，补精气的功效会提高。《本草纲目》曾记载：黄精、苍术各四斤；枸杞根、柏叶各五斤；天门冬三斤。煮汁一石，同曲十斤，糯米一石，如常酿酒饮。此方能壮筋骨、益精髓、消白发。医学名著《奇效良方》中也提出，用黄精和枸杞子互相配伍能益补精气。

3. 与沙参配伍，可润肺止咳。沙参味甘微苦，性微寒，归肺经，能养肺阴，清肺热；黄精味甘，性平，既补肺阴，又益肾阴。二药合用，既能润肺滋阴，又能清热益精，故可用于治疗肺阴不足，燥热咳嗽。

4. 与党参配伍，治脾胃气虚，倦怠乏力，食少便溏。党参味甘，性平，补脾养胃，健运中气，鼓舞清阳；黄精也味甘，性平，平补气阴，既补脾气又益脾阴。二药合用，则补脾益气功用倍增，故善治脾胃气虚、脾胃阴虚之证。

5. 与续断配伍，补肺肾，强筋骨。续断质润、补脾气，又益肾阴，能补诸虚，填精髓。二药相配，补肝肾，滋阴填髓，益气血，止腰痛之力增强。

6. 与玉竹配伍，魏良春老中医喜欢用玉竹、黄精、川芎、当归组成补脑方，起到延缓衰老、抗失智的作用，其中玉竹、黄精常常一起应用，互用可有增效作用，常用于阿尔茨海默病或血管性痴呆患者。

【禁忌及注意事项】

无论是入药用，还是服食用，黄精多不宜用生品，而要用经过蒸制者，尤以蒸晒5次以上者为佳。因蒸制后还原糖增加80%以上，更有利于吸收。经过多次蒸晒的黄精，其味甜纯正，可每日服20～30克，也可煎服、熬膏、炖食，或放少量煮粥食。但因本品性质黏腻，易助湿，可影响胃肠消化吸收功能，甚至导致气滞气胀，故脾胃虚寒或挟湿热壅滞者、气滞气胀腹痛者，或大便溏泄者不宜用。此外，《本草纲目》言"忌梅实"，《贵州民间药物》言"忌酸、冷食物"，故服黄精时需避免服用这些食物。

（徐俪颖　周忠辉）

绞股蓝

《救荒本草》

【生物特性及药源】

绞股蓝，又名七叶胆、五叶参、七叶参、小苦药等，为葫芦科、绞股蓝属多年生攀缘草本植物绞股蓝 *Gynostemma pentaphyllum*（Thunb.）Makino 的全草。茎细长，节上有毛或无毛，卷须常2裂或不分裂。叶呈鸟足状，常有5～7小叶组成，小叶片长椭圆状，披针形至卵形，有小叶柄，中间小中片长3～9厘米，宽1.5～3厘米，边缘有锯齿，背面或沿两面叶脉有短刚毛或近无毛。圆锥花序；花小，直径约3毫米；花萼裂片三角形，长约0.5毫米；花冠裂片披针形，长约2毫米。果球形，成熟时呈黑色。花期7～8月，果期9～10月。每年夏、秋采收，洗净，晒干。内服、外用均可。

绞股蓝分布于中国、印度、尼泊尔、锡金、孟加拉、斯里兰卡、缅甸、老挝、越南、马来西亚、印度尼西亚（爪哇）、新几内亚等地，北达朝鲜和日本。我国四川、云南、湖北、湖南、广东、广西、陕西、浙江、福建、江苏等地均有野生及栽培。绞股蓝按叶片数目可分为九叶、七叶、五叶、三叶、二叶，其中以天然九叶和七叶绞股蓝为极品，其皂苷含量最高，为五叶绞股蓝的5～10倍，特别是人参皂苷Rb含量最高，故有"南方人参"之誉。三叶和二叶为其次劣品，不堪药食使用。还有一种变种，叫毛果绞股蓝，它与正宗绞股蓝的区别为果实密被硬毛状短柔毛，产于云南南部，生于海拔1400～1650米的丛林中，应注意鉴别。

【功效概述】

绞股蓝的记载始于明代朱橚的《救荒本草》，明代称之为"神仙草"。绞股蓝性寒，味苦，归脾、肺经，具有清热解毒、止咳祛痰、抗衰老、抗疲劳、增强机体免疫能力等功效，常用于脾肺气虚患者，是一味食、药、饮一体的治病养生药材。绞股蓝在我国民间一直都有"不老长寿药草"的称呼，非常适合人体服用，对于身体也有着很不错的滋补效果。1986 年，国家科学技术委员会（科委）在"星火计划"中，把绞股蓝列于待开发的"名贵中药材"之首位，2002 年 3 月 5 日国家卫生部（现为国家卫生健康委员会）将其列入保健品名单。因此，绞股蓝是一种得到普遍承认的药材。

【典故及历代名家点评】

《救荒本草》："生田野中，延蔓而生。叶似小蓝叶，短小软薄，边有锯齿形；又似痢见草，叶亦软，淡绿；五叶攒生一处。开小黄花，又有开白花者；结子如豌豆大，生则青色，熟则紫黑色。叶味甜。"

《中华本草》："清热；补虚；解毒。主体虚乏力、虚劳失精、白细胞减少症、高脂血症、病毒性肝炎、慢性胃肠炎、慢性气管炎。"

《中药大辞典》："消炎解毒，止咳祛痰。现多用作滋补强壮药。"

《全国中草药汇编》"清热解毒，止咳祛痰，用于慢性支气管炎、传染性肝炎、肾炎、胃肠炎。"

【药用价值】

绞股蓝是近年来在化学成分研究的基础上挖掘的人参皂苷药源植物，全草含绞股蓝皂苷约 80 种。其中绞股蓝皂苷 Ⅲ、Ⅳ、Ⅷ、Ⅻ 分别与人参皂苷 Rb1、Rb2、Rd 和 Rf2 结构相同，另含有黄酮、糖类，性寒，味苦。绞股蓝皂苷对肿瘤和癌细胞有抑制作用，临床用于治疗胃癌、直肠癌、子宫癌、口腔癌、食管癌、肝癌等多种癌症；能延长细胞寿命，临床用作抗衰老剂、细胞活化剂；还可用作中枢神经系统药物，具有镇静、催眠和促进应力恢复的作用。近年来的药理研究显示，本品具有以下药用价值：

提高免疫力：绞股蓝能够提高巨噬细胞能力，明显增加白细胞数，同时能增加白细胞自身的吞噬功能，促进体内白介素的分泌，增加血清免疫蛋白的产生。

降血糖：绞股蓝可以保护肾上腺、胸腺等内分泌器官，使之不随年龄的增长而萎缩，维持内分泌系统的正常机能。

抗肿瘤： 绞股蓝能通过直接的细胞毒作用抑制肿瘤细胞的生长与繁殖，另外还有防止正常细胞癌变、促使癌细胞逐渐恢复正常的功能。

降血脂： 绞股蓝可以抑制脂肪细胞产生游离脂肪酸，促进甘油三酯合成，从而降低血清中的总胆固醇（TC）、甘油三酯（TG）、低密度脂蛋白（LDL）浓度，增加高密度脂蛋白（HDL）含量，减少动脉粥样硬化的发生。

抗衰老及抗氧化： 绞股蓝能阻止脂质过氧化，减少钙离子内流，增强血液中SOD活性，同时降低自由基活性，实现其抗衰老及抗氧化作用。

保护肝脏： 绞股蓝总皂苷可以保护肝功能，抑制肝纤维化的形成，对酒精所致的肝损伤具有一定的保护作用。

【食疗保健】

在古代，绞股蓝是一种应对饥荒的"后备粮食"。如今人民生活富足，不再需要把绞股蓝作为饥荒时的口粮。用途丰富的它摇身一变，成了现代"富贵病"的克星。它可以保护肾上腺、胸腺等内分泌器官，维持内分泌系统的正常机能，改善糖代谢。它还可以调节葡萄糖在体内分解后产生的废物——脂肪酸，达到降血脂的目的。除此之外，它还能调整血压，同时保护心肌，有效缓解当代最普遍的"三高"症状。

民间有俚语："北有长白参，南有绞股蓝。"自古以来，绞股蓝不仅作为一味药材，也作为一种食物，在食疗和营养学方面发挥着举足轻重的作用。现代研究发现，绞股蓝中含有大量的黄酮类物质、多糖、氨基酸、维生素、微量元素以及磷脂等，进入身体之后不仅能够有效降低"三高"，同时还具有促进睡眠、防治肿瘤的作用。从中医的角度来说，绞股蓝益气健脾，可强身健体、缓解疲劳，又因性偏苦寒，兼能生津止渴、化痰止咳。

对于女性来说，绞股蓝可谓变美神药。它具有调节内分泌的功能，对由于内分泌失调引起的便秘、失眠、脸上色斑、痘点、脸色灰暗等有明显的效果。它还具有抑制脂肪细胞产生游离脂肪酸及合成甘油三酯，阻止葡萄糖转化的作用，可从根本上避免脂肪的产生，所以用于减肥后不会出现反弹，达到稳定减肥的效果。此外，绞股蓝含有丰富的营养成分和多种维生素，对人体健康大有益处。

现代绞股蓝最普遍的食用方法便是茶饮。绞股蓝茶是我国南部的一种古老的中草药和常饮茶，由当地茶农手工甄选，选用绞股蓝嫩叶和嫩芽，采用现代中药加工工艺与古法炒茶工艺相结合炮制而成，茶汤碧绿，稍带清香、微苦，入喉回甘，具有"形、色、香、道"的特点，内含丰富的有效成分，具有很好的药用和保健价值。绞股蓝茶的独特口感和碧绿的茶色，在品茶的同时让人得到美的享受。绞股蓝作为茶饮，其配方众多，均获佳效，现介绍一二：

绞股蓝交藤饮：绞股蓝10克，夜交藤15克，麦冬12克。煎水或沸水浸泡饮。本方以绞股蓝益气安神，夜交藤养心安神，麦冬养阴清心，用于治疗气虚、心阴不足、心悸失眠、烦热不宁等症。

绞股蓝杜仲茶：绞股蓝15克，杜仲叶10克。沸水浸泡饮。两者兼可降血压，绞股蓝兼以清热、安神。用于治疗高血压、眩晕头痛、烦热不安、失眠烦躁等症。

绞股蓝金钱草饮：绞股蓝15克，金钱草50克。加红糖适量，煎水饮。本方以绞股蓝清热解毒，金钱草清热利湿、退黄，用于病毒性肝炎，症见湿热发黄，小便黄赤短少。

绞股蓝山楂饮：绞股蓝15克，生山楂30克。加水煎煮半小时，去渣取汁，频频代茶饮用，当天饮完。本方对于高脂血症很有疗效，可作为降脂通用方长期饮用。

绞股蓝降脂饮：绞股蓝15克，决明子30克，槐花10克。加水煎煮半小时，去渣取汁，兑入少量蜂蜜，早晚两次分服。服用本方可以疏通血管，对高血压、高脂血症、动脉粥样硬化症患者非常有益。

绞股蓝活血饮：绞股蓝15克，红花10克，蜂蜜5克。先将绞股蓝、红花加水煎煮20分钟，晾凉后兑入蜂蜜，搅匀即成。早晚两次分服。本方具有滋补活血功能，对于冠心病有辅助治疗效果。

【适宜人群】

有"三高"（高血压、高脂血症、高血糖）及心脑血管疾病高风险人群，吸烟酗酒、失眠健忘、未老先衰、肥胖、便秘、疲劳综合征者，乙肝病毒携带者或慢性肝病、肾病、慢性支气管炎、白细胞减少以及手术后、癌症放化疗后、偏头痛者，均适宜代茶饮用或服用本品。目前绞股蓝已有多种保健产品问世，如绞股蓝饮料、绞股蓝茶、绞股蓝冲剂等，都深受广大消费者的青睐。

【药食的相互作用】

1. 与白术、茯苓同用，能治疗脾胃气虚、体倦乏力、纳食不佳等症，因其性苦寒，兼能生津止渴，故治脾胃气阴两伤之口渴、咽干、心烦者，较为适宜，可与太子参、山药、南沙参等益气养阴药同用。

2. 与川贝母、百合同用，既能益肺气，清肺热，又有化痰止咳之效，常用于气阴两虚、肺中燥热、咳嗽痰黏。

3. 绞股蓝与三七同用，可降低血脂水平，具有抗动脉粥样硬化及促进血管重构的作用。

4. 绞股蓝和决明子搭配饮用，可以达到很好的清肝明目、降脂减肥功效。

【禁忌及注意事项】

绞股蓝虽可补脾、肺、肾，无毒，但性凉，虚寒证患者忌服，少数患者服用后会出现恶心呕吐、腹胀腹泻、头晕眼花等。此外，绞股蓝茶和其他茶饮一样含有茶多酚，并且还含有其他无机盐和维生素，适当饮用能够补充营养，还能够预防便秘，并且能抵抗神经紧张。但是青少年最好少饮用这种茶，因为正处于生长发育阶段的孩子身体对铁的需求量比较大，饮茶容易妨碍铁的吸收。

值得注意的是，用绞股蓝泡茶时不要倒掉第一次的茶。第一次泡的茶中有大量的气泡外冒，这些气泡便是皂苷。绞股蓝所含皂苷总数有人参的4倍之多，它具有人参的作用，还有人参所没有的作用——清热解毒，且没有过量服用人参的副作用。

（徐俪颖）

杜仲

《神农本草经》

【生物特性及药源】

杜仲，又称厚杜仲、棉杜仲，为杜仲科植物杜仲 *Eucommia ulmoides* Oliv. 的燥树皮。本品呈板片状或两边稍向内卷，大小不一，厚3～7毫米。外表面浅棕色或灰褐色，有明显的皱纹或纵裂槽纹；有的树皮较薄，未去粗皮，可见明显的皮孔；内表面暗紫色，光滑。质脆，易折断，断面有细密、银白色、富弹性的橡胶丝相连。气微，味稍苦。杜仲是中国的特有品种，广泛分布于陕西、甘肃、河南、湖北、四川、云南、贵州、湖南、安徽、江西、广西及浙江等地区。在自然状态下，生长于海拔300～500米的低山、谷地或低坡的疏林里，对土壤的选择并不严格，在瘠薄的红土或岩石峭壁上均能生长。夏、秋采收，去外表粗皮，晒干。生用或盐水炒用。

【功效概述】

杜仲入药至今已有2000多年历史。其味甘，性温，归肝、肾经，可补肝肾，强筋骨，安胎，能治腰膝痛、风湿及习惯性流产等。

治疗肾虚腰痛及各种腰痛：以其补肝肾、强筋骨之效，尤适合用于肾虚腰痛。其他腰痛如慢性关节疾病、骨结核用之，均有扶正固本之效。常与胡桃肉、补骨脂同用，可治肾虚腰痛或足膝痿弱，如青娥丸（《和剂局方》）；与独活、桑寄生、细辛等同用，治风湿腰痛冷痛，如独活寄生汤（《千金要方》）；与川芎、桂心、丹参等同用，治外伤腰痛，如杜仲散（《太平圣惠方》）；与当归、川芎、芍药等同用，治妇女经期腰痛；与鹿茸、山茱萸、菟丝子等同用，治疗肾虚阳痿、精冷不固，小便频数，如十补丸（《鲍氏验方》）。

治疗胎动不安、习惯性流产：常以本品补肝肾、固冲任以安胎，单用有效，亦可与桑寄生、续断、阿胶、菟丝子等同用。用于治疗痛经、功能失调性子宫出血、慢性盆腔炎等。如《圣济总录》杜仲丸，单用本品为末，枣肉为丸，治胎动不安；《简便单方》以之与续断、山药同用，治习惯性流产。

降血压：杜仲在降血压、防治动脉粥样硬化、冠心病、脑血管意外、眩晕症、慢性肾脏疾病、脊髓灰质炎等方面均有疗效。

【典故及历代名家点评】

相传，湖南洞庭湖货运主要靠纤夫拉纤用小木船运输，纤夫长期弯腰，积劳成疾，均患上了腰膝疼痛的顽症。有一位名叫杜仲的青年纤夫，为解除纤夫们的疾苦，告别家人，不惧险阻，上山采药。他历经一个多月的艰辛，饥寒交迫中滚落山崖，命悬一线时找到药树，并拼命采集，但终因精疲力竭，再次昏倒在悬崖，最后被山水冲入洞庭湖。洞庭湖的纤夫们听到这一噩耗，立即寻找，找了三个月，终于在洞庭湖畔一树林中找到了杜仲的尸体，他手上还紧紧抱着一捆采集的树皮，纤夫们含着泪水，吃了他采集的树皮，果真腰膝痛就好了。为了纪念杜仲，人们将此树皮正式命名为"杜仲"。

《本草纲目》中记载："昔有杜仲服此得道，因以名之。思仲、思仙，皆由此义。"杜仲，能入肝而补肾，补中益精气，坚筋骨，强志，治肾虚腰痛，久服，轻身耐老。相传，古时候有一位叫杜仲的医生，筋骨不强，腰腿酸痛。一次进山采药之间，偶遇一棵粗壮挺拔的参天大树，其树皮有如筋骨般白丝缕缕，便尝试服用，从此他的顽疾得以治愈，并身体轻健、健康长寿，最终得道成仙而去。后人为了表达对杜仲的崇敬思念之情，便将该植物取名"思仙""思仲""杜仲"。

此外，《神农本草经》认为杜仲主腰脊痛，补中，益精气，坚筋骨，强志，除阴下痒湿，小便余沥，久服轻身耐老。《名医别录》记载杜仲可治脚中酸痛，不欲践地。《本草正》记载杜仲可暖子宫，安胎气。《蜀本》记载杜仲生深山大谷。树高数丈，叶似辛夷，折其皮多白绵者好，今所在大山皆有。

【药用价值】

化学成分：本品含杜仲胶、杜仲苷、松脂醇二葡萄糖苷、桃叶珊瑚苷、鞣质、黄酮类化合物等。

药理作用：杜仲皮煎剂可显著减少小鼠活动次数。杜仲煎剂能延长戊巴妥钠的睡眠时间，并能使实验动物反应迟钝、嗜睡等。杜仲皮能抑制二硝基氯苯（DNCB）所致小鼠迟发型超敏反应；能对抗氢化可的松的免疫抑制作用，具有调节细胞免疫平衡的功能，且能增强小鼠肝糖原含量，使血糖增高。生杜仲、炒杜仲和砂烫杜仲的水煎剂对家兔和狗都有明显的降压作用，但生杜仲降压作用较弱，炒杜仲和砂烫杜仲的作用几乎完全相同，其降压的绝对值相当于生杜仲的两倍，均能对抗垂体后叶素对离体子宫的作用，显著抑制大白鼠离体子宫自主收缩的作用。杜仲皮分离出的环烯醚萜苷类、木脂素类水溶性提取物口服有降压作用，对正常兔冠状动脉及肾血管有扩张作用；此外，现代药理实验证实杜仲有一定抗癌功效，这与其含有木脂素、苯丙素及环烯醚萜类化合物有关；有研究发现杜仲煎剂对金黄色葡萄球菌、福氏痢疾杆菌、大肠杆菌等多种病原体有不同程度的抑制作用。

临床研究：用杜仲叶和皮片剂治疗高血压，对主要症状均有一定程度改善；杜仲可以兴奋垂体—肾上腺皮质系统，增强肾上腺皮质功能，提升机体免疫力；有镇静、镇痛和利尿作用；有一定强心作用；能使子宫自主收缩减弱，对子宫收缩药有拮抗作用；有较好的降压作用，能减少胆固醇吸收；短期内服用能改善腰酸腰痛，长期服用可减少蛋白尿。它还可用于下肢痿软、阳痿尿频等。

【适宜人群】

适宜肾气不足，腰膝疼痛，腿脚软弱无力，小便余沥者；妇女体质虚弱，肾气不固，胎漏欲堕及习惯性流产者保胎时；小儿麻痹后遗症，小儿行走过迟，两下肢无力者；高血压患者。

【药食的相互作用】

自20世纪80年代初，在国内外医药学家、植物化学专家对杜仲保健功能研究的基础上，日本最先以杜仲叶为主要原料开发生产出杜仲茶、杜仲酒、杜仲饮料、杜仲挂面等天然保健食品，迄今各种杜仲系列食品仍然遍布日本各大超市，并出口美洲、欧洲和亚洲一些国家。在20世纪90年代，杜仲产品在我国被允许作为食品在市场上销售，社会上陆续开发上市了一系列以杜仲叶、皮为原料的杜仲保健食品，如秦巴杜仲酒、杜仲烟、杜仲饮料等，曾一度畅销市场。贵州遵义地区生产的杜仲茶甚至远销日本。

近年来，杜仲食疗如杜仲煨猪腰、杜仲爆羊肾、杜仲寄生茶、续断杜仲炖猪尾、杜仲炒蘑菇等，逐渐受到人们的青睐。

杜仲煨猪腰

做法：选用10克杜仲，1个猪腰。猪腰剖开，去筋膜，洗净，用花椒、盐腌过；杜仲研末，纳入猪腰，用荷叶包裹，煨熟食。

功效：服用杜仲煨猪腰可以补肝肾、强腰止痛，对肾虚腰痛，或肝肾不足、耳鸣眩晕、腰膝酸软等病症患者很有疗效。

杜仲爆羊肾

做法：准备15克杜仲，6克五味子，2个羊肾。杜仲、五味子加水煎取浓汁；羊肾剖开，去筋膜，洗净，切成小块腰花放入碗中，加入前汁、芡粉调匀，用油爆炒至嫩熟，以盐、姜、葱等调味食用。

功效：杜仲爆羊肾可以治疗肾虚腰痛，遗精尿频。

杜仲寄生茶

做法：准备杜仲、桑寄生各等份。共研为粗末。每次服用10克，沸水浸泡饮。

功效：服用杜仲寄生茶可以补肝肾，降血压，适用于血压高且肝肾虚弱、耳鸣眩晕、腰膝酸软者。

续断杜仲炖猪尾

做法：准备猪尾300克，去毛洗净，与杜仲30克、续断25克同入陶瓷器皿中，加水煮至猪尾熟透，调入精盐。

功效：补阳滋阴，壮腰健肾，可用于耳鸣、腰痛者。

杜仲炒蘑菇

做法：将杜仲除去粗皮，润透后切成丝，用盐水炒焦；蘑菇、猪瘦肉洗净后切成薄片；将油烧至六成热时，放入姜片、葱段爆香；再下猪肉片、料酒炒至变色；然后下入蘑菇，炒熟，加入盐即成。

功效：具有补肝肾、降血压之功效，适于肾虚腰痛、癌症、高血压等症患者食用。

此外，在四川羌族部落，杜仲叶与面粉制成的油炸菜肴、杜仲叶荞麦面、杜仲树皮猪肉汤等是当地的传统食品。

综上所述，食用杜仲叶、皮在我国早有传统，在国家药品监督管理局公布的保健食品27个功能中，杜仲具有的功能占一半以上。杜仲保健功能的多面性在中药中是少有的，与冬虫夏草、石斛、人参等珍贵中药材相比，无论在功能、毒副作用、稀缺度上，还是在利用率、性价比、性味接受度、真伪辨别上，都具有其优越性。

【禁忌及注意事项】

杜仲性味平和，补益肝肾的功用广为人知，但它的副作用却往往被忽视。服用较大剂量的杜仲或杜仲复方后可出现头晕、疲倦乏力、心悸、嗜睡等现象；严重者会呼吸减弱、抽搐、昏迷。杜仲适用于筋骨失养之腰痛、肝肾不足，低血压、虚火旺盛及实热证者就不适用。

（徐俪颖）

锁阳

《本草衍义补遗》

【生物特性及药源】

锁阳 *Cynomorium songaricum* Rupr. 又名不老药、地毛球、黄骨狼、锈铁棒、锁严子，为锁阳科锁阳属多年生肉质草本植物，无叶绿素，全株红棕色，大部分埋于沙中。寄生根上着生大小不等的锁阳芽体，初近球形，后变椭圆形或长柱形，具多数须根与脱落的鳞片叶。茎圆柱状，直立，棕褐色，埋于沙中的茎具有细小须根，茎基部略增粗或膨大。茎上着生螺旋状排列脱落性鳞片叶，向上渐疏；鳞片叶卵状三角形，花丝极短，花药同雄花；雌蕊也同雌花。果为小坚果状，多数非常小，近球形或椭圆形，果皮白色，顶端有宿存浅黄色花柱，种子近球形，深红色，种皮坚硬而厚。花期5～7月，果期6～7月。春、秋均可采收，而以春季采者为佳。除去花序，置沙土中半埋半露，连晒带烫使之干燥。润透切片或趁鲜切片，晒干即可。主产于甘肃河西走廊，内蒙古阿拉善盟、新疆阿勒泰、青海海西亦有产，瓜州三九锁阳品质最佳。

锁阳含花色苷、三萜皂苷、鞣质、胡萝卜苷、β-谷甾醇、熊果酸、儿茶素、没食子酸。尚含挥发性成分，其中含有22个化合物，棕榈酸和油酸为其主要成分。其次含钾、钠、铁、锰、锌等15种元素及SO_4^{2-}、Cl^-和PO_4^{3-}等离子，所含的可溶性无机物总量约为生药量的7%，亦含有门冬氨酸、脯氨酸等

15种氨基酸。

【功效概述】

锁阳，先秦时期就有记载，汉代始入药，早为历代名家所珍视。明代的大医药学家李时珍的《本草纲目》中就有详细的介绍：锁阳出肃州……甘温，无毒，大补阴气，益精血，利大便，润燥养筋，治痿弱。陶九成《辍耕录》言：锁阳生"鞑靼田地，野马或蛟龙遗精入地，久之发起如笋，上丰下俭，鳞甲栉比，筋脉连络，绝类男阳，即肉苁蓉之类。或谓里之淫妇就而合之，一得阴气，勃然怒长。土人掘取洗涤，去皮薄切晒干，以充药货，功力百倍于苁蓉也。"

锁阳，味甘，性温，归肝、肾经，其功效、用途与肉苁蓉相近，有时可用肉苁蓉替代，可补肾阳、益精血、润燥滑肠，可治因肾阳不足、精血亏虚所致的男性阳痿、女性不孕以及肠燥津亏所致的便秘等症，对腰膝酸软、筋骨无力等，应用尤多。常用量为10～15克。

【典故及历代名家点评】

唐贞观年间，边陲屡遭异族侵犯，唐太宗派名将薛仁贵西征。唐军到锁阳城（今甘肃定西市东南50千米）时，中了埋伏，被哈密国元帅苏宝同包围在城中，屡次冲击突围不成，只能苦守。由于锁阳地处大漠，粮食匮乏，将士们只得挨冻受饿。一日，薛仁贵无意中得知大漠中有一种像棒槌的肉质地下茎根可以充饥，于是，命人在大漠中挖此物充饥。不料，全军将士吃了此物，不仅饥饿顿消，而且精神倍增。薛仁贵率部队全力出击，把早已懈怠的敌军打了个措手不及，终于把敌军赶出边境。薛仁贵回京后，将此事向唐太宗奏明，唐太宗大喜，马上命人重赏献植物根茎者。因为此物长在锁阳城的大漠中，所以特赐名为"锁阳"。

其实，历代名家对锁阳多赞不绝口。

《本草衍义补遗》："补阴气，治虚而大便燥结用。

《本草从新》："益精兴阳，润燥养筋，治痿弱。滑大肠。泄泻及阳易举而精不固者忌之。"

《本草纲目》："甘温，无毒……大补阴气，益精血，利大便……润燥养筋，治痿弱。"

《本草原始》："补阴血虚火，兴阳固精，强阴益髓。"

《内蒙古中草药》："治阳痿遗精，腰腿酸软，神经衰弱，老年便秘。"

【药用价值】

锁阳称为"不老药"，历代以来，锁阳补肾养阳以固精止遗，用于男子遗精不育、女子不孕及便秘等的治疗。古人也认为锁阳有轻身不老的作用。现代药理研究认为，锁阳的药效主要有：

清除自由基，提高端粒酶活性，发挥抗衰老作用：锁阳可增强小鼠血清和线粒体内超氧化物歧化酶（SOD）活性，可有效清除小鼠体内的自由基。另外，锁阳还能提高端粒酶活性，从而具有抗衰老作用。提高端粒酶活性为锁阳这一"不老药"的抗衰老功效提供了科学依据。2009年，因发现端粒和端粒酶保护染色体的机理，3位美国教授荣获诺贝尔生理学或医学奖，他们是加利福尼亚旧金山大学的伊丽莎白·布莱克本、约翰·霍普金斯大学医学院的卡罗尔·格雷德以及哈佛医学院的杰克·绍斯塔克。他们的研究成果解决了生物学上的一个重大问题：在细胞分裂时染色体如何进行完整复制并免于退化，被称为"生命时钟"的端粒开始进入人们的视线。锁阳的研究也指向了端粒和端粒酶的作用。科学家采用最新的锁阳多糖提取精制技术，从微观角度科学论证"锁阳多糖"这种物质能延长细胞中端粒长度，从而揭示锁阳控制细胞衰老的作用机理。国际生物学界已经证明，端粒在端粒酶的作用下得以维持长度，对维持染色体的稳定和完全复制发挥着重要作用，端粒酶激活是细胞永生化或细胞增殖的必要条件。锁阳多糖对抑制衰老小白鼠端粒缩短的作用非常明显，微小剂量下也能起到作用，而较高剂量的锁阳多糖能明显提高衰老机体的非特异性免疫功能。研究表明，锁阳多糖能提高端粒酶活性，抑制染色体末端端粒长度的缩短，从而延缓组织细胞的衰老进程，也就是说，锁阳确有抗衰老功效。

有研究认为锁阳具有的补药作用与冬虫夏草相当。另外，锁阳多糖抗氧化作用不是锁阳发挥"不老"药效的主要途径，经过纯化的锁阳多糖表现出的增殖效应，与其他大多数多糖不同，结构表征发现其化学结构中具有罕见的α型葡萄糖残基，这一高度分支化的葡萄糖残基在冬虫夏草中也有发现，这才是锁阳发挥药效的根本所在。

对免疫功能的影响：锁阳有增强动物免疫功能的作用。实验证明，其对阳虚及正常小鼠的体液免疫有明显的促进作用，其机理可能与增加脾脏淋巴结等有关。锁阳可使阳虚小鼠减少的中性粒细胞增加，从而增强机体的防御功能。

耐缺氧、抗应激作用：锁阳总糖、总苷类、总甾体类能延长小鼠常压耐缺氧、硫酸异丙肾上腺素所致缺氧的存活时间，使小鼠静脉注射空气的存活时间延长，并可增加断头小鼠张口持续时间和张口次数。

对糖皮质激素的影响：有研究显示，锁阳提取物可使模型用药组小鼠血清皮质醇明显升高，且恢复到正常水平，而对正常小鼠血清皮质醇浓度无影响，说明锁阳对糖皮质激素具有双向调节作用。

通便作用：锁阳所含无机离子能显著增强肠蠕动，缩短小鼠通便时间。其中可溶性无机盐含量约为7%，所含的大量无机离子在水溶液中可形成盐类泻药如硫酸镁、硫酸钠、磷酸钠等，从而起到润肠通便的作用。

对生殖系统的影响：一般认为锁阳可壮阳，但未经炮制的锁阳可使睾丸功能显著降低。但经盐炮制的锁阳，对正常和阳虚小鼠的睾丸、附睾和包皮腺的功能有明显促进作用。在锁阳水提物中，成熟大鼠附睾精子数量及存活率明显增加，精子的活动率增强，是治疗男性不育的常用药。

抗炎、抗肿瘤的作用：锁阳中的油酸及棕榈酸分别有抗肿瘤及抗炎作用。另外，还发现锁阳具有抗胃溃疡、抑制血小板聚集、抗艾滋病病毒蛋白酶、抗转录和抗癌等作用。

【食疗保健】

从名字就可以看出，锁阳是可以补肾。正因为这样，当地人觉得经常服用的话可以让人青春常驻。锁阳的繁殖比较有意思，7~8月份开始成熟，在顶部有雄花和雌花，相互授粉，结籽，不同于一般植物。由于顶部鳞甲比较坚硬，所以种子无法脱落，这时候，锁阳根部会长出一种白色小虫，叫锁阳虫，虫会从根部一直往上面吃空，直到顶部，种子就会掉到底部，随着水分流到适合寄养的地方，到第二年三月，开始发芽，形成一个孕育周期。所以采集锁阳最合适的时间是三月，锁阳刚开始冒出土的时候，药效最高，采集后要把花序去掉，避免消耗养分，然后放在沙漠上干燥就可以了。

锁阳的食用方法有很多，可以直接选择内服的方法，将锁阳以及清水一起煎煮，就可以饮用。也可制作成药膏或者药丸来服用。对于想要治疗阳痿的朋友来说，可以将锁阳、黄柏、熟地、陈皮、知母等药材一起煎服，对治疗阳痿等性功能障碍有很好的作用。也可能用锁阳熬粥，也是比较简单的。把锁阳与粳米一起熬煮食用，也可以在熬煮过程中加入一些胡桃仁，对于改善长期便秘以及肾虚等有很好的效果。而且熬制成粥的话更容易被人体吸收，有很好的强筋健骨、养血补血的效果。用来熬汤自然也是不错的选择，尤其是在日常饮食当中，汤饮是我们必不可少的。将锁阳与适量枸杞子、甘草一起放入水锅当中煎煮，做成汤饮用，也有很好的温阳益精效果，尤其适合阳痿、遗精者饮用，同时还能够抗衰老，提高身体的免疫能力。

【适宜人群】

适合免疫力低下、易感染疾病者，中青年操劳事业而健康透支者，尿频便秘、失眠脱发、哮喘、痿弱早泄等多种慢性疾病患者食用。

【药食的相互作用】

1. 治疗肾阳亏虚，精血不足之阳痿、不孕、下肢痿软、筋骨无力等，常与肉苁蓉、鹿茸、菟丝子等同用，如《丹溪心法》虎潜丸；用于肾虚骨瘦、筋骨羸弱、行步艰难，与熟地、牛膝等同用。

2. 治疗血虚津亏、肠燥便秘。可单用熬膏服，或与肉苁蓉、火麻仁、生地等同用。如《本草切要》治阳弱精虚、阴衰血竭、大肠燥涸、便秘不通，即单用本品煎浓汁加蜜收膏服。

3. 在服用锁阳期间，要注意保持良好的作息习惯，尽量避免熬夜，少吃辛辣或者刺激性食物。

【禁忌及注意事项】

阴虚火旺、脾虚泄泻及实热便秘者禁服锁阳。长期食用锁阳，亦可致便秘。泄泻及阳易举而精不固者忌锁阳。大便滑，精不固，火盛便秘，阳道易举，心虚气胀，皆禁用锁阳。

（何飞）

蛤蚧

《雷公炮炙论》

【生物特性及药源】

蛤蚧别称蛤解、蛤蟹、仙蟾、蚧蛇、大守宫、大壁虎，为脊椎动物壁虎科动物蛤蚧 *Gekko geoko* Linn. 除去内脏的干燥体。蛤蚧为壁虎科中最大的一种，全长30厘米左右，腹胸横宽6～10厘米，体长和尾长略相等或尾略长。全身灰褐色，腹面稍淡，满布圆形或多角形小鳞片，并有黄棕色或棕色花斑。它是热带的一种爬行动物，为国家二级保护动物。因常雌雄成对出来活动，雄的叫声像蛤，雌的应声似蚧，所以称为蛤蚧。

主产于广西，广东、云南等省亦产，全年均可捕捉，以5～9月捕捉为多，气腥，味微咸，以体形肥大、尾完整不残者为佳。捕后将其击昏，挖去眼球，剖开除去内脏，用纱布拭去血液（不可用水洗），以两条扁竹片先从横面撑开四肢，再用一条长于蛤蚧全身1/2的扁竹条撑住下胯延至尾末端，用微火焙干，两支合成一对，用线扎好。用时去头（有小毒）、足和鳞片，也有单取其尾，或炒酥研末。蛤蚧由于晒干后可以入药，而遭到人们大量捕杀，目前要加以保护。

【功效概述】

蛤蚧味咸，性平，归肺、肾经。其用法用量常为：煎服，5～10克；研末每次1～2克，日3次；浸酒服用1～2对。有助阳益精、补肺益肾、纳气定喘的功效，常用于虚喘气促、劳嗽咳血、阳痿遗精，例如支气管哮喘、心源性哮喘、慢性阻塞性肺病。特别是对于肺结核引起的喘咳、痰中带血，蛤蚧更是常用药。蛤蚧兼入肺肾二经，长于补肺气、助肾阳、定喘咳，为治多种虚证喘咳之佳品。常与贝母、紫菀、杏仁等同用，治虚劳咳嗽，如蛤蚧丸（《太平圣惠方》）；或与人参、贝母、杏仁等同用，治肺肾虚喘，如人参蛤蚧散（《卫生宝鉴》）；亦可治疗肾虚阳痿，本品质润不燥，补肾助阳兼能益精养血，有固本培元之功。可单用浸酒服，即效；或与益智仁、巴戟天、补骨脂等同用，如养真丹（《御院药方》）。

【典故及历代名家点评】

西汉时期的《方言》中有这样的记载："桂林之中，守宫大者而能鸣，谓之蛤解。"李时珍也称蛤蚧"因声而名"。蛤蚧鸣声非常脆亮，悦耳动听，经久不停。民间流传这是蛤蚧在对唱恋歌，"蛤"一声，"蚧"一声，雄蛤蚧鸣"蛤"，雌蛤蚧呼"蚧"，一唱一和，夫唱妇随，情真意切，十分恩爱。但是根据实地观察研究，无论雌雄蛤蚧皆能鸣叫"蛤"和"蚧"，且蛤蚧交合之后，便各奔东西，并无终身相随的事情发生。可见所谓"恩爱"实为盲目褒誉，或者只是一种良好愿望的寄托罢了。

《雷公炮炙论》："凡使须认雄雌，若雄为蛤，皮粗、口大、身小、尾粗；雌为蚧，口尖、身大、尾小。"

《海药本草》："谨按《广州记》云，生广南水中，有雌雄，状若小鼠，夜即居于榕树上，投一获二。《岭外录》云，首如虾蟆，背有细鳞，身短尾长，旦暮自鸣蛤蚧，俚人采之，割腹，以竹开张，曝干鬻于市。力在尾，尾不全者无效。彼人用疗折伤。近日西路亦出，其状虽小，滋力一般，无毒……并宜丸散中使。"并称蛤蚧可疗折伤，"主肺痿上气，咯血咳嗽"。

《本草经疏》："其主久肺劳……咳嗽、淋沥者，皆肺肾为病，劳极则肺肾虚而生热，故外邪易侵，内证兼发也。蛤蜊属阴，能补水之上源，则肺肾皆得所养，而劳热咳嗽自除……肺朝百脉，通调水道，下输膀胱；肺气清，故淋沥水道自通也。"

《得配本草》："功用在尾，其毒在眼，去眼，或去头足，洗去鳞鬣内不净，以酥炙，或以蜜炙，或以酒浸透，隔纸缓焙熟，令黄色，研用，口含少许，奔走不喘息者为真，宜丸散中用。"

【药用价值】

《雷公炮炙论》有蛤蚧"毒在眼，效在尾"之说，故历代相传去头足。后世医家综合文献后认为蛤蚧炮制"去头"只是为了除眼，"去头足鳞片"并无科学道理。且毒性试验证明蛤蚧无毒，包括头部在内的各部分均未见明显毒副作用；蛤蚧尾在助阳功效上强于其他部位。可将蛤蚧整体作为药用部位用于临床。现代药理实验表明其有如下作用：

雌激素样作用：蛤蚧的乙醇提取物可延长正常小鼠的动情期，对去卵巢鼠则可使其出现动情期，并使正常小鼠的子宫及卵巢重量增加。

雄性激素样作用：用蛤蚧体、尾醇提取物给小鼠皮下注射，可使大鼠、小鼠精囊和前列腺重量增加，用蛤蚧醇提取物水溶性部分和脂溶性部分给雄性小鼠灌胃，均可使睾丸增重。

抗炎作用：蛤蚧醇提取物的水溶性及脂溶性部分对甲醛性大鼠踝关节肿胀、二甲苯所致小鼠耳部炎症及冰醋酸所致腹腔毛细血管通透性增加有明显作用。

平喘作用：有报告认为，用蛤蚧体、尾醇提取物给豚鼠肌内注射，对乙酰胆碱所致哮喘有明显作用。

免疫调节作用：用蛤蚧体、尾醇提取物给小鼠肌内注射，能增强血清中溶菌酶活性，提高抗体效价。

抗衰老作用：其醇提取物能延长雌性果蝇的平均寿命及半数死亡时间，增加其在半分钟内的飞翔时间，提高其在低温下的存活率。

其药用价值如下：

治虚症喘咳：包括肾阳虚和肺阴虚所致的慢性喘咳，例如支气管哮喘、心性喘息、肺气肿，特别是治疗肺结核引起的喘咳、痰中带血，蛤蚧更是常用药。或配百部、紫菀、五味子；或配贝母、桑白皮、杏仁等。水煎服，方如蛤蚧汤。也可单用蛤蚧注射液。

用于治肾阳虚之阳痿、性机能减退、五更泄泻、小便频数：可与朝鲜参、五味子、核桃肉共研末为丸服食，或配马戟、茯苓、白术等。

此外，也用于治久病体弱、神经衰弱。

【食疗保健】

独圣饼：《圣济总录》独圣饼可治肺嗽、面浮、四肢浮。蛤蚧1对（雌雄头尾全者，净洗，用酒和蜜涂，炙熟），人参1株（紫团参）。上二味，捣罗为末，熔蜡四两，滤去滓，和药末，作六饼子。每服，空心，用糯米作薄粥一盏，投药一饼，趁热，细细呷之。

蛤蚧酒：可治肾虚腰痛。蛤蚧1对，切成小块，浸入500毫升白酒中，封闭2个月，饮酒，每次30毫升，每日2次。常服也有延缓衰老、祛病延年之功。

人参蛤蚧酒：有补肾壮阳、益气安神作用，适用于身体虚弱、食欲不振、失眠健忘、阳痿早泄、肺虚咳喘、夜多小便等症。蛤蚧1对连尾，放火上烤熟，人参（或红参）10～20克，同浸于2000毫升米酒中，七日后开始饮用，每日酌量饮20～50毫升。

蛤蚧参鹿酒：有补肾壮阳之效，可治疗小便频数。蛤蚧1对，人参30克，鹿茸6克，肉苁蓉30克，桑螵蛸20克，巴戟天20克，白酒1000毫升。浸酒20日后服，每次20毫升，每日2次。

蛤蚧补骨脂粉：结合蛤蚧及补骨脂的温补肾阳之效，多用于肾虚阳痿，亦可用于肾虚腰痛、遗精、尿频等。蛤蚧1对，酒炒后烘干，补骨脂25克，共研为末，每次服1.5克，温酒送服。

人参蛤蚧粥：以人参与蛤蚧配伍，大补肺气而平喘嗽，用于肺虚或肺肾两虚喘息咳嗽或浮肿，现代用于慢性阻塞性肺病、支气管哮喘、肺结核或心源性哮喘等。蛤蚧1对，用酒和蜜涂，炙熟，人参1支（或15克），与蛤蚧共研为细末，分为6份（原方系熔蜡和药末做饼6个）。每次用糯米约30克，煮成稀粥，投药1份，搅匀，趁热空腹缓缓服用。

【适宜人群】

适宜患有肺萎、肺结核、肺痨久咳、行动气促、泌尿系统结石、肺气肿、肺源性心脏病、咳嗽、虚喘、男子阳痿遗精、老年体质虚弱等病症者食用。

【药食的相互作用】

1. 蛤蚧与糯米、小米等搭配，可以增加食疗作用，并且有助于对脾胃功能的维护，适合年老体弱、消化功能不好之人。

2. 蛤蚧与鸡蛋、鹌鹑蛋及其他血肉有情之品搭配，可以增加其补肾益精的作用，适用于夜尿频多、阳痿早泄、身体羸弱之人。

3. 蛤蚧可与猪肺等搭配，对于有长期慢性咳嗽、慢性阻塞性肺病、哮喘之人有一定的调理作用。

【禁忌及注意事项】

1. 外感风寒喘嗽、痰饮、实热咳喘及阳虚火旺者禁服蛤蚧。急性支气管炎、肺炎所致的喘咳，蛤蚧疗效不显著。咳喘属风寒痰饮者也不宜用。

2. 蛤蚧一般多焙干研末，煮用味腥味重，古来都须成对食用。

3. 广东、广西以及华东地区和西藏部分地区，有一种蜥蜴科动物蜡皮蜥（喜山鬣蜥）与蛤蚧类似，当地土名四脚蛇或鸡公蛇，与蛤蚧的主要区别在于本品背部鳞片极细小，有较明显的橙色花斑并常随季节变换颜色。趾如鸟爪而无褶襞皮瓣，牙齿生于上下颚内缘并有大牙齿，尾特长，几达身长的1.5～2.5倍。据在西藏地区工作的药工人员介绍，以喜山鬣蜥饲畜进行试验，有明显的兴阳作用，是否与蛤蚧同功，尚待研究，但不宜称为蛤蚧药用。

（徐俪颖）

益智仁

《本草拾遗》

【生物特性及药源】

益智仁，为姜科植物益智 *Alpinia oxyphylla* Miq. 的干燥成熟果实，别名益智子、摘艼子。益智属多年生草本植物。果实纺锤形或椭圆形，两端渐尖，长1.2～2厘米，直径1～1.3厘米，表面棕色至灰棕色，有凹凸不平的断续状隆起线13～20条，顶端有花被残基，基部残留果柄或果柄痕，果皮薄韧，与种子紧贴，种子团中间有淡棕色隔膜分成3瓣，每瓣有种子6～11颗，种子呈不规则的扁圆形，略有钝棱，直径约3毫米，表面灰褐色或灰黄色，外被淡棕色膜质的假种皮；质硬，胚乳白色，有特异香气，味辛、微苦。夏、秋季间果实由绿转红时采收，晒干。砂炒后去壳取仁，生用或盐水微炒用。用时捣碎。本品主产于广东和海南，福建、广西、云南亦有栽培。

益智仁为我国"四大南药"之一，药用历史悠久，临床应用广泛，作为安全性较高的植物资源，它还有食用价值，可开发成保健食品和调味品，具备良好的开发前景。

【功效概述】

益智仁，性温，味辛，归肾、脾经，具有暖肾固精缩尿、温脾止泻摄唾的作用。常用于肾虚遗尿、小便频数、遗精白浊、脾寒泄泻、腹中冷痛、口多唾液等症。生益智仁辛温而燥，以温脾止泻、收摄涎唾力胜，多用于腹痛吐泻，口涎自流。盐益智仁是取益智仁，加盐水拌匀，稍闷，待盐水被吸尽后，置炒制容器内，用文火加热，炒干至颜色加深为度，取出晾凉而成。盐制可缓和辛燥之性，专行下焦，长于补肾缩尿涩精，用于肾气虚寒的遗精、早泄、尿频、遗尿、白浊等。

【典故及历代名家点评】

益智仁是我国南方四大中药之一，风靡华夏，久服轻身，是一味补肾防衰良药。据说益智仁还与苏东坡有关。苏东坡官贬至海南时，对该药颇有研究，谓："海南产益智，花实皆长穗，而分为三节。观其上中下节，以候早中晚禾之丰凶，大丰则皆实，大凶皆不实，罕有三节并熟者。"即通过它便可以预测当年禾稻之丰歉，若益智的茎节三节皆实，则三收皆丰，否则歉收。

关于益智仁这一药名还有一个典故。相传唐代有一秀才，一心想中举人，多年来仍未如愿，因此思虑过度，劳心伤神，以致不思饮食，腹中冷痛，失眠多梦，健忘。久而肾气虚衰，夜尿频繁，使他极为苦恼。某晚他索性不睡，坐在院中草丛里，偶感饥饿，无意间摘取身旁植物果实，放进口中。果实状如笔头，杂有五味，芬芳可口。于是接连几天都吃此果，不觉小便次数减少，并一睡到天亮。由于夜尿减少，加上睡眠好，胃口佳，精神也大为好转，第二年高中举人。为了记住这种神奇植物，给它取了"益智仁"的名号。

益智仁在民间还被称为"状元果"，百姓经常会在学生入学或临考时赠送益智仁，祝愿其身体强壮、智商高颖、记忆力好，考取功名。相传很久以前，有一个员外年过半百才得一子，取名来福。可是来福自小体弱多病，长到十岁了还不会数数。员外派人四处张贴榜文，重金邀请天下名医为其子医治。经众医生会诊后，还是没有效果。有一天，一个老道云游到此，向员外询问了孩子的情况后，拿起拐杖往南边一指，说："离此地八千里的地方有一种仙果，可以治好孩子的病。"并在地上画了一幅画，画中是一棵小树，小树叶子长得像姜叶，根部还长着几颗榄核状的果实，之后老道便走了。员外一路跋山涉水，终于找到了那种植物，回程途中由于所带食物已经耗尽，他每天吃十颗仙果充饥。奇怪的是，自从吃了仙果后，他觉得记性越来越好，来时的路在他的脑海里异常清晰，而且精力也十分旺盛，很快便回到家中。功夫不负有心人，来福吃到仙果后，身体一天比一天强壮，以前所有的症状都消失了，而且变得一点即明，过目不忘，在十八岁那年参加了科举考试，结果金榜题名高中状元。人们为了纪念改变他命运的仙果，将仙果取名为"状元果"。由于它能益智、强智，使人聪明，所以也叫它"益智仁"。

益智仁作为常用药之一，历代名家对其点评颇多。

《广志》："含之摄涎秽。"

《本草拾遗》："止呕哕。"

《开宝本草》："治遗精虚漏，小便余沥，益气安神，补不足，利三焦，调诸气，夜多小便者，取二十四枚，碎，入盐同煎服。"

刘完素："开发郁结，使气宣通。"

《医学启源》："治脾胃中寒邪，和中益气。治人多唾，当于补中药内兼用之。"

王好古："益脾胃，理元气，补肾虚滑沥。"

《本草纲目》："治冷气腹痛及心气不足，梦泄，赤浊，热伤心系，吐血，血崩。"

《本草经疏》："益智子仁，以其敛摄，故治遗精虚漏，及小便余沥，此皆肾气不固之证也。肾主纳气，虚则不能纳矣。又主五液，涎乃脾之所统，脾肾气虚，二脏失职，是肾不能纳，脾不能摄，故主气逆上浮，涎秽泛滥而上溢也，敛摄脾肾之气，则逆气归元；涎秽下行。"

【药用价值】

自古以来益智仁都是中医临床常用药材，益智仁用量一般为3～10克；用于治病，大致为以下几方面：

1. 益智仁属于补虚药中的补阳药，常用于下元虚寒遗精、遗尿、小便频数等各种肾阳虚证。

2. 脾胃虚寒、腹痛吐泻及口涎自流者，可用益智仁温脾开胃摄唾。

现代药理研究认为，益智仁的药效主要有：

神经保护： 益智仁的乙醇提取物能够显著降低谷氨酸诱导的小鼠皮质神经元细胞的凋亡，提高细胞生存能力，减轻DNA降解程度。

提高学习记忆能力： 益智仁水提物能抑制SD大鼠乙酰胆碱酯酶活性，增加海马的蛋白含量，从而改善东莨菪碱所致的大鼠记忆获得障碍。

抗氧化作用： 益智乙醇提取物和益智渣具有较强的清除H_2O_2、羟自由基的性能。

抗衰老作用： 益智仁水提液能够加快多刺裸腹蚤生长，提高其生育能力，延长其平均寿命，有较为明显的抗衰老作用。

抗肿瘤作用： 益智仁甲醇提取物能够显著改善佛波酯（TPA）诱导的雌性ICR小鼠的皮肤肿瘤及人早幼粒白细胞（HL-60）的生长，抑制DNA合成。

抑菌作用： 益智仁挥发油对大肠杆菌、金黄色葡萄球菌和绿脓杆菌均有明显的抑制作用。

抗过敏： 益智仁水提物能抑制由抗二硝基酚免疫球蛋白-E抗体激活的鼠腹膜肥大细胞里的致过敏物质——组织胺的释放。

护肝作用： 益智仁水提取物能改善运动对肝脏细胞的损伤，提高肝脏组织抗自由基氧化的能力，同时还对肝脏细胞超微结构具有明显保护作用。

对心血管系统的作用： 甲醇提取物对豚鼠左心房具有很强的正性肌力作用，另有研究发现益智仁的甲醇提取物在兔的大动脉中有拮抗钙活性作用。

对胃肠道系统的作用： 益智仁提取物能影响鼠小肠中磺胺脒的吸收，有止泻作用；益智仁乙醇提取液有抗溃疡作用；益智仁的丙酮提取物能明显抑制盐酸乙醇引起的大鼠胃损伤。

【食疗保健】

益智仁，顾名思义，往往容易让人联想到智力发育，民间也常习惯称益智仁为"状元果"。益智仁是广东十大道地药材之一，也是南方常用的食物之一，可用来制作凉果、粽子等。拌米制成益智棕，既是一种美味小食，又可温脾肾以摄涎、涩精。相传晋安帝时，广州刺史卢循将益智仁拌米制成益智棕，馈赠给刘裕，刘裕回敬以续命汤。益智仁温而不热，暖而不燥，补而不峻，涩而不泄，有缓和之性，很适合长期从事脑力劳动和体质虚弱者作为健脑益智、延缓衰老、益寿延年之品长期服用。益智仁具有温脾止泻摄唾的功效，《本草备要》称其能涩精固气，温中进食，摄涎唾，缩小便，也是治疗脾胃虚寒腹泻、小儿流涎不止的食疗良药。小儿流涎不止者，可将益智仁与党参、白术、陈皮等一同调配成药膳食用。

此外，益智仁也适合阿尔茨海默病患者食用，可与党参、核桃等一同调配成药膳食用。益智仁粥是一种比较不错的美味，方法是先将糯米用水来煮，等快熟的时候，调和上益智仁粉末，最后加上少量盐，再煮上片刻，等粥变得黏稠的时候，就可以吃了。同时也可以根据自己的需求加入不同的食材，如加入山药温脾止泻，加入茯苓利湿健脾，加入黄芪益气扶中等。益智仁还可煲汤食用，如益智仁羊肉汤，不仅味道鲜美，还有温补肝肾、固涩止遗的功效。民间还有一道益智仁蛋，适用于小儿遗尿或夜尿频多者。做法是将鸡蛋洗净，带壳和益智仁、山药、乌梅、枸杞子一起放进砂锅，再加入适量水，煮至蛋熟后，去蛋壳，再文火煮至药液全干，吃蛋即可。益智仁还可煎茶代水或者泡酒饮用，均起到补肾固涩、缩尿止遗的作用。

益智仁中分离得到的化合物类型主要有倍半萜类、单萜类、二萜类、二苯庚烷类、黄酮类、简单芳香族化合物及脂肪族化合物。其中倍半萜类化合物为该植物的主要化学成分类型，并显示了一定的生物活性。益智仁具有特异的香气，这是由于其中含有丰富的挥发油，单萜是其挥发油的主要组成部分。益智仁风干果肉含有较高的糖类（54.2%）、粗蛋白（8.18%）和粗脂肪（5.9%），还含有丰富的维生素、8种人体必需氨基酸及11种非必需氨基酸，其中谷氨酸含量最高，此外，益智仁中还含有锰、钙、镁、磷等多种具有保健作用的化学成分。

【适宜人群】

益智仁适合肾气虚寒、遗精、遗尿、健忘、尿有余沥、夜尿增多、脾胃虚寒导致的腹胀纳少、腹痛喜温喜按、大便溏薄、四肢不温、食少多唾等人群。

【药食的相互作用】

1. 用于梦遗、尿频、下焦虚寒者，常与乌药、山药等同用，三药合用，肾虚得补，寒气得散，共奏补肾缩尿之功，如三仙丸、缩泉丸。

2. 用于脘腹冷痛、呕吐泄利者，常配川乌、干姜、青皮等同用，增强温阳止痛的功效。

3. 用于中气虚寒、食少、多涎唾者，可单用本品含之，或与理中丸、六君子汤等同用。

【禁忌及注意事项】

1. 阴虚火旺或因热而患遗滑崩带者忌服益智仁。

2. 《本草经疏》曰："凡呕吐由于热而不因于寒；气逆由于怒而不因于虚；小便余沥由于水涸精亏内热，而不由于肾气虚寒；泄泻由于湿火暴注，而不由于气虚肠滑，法并禁之。"

3. 因热而崩、浊者禁用益智仁。

4. 血燥有火者不可误用益智仁。

（何飞）

楮实子

《名医别录》

【药源及生物特性】

楮实子，又称榖树子、纱纸树或构树子，为桑科落叶乔木构树 *Broussonetia papyrifera* Linn. 的干燥成熟果实。构树小枝粗壮，密生绒毛。单叶互生，叶片阔卵形至长圆状卵形，边缘有细锯齿或粗锯齿，上面深绿色，下面灰绿色，密被绒毛。聚花果肉质，呈球形，成熟时橙红色。本品主产于我国河南、湖南、湖北、甘肃等地，甘肃、陕西等地亦有种植。

本植物的嫩根、树皮、树枝、叶子、果实均可入药。秋冬之交果实成熟时采收，洗净，晒干，除去灰白色膜状宿萼及杂质。

【功效概述】

本品味甘性寒，归肝、脾、肾经，具有补肾、清肝利尿、健脾明目的功效，甘则补养，且种子类中药，多具沉降、收藏之性，故适用于肝肾不足、腰膝酸软、骨蒸潮热、头晕目眩、目生翳病、水肿腹胀诸症。一般内服剂量为6～12克。古代又有酒蒸、酒浸、酒拌、炒制等方法。

构树除了入药外，其叶、枝和白汁等均可药用。叶能凉血、利水，可治吐血、衄血、血崩、外伤出血、水肿、疝气、痢疾、癣疥；茎能治风疹，目赤肿痛，小便不利；其树汁可治天行病后胀满，外涂可治癣及蝎螫犬咬伤。煎汤能洗恶疮瘾疹。煎汁如饧，一日三服，可治水肿。

【典故及历代名家点评】

楮实子的历史非常悠久，早在《山海经》中就有楮树的记载："鸟危之山，其阳多磬石，其阴多檀楮。"楮作为药物被记载则始见于《名医别录》："主治阴痿水肿，益气，充肌肤，明目，久服不饥，不老轻身。"列为上品。构树不能作为木材使用，又不结好吃的水果，故少有人特意栽培，多半任其自生自灭，朱熹说它是"恶木"。关于本品的功效后世本草多有记载：

《药性通考》："阴痿能强，水肿可退，充肌肤，助腰膝；益气力，补虚劳，悦颜色，轻身，壮筋骨，明目。久服滑肠。补阴妙品，益髓神膏。"

《得配本草》："甘，平。入足太阴经气分。益颜色，充肌肤，利阴气，通九窍，逐水明目。得茯苓，治水臌。得大腹皮，除水肿。"

《本草求真》："楮实专入肾，书言味甘气寒，虽于诸脏阴血有补，得此颜色润，筋骨壮，腰膝健，肌肉充，水肿消，以致阴痿起，阳气助，是阴指其阳旺阴弱，得此阴血有补，故能使阳不胜而助，非云阳痿由于阳衰，得此可以助阳也。"

《日华子本草》："壮筋骨，助阳气，补虚劳，助腰膝，益颜色。"

《本草汇言》："健脾养肾，补虚劳，明目。"

《本草纲目》："主阴痿水肿，益气充肌明目。久服，不饥不老，轻身。壮筋骨，助阳气，补虚劳，健腰膝，益颜色。"

【药用价值】

现代临床报道，楮实子多用于肝病、肾病、不孕不育、阿尔茨海默病、斑秃等疾病的治疗，尤其是眼科应用甚为广泛。现代医学对本品的研究主要集中在以下几方面：

促进记忆：动物实验证明本品对东莨菪碱、氯毒素、亚硝酸钠造成的记忆障碍有显著的改善作用，其作用与本品能直接影响神经递质，提高机体抗缺氧能力，改善脑部氧代谢，促进需氧代谢有关。此外本品能通过促进脑血液循环，抑制脑老化，改善阿尔茨海默病患者的症状并减缓病情进展。

抗氧化：楮实子红色素能显著清除超氧阴离子和羟基自由基，因此具有较强的体外抗氧化作用。研究还发现，该成分可对因自由基过度生成引起的线粒体功能损伤起到一定的缓解作用。而美容行业亦发现楮实子提取物具有美白活性，或可以此研发新的美容产品。

治疗肝、肾病：楮实子补脾而不温燥，利尿而不伤正，故治疗黄疸型肝炎有特殊疗效。研究证明，含有楮实子的中药复方对 HBV-DNA、HBsAg、

HBeAg转阴，抗HBs、抗HBe转阳有促进作用，长期服用还可起到预防复发的作用。中医认为，楮实子可补阴气而助阳气，兼有利水之功效，故对慢性肾病有一定作用，对兼有面目浮肿者效更佳。

已故国医大师朱良春对楮实子情有独钟。他说："如此良药，且处处有之者，竟尔废用，实属可惜。"同时指出，此药为治虚劳及老弱之要药，乃利水而无伤阴之妙品。他在临床中常喜用楮实子配伍庵闾子治疗肝硬化腹水，两者配合，有养阴兼化瘀之功，利水而无伤阴之弊。

【食疗保健】

中医认为，种子类中药，多具沉降、收藏之性，其中绝大多数有补肾收敛作用。古方秘传十子丸、五子衍宗丸、七子补酒等都是以子药为主的补益之剂，而有一种"补肾良子"却少有关注，这就是楮实子。其作为食疗之品，主要有以下作用：

强筋健骨：自古医家认为本品为强筋健骨之良药，以其味甘而入肝、肾二经，故久服可延年益寿，身强体健。

美容生发：本品具有较好的抗氧化作用，其提取物的美白作用显著，中国历代医家均言其有"益颜色"之功效，故作为日常食物服用亦具有较好的美容功效。大补元煎配伍本品可使精血上荣于头而生发。

明目：楮实子具有清肝补肾作用，因此常被用于治疗多种肝肾亏虚型眼科疾病，包括变性近视、白内障等。

不孕不育：楮实子为"补肾良子"，配以他药能提高对不孕不育（如女性排卵障碍、男性生殖系统感染造成的不育）的治疗效果。

【适宜人群】

1. 记忆力减退、阿尔茨海默病患者宜食用。

2. 阳胜阴弱而阳痿者。

3. 虚劳证表现为腰膝酸软、面色少华者。

【药食的相互作用】

1. 临床使用时可配伍干姜、丁香、茯苓、山药等温中健脾之药，以制其偏。

2. 楮实子100克，鹿茸10克，制附子、川牛膝、巴戟天、石斛各60克，炮姜、肉桂各30克，大枣60克，醇酒2千克，酿酒8日后可饮用，每次温饮10毫升，每日2次。此为验方，具有温肾壮阳、涩精、健脾的功效，适用于肾阳虚衰、阳痿精滑、脾胃虚寒等证，对命门火衰型阳痿有显著的治疗效果。

3. 取适量楮实子装于纱布袋中，浸泡至其软化，加米与少量丁香，入水煮粥。能够补肾清肝，丁香的香味亦能除口臭。

4. 楮实子配合生黄芪、当归、金银花，对肝肾不足导致的"视物昏朦型"角膜炎翳陷难敛有较好的治疗效果。

5. 丹参、熟地、赤白芍、山药、山萸肉加减配以楮实子，煎汤服用，有促排卵作用。

【禁忌及注意事项】

1. 其性阴寒，故《本草求真》言其久服令人骨痿，脾胃虚者忌用，肾水不足、口舌干燥者，俱禁用。

2. 本品含有大量的脂肪油，其含量达到31.7%，久服滑肠。

（杨德威）

薏苡仁

《神农本草经》

【生物特性及药源】

薏苡仁，为禾本科草本植物薏苡 *Coix lacryma-jobi* Linn. 的干燥成熟种仁。

又名薏米、苡米、苡仁、土玉米、起实、薏珠子、草珠珠、米仁、六谷子，古称解蠡。《本草纲目》将其列为上品，野生者少，主为栽培。我国汉代已有栽培，东汉马援曾从交趾引进优良品种。以粒大、饱满、色白、完整、新鲜者为佳。喜生于湿润地区，但能耐涝耐旱。中国各地均有栽培。长江以南各地有野生。生于屋旁、荒野、河边、溪涧或阴湿山谷中，北方俗称草珠珠，岭南（广州）人称琅亚珠。

种仁宽卵形或长椭圆形，长4～8毫米，宽3～6毫米。表面乳白色，光滑，偶有残存的黄褐色种皮。一端钝圆，另端较宽而微凹，有一淡棕色点状种脐。背面圆凸，腹面有1条宽而深的纵沟。质坚实，断面白色粉性。气微，味微甜。以粒大充实、色白、无皮碎者为佳。显微鉴别粉末特征为：类白色。主体为淀粉粒，单粒类圆形或多面形，直径2～20微米，脐点星状、三叉状、人字形或裂缝状，复粒少见，由2～3分粒组成。

【功效概述】

薏苡仁，味甘、淡，性微寒，入脾、胃、肺经。本品甘淡利湿、微寒清热，具有清热利湿、健脾补肺作用，始载于《神农本草经》。自医圣张仲景用于治疗肺痈后，历代医家曾广泛用于炎症性疾病，清代的温病学派则以薏苡仁为主组成三仁汤，用于治疗湿温。又因《温病条辨》的薏苡仁汤而广泛应用于关节炎、神经炎等以疼痛为主的病症或中医所说的痹痛之类的疾病。其止痛效果存在量效关系，量大则效强，多数医家，其用量可至100克以上，不拘泥于常用量30克。

薏苡仁古称解蠡，质地坚硬，破开后内部为白色，有粉性，是我国传统的药食两用重要资源之一，被誉为"世界禾本科植物之王"，在欧洲被称为"生命健康之禾"，在日本被列为防癌食品，故有"天下第一米"的美名。本品甘、淡、微寒，归脾、胃、肺经，所有功效离不开健脾和除湿之功，既可祛邪，又可扶正，用途广泛。生用时性偏寒凉，长时利水渗湿、清热排脓、除痹止痛；炒用性偏平和，长于健脾止泻、除湿健脾。用量小以健脾为主，用量大则以除湿止痛为主，总之应视临证需要而用。李时珍的《本草纲目》概括其功效为健脾益胃，补肺清热，祛风胜湿，养颜驻容，轻身延年。现代研究认为其作用不止于此，还具有防治癌症及降血糖效果，此为后述。

中医认为夏季热而多雨，湿气较重，脾脏能运化水湿，只有脾胃阳气振奋，才能有效抵抗湿邪的侵袭。现代人少动、多吃、熬夜、压力大、饮酒多，喜用空调，喜食冷饮、甜食、油腻食物。这些不良的生活方式，使现代人易脾虚湿重，往往出现头昏头重、四肢酸懒、没有食欲等症。薏苡仁是药食两用的祛湿、健脾佳品，已成为现代家庭中不可缺少的谷类食品。

【典故及历代名家点评】

薏苡仁作为一种中药，有其悠久的历史，早在《神农本草经》中即有记载："主筋急拘挛，不可屈伸，风湿痹，下气。"说到薏苡仁，必须提到"薏苡明珠"这个成语，意思是指无端受人诽谤而蒙冤的意思，这来自一段历史故事：东汉名将马援领兵到南疆打仗，军中士卒病者甚多。当地民间有种用薏苡治瘴的方法，用后疗效显著。马援平定南疆归来时，带回几车薏苡药种。谁知马援死后，朝中有人诬告他带回来的几车薏苡是搜刮来的大量明珠。这一冤案被称为"薏苡之谤"，白居易也曾有"薏苡谗忧马伏波"之诗句。

历代医家对薏苡仁的功效都推崇有加。

《本草正》："薏苡，味甘淡，气微凉，性微降而渗，故能去湿利水，以其志湿，故能利关节，除脚气，治痿弱拘挛湿痹，消水肿疼痛，利小便热淋。"

《药品化义》："薏米，能健脾阴，大益肠胃。主治脾虚泄泻，致成水肿，风湿筋缓，致成手足无力，不能屈伸。"

《本草述》："薏苡仁，除湿而不如二术助燥，清热而不如芩、连辈损阴，益气而不如参、术辈犹滋湿热，诚为益中气要药。"

《本草新编》："薏仁最善利水，不至损耗真阴之气，凡湿盛在下身者，最宜用之。视病之轻重，准用药之多寡，则阴阳不伤，而湿病易去。"

《**本经疏证**》："论者谓益气、除湿、和中，健脾，薏苡与术略似，而不知毫厘之差，千里之谬也。"

【**药用价值**】

薏苡仁富含淀粉、蛋白质及人体所需的多种氨基酸、维生素、无机盐，其营养价值在禾本科植物中占第一位，它的氨基酸种类与数量较大米更接近人体需求，它的膳食纤维含量比大米高出约2倍，维生素含量则是大米的2～3倍。它具有健脾利湿、清热排脓、舒筋除痹等功效，适用于脾虚泄泻、肌肉酸重、关节疼痛、筋脉拘挛屈伸不利、水肿、脚气、肠痈、白带等症。薏米可入药，可用来治疗水肿、脚气、脾虚泄泻等。

对心血管的影响：薏苡仁油低浓度对心脏呈兴奋作用，使血管收缩，高浓度则对心脏呈麻痹作用，使血管扩张；薏苡素对心脏有抑制作用。给家兔静脉注射薏苡仁油或薏苡素能引起血压下降。实验证实薏苡仁注射液有显著的抑制血管生成作用。

增强免疫力：薏苡仁油对细胞免疫、体液免疫有促进作用，能延缓衰老。发挥此作用的成分主要是薏苡仁多糖和薏苡仁酯。研究发现薏苡仁多糖能显著拮抗环磷酰胺所致免疫功能低下小鼠的免疫器官重量减轻和白细胞数量减少，明显增加小鼠腹腔巨噬细胞的吞噬百分率及吞噬指数，显著增加血清溶血素含量。

降血糖：可起到扩张血管和降低血糖的作用，尤其是对高血压、高血糖有特殊功效。薏苡仁多糖是发挥降糖作用的主要成分。薏苡仁多糖能通过提高机体内 SOD 活性，抑制氧自由基对细胞膜的损伤，起到保护胰岛 β 细胞的作用，从而抑制四氧嘧啶性糖尿病的发生。

抑制骨骼肌的收缩：薏苡仁能降血钙，减少肌肉挛缩，缩短其疲劳曲线，抑制横纹肌之收缩。

镇静、镇痛及解热作用：薏苡仁主要成分是薏苡素，其解热镇痛作用与氨基比林相似，故对风湿痹痛患者有良效。研究发现，薏苡仁75%乙醇提取物对二甲苯引起的小鼠耳肿和角叉菜胶引起的小鼠足跖肿胀，轻度抑制乙酸引起的小鼠毛细血管通透性增高，具有弱的镇痛作用，表现为延长热痛刺激甩尾反应潜伏期。

降血脂： 用薏苡仁喂食的糖尿病 SD 大鼠，其血糖浓度、总胆固醇、甘油三酯水平显著降低，此外，还能显著降低低密度脂蛋白和极低密度脂蛋白水平，说明薏苡仁对糖尿病大鼠的血糖和血脂代谢，有重要的调控作用。

抗癌： 薏苡仁含有丰富的薏苡仁酯、薏苡仁油、薏苡仁荟、谷甾醇、生物碱等药用成分。薏苡仁酯不仅具有滋补作用，而且对肉瘤、消化道肿瘤等多种肿瘤有抑制作用，并能增强肾上腺皮质功能，提高白细胞和血小板计数。薏苡仁的有效成分已被提取成抗癌中药制药，商品名称为康莱特软胶囊，对肺癌等有良好的治疗作用。薏苡仁在日本还被列为防癌食品，有着"世界禾本科植物之王"和"生命健康之禾"的美誉。

【食疗保健】

本品在民间应用极为广泛，特别是在夏季多暑湿的南方，食用更为普遍，曾被评为"中国十大好谷物"之一。薏苡仁在五谷杂粮中营养价值很高，并且较为全面，在禾本植物中位居第一，农学家将之列为"特优"谷物一类。每 100 克薏苡仁含蛋白质 9.4 克，脂肪 2.7 克，糖类 66.5 克，维生素 B_1 及维生素 B_2 分别为 0.33 毫克和 0.13 毫克，维生素 E 0.22 毫克，烟酸 7.9 克，膳食纤维 4.9 克。此外，磷、铁、钙、锌、钾等元素及不饱和脂肪酸含量也很高，其中亚油酸和油酸的含量可达 75% 以上，人体所必需的 8 种氨基酸，比例非常接近人体的需要，比大米还易被人们所吸收。薏苡仁中这些成分的含量均大大超过稻米、面，它可做成粥、饭、面食或炒熟磨粉制成饼干等用于食疗养生保健，对老弱病者更为适用。其重金属及有毒物质残留量极低，是一种典型的"绿色食品"。

薏苡仁粥食： 薏苡仁粥具有健脾祛湿的功效，适用于脾虚腹泻、脾虚水肿、关节疼痛以及夏季保健等，国医大师何任老先生不到 60 岁就得了癌症，可是他一直活到90多岁，这30年中，他坚持使用一个很妙的抗肿瘤食疗方，那就是每天午后喝一碗薏苡仁粥。他认为薏苡仁具有扶正抗肿瘤的作用，并规律服用了30余年，这足以证实薏苡仁的神奇功效。薏苡仁莲子百合粥有健脾祛湿、润肺止泻、健肤美容作用，适用于大便溏烂、下肢湿疹、面部痤疮等症；薏苡仁八宝粥（薏苡仁、红枣、白扁豆、莲子肉、核桃仁、桂圆肉、糯米等）具有健脾开胃、益气养血的功效，适用于脾虚体质或脾胃虚弱、食纳不香、心烦失眠者。

薏苡仁汤：薏苡仁白果汤有健脾除湿、清热排脓作用，适用于脾虚泄泻、痰喘咳嗽、小便涩痛、糖尿病、水肿、青年扁平疣等症；薏苡仁冬瓜猪肉汤具有健脾祛湿的功效，适用于夏季暑湿的保健；薏苡仁赤豆鲫鱼汤具有健脾、祛湿、消肿的功效，适用于脾虚水肿、脚气浮肿者。

薏苡仁酒饮：薏苡仁美容酒有健肤美容、美艳肌肤作用，可治皮肤粗糙、皮肤扁平疣等症，若用橘汁、柠檬汁、苹果汁等水果汁调和饮用效果更好；薏苡仁车前草饮适用于夏季湿热腹泻、泌尿系统感染等人群食用。

【适宜人群】

一般人群均可食用。适合各种癌症患者、关节炎、急慢性肾炎水肿、癌性腹水、面浮肢肿、脚气病浮肿者、疣赘、美容者、青年性扁平疣、寻常性赘疣、传染性软疣、青年粉刺疙瘩以及其他皮肤营养不良粗糙者及肺痿、肺痈者食用。本品力缓，宜多服久服。

【药食的相互作用】

1. 与白术、茯苓、山药、炒扁豆、芡实等同用，如参苓白术散（《和剂局方》），可治疗脾虚泻泄。

2. 与茯苓、白术、黄芪等同用，可治疗脾虚湿盛之水肿腹胀，小便不利。

3. 与车前子、猪苓、茯苓、泽泻同用，可利小便，用于治疗水肿。

4. 与木瓜、牛膝、防己、紫苏、槟榔等同用，可治疗足胫肿痛、脚气。

5. 与郁李仁汁煮饭服食，可治水肿喘急。

6. 与苇茎、冬瓜仁、桃仁等同用，如苇茎汤（《千金要方》），用于治疗肺痈胸痛，咳吐脓痰。

7. 与独活、防风、苍术同用，如薏苡仁汤（《类证治裁》），可渗湿除痹，能舒筋脉，缓和拘挛，用治湿痹而筋脉挛急疼痛者。

【禁忌及注意事项】

凡汗少、便秘者不宜食用，津液不足者、孕妇及婴幼儿慎用。因为薏苡仁性偏凉，所以阳虚体冷的人不适宜长期服用。薏苡仁所含的糖类黏性较高，所以不宜吃太多，以免妨碍消化。

此外，薏苡仁不容易煮熟，过度烹煮也会破坏效果，所以煮之前最好先用水浸泡3小时以上。

（徐俪颖）

黑芝麻

《神农本草经》

【生物特性及药源】

芝麻为脂麻科植物脂麻 *Sesamum indicum* Linn. 的干燥成熟种子。本品呈卵圆形，长约3毫米，宽约2毫米，表面黑色，平滑或有网状皱纹。尖端有棕色点状种脐。种皮薄，子叶2，白色，富油性。气微，味甘，有油香气。8～9月间果实黄黑色时采收。割取全草，捆成小把，打下种子，除去杂质再晒干，生用或炒用。

芝麻原产地中海，欧亚温带多有栽培，我国各地均有栽培，主要分布于东北、内蒙古、山西、陕西、山东、湖北、湖南、广东、广西、四川、贵州、云南等地。但以北方和西南地区较为普遍，有时逸为野生。

【功效概述】

芝麻，《神农本草经》称巨胜，又称为胡麻、胡麻仁、巨胜子。其味甘、性平，归肝、肾经，能补益肝肾精血，又可润燥滑肠。

芝麻分黑、白两种，药用以黑者为良。明代著名医药学家李时珍云："胡麻取油以白者为胜，服食以黑者为良。"又说："古以胡麻为仙药，而近世罕用，或者未必有此神验，但久服有益而已耶。"应予指出的是，古人也将亚麻科植物亚麻子称为胡麻，与黑芝麻古名相同，今商品误以亚麻子做芝麻用，但亚麻子味甘、性微温，无毒，可祛风解毒，主治大风疮癣，无补益功效，临床使用应加以区别；另一称三角胡麻，为茺蔚子别名，不可与胡麻混用。

【典故及历代名家点评】

黑芝麻，既可食用又可药用，还可做油料。古代养生医药学家陶弘景对黑芝麻的评价是"八谷之中，惟此为良"。现代研究也显示了黑芝麻具有延缓衰老、益寿延年的功效，因而把黑芝麻称为"生命的火花"。

南宋词家向子谭写过一首著名的《阮郎归》，道出这阮郎成仙的传说与胡麻，即黑芝麻关系颇不寻常。相传东汉年间，有刘晨、阮肇两人去天台山采药，在山中与两位仙女邂逅后，便随两仙女进了其家，并各行了夫妻之礼，每日以胡麻饭相待，甚是欢乐。因感离家日久，刘、阮两人思乡心切，于是告别仙女回归。但归乡所见，已是一片零落，往日乡亲早已去世十代，所谓"山中方七日，世上已千年"，两人方才醒悟，再回山中，已不见两仙女踪迹，两人因此看破红尘，也修道成仙去了。后人对刘、阮遇仙食胡麻饭的故事吟咏抒怀不绝，诗词更见不少，如李孝光《水龙吟》词"想胡麻饭熟，只应流出，向桃源路"；留元刚《满江红》词"恰仙游，一枕梦醒来，胡麻熟"；牟融《题道院壁》诗"神枣胡麻能饭客，桃花流水荫通津"。这些传世诗词，都是对胡麻美餐的美好描述。当然，现在谁都明白，服食胡麻不能成仙，但人们也知道，黑芝麻具有很好的食疗保健作用。

历代名人名家对黑芝麻更是点赞不止。

《神农本草经》："主伤中，虚羸，补五内，益气力，长肌肉，填脑髓。"

《本草纲目》："服至百日，能除一切痼疾。一年身面光泽不饥，二年白发返黑，三年齿落更生。"

《食疗本草》："润五脏，主火灼……填骨髓，补虚气。"

《医林纂要》："黑色者能滋阴，补肾，利大小肠，缓肝，明目，凉血，解热毒，赤褐者交心肾。"

《本草备要》："补肺气，益肝肾，润五脏，填精髓，坚筋骨，明耳目……乌髭发，利大小肠，逐风湿气。"

【药用价值】

中医历代医家认为，黑芝麻具有养血益精、软肠通便、轻身不老等功效，多用于肝肾不足所致的头晕耳鸣、腰脚痿软疼痛、肠燥便秘、肌肤粗糙、产后妇人少乳、痈疮疖肿、烫火烧伤、易生白发等症。现简要分述如下：

治便秘：历代医家认为，黑芝麻富含油脂，有滑肠通便、利大小肠的作用。据《医级》记载，以胡麻为主要原料制成的桑麻丸，具有润燥、软肠、通便排毒的效果，金代诗人段成己的《临江仙》词中写道："软肠一钵有胡麻。纷纷身外事，渺渺眼中花。"《景岳全书》中以芝麻为主要原料制成的麻仁丸，至今还是常用于治疗习惯性便秘的中成药，且特别适用于治疗老年人便秘。

治疮疡疖肿：《玉楸药解》云："医一切疮疡，败毒消肿，生肌长肉。"认为黑芝麻外用，对治疗感染性疾病有效，用于煎汤外洗，可治痔疮肿痛；用生芝麻嚼烂敷涂患处，可治疖肿恶疮；用芝麻生研如泥，擦涂患处，可治烫伤；用黑芝麻捣烂涂患处，可治阴痒生疮。

治风湿腰脚疼痛：古代医家认为，黑芝麻可用于治疗风湿痹痛、腰肢酸痛。《本草纲目》记载，用新胡麻一升，熬香后捣烂，每日吞服适量，以姜汁、蜂汤、温酒送下均可，可治疗腰脚疼痛。《食医心镜》中记载，用炒黑芝麻3升，薏苡仁1升，生干地黄半升，在酒中泡制而成的巨胜酒，能治疗老年人风湿痹痛、脚膝乏力、筋软疼痛等病症。

轻身不老：中医几千年前就认为本品具有益寿延年的功效，《神农本草经》中就记载其"久服，轻身不老"；晋代葛洪所著的《抱朴子》云："巨胜一名胡麻，饵服之不老，耐风湿，补衰老也。"自古传说胡麻为仙药，服之可成仙，此说虽谬，但养生保健效果是可能的。

【食疗保健】

黑芝麻历代以来就是药食两用俱佳的中药，被视为养生保健的滋补圣品。近几年来，随着科学技术的进步，黑芝麻的营养价值和保健功效引起了医疗、食品、农业等许多领域学者的关注。大量的研究显示，黑芝麻不但富含亚油酸等不饱和脂肪酸和卵磷脂（亚油酸约占60%），而且还富含蛋白质、糖类以及维生素E、维生素A、维生素C、维生素D等多种维生素和钙、铁、镁、钾、钠等多种元素，还含有芝麻素、芝麻酚等营养成分，是一种难得的食疗保健佳品。现代药理研究证实，本品有下列食疗和食养作用：

补钙：提到补钙，人们很容易想到牛奶、鸡蛋和豆类食品，但殊不知黑芝麻钙含量却高于前者，每百克黑芝麻中的钙含量约为800毫克，而每百克牛奶的钙含量只有200毫克，黑芝麻的钙含量约为牛奶的4倍。由此可见，黑芝麻不失为补钙的佳品。

降血压：高血压的病因是多方面的，其中高钠盐饮食是其重要原因之一。WHO推荐钠盐每人每天摄入量标准为5克，我国的营养学家则推荐每人每天摄入食盐不超过6克，但在日常生活中，绝大多数无法做到，我国很多地区食盐的摄入量远高于此。因此，推荐高钾饮食就应是理所当然的事了。众所周知，人体摄入钾的主要作用机理之一，就是促进钠的排出。黑芝麻富含钾盐，每百克钾含量很高，而相对钠含量则少得多，钾钠含量的比例约为40∶1，这对控制血压非常有利，而血压的下降对防治心脑血管疾病显然是至关重要的。

乌发护肤：业已证明，头发毛囊中黑素细胞黑色素分泌减少是白发的主要原因，其中酪氨酸激酶数量减少是其重要的病理机制之一。现代研究显示，黑芝麻水提液能增强酪氨酸激酶表达，从而提高黑色素的合成，白发也可以由此而重新变黑。此外，清除自由基和老化代谢产物以及提高超氧化物歧化酶水平是延缓皮肤衰老的有效方法。黑芝麻含有丰富的天然抗氧化剂维生素E，高居植物性食物之榜首。现已清楚，维生素E是良好的抗氧化剂，适量补充可以起到护肤养容的效果。另外，黑芝麻是四大油料作物之一，所含的亚油酸量很丰富。而亚油酸是理想的润肤养容剂，当人体缺乏亚油酸时，皮肤就会干燥、鳞屑肥厚、生长迟缓，血管中胆固醇会沉积，因此亚油酸又被人们誉为"美肌酸"。

防止胆囊结石形成： 胆汁中胆固醇含量过高、胆汁中的胆酸与卵磷脂比例失调，均会引起胆汁沉积而致胆囊结石形成。卵磷脂能分解和降低胆固醇，从而可以防止胆囊结石的形成。现代研究已证实，凡有胆囊结石的患者，其卵磷脂含量一定不足。黑芝麻富含卵磷脂，所以常吃黑芝麻有助于防治胆囊结石。此外，卵磷脂还具有健脑益智的功效，因此黑芝麻是中老年人优质的保健食品。

提高生育能力： 黑芝麻所富含的维生素E，除具有良好的抗氧化性外，对促进人体的生育机能也具有较好的作用。维生素E能促进男性精子生成，增强精子活力；对女性则能提高雌激素水平，因而维生素E又被称为"生育酚"。黑芝麻还含有较多的镁元素，这对男性而言非常重要，因为镁可以增强男子的生育能力，故又被称为"保健素"。

【适宜人群】

黑芝麻营养价值很高，对肝肾不足所致的头昏目眩、视物模糊、腰酸腿软、耳鸣耳聋、须发早白、发枯齿落、病后脱发、肌肤粗糙、妇女产后乳少等均有食疗作用；凡身体虚弱、"三高"（高血压、高脂血症、高血糖）人群、老年人健忘、失智、未老先衰、贫血、习惯性便秘、骨质疏松、不孕不育、血小板减少性紫癜、胆囊结石等症患者均可服用。

【药食的相互作用】

黑芝麻与有些药物或食品同用可增效，但与有些药物或食品同用会出现副作用。

1. 黑芝麻富含钙及维生素E，能软化血管，改善血液循环，促进新陈代谢，降低血压及胆固醇；海带含有丰富的碘和钙，对血液能起净化作用，并能促进甲状腺素的合成。两药配用，具有美容养颜、延缓衰老、降低血脂、降低血压及治疗骨质疏松等效果。

2. 黑芝麻与胡桃肉、蜂蜜配合同用，治疗习惯性便秘，效果尤佳。

3. 黑芝麻与红枣、粳米同用，补肝肾、乌须发功效更为明显。

4. 黑芝麻与鸡肉同食，容易导致中毒，甘草水可解毒。

【禁忌及注意事项】

黑芝麻营养丰富，每天可食用10～30克，一年四季均可食用，尤其适合在气候寒冷的冬季食用，可起到滋阴补肾、益精填髓的作用，可提高食用者对寒冷的抵抗力。但要注意的是，黑芝麻所含油脂多，脂溢性脱发者不宜食用；高脂血症者应适量食用；黑芝麻通便力甚强，有慢性肠炎、肠易激综合征，容易腹泻和白带增多者不宜食用；炒过的黑芝麻有热性，胃热者宜少食用。总之，是药三分毒，黑芝麻也与其他药食两用食物一样，服用应有"度"。

（杨德威）

核桃仁

《千金要方》

【生物特性及药源】

核桃仁，为胡桃科落叶乔木植物胡桃 *Juglans regia* Linn. 的成熟种仁。本品多破碎，为不规则的块状，有皱曲的沟槽，大小不一；完整者类球形，直径2～3厘米。种皮淡黄色或黄褐色，膜状，维管束脉纹深棕色。子叶类白色。质脆，富油性。气微甘，种皮味涩、微苦。

核桃原产于亚洲西部的伊朗，汉代张骞出使西域后带回我国。核桃在我国分布非常广泛，生于海拔400～1800米的山坡及丘陵地带，中国平原及丘陵地区常有栽培，几乎遍及全国各地区。

核桃仁原名胡桃仁，自传入中国后，因原产地为亚洲西部的伊朗，所以名为胡桃仁。《本草纲目》记载："此果出自羌胡，汉时张骞使西域，始得种还，植之秦中，渐及东土，故名之。"至公元319年，羯族人石勒率军占据中原，自称赵王。自称帝后，石勒对"胡"字极为敏感，忌讳非常，他不仅不准别人称其为胡人，而且对有"胡"字的食物也非常在意，从而将传入的"胡桃""胡瓜"，均改名为"核桃""黄瓜"，并延续至今。其实，张骞带回的核桃品种，只是核桃类品种中最常见的一种。这种核桃后来往东西方同时传播。核桃传入中原时，起初是作为观赏之物，汉武帝上林苑中，就种有胡桃多棵，是给皇家观赏的奢侈品。在东汉末年，胡桃还是一种送给亲朋好友的礼品。汉顺帝在位时，设有胡桃宫，以招待外宾使臣，并以"胡桃"为宫殿之名，足见胡桃的珍贵。

晋、唐之后，种植核桃之风更盛，形成了一种以核桃为特色的文化，又叫文玩核桃。清代的乾隆皇帝，更是玩核桃行家，曾作诗曰："掌上旋日月，时光欲倒流。周身气血涌，何年是白头？"乾隆皇帝享年89岁，是中国最长寿的帝王。时至今日，文玩核桃依然兴盛不衰，核桃仁更是人们喜爱的药食两用的佳品。

【功效概述】

核桃仁味甘、微苦、微涩，性平、温，无毒，入肾、肺、大肠经，具有补肾固精、温肺定喘、润肠通便、健脑益智、延缓衰老等功效。有肾虚喘嗽、腰痛肢软、阳痿遗精、小便频数、大便燥结、石淋、年老早衰、健忘不寐等症者均可使用。

核桃先是用来观赏的，其入药用始载于唐代著名医药学家孙思邈的《千金要方》和食疗学家孟诜的《食疗本草》。核桃不仅仁可作药，其叶、壳、花、枝、油、根均可入药用，历代本草书中均有记载。核桃内的木质隔膜称作"分心木"，又被称为"胡桃衣"，有收涩固精的作用。

【典故及历代名家点评】

核桃外表坚硬，内心却是丰满而柔和的。它集观赏、文玩、药用、食疗保健于一体，是深受人们喜爱的一种干果类食物。历代诗词学家、医药学家及养生学家都将之视为珍品。明代书画家、文学家徐文长（徐渭）将当时人们对于名贵核桃品种的推崇盛况，在其《胡桃》一诗中做了描述："羌果荐冰瓯，芳鲜占客楼。自应怀绿袖，何必定青州？嫩玉宁非乳，新苞一不油。秋风乾落近，腾贵在鸡头。"诗中所说的鸡头，就是当时产于燕京的核桃品种。

《本草纲目》："补气养血，润燥化痰，益命门，利三焦，温肺润肠。治虚寒喘嗽，腰脚重痛，心腹疝痛。"

《医林纂要》："补肾，润命门，固精，润大肠，通热秘，治寒泻虚泻。"

《医学衷中参西录》："为滋补肝肾、强健筋骨之要药，故善治腰疼腿疼，一切筋骨疼痛。为其能补肾，故能固齿牙，乌须发，治虚劳喘嗽，气不归元，下焦虚寒，小便频数，女子崩带诸证。其性又能消坚开瘀，治心腹疼痛，砂淋、石淋堵塞作痛。"

【药用价值】

核桃仁作为美食或用于食疗养生方面比药用更为多见。现代药理研究显示，核桃的药用价值有以下几点：

治疗高血压、高脂血症及动脉粥样硬化性心脏病：核桃仁富含的脂肪酸为亚油酸、亚麻酸等不饱和脂肪酸，能减少肠道对胆固醇的吸收，促进内源性胆固醇在肝内降解为胆汁酸并排出体外，从而起到降低胆固醇、降低血脂、降低血压的良好作用。此外，其所含的补骨脂乙素具有扩张冠状动脉的功效；所含的较多的蛋白质和赖氨酸都是人体所必需的营养物质，特别有益于大脑组织细胞代谢，可滋养脑细胞，增强脑功能，对健脑益智极有裨益。

延缓衰老：核桃仁富含维生素E，这是医学界公认的抗衰老物质，它能清除体内自由基，保护机体免受自由基损伤，增强细胞活力。

治便秘：核桃仁含有丰富的核桃油，还有大量的膳食纤维，这些成分能软化大便，润滑肠道，促进肠道蠕动，从而达到通便作用。

改善睡眠障碍：核桃仁富含松果体素，即常称的褪黑素。这种成分能助人入眠，是一种能调节人体睡眠的激素，有助于改善睡眠障碍。据史料记载，清末有位荷兰公使患失眠症，当时的直隶总督兼北洋通商大臣李鸿章获悉，送了他一瓶用核桃仁熬制的核桃酪，并告诉他服用后就能见效。荷兰公使将信将疑，但他服用1个月后，果然不再失眠了。可见，核桃仁确有治疗失眠的效果。

美容护肤：核桃仁富含维生素E等多种维生素及亚油酸等不饱和脂肪酸，能使肌肤变得白嫩光滑，特别是对于皮肤老化、失去弹性而出现皱纹的老年人，核桃仁具有美容润肤的效果。

减少抑郁症，防止多动症：核桃仁含有丰富的ω-3多不饱和脂肪酸，能减少抑郁症及儿童多动症的发病。

此外，核桃仁还具有抗癌抑癌、治疗结石及非胰岛素依赖型糖尿病的作用；核桃仁暗藏神奇的助孕功效；由于其含铁量丰富，因此也是治疗缺铁性贫血的一种良好的药食两用食物。

【食疗保健】

核桃仁的营养价值极高。在中国历来享有"长寿果""万岁子""养人之宝"的美誉；在国外则有"大力士食品""营养丰富的坚果""益智果"之美称。业已证明，核桃仁脂肪含量达40%～50%，所含脂肪酸主要为亚油酸、亚麻酸等不饱和脂肪酸；并含有15%的蛋白质，10%的糖类；还含有钙、铁、磷、锌、镁等元素及维生素A、B族维生素等多种维生素；此外，也含有金丝桃苷、胡桃苷、槲皮素、黄酮类等多种物质。有专家认为，吃500克的核桃仁所摄入的营养素，相当于吃2500克的鸡蛋或2000克牛肉。由于有丰富而多样的营养物质，核桃仁对体质虚弱、有慢性疾病及其所致的营养障碍、慢性疲劳综合征的人均有良好的食疗保健作用。

核桃仁食疗食养作用佳，既可当零食，也可制成核桃仁糕饼、点心、面包，可炒，可榨油，可做成凉拌菜、粥食、炒食、奶酪等多种美味佳肴，一直以来都深受人们的青睐。一般用量为10～30克。

【适宜人群】

一般人群均宜食用，对"三高"人群，年老体衰者及有不孕不育、失眠、健忘、习惯性便秘、容颜憔悴、体力透支等症的亚健康人群尤为适宜。

【药食的相互作用】

核桃仁与许多药食两用的中药配伍都有增效作用。

1. 核桃仁与补骨脂、杜仲配伍，可制成著名的青娥丸，对肾虚腰痛如折、膝软乏力、起坐不利的患者有立竿见影的治疗效果。经常食用有壮筋骨、活血脉、乌须发、益颜色的良好作用。

2. 核桃仁与生姜合用，有止咳、化痰、平喘的作用。南宋文学家洪迈的《夷坚志》中记载了这样一个故事：洪迈素患痰嗽之疾，连与皇帝晚对时都咳痰不停。当时，宋孝宗赵昚告诉他一个食疗方：晚上睡前嚼食核桃、生姜，有咳止痰减之效。洪迈试用后，多年痰嗽之疾不再发作。方中生姜化痰止咳，核桃温肺定喘，对于肾虚所致的咳喘，两者同时服，其效果颇佳。

3. 清代著名诗人、书画家曾燠，每天早晨用高粱酒送服胡桃仁养生。曾为广西总督的梁章钜自冬至日起，每夜嚼核桃一枚，至立春止。他对核桃的功效深有体会："余服此已五阅年所，颇能益气健脾。有同余服此者，其效正同。闻此方初传自西域，今中土亦渐多试服者，不甚费钱，又不甚费力，是可取也。"但须指出，酒送服核桃仁，对阴虚火旺的人，对有肺结核病及支气管扩张等而致咳血的患者，则非所宜。

4. 凡因病后或老年人津液不足、肠燥便秘者，核桃与火麻仁、当归、肉苁蓉同用可有良好效果。

5. 核桃仁与黑芝麻同食，可增加皮脂分泌，改善皮肤弹性，保持皮肤细嫩有光泽，并有增强体力及乌发效果。

【禁忌及注意事项】

1. 阴虚火旺、痰热咳嗽及便溏泄泻者均不宜服用。

2. 吃核桃仁时，不必将其表面的褐色薄皮剥去，这样可以保持其部分营养成分。有文献资料认为，核桃仁不宜与野鸡肉一起食用，原因未加阐明。

3. 核桃含有较多的不饱和脂肪酸，多吃会影响消化，所以食用不宜过量。

（蔡宛如　周忠辉）

覆盆子

《名医别录》

【生物特性及药源】

覆盆子为蔷薇科植物华东覆盆子 *Rubus chingii* Hu 的未成熟果实。藤状灌木，高 1.5～3 米；枝细，具皮刺，无毛。单叶，近圆形，直径 4～9 厘米，两面仅沿叶脉有柔毛或几无毛，基部心形，边缘掌状 5 深裂，稀 3 或 7 裂，裂片椭圆形或菱状卵形，顶端渐尖，基部狭缩，顶生裂片与侧生裂片近等长或稍长，具重锯齿，有掌状 5 脉；叶柄长 2～4 厘米，微具柔毛或无毛，疏生小皮刺；托叶线状披针形。单花腋生，直径 2.5～4 厘米；花梗长 2～3.5（4）厘米，无毛；萼筒毛较稀或近无毛；萼片卵形或卵状长圆形，顶端具凸尖头，外面密被短柔毛；花瓣椭圆形或卵状长圆形，白色，顶端圆钝，长1~1.5厘米，宽0.7~1.2厘米；雄蕊多数，花丝宽扁；雌蕊多数，具柔毛。果实近球形，红色，直径1.5~2厘米，密被灰白色柔毛；核有皱纹。花期3~4月，果期5~6月。主产于浙江、福建等地，生于低海拔至中海拔地区，在山坡、路边阳处或阴处灌木丛中常见。夏初果实含青时采收，沸水略烫，晒干生用。

覆盆子为聚合果，由多数小核果聚合而成，呈圆锥形或扁圆锥形，高0.6~1.3厘米，直径0.5~1.2厘米。表面黄绿色或淡棕色，顶端钝圆，基部中心凹入。宿萼棕褐色，下有果梗痕。小果易剥落，每个小果呈半月形，背面密被灰白色茸毛，两侧有明显的网纹，腹部有突起的棱线。体轻，质硬。气微，味微酸涩。

【功效概述】

覆盆子味甘、酸，微温，入肝、肾经，具有固精缩尿、益肝肾明目作用，常用于治疗男子阳痿遗精、小便频数、遗漏、虚劳、目暗等疾病。治肾虚遗精、滑精、阳痿、不孕者，常与枸杞子、菟丝子、五味子等同用，如五子衍宗丸（《丹溪心法》）；治肾虚遗尿、尿频者，常与桑螵蛸、益智仁、补骨脂等药同用。民间通常将覆盆子作为一种补肾壮阳的食物，与枸杞子、山药等同食，起到养生健身的作用。

【典故及历代名家点评】

覆盆子的历史始于汉代，它原与蓬藟为同一种药材，为蔷薇科悬钩子属植物的果实。晋代蓬藟与覆盆子分化为两种药材，其来源本草记载不详。自唐代起，作为覆盆子使用的有山莓、覆盆子、槭叶莓、茅莓、黄果、悬钩子、寒莓、秀丽莓、插田泡等植物的果实。

相传在很久以前，有位老人上山砍柴，时近中午，老人口渴异常，他发现山坡上有种植物，结了许多绿色的果实，气味清香。他从未见过这种果实，便摘了一颗尝尝，味甘而酸，十分可口，于是他又摘了些果实吃下以解渴。老人原有尿频不适，尤其到晚间，频频起夜。自从吃了这种野果后，老人意外发现尿频明显减缓，夜里只小便一次，小便时不再尿无力、尿等待，而且精力也比以前充足，好像年轻了许多。他将这一果实的神奇效果告诉村中的其他老者，大家纷纷上山采摘服之，亦有不错的效果。这样一传十，十传百，越来越多的人将这种果实作为补肝益肾的药物应用。因它的果由数个小果聚合而成，呈圆锥球形，似小盆状，就取名为"覆盆子"，一直沿用至今。

传说明朝开国皇帝朱元璋与覆盆子也有一段传奇故事。元朝末年，朱元璋与陈友谅在浙江争霸天下，朱元璋兵败后曾屯军千亩田，养精蓄锐，操练士兵。离千亩田不远的半山腰有个村落，这里青山环抱，绿树成荫，冬暖夏凉，气候宜人，全年只有半个夏天，故名半夏村。春末夏初的一天，朱元璋率领一批将士来到半夏村招兵买马，征集粮草。只见山坡上到处是鲜红的果子，朱元璋小时候放过牛，知道这个东西是可以吃的，于是就自己带头并命令士兵以果充饥。出人意料的是当晚有夜尿症的士兵起夜少了，第二天士兵们的小便如瀑倾泻，竟把尿盆给打翻了。消息传到朱元璋耳里，引得他大喜："覆盆，覆盆！天助我也！"朱元璋南征北战几十年就是要推翻元朝，来个天翻地覆，于是便给这个能收水缩尿的果实赐名为"覆盆子"。

历代名家对覆盆子的记载也相当丰富。

《本草备要》："益肾脏而固精，补肝虚而明目，起阳痿，缩小便。"

《名医别录》："益气轻身，令发不白。"

《本草正义》："为滋养真阴之药，味带微酸，能收摄耗散之阴气而生精液，故寇宗奭谓益肾缩小便，服之当覆其溺器。"

《本草经疏》："其主益气者，言益精气也。肾藏精、肾纳气，精气充足，则身自轻，发不白也。苏恭主补虚续绝，强阴建阳，悦泽肌肤，安和脏腑。甄权主男子肾精虚竭，阴痿，女子食之有子。大明主安五脏，益颜色，养精气，长发，强志。皆取其益肾添精，甘酸收敛之义耳。"

【药用价值】

《本草衍义》记载，覆盆子益肾脏，缩小便，服之当覆其溺器，因此也被称为"长生果"和"补肾圣品"。覆盆子用于煎服，每次剂量为5～10克。用于治病，大致为以下几方面：

治疗遗精滑精、遗尿尿频：本品甘酸微温，主入肝肾，既能收涩固精缩尿，又能补益肝肾。治肾虚遗精、滑精、阳痿、不孕者，常与枸杞子、菟丝子、五味子等同用，如五子衍宗丸（《丹溪心法》）；治肾虚遗尿、尿频者，常与桑螵蛸、益智仁、补骨脂等药同用。

治疗肝肾不足，目暗不明：本品能益肝肾明目。治疗肝肾不足、目暗不明者，可单用久服，或与枸杞子、桑葚子、菟丝子等药同用。

现代药理研究认为，覆盆子的药效主要有：

温肾助阳：动物模型实验发现覆盆子能增强模型的耐寒耐疲劳能力。

增强下丘脑－垂体－性腺轴功能：水提取液可降低实验大鼠下丘脑促黄体激素释放激素（LHRH）、垂体促黄体生成素（LH）、卵泡刺激素（FSH）及性腺雌二醇（E2）水平，而提高胸腺LHRH和血液睾酮水平。

抗衰老：可明显缩短衰老型小鼠的游泳潜伏期，降低脑MAO-B活性，提示具有改善学习能力、延缓衰老作用。

抗诱变：对阳性诱变物具有很强的诱导抑制作用，但对环磷酰胺（CP）诱导小鼠微核率（MNR）的抑制作用不明显。

促进淋巴细胞增殖：在有或无丝裂原ConA辅助的作用下，覆盆子均具有明显激活淋巴细胞的作用。

对睾丸素的分泌与血液中胆固醇的影响：男性激素在投药后立即增加。研究显示男性激素的增加与血清胆固醇减少有关。

【食疗保健】

民间通常将覆盆子作为一种补肾壮阳的食物，与枸杞子、山药等同食，来起到养生健身的作用。覆盆子是一种蔷薇科悬钩子属的木本植物，是一种水果，果实味道酸甜，植株的枝干上长有倒钩刺。覆盆子有很多别名，例如悬钩子、覆盆、覆盆莓、树梅、树莓、野莓、木莓、乌藨子。覆盆子的果实是一种聚合果，呈红色、金色和黑色，在欧美作为水果，在中国大量分布但少为人知，仅在东北地区有少量栽培，市场上比较少见。

覆盆子是具有药食两用功能的宝。作为水果食用，其红熟果称树莓果，口感香、甜、酸，可鲜食；其绿果经炮制制成传统中药覆盆子，《本草纲目》等中药文献记载其气味甘，平，无毒，有益肾固精缩尿壮阳作用。覆盆子油属于不饱和脂肪酸，可促进前列腺分泌激素。

主要的食疗保健作用有：①具有调节肠胃的作用：水果中，类似覆盆子这样能够生津止渴的不多，覆盆子健脾，感觉胀气或者消化出现问题的时候，不妨吃些覆盆子。而且覆盆子也有很好的止泻作用，覆盆子泡酒可以止泻，且覆盆子可以帮助消化，使肠胃恢复健康。②具有生津止渴的作用：覆盆子还可以入药，能顺气理气，特别是在夏季，无论是胸闷还是头痛，覆盆子能够成功让人顺气，帮助排出郁结之气，使人恢复到原来的精神状态。同时覆盆子也可以作用于咽喉，有助止渴。

覆盆子可以晒干单独食用或泡茶、泡酒饮用，也可以辅料形式添加到汤、粥中。阳痿早泄、遗精滑精者，既可单用研末服，亦可与沙苑子、山茱萸、芡实、龙骨等补肾涩精药配伍。肝肾亏损、精血不足、目视昏花者，可单用久服，亦可与桑葚子、枸杞子、怀生地等相配。

覆盆子果实含有相当丰富的维生素A、维生素C、钙、钾、镁以及大量膳食纤维，能有效缓解心绞痛等心血管疾病。富含的覆盆子酮可以燃烧体内多余的脂肪，有助减肥。其所含的大量的超氧化物歧化酶、花青素、枸杞多糖、甜菜碱、鞣花酸等，具有抗氧化、抗衰老、降血糖、降血脂、降血压等功能。研究表明，覆盆子还对结肠癌、食管癌、肝癌、肺癌、宫颈癌、乳腺癌等有很好的抑制作用，被誉为"生命之果"。

【适宜人群】

覆盆子药用主要适宜具有以下症状的人群，如肝亏虚、阳痿、遗精、不孕不育、小便频繁、视物不清等。

【药食的相互作用】

1. 配补骨脂，壮阳固精。补骨脂补火壮阳，兼可收涩，配用覆盆子，则相须为用，使强肾而无燥热之偏，固精而无凝涩之害，治疗肾阳虚衰之遗精、早泄、阳痿、不孕等，疗效颇佳。

2. 配益智仁，温肾止遗缩尿。益智仁能散寒固涩，配覆盆子之甘，辛甘化阳，使其益火暖肾、固精缩尿之力增强，故可用治下元虚冷之尿频、遗尿、滑精等症。

3. 配桑螵蛸，滋阴助阳，固精缩尿。桑螵蛸甘涩咸平，覆盆子甘酸微温，二药并走肾经，皆能补肾助阳，固精缩尿，治疗遗精、遗尿、尿频等症，常相须为用，覆盆子得桑螵蛸，助阳之力加强，桑螵蛸得覆盆子，其滋阴功效益彰。

4. 配巴戟天，补肾壮阳。巴戟天为温补肾阳之专品，配覆盆子之滋养真阴，则一阴一阳，相得益彰，善治男子阳痿尿频，女子宫冷不孕、月经不调、少腹冷痛等症。

【禁忌及注意事项】

1. 肾虚有火或者身体出现小便短涩情况的患者最好不要服用覆盆子，避免对身体健康造成影响，否则不舒服的症状会加重。

2. 如果体质属于强阳不倒，那么也不适合将覆盆子泡水喝，避免身体出现上火等症状。

3. 小便不利的人群也不可以服用覆盆子，这也是常见的覆盆子泡水喝的禁忌，特别是小便短涩的人群，应该更加注意。

4. 怀孕初期的女性身体以及胎儿都处于一个比较不稳定的状态，所以想要两者更加健康，在饮食以及用药上要更加谨慎。孕初期的女性最好不要服用覆盆子，避免出现胎动以及流产等严重后果。

5. 除了上述不适合服用覆盆子的患者之外，女性将覆盆子泡水喝时浓度不要太高，因为这种药材会导致女性的子宫收缩能力加大，如果大量服用覆盆子会出现生殖系统异常。所以说，女性将覆盆子泡水喝的时候一定要注意用量，并且也不可以长期服用，避免对健康造成严重影响。

6. 婴儿慎吃覆盆子。覆盆子是寒性的，婴儿脾胃功能尚未健全，不宜吃覆盆子。

（何飞）

山茱萸

《神农本草经》

【生物特性及药源】

山茱萸，为山茱萸科植物山茱萸 *Cornus officinalis* Sieb.et Zucc. 的干燥成熟果肉。因其以果肉入药，故又名山萸肉、山芋肉、山于肉、萸肉、肉枣、枣皮、药枣、鸡足、天木籽、实枣儿、蜀枣、蜀酸枣、鼠矢等。山茱萸为落叶乔木或灌木，果实呈不规则的片状或囊状，长1～1.5厘米，宽0.5～1厘米。表面紫红色至紫黑色，皱缩，有光泽。顶端有的有圆形宿萼痕，基部有果梗痕。质柔软。气微，味酸、涩、微苦。秋末冬初果皮变红时采收，用文火烘焙或置沸水中略烫，及时挤出果核。晒干或烘干用。本品主产于浙江、安徽、江苏、江西、山西、山东、河南、陕西等地，朝鲜、日本也有分布，生于海拔400～1500米，稀达2100米的林缘或森林中，在四川有引种栽培。

山茱萸为我国40种用量大的骨干药材之一，是中、日、朝三国使用频率最高的25种植物药之一，具有多种生物活性，在调节免疫、抗菌、降血糖等方面有显著作用，临床应用前景广阔。山茱萸含有丰富的皂苷等功能性成分，用于保健品制造的潜力巨大，具有很好的经济价值。

【功效概述】

山茱萸之见于典籍，最迟也当在汉代，且当时的人们已经认识到它的药用价值，认为山茱萸味酸、涩，性微温，归肝、肾经，具有补益肝肾、涩精固脱的作用。常用于眩晕耳鸣、腰膝酸痛、阳痿遗精、遗尿尿频、崩漏带下、大汗虚脱、内热消渴等。蒸山萸肉是取山萸肉，置笼屉或适宜的蒸器内，先用武火，待"圆气"后改用文火，蒸至外皮呈紫黑色，熄火后闷过夜，取出干燥。酒山萸肉是取净山萸肉，照酒炖法或酒蒸法炖或蒸至酒吸尽。质滋润柔软，微有酒香气。生山茱萸长于敛汗固脱，经蒸制后，补肝肾作用增强，多入滋补剂，酒蒸品比清蒸品滋补作用更强，两者用途基本相同。常用于眩晕耳鸣、腰膝酸痛、阳痿遗精、遗尿尿频、月经过多或崩漏、胁肋疼痛、目暗不明等。

【典故及历代名家点评】

山茱萸，《神农本草经》将其列为中品。要问在中国古典诗歌中最出名的是哪味中药，答案就是山茱萸。"独在异乡为异客，每逢佳节倍思亲，遥知兄弟登高处，遍插茱萸少一人。"这是唐朝大诗人王维写的著名诗句。与茱萸有关的诗文数不胜数，比如杨万里的"莫问明年衰与健，茱萸何处不相逢"，王维的"朱实山下开，清香寒更发"，陆游的"重阳卧看登高侣，满把茱萸只自愁"……

周代祭祀之制，把三牲（牛、羊、猪）放在祭板上，把煎过的茱萸等八种美果放在祭盘中。可见早自周代，人们就视茱萸为非凡之物了。茱萸也被古人用作佩戴用的饰物。屈原《离骚》中言："椒专佞以慢慆兮，樧又欲充其佩帏。"指专佞而傲慢的楚王之妃，她身上佩戴着樧（茱萸）作的饰物。此外，古代诗文中，咏颂茱萸酒者屡见不鲜。如唐代著名隐士寒山诗曰："纵尔居犀角，饶角带虎睛。桃枝将辟秽，蒜壳取为缨。暖腹茱萸酒，空心枸杞羹。终归不免死，浪自觅长生。"这里，把茱萸与犀角、虎睛、桃枝、蒜壳、枸杞等作为驱鬼辟邪、长生不死之物。

山茱萸的药用功效则更不用说，西晋初，冯翊（今陕西关中西部）太守孙楚在《茱萸赋》一文中记述茱萸能"疗生民之疹疾"。古代许多医学名著，如《神农本草经》、唐孙思邈《千金翼方》，以及《吴晋本草》《健康记》《图经本草》等，均记有茱萸的药用价值。近代名医张锡纯对山茱萸情有独钟，并以它作为救急之药。他认为山茱萸能收敛元气，固涩滑脱，振作精神，且敛正气而不敛邪气。张氏曾以一味山茱萸肉挽救垂危的病症。

在民间，关于山茱萸的名称由来还有一段传说。相传战国时期赵王有颈椎病，颈痛难忍，一位姓朱的御医用一种干果煎汤给赵王内服，很快为赵王解除了病痛。而后赵王问朱御医用了什么灵丹妙药，朱御医回答是山萸果，如若坚持服用，不但可治愈颈椎疼痛，还可安神健脑，清热明目。赵王听后大喜，令人大种山萸。为了表彰朱御医的功绩，就将山萸更名为山朱萸，后来人们将山朱萸写成现在的山茱萸，并逐渐流传了下来。

其实，历代名家对山茱萸多赞不绝口。

《神农本草经》："主心下邪气寒热，温中，逐寒湿痹，去三虫。"

《雷公炮炙论》："壮元气，秘精。"

《名医别录》："肠胃风邪，寒热，疝瘕，头风，风气去来，鼻塞，目黄，耳聋，面疱，温中下气，出汗，强阴益精，安五脏，通九窍，止小便利，明目，强力长年。"

《药性论》："治脑骨痛，止月水不定，补肾气；兴阳道，添精髓，疗耳鸣，除面上疮，主能发汗，止老人尿不节。"

《珍珠囊》："温肝。"

《本草求原》："止久泻，心血虚发热汗出。"

【药用价值】

山茱萸在古代主要用作药物、祭祀、佩饰、避邪之物。其药用功效自《神农本草经》后才流传于世。《中药学》中记载其用量一般为5～10克，急救固脱可以用到20～30克。但2010版《中国药典》的规定用量为6～12克。用于治病，大致为以下几方面：

1. 山茱萸属于收涩药中的固精缩尿止带药，中医常用于遗精滑精、遗尿尿频、崩漏带下，以固精缩尿、补肝肾益精血、固冲任以止血止带。

2. 用于腰膝酸软、眩晕耳鸣者，可用山茱萸补益肝肾、益精助阳，为平补阴阳之要药。

3. 用于大汗虚脱者，可用山茱萸收敛止汗、固涩滑脱，为防治元气虚脱之要药。

4. 用于内热消渴者，可用山茱萸滋阴清热治疗消渴证。

现代药理研究认为，山茱萸的药效主要有：

抗失血性休克： 实验表明浅静脉滴注或耳静脉注入山茱萸注射液给失血性休克家兔，能够迅速回升血压，对临床抢救有肯定意义。

抗心律失常： 山茱萸总提取液、乙酸乙酯提取液和山茱萸提取残余液均具有十分明显的抗心律失常作用，其抗心律失常的作用可能与延长心肌动作电位、增大静息电位绝对值和降低窦房结自律性有关。

抑制血小板聚集： 静脉给药及离体试验均发现，山茱萸液体能明显抑制腺苷二磷酸钠盐、胶原或花生四烯酸诱导的兔血小板聚集，抑制作用随其用量加大而增强。

抗血栓形成： 山茱萸所含的环烯醚萜苷类成分能显著抑制动静脉旁路实验大鼠的血栓形成，减轻血栓的干重和湿重，缩短大鼠体外血栓实验中血栓的长度。

降血糖作用： 山茱萸粉、乙醚提取物均能明显降低血糖、尿糖，实验还发现本品具有胰岛素样作用。

抗炎作用： 山茱萸水煎剂能抑制醋酸引起的小鼠腹腔毛细血管通透性的增高，大鼠棉球肉芽组织的增生，二甲苯所致的小鼠耳郭肿胀以及蛋清引起的大鼠足垫肿胀，并能降低大鼠肾上腺内抗坏血酸的含量。

抗菌作用： 山茱萸提取液在体外对金黄色葡萄球菌、表皮葡萄球菌和肠球菌等均有抑制作用。

调节免疫作用： 山茱萸不同的提取物对免疫系统的作用不同，免疫兴奋作用主要归因于多糖类成分，而免疫抑制作用主要由所含的苷类成分产生。

抗肿瘤： 山茱萸的有效成分熊果酸、齐墩果酸、没食子酸均具有抗癌作用，其中齐墩果酸能抑制肿瘤的生成，诱发以及诱导细胞的分化，能有效抑制肿瘤的血管生成、肿瘤细胞的侵袭和转移等。

抗氧化抗衰老作用： 山茱萸多糖对动物脂肪、植物油等均具有一定的抗氧化能力。山茱萸多糖可能通过改变细胞周期调控因子表达而发挥其抗人胚肺二倍形成纤维细胞（HDF细胞）衰老作用。

保护肝脏： 山茱萸炮制后中剂量组小鼠血清谷丙转氨酶（ALT）、谷草转氨酶（AST）活性及肝脏丙二醛（MDA）含量明显降低，肝脏超氧化物歧化酶（SOD）水平则明显升高。

神经保护作用： 山茱萸环烯醚萜苷（CIG）对脑缺血沙土鼠学习记忆能力以及海马区脑源性神经营养因子（BDNF）蛋白表达均有促进作用。同时，能减少切断穹隆海马伞的成年SD大鼠海马区神经元死亡数量。

其他作用： 山茱萸对因化疗、放疗引起的白细胞下降，有使其升高的作用。山茱萸甲醇提取液对黑色素的合成有促进作用。新近从山茱萸中分离得到一种环烯醚萜对丙肝病毒有抑制作用。

【食疗保健】

山茱萸味酸，略带苦涩，也正是因为这样的原因，山茱萸不被大众广泛接受。山茱萸与粳米、枸杞子煮成山茱萸粥，每日服用1~2次，3~5日为一个疗程，可以补益肝肾，涩精敛汗，适用于肝肾不足、带下、遗尿、小便频数等。山茱萸也可泡水饮用，加入适量蜂蜜或白糖调味，同样起到了补肝益肾以及收敛固脱的作用。韩国人更是将山茱萸原液熬制后加入五味子、覆盆子、大枣等制作成保健饮料。这种饮料在他们生活中应用十分广泛，加入辅料后不仅缓解了其中的涩味，同时保留了原有的味道。用山茱萸冷浸制成的药酒则在中国民间十分常见，作为滋补佳品饮用，可促进血液循环，调整身体机能，对未老先衰、脾肾亏虚等具有良效。另外，山茱萸还可用于制作果酱、果冻、蜜汁罐头等多种食品，又可作为宴席佳肴佐料。

《本草纲目》列山茱萸为滋补上品，其食用、药用历史在1500年以上，具有很高的营养价值和药用价值。山茱萸果肉中分离得到的主要成分可分为挥发性成分、糖苷类及苷元、有机酸类、鞣质类、微量元素及其他成分。果实中的油经气相层析分析证明其中有9种单萜烃、6种倍半萜烃、7种单萜醇、6种脂肪醇、4种单萜醛及酮、3种脂肪醛及酮、4种酸、8种酯和15种芳香族化合物。糖苷类成分除山茱萸苷外，还有莫诺苷、马钱子苷、7-甲基莫诺苷、7-脱氧马钱子苷、脱水莫诺苷元、山茱萸新苷等。果肉含熊果酸、齐墩果酸、没食子酸、苹果酸、酒石酸、原儿茶酸等有机酸类成分。鞣质类化合物包括4个没食子酸鞣质和7个鞣花鞣质。另外，果肉中还含有20余种无机盐元素及苏氨酸、缬氨酸、天门冬氨酸等17种氨基酸。

【适宜人群】

山茱萸入药适用于肝肾不足引起的腰膝酸软、头晕耳鸣、阳痿遗精、小便频数、月经过多、崩漏带下、虚汗不止及消渴等症患者。

【药食的相互作用】

1. 用于头晕目眩、腰酸耳鸣者，与熟地、枸杞子、菟丝子、杜仲等配伍，以增强补益肝肾的作用。用于命门火衰、腰膝冷痛者，常与肉桂、附子等同用，以温肾助阳。用于肾阳虚阳痿者，多与鹿茸、补骨脂、巴戟天、淫羊藿等配伍，以补肾助阳。

2. 用于月经过多、崩漏者，可与熟地、当归、白芍等配伍应用，以增强收敛固涩、补益肝肾的作用。

3. 山茱萸为固精止遗之要药。治疗遗精滑精常与熟地、山药等同用，如六味地黄丸。用于遗尿尿频者，常与覆盆子、金樱子、沙苑子、桑螵蛸等药同用。

4. 用于虚汗不止者，可与人参、龙骨、牡蛎等同用，增强益气敛汗作用。

5. 治疗消渴证，多与生地、天花粉等同用，以滋阴清热。

【禁忌及注意事项】

1. 凡命门火炽、强阳不痿、素有湿热、小便淋涩者忌服。

2. 《本草经集注》："蓼实为之使。恶桔梗、防风、防己。"

（何飞）

茯苓

《神农本草经》

【生物特性及药源】

茯苓为多孔菌科真菌茯苓 *Poria cocos*（Schw.）Wolf的干燥菌核。寄生于松科植物赤松或马尾松等的树根上。野生或栽培，主产于云南、安徽、湖北、河南、四川等地。产云南者称"云苓"，质较优。野生茯苓一般在7月至次年3月间到马尾松林中采取。生有茯苓的地面，一般具有以下特征：①松林中树桩周围地面有裂隙，敲之发出空响；②松树附近地面有白色菌丝（呈粉白膜或粉白灰状）；③树桩头烂后，有黑红色的横线裂口；④小雨后树桩周围干燥得快，或有不长草的地方。栽培的茯苓一般在接种后第二、三年采收，以立秋后采收的质量最好，过早则影响质量和产量。

加工：茯苓出土后洗净泥土，堆置于屋角不通风处，亦可贮放于瓦缸内，下面先铺衬松毛或稻草一层，并将茯苓与稻草逐层铺迭，最上盖以厚麻袋，使其"发汗"，以析出水分。然后取出，将水珠擦去，摊放阴凉处，待表面干燥后再行发汗。如此反复3～4次，至表面皱缩，皮色变为褐色，再置阴凉干燥处晾至全干，即为茯苓个。

切制：于发汗后趁湿切制，亦可取干燥茯苓以水浸润后切制。将茯苓菌核内部的白色部分切成薄片或小方块，即为白茯苓；削下来的黑色外皮部即为茯苓皮；茯苓皮层下的赤色部分，即为赤茯苓；带有松根的白色部分，切成正方形的薄片，即为茯神。切制后的各种成品，均需阴干，不可炕晒，并宜放置阴凉处，不能过于干燥或通风，以免失去黏性或发生裂隙。

茯苓化学成分：菌核含β-茯苓聚糖，约占干重的93%，并含有三萜类化合物，如乙酰茯苓酸、茯苓酸、3-β-羟基羊毛甾三烯酸等。此外，尚含树胶、甲壳质、蛋白质、脂肪、甾醇、卵磷脂、葡萄糖、腺嘌呤、组氨酸、胆碱、β-茯苓聚糖分解酶、脂肪酶、蛋白酶等。

【功效概述】

茯苓，早在2000多年前，《神农本草经》就将其列为上品；西汉淮南王刘安等所著的《淮南子》中有"千年之松，下有茯苓，上有兔丝"之说；晋代医药炼丹学家葛洪在其《神仙传》中就有老松精化为茯苓之说，其后的《名医别录》《药性论》等诸多医书对茯苓都赞不绝口。其药食两用功能广泛，从古至今都是极为珍贵的药材。古人称茯苓为四时神药，因为它功效非常广泛，不分四季，将它与各种药物配伍，不管寒、温、风、湿诸疾，都能发挥其独特功效。茯苓味甘、淡，性平，入药具有利水渗湿、益脾和胃、宁心安神之功用，用量一般为10～15克。茯苓功能利水渗湿，而药性平和，利水而不伤正气，为利水渗湿要药。凡小便不利、水湿停滞的症候，不论偏于寒湿，或偏于湿热，或属于脾虚湿聚，均可配合应用。偏于湿热者，可与猪苓、泽泻等配伍；属于脾气虚者，可与党参、黄芪、白术等配伍；对于脾虚不能运化水湿、停聚化生痰饮之症，可用半夏、陈皮同用，也可配桂枝、白术同用。治痰湿入络、肩酸背痛，可配半夏、枳壳同用。用于心神不安、心悸、失眠等症，常与人参、远志、酸枣仁等配伍。对于脾虚运化失常所致泄泻、带下，应用茯苓有标本兼顾之效，常与党参、白术、山药等配伍。可用作补肺脾、治气虚之辅佐药。

茯苓皮功效利水消肿，长于行皮肤水湿，多治皮肤水肿。用量15～30克。茯神功效宁心安神，专治心神不安、惊悸、健忘等。用量同茯苓。

【典故及历代名家点评】

茯苓神话很多，《土宿真君本草》《天王玉册》《太清药要经》记述较多。从前，有一位员外生一女小玲，家有一个仆人小伏。二人相爱，员外不允，二人外逃山村。小玲因风湿病不能动，更不便起床。小伏见一小白兔，挽弓射中，兔中箭逃至松林而不见。寻至松树旁，见有一大球状物，箭插其上。小伏掘之，其物色白，后煮熟食之，小玲病情好转。小伏便每天采这些东西给小玲吃，小玲风湿得以痊愈。后人将此物称为茯苓，以示对小伏、小玲的纪念。

晋代葛洪的《抱朴子》记载了这样一个传说：有一个叫任子季的人，连续服用茯苓18年，天上的玉女就来与他相会，并且能有隐形之术，不食人间五谷。孙思邈《枕中记》记载，茯苓久服，百日病除，二百日昼夜不眠，二年驱使鬼神，四年玉女来侍。唐代文学家柳宗元在《柳宗元集》中记载了一个关于茯苓的故事。一次柳宗元生病，腹脘胀闷、心慌。一医告知其用茯苓煮服可治。他便买来茯苓煮服，结果病情加重。找医问之，医说：你买的是芋头，不是茯苓。他便写了《辨茯苓文并序》，以警世人。《红楼梦》第六十回描述：广州官来拜贾家，送上茯苓霜做门礼，并说茯苓霜怪峻，雪白的，拿人奶和了，每日早上吃上一盅，最补人的。看来，曹雪芹深知茯苓性味。《红楼梦》第二十八回：当王夫人说到大夫说的丸药名字时，一时想不起来，宝玉就罗列了一堆，其中有"千年松根茯苓胆"。《红楼梦》多处写到茯苓，其实黛玉吃的人参养荣丸，秦可卿吃的益气养荣补脾和肝汤中都有茯苓这味中药。茯苓霜是新鲜茯苓去皮，磨浆，晒成白粉而成，白如霜而细腻，故而得名。

相传成吉思汗在中原作战，遇阴雨数月，大部分将士染上了风湿，眼看兵败。正巧，有几个战士偶食茯苓而风湿痊愈。成吉思汗大喜，急忙派人到盛产茯苓的罗田弄来一批茯苓，战士们食而病愈，便赢得了这场战争的胜利。还有一传说，康熙皇帝小时候因患天花，药食不进，命悬一线，差点就失去生命，就是靠每天食用江南名医用道地中药材云茯苓制成的茯苓饼才战胜了病魔，从此身体健康，开创了一生辉煌的盛世帝业。清同治、光绪两朝的实际统治者——慈禧太后的寿命长达74年。慈禧长寿，除了女性这个自然因素之外，就是坚持常食药膳。从已公布的13个补益方看，其中茯苓药膳使用频率最高，达78%以上。当初慈禧太后为了养身延年，采纳了太医的进言，命御膳房用精白面和茯苓粉制成茯苓饼共膳，并常以此赏赐大臣。因茯苓饼既有清香之味，又有祛病延年的功效，故成为清王朝宫廷里的名点。

茯苓之所以能得到医家的格外垂青，是有科学道理的。据现代医学检测，茯苓还含有丰富的麦角甾醇、茯苓酸、卵磷脂等。这些成分的检出，证实了把茯苓用于长寿补益方面的正确性。茯苓多糖不仅能增强人体的免疫功能，而且有较强的抗癌作用。

历代名家对茯苓多赞不绝口。

《神农本草经》："主胸胁逆气，忧恚惊邪，恐悸，心下结痛，寒热，烦满，咳逆，口焦舌干，利小便。久服安魂养神，不饥延年。"

《名医别录》："止消渴，好睡，大腹，淋沥，膈中痰水，水肿淋结。开胸腑，调脏气，伐肾邪，长阴，益气力，保神守中。"

《药性论》："开胃，止呕逆，善安心神。主肺痿痰壅。治小儿惊痫，疗心腹胀满，妇人热淋。"

《伤寒明理论》："渗水缓脾。"

【药用价值】

茯苓用于治病，大致为以下几方面：

水肿：本品味甘而淡，甘则能补，淡则能渗，药性平和，既可祛邪，又可扶正，利水而不伤正气，实为利水消肿之要药。可用治寒热虚实各种水肿。治疗水湿内停所致之水肿、小便不利，常与泽泻、猪苓、白术、桂枝等同用，如五苓散（《伤寒论》）；治脾肾阳虚水肿，可与附子、生姜同用，如真武汤（《伤寒论》）；用于水热互结，阴虚小便不利水肿，与滑石、阿胶、泽泻合用，如猪苓汤（《伤寒论》）。

痰饮：本品善渗泄水湿，使湿无所聚，痰无由生，可治痰饮之目眩心悸，配以桂枝、白术、甘草同用，如苓桂术甘汤（《金匮要略》）；若饮停于胃而呕吐者，多和半夏、生姜合用，如小半夏加茯苓汤（《金匮要略》）。

脾虚泄泻：本品能健脾渗湿而止泻，尤宜于脾虚湿盛泄泻，可与山药、白术、薏苡仁同用，如参苓白术散（《和剂局方》）；茯苓味甘，善入脾经，能健脾补中，常配以人参、白术、甘草，治疗脾胃虚弱，倦怠乏力，食少便溏，如四君子汤（《和剂局方》）。

心悸、失眠：本品益心脾而宁心安神。常用治心脾两虚、气血不足之心悸、失眠、健忘，多与黄芪、当归、远志同用，如归脾汤（《济生方》）；若心气虚，不能藏神，惊恐而不安卧者，常与人参、龙齿、远志同用，如安神定志丸（《医学心悟》）。

现代药理研究认为，茯苓的药效主要有：

利尿作用：茯苓煎剂3克或临床常用量对健康人并无利尿作用，犬静脉注射煎剂0.048克/千克亦不使尿量增加，对大白鼠亦无效或很弱，兔口服煎剂（接近临床人的用量）亦不增加尿量。但有用其醇提取液注射于家兔腹腔，或用水提取物于兔实验，谓有利尿作用。煎剂对切除肾上腺大鼠单用或与去氧皮质酮合用能促进钠排泄，因此茯苓的利尿作用还值得进一步研究。

五苓散在慢性输尿管瘘犬（静脉注射）、健康人及兔（口服煎剂）、大鼠（口服醇提溶液）身上表现出明显的利尿作用。在犬的实验中可使钠、钾、氯排出增加，但五苓散中主要利尿药物为桂枝、泽泻、白术。也有报道，五苓散煎剂给大鼠口服，剂量增至1克/100克亦未能证明有利尿作用。

抗菌作用：试管内未发现茯苓有抑菌作用。乙醇提取物体外能杀死钩端螺旋体，水煎剂则无效。

对消化系统的影响：茯苓对家兔离体肠管有直接松弛作用，对大鼠幽门结扎所形成的溃疡有预防效果，并能降低胃酸。

抗肿瘤作用：茯苓的主要成分为茯苓聚糖，含量很高。茯苓聚糖本身无抗肿瘤活性，若切断其所含的β-（1-6）吡喃葡萄糖支链，成为单纯的β-（1-3）葡萄糖聚糖（称为茯苓次聚糖），则对小鼠肉瘤S180的抑制率可达96.88%。

其他作用：茯苓能降低血糖，酊剂、浸剂能抑制蟾蜍离体心脏，乙醚或乙醇提取物则能使心收缩力加强。对洋地黄引起的鸽呕吐无镇吐作用。

【食疗保健】

明清时期罗田茯苓常作为贡品。北京已故名中医岳美中用500～1000克茯苓磨成粉，每天6克，开水送服，治好了秃发。他认为秃发是上行水湿所致。所以，用茯苓饮治疗秃发效灵。

历代医家、道家，特别是养生家对茯苓特别重视。《神农本草经》认为久服安魂养神，不饥延年。到了魏晋时期，服饵茯苓以求长生已经蔚然成风。当时道教思想家、医家陶弘景（南朝齐梁时期）辞官隐退，梁武帝每日赐茯苓五斤，白蜜二斤，以供服饵。到了唐宋，食用茯苓之风更盛。宋代文学家苏东坡就是制作茯苓饼的能手，他的《服茯苓赋》记述了他服茯苓之方法：以九晒九蒸之胡麻，用茯苓加白蜜少许，为饼食之，日久气力不见衰，百病自去。此乃长生要诀。他60岁时记忆力惊人。宋代苏颂《图经本草》记：茯苓粉浸在酒蜜中封月余成甘美的茯苓酥。到了清代，茯苓成了养生之要药，尤其慈禧太后经常食用茯苓，并以此赏赐大臣。经研究，慈禧太后养生补益药共64种，而使用率最高的一味便是茯苓。

民间做茯苓饼方法：用粳米、白糯米（粳米与白糯米的比例为7：3）加上与粳米重量相等（略少亦可）的茯苓、芡实、莲子肉、山药等（少一两种无关紧要），共碾成粉，拌匀做饼，蒸熟当作点心。

明代李时珍的《本草纲目》除介绍了茯苓粥外，还介绍了茯苓馄饨的做法：黄雌鸡肉四两，茯苓末二两，白面六两，做成馄饨，入豉汁煮食，三五次可治疗噎食不通。北京除茯苓饼外，还有茯苓包子、茯苓糕。

【适宜人群】

茯苓适宜于一般人群。尤适宜水湿内困、水肿、尿少、眩晕心悸、胃口欠佳、大便稀烂、心神不安、失眠、多梦者。

【药食的相互作用】

1. 凡小便不利、水湿停滞等症，不论偏于寒湿，偏于湿热，还是属于脾虚湿聚，均可配合应用。如偏于寒湿者，可与桂枝、白术等配伍；偏于湿热者，可与猪苓、泽泻等配伍；属于脾气虚者，可与党参、黄芪、白术等配伍；属虚寒者，还可配附子、白术等同用。

2. 用于心悸、失眠等症，茯苓能养心安神，故可用于心神不安、心悸、失眠等症，常与人参、远志、酸枣仁等配伍。

3. 用于脾虚泄泻、带下，茯苓既能健脾，又能渗湿，对于脾虚运化失常所致泄泻、带下，应用茯苓有标本兼顾之效，常与党参、白术、山药等配伍。也可用作补肺脾、治气虚之辅佐药。

4. 用于痰饮咳嗽，痰湿入络，肩背酸痛，茯苓既能利水渗湿，又具健脾作用，对于脾虚不能运化水湿、停聚化生痰饮之症，具有治疗作用。可用半夏、陈皮同用，也可配桂枝、白术同用。治痰湿入络、肩酸背痛，可配半夏、枳壳同用。

【禁忌及注意事项】

阴虚而无湿热、虚寒滑精、气虚下陷者慎服。马蔺为之使，恶白敛，畏牡蒙、地榆、雄黄、秦艽、龟甲，忌米醋。病人肾虚，小便自利或虚寒精清滑者，皆不得服。

（何飞）

第二章

温热类

八角茴香

《本草品汇精要》

【生物特性及药源】

八角茴香为木兰科八角属植物八角茴香 *Illicium verum* Hook. f. 的果实，别名舶上茴香、舶茴香、八角珠、八角香、八角大茴、八角、原油茴、八月珠、大料、五香八角、大茴香、茴香八角珠、大八角。植物常绿乔木，高10~20米。树皮灰色至红褐色，有不规则裂纹。枝密集，呈水平伸展。单叶互生或3~6簇生于枝顶；叶柄粗壮，长约1厘米；叶片革质，长椭圆形或椭圆状披针形，长6~12厘米，宽2~4厘米，先端渐尖或急尖，基部楔形，全缘，上面深绿色，有光泽和油点，下面浅绿色，疏生柔毛，叶柄短。花两性，单生叶腋或近顶生，花蕾球形，花被片7~12，数轮，覆瓦状排列，内轮粉红色；雄蕊11~19，排成1~2轮；心皮7~9，离生。聚合蓇葖果，多由8个蓇葖果放射状排列成八角形，直径3.5~4厘米，红褐色，木质；蓇葖果先端钝尖或钝，成熟时沿腹缝线开裂。种子扁卵形，亮棕色。花期2~5月及8~10月，果实成熟期9~10月及翌年3~4月。分布于福建、台湾、广西、广东、贵州、云南等地，主产于广西西部和南部（百色、南宁、钦州、梧州、玉林等地区多有栽培），海拔200~700米，而天然分布海拔可到1600米。桂林雁山（约北纬25°11′）和江西陡水镇（北纬25°50′）都已引种，并正常开花结果。

【功效概述】

八角茴香始载于《本草品汇精要》，谓其形大如钱，有八角如辐而锐，赤黑色，每角中有子一枚，如皂荚子小匾而光明可爱，今药中多用之。八角茴香是传统的食物调料，又可作药物，具有温阳散寒、理气止痛的作用。用于寒疝腹痛、肾虚腰痛、胃寒呕吐、脘腹冷痛。新鲜枝叶或成熟果实经水蒸气蒸馏得到的挥发油可作为芳香调味及健胃药。

八角茴香性温，味辛，归肝、肾、脾、胃经，目前认为其主治寒疝腹痛、腰膝冷痛、胃寒呕吐、脘腹疼痛、寒湿脚气等。对于治疗小肠气坠、疝气偏坠、腰重刺胀、腰病如刺、大小便皆秘、腹胀如鼓、气促、风毒湿气、攻疰成疮、皮肉紫破脓坏、行步无力，皮肉燥热等有显著效果。主要归纳为以下几个方面作用：

温阳散寒，理气止痛：本品辛温气香，有散寒止痛之功，善于温散中下二焦之寒邪，故常用于寒疝腹痛、腰膝冷痛、干湿脚气等症。凡寒疝腹痛者，可与吴茱萸、荔枝核、橘核等配伍，如《扶寿精方》回春丸；若疝气偏坠急痛者，可与胡椒、缩砂仁、肉桂同用，如《仁斋直指方》茴香雀酒；或与苍术、破故纸、巴戟、杜仲等相伍，如《德生堂方》茴香苍术丸。凡腰膝冷痛者，既可单味应用，亦可与杜仲、狗脊等合用，以增补肾强腰之功。凡湿毒脚气，行步无力者，可与川乌、地龙、牵牛、乌药相配，以增散寒除湿之效，如《脚气治法总要》茴香丸。

调中和胃：本品具辛温香散之性，又能温胃调中，理气止痛，故常用于中寒呕吐、饮食不消、脘腹胀痛等症。凡胃寒呕吐者，可与生姜、丁香配伍，以增温胃止呕之力；凡食不消化者，可与炒枳壳、焦山楂并施，以增健胃消食之功；凡脘腹胀满冷痛者，可与橘皮、白豆蔻同用，如《古今医统》茴香橘皮酒。

【典故及历代名家点评】

人类使用八角茴香的历史非常古老，这种原产自中东的香料植物，很早就为周边人民所用。埃及人、中东人都拿八角茴香作为烹制肉食的重要调味。可能不少人都知道"马拉松"这个名字与一个报信兵有关,当年他从一个叫马拉松的地方跑了四十多千米到雅典传递捷报。"马拉松"这三个字由腓尼基语"marathus"翻译而来,意思是长着很多八角茴香的地方。等八角茴香传入中国,已经是魏晋南北朝时期了。它之所以叫八角茴香,是因为人们觉得它真能"回香"。《本草纲目》有言:"煮臭肉,下少许,即无臭气,臭酱入末亦香,故曰回香。"话虽然这么说,但其实只是茴香自己的气味遮住了腐败食品的臭味。大、小茴香都是常用的调料,是烧鱼炖肉、制作卤制食品时的必用之品。大茴香因其有八角,故名"八角茴香"。

【历代名家点评】

《本草求真》:"大茴香,据书所载,功专入肝燥肾,凡一切沉寒痼冷而见霍乱。寒疝、阴肿、腰痛,及干、湿脚气,并肝经虚火,从左上冲头面者用之,服皆有效。盖茴香与肉桂、吴茱萸,皆属厥阴燥药,但萸则走肠胃,桂则能入肝肾,此则体轻能入经络也。必得盐引入肾,发出阴邪,故能治疝有效。余细嚼审八角茴味,其香虽有,其味甚甘,其性温而不烈,较之吴茱萸、艾叶等味,更属不同,若似八角大茴甘多之味,而谓能除沉寒痼冷,似于理属有碍。盐水炒用,得酒良。"

《品汇精要》:"主一切冷气及诸疝痛。"

《本草蒙筌》:"主肾劳疝气,小肠吊气挛疼,干、湿脚气,膀胱冷气肿痛。开胃止呕,下食,补命门不足。(治)诸瘘,霍乱。"

《医学入门》:"专主腰痛。"

《本草正》:"除齿牙口疾,下气,解毒。"

《医林纂要》:"润肾补肾,舒肝木,达阴郁,舒筋,下除脚气。"

【药用价值】

八角茴香作为药物来使用的用量一般为3~6克。主要用法为煎服,或入丸、散。外用用法为:适量,研末调敷。

现代药理研究认为，八角茴香的主要成分是茴香油，它能刺激胃肠神经血管，促进消化液分泌，增加胃肠蠕动，有健胃、行气的功效，有缓解痉挛、减轻疼痛的作用；茴香烯能促进骨髓细胞成熟并释放入外周血液，有明显的升高白细胞的作用，主要是升高中性粒细胞，可用于白细胞减少症的治疗。具体如下：

抑菌作用： 本品水煎剂对人型结核杆菌及枯草杆菌有抑制作用。醇提取物体外对革兰氏阳性菌（如金黄色葡萄球菌、肺炎球菌、白喉杆菌等）和革兰氏阴性菌（如枯草杆菌、大肠杆菌、霍乱弧菌、伤寒杆菌、副伤寒杆菌、痢疾杆菌等），以及常见致病真菌均有抑制作用。

升白细胞作用： 给正常犬灌服或肌内注射茴香脑，给正常兔和猴肌内注射茴香脑，给药后24小时即出现白细胞升高现象，连续用药，白细胞可继续增加，停药后2小时白细胞仍为用药前的157%，骨髓细胞数为用药前的188%，骨髓有核细胞呈活跃状态。对犬用环磷酰胺所致的白细胞减少症，同时服用茴香脑可使犬全部存活，白细胞下降慢、恢复快。对化疗患者的白细胞减少症有较好疗效。

其他作用： 茴香脑具有雌激素活性。茴香脑能促进肠胃蠕动，缓解腹部疼痛；对呼吸道分泌细胞有刺激作用，可用于祛痰。

【食疗保健】

八角是最常用的调味料之一，可烹制出许多美味菜肴。

八角焖狗肉： 取狗肉250克，煮烂，加入适量八角茴香、小茴香、桂皮、陈皮、草果、生姜、盐、酱油等调料同煮食。可治疗阳痿。

八角芝麻酥鸡： 将经细盐搓过的母鸡装入一大盘内，将生姜末、八角茴香粉、葱、料酒、酱油抹于鸡身，上笼蒸至八成熟，去掉已用过的姜丝等，将鸡压成饼状，周身涂满鸡蛋面糊，在肉面上撒芝麻，轻按。1升花生油下锅，旺火烧至八成热，将鸡慢慢送入油锅内，改用文火，将鸡炸成金黄时捞出。可提高孕妇食欲，缓解孕妇便秘症状，改善皮肤的不良情况，使皮肤滋润富有光泽。

八角核桃仁粉：取核桃一个砸开，取仁，配以八角茴香一枚捣碎，饭前共咀嚼至烂如泥吞下，每日3次。乳癖轻者连用一月可愈，重者也能减轻症状。

茴香粥：主要原料为小茴香15克，粳米100克。先煎小茴香取汁、去渣，烧粳米煮成稀粥。或用小茴香5克研成细末，调入粥中食用。可行气止痛，健脾开胃，适宜于小肠疝气、脘腹胀满、睾丸肿胀偏坠、胃寒呕吐、食欲减退，以及鞘膜积液、阴囊象皮肿、嵌闭性小肠疝、慢性胃炎、胃弱、胃肠下垂、乳汁缺乏等症。

茴香汤：主要原料为炒茴香500克，川楝子250克，陈皮250克，炒甘草120克，炒盐适量。将五物合研成细末，用滚开水冲调约5克，每日晨起空腹食用。可温肾散寒，理气止痛。凡属寒气下流而引起的疝气、小腹胀痛等症，可常饮此汤。

【适宜人群】

八角茴香既是一种香料、调料，同时也是一种药食同源的中药材，其适宜人群较广。但其性质本身比较燥热，较适合虚寒体质之人食用，每次食用的量也不宜过多，不宜短期大量使用，每天应以10克为上限。不适合体质热的人群、易上火的人群大量服用，尤其是热性体质的老人和小孩。阴虚火旺者慎服。《得配本草》认为其多食损目发疮。《会约医镜》认为阳旺及得热则呕者均戒。

【药食的相互作用】

1. 治小肠气坠：八角茴香、小茴香各三钱，乳香少许。水（煎）服取汗（《仁斋直指方》）。

2. 治疝气偏坠：大茴香末一两，小茴香末一两。用猪尿泡一个，连尿入二末于内，系定罐内，以酒煮烂，连胞捣丸如梧子大。每服五十丸，白汤下（《卫生杂兴》）。

3. 治腰重刺胀：八角茴香，炒，为末，食前酒服二钱（《仁斋直指方》）。

4. 治腰病如刺：八角茴香（炒研）每服二钱，食前盐汤下。外以糯米一二升，炒热，袋盛，拴于痛处（《简便单方》）。

5. 治大小便皆秘，腹胀如鼓，气促：大麻子（炒，去壳）半两，八角茴香七个。上作末，生葱白三七个，同研煎汤，调五苓散服（《永类钤方》）。

6. 治风毒湿气，攻疰成疮，皮肉紫破脓坏，行步无力，皮肉燥热：舶上茴香（炒）、地龙（去土，炒）、川乌头（炮，去皮尖）、乌药（锉）、牵牛（炒）各一两。研杵匀细，酒煮糊为丸，如梧桐子大。每服空心盐汤下十五丸，日二（《脚气治法总要》茴香丸）。

7. 治胁下刺痛：配枳壳，麸炒研末，盐、酒调服（《得配本草》）。

【禁忌及注意事项】

1. 有研究显示八角茴香研粉，给小鼠灌胃25克/千克，观察7日，无一只死亡。另外，八角茴香含少量黄樟醚，该成分可诱发大鼠和犬的肝癌。用从八角茴香提取的挥发油进行鼠伤寒沙门菌营养缺陷型恢复突变试验（Ames试验），挥发油中黄樟醚未显示出致突变作用。

2. 1960年前湖南省邵阳、常德等地曾出现收购山大茴代八角茴香，销往河南、山东各地而发生严重中毒的情况。后又在广东、四川、湖北等地出现居民误服其同科同属他种植物果实的情况，亦多次发生中毒事故。甚至因用伪品做调味香料，发生严重的集体中毒，所以切不可用伪品做八角茴香用，必须注意鉴别。常见伪品有下列几种：

（1）莽草：为木兰科植物莽草 *Illicium lanceolatum* A.C.Smith 的果实，又称"山大茴""山木蟹"。产于安徽、江苏、浙江、江西、福建等地。由10～13个蓇葖果放射排列于中轴上，直径3.8～4.2厘米，表面红褐色。单一蓇葖果呈小艇状，先端有一较长而向后弯曲的钩状尖头，果皮较薄。种子扁卵形，种皮褐黄色。具特异香气，尝之味先微酸而后甜。

（2）红茴香：为木兰科植物红茴香 *Illicium henryi* Deils 及多蕊红茴香 *Illicium*

henryi Deils var.multistamineum Smith 的果实。产于河南、陕西、湖北、四川等地。由7~8个较瘦小的蓇葖果放射排列于中轴上，直径2.4~3.0厘米，表面红褐色。单一蓇葖果呈鸟喙状，先端渐尖，略弯曲，果皮较薄。种子扁卵形，种皮褐黄色。具特异香气，尝之味先微酸而后甜。多蕊红茴香性状与红茴香颇相似，唯果瓣较宽。

（3）野八角：为木兰科植物野八角 *Illicium majus* Hook.f.& Thomson 的果实。产于贵州、广东、广西、云南、江西等地。由10~14个蓇葖果放射排列于中轴上，直径4~4.5厘米，表面棕色。单一蓇葖果呈不规则广锥形，先端长渐尖，略弯曲，果皮较薄。种子扁卵形，种皮黄棕色。嗅微具特异香气，味淡，久尝有麻辣感。

（4）短柱八角：为木兰科植物短柱八角 *Illicium brevistylum* Smith 的果实。产于广东、广西等地。由10~13个蓇葖果放射排列于中轴上，表面褐色。单一蓇葖果呈小艇形，先端极尖，顶端不弯曲，果皮略厚。种子扁卵形，种皮棕色。气微，味微苦、辣，麻舌。

3.过敏者禁用。

（朱诗乒）

白豆蔻

《本草拾遗》

【药源及生物特性】

白豆蔻 *Amomum kravanh* Pierre ex Gagnep.，又称叩仁、白寇、蔻米，姜

科，多年生草本植物，根茎匍匐，茎圆柱状直立，叶片披针形，裂片黄色或带赤色条纹，果实扁球形，灰白色。本品原产于柬埔寨、泰国，现越南、泰国及我国云南、广东、广西等地均有种植。

【功效概述】

本品性温，味辛，入肺、脾、胃经，因其性辛温，具有温中化湿、行气止呕、健脾止泻的功效，临床上常用于痰湿阻滞，胸闷气滞，脘腹胀满，及胃寒引起的呃逆、嗳气、胃脘疼痛等症，此药用量宜轻，因其芳香醒脾，不可久煎，煎煮时应后下，否则其有效成分将挥发而减弱药效，一般用量为6克。

【典故及历代名家点评】

宋朝方书中记载了多个版本的白豆蔻丸，以此药为君，可治疗脾胃受寒而致的上吐下泻等症。金元时期的李东垣也曾多次应用此药，有名的方剂要属葛花解醒汤，用以温中化湿以解酒毒。

《开宝本草》："主积冷气，止吐逆，反胃，消谷下气。"

《本草图经》："主胃冷。"

《医学启源》："《主治秘要》云，肺金本药，散胸中滞气，感寒腹痛，温暖脾胃，赤眼暴发，白睛红者。"

杨士瀛："治脾虚疟疾，呕吐，寒热，能消能磨，流行三焦。"

王好古："补肺气，益脾胃，理元气，收脱气。"

《本草纲目》："治噎膈，除疟疾，寒热，解酒毒。"

《本草汇言》："凡喘嗽呕吐，不因于寒而因于火者；疟疾不由于瘴邪，而因于阴阳两虚者；目中赤脉白翳，不因于暴病寒风，而因于久眼血虚血热者，皆不可犯。"

【药用价值】

止咳平喘：本品含有α-萜品醇，具有较强的平喘作用。

抑制肠管：现代药理研究发现，白豆蔻煎剂在一般剂量下具有抑制肠道推进运动的作用。

芳香健脾： 豆蔻的挥发成分为豆蔻油，具有特殊的香味，可促进胃液的分泌，有良好的芳香健胃的作用。但该成分具有不稳定性，不易储藏，挥发后会丧失其特有香味，且影响药效。

【食疗保健】

温中祛湿： 脾阳常易受损，常由饮冷过多、饮食不节所致，或是外感寒湿而邪气内侵入中焦，本品可温脾而祛寒湿，治疗脾阳不足、湿气困脾导致的诸症。

消食化积： 小儿脾常不足，若喂养不当则易出现小儿食积；或是成人饱食无度，食饮无常，肥甘不节，生冷不畏，致使脾胃损伤、食积内留。本品专攻和胃，可化食醒脾。

芳香醒脾： 脾失健运者通常会出现食少纳差、脘腹胀满的症状，本品含有的豆蔻油挥发性成分清香醒脾，是为对症之药。

作为食材入菜： 这是发挥功效与作用的最好方式之一。很多血液病及慢性疾病患者，希望通过吃各种补药来调理，但过补后常常会出现腹胀、纳差等症状。这是由于补药大多滋腻，容易阻碍脾胃的运化。若用此药化湿行气，胃口就会好起来。

【适宜人群】

脾胃不和者： 脾胃不和由脾阳不足、脾虚湿困所致，主要表现为脘腹痞满、食少纳呆、胃脘时痛且胀。本品具有温脾阳、化寒湿的功效，适宜此类人群。

寒湿泄泻者： 泄泻可分为寒证与热证，寒性泄泻常表现为便下如鼻涕、腹痛、里急后重、小便清冷、手足不温等，临床上应仔细鉴别。

胸闷气滞者： 六腑以通为用，脾气主升，胃气主降，若脾胃不和则气机不畅，表现为呃逆、呕吐、嗳气、胸闷等，当以理气健脾。

小儿腹胀、食积、吐酸水者： 亦可以此药治疗。

其他： 小儿流口水、妇女妊娠呕吐亦可用本品作日常茶饮服用。

【药食的相互作用】

1. 本品与砂仁相配，香窜而气浊，宣通上、中、下三焦之气机，具有和胃止呕、行气止痛的功效；或配以木香，重在温脾理气，对于胃寒冷痛、胸闷气滞者尤为适宜。

2. 将白豆蔻少量磨粉混入发酵后的面粉，以常法制成面包食用，可作为保健食品，具有温脾消食的作用。

3. 本品亦可熬粥食用，配入藿香、煨姜、防风，以粳米熬粥趁热服用，微微发汗为佳，具有祛寒湿的功效。

4. 本品可与半夏、厚朴合用，半夏燥湿化痰，厚朴理气化湿，三药相须为用，健脾和胃，除湿化痰，可治疗脾胃气滞、中焦不运，起效较快。

【禁忌及注意事项】

1. 本品性温燥，易耗伤津血，故阴虚血燥且无寒湿者应忌服。

2. 凡 喘嗽吐泻、赤脉白翳，不因于寒邪，而是肺胃火盛、血虚血热者，皆不可用。

（杨德威）

大蒜

《名医别录》

【生物特性及药源】

大蒜，为百合科葱属植物蒜 *Allium sativum* Linn. 的鳞茎，呈扁球形或短圆锥形，外面有灰白色或淡棕色膜质鳞皮，剥去鳞叶，内有6～10个蒜瓣，轮生于花茎的周围，茎基部盘状，生有多数须根。每一蒜瓣外包薄膜，剥去薄膜，即见白色、肥厚多汁的鳞片。有浓烈的蒜辣气，味辛辣。有刺激性气味，可食用或供调味，亦可入药。地下鳞茎分瓣，按皮色不同分为紫皮种和白皮种。以独头紫者为好。故方书又有独头蒜、独蒜之名。5月叶枯时采取，剥去膜质鳞被，洗净用。

大蒜原产地在西亚和中亚。汉代张骞出使西域，把大蒜带回国安家落户，至今已有2000多年的历史。南北各地均有分布，主要生产基地集中在山东、河南、江西、广西、安徽等。我国是全球最主要的大蒜生产国、消费国和出口国。2012年中国大蒜产量约175万吨，出口31万吨，出口规模稳居世界第一。

【功效概述】

大蒜作为药物防病治病、益寿延年的历史，可追溯到公元1世纪。世界上首次描述蒜的药物作用的是一位罗马医生，他发现用大蒜瓣挤出的汁制成药膏，可治疗难以愈合的溃疡面和皮肤炎症；服用大蒜可提高食欲，治疗咳嗽和肠道疾病。

在中医药学中，大蒜始载于汉末的《名医别录》。大蒜味辛、性温，入脾、胃、肺经，具有温中健脾、行滞消食、解毒、杀虫的功效。主治饮食积滞、脘腹冷痛、水肿胀满、食物中毒、泄泻、痢疾、疟疾、百日咳、痈疽肿毒、白秃癣疮、蛇虫咬伤、肺痨（肺结核）以及钩虫、蛲虫等病症。

【典故及历代名家点评】

《名医别录》："主散痈肿𧏿疮，除风邪，杀毒气。"

《唐本草》："下气消谷，除风破冷。"

《食疗本草》："除风杀虫。"

《本草拾遗》："去水恶瘴气，除风湿，破冷气，烂痃癖，伏邪恶；宣通温补，无以加之；疗疮癣。生食，去蛇虫溪蛊等毒度。"

《日华子本草》："健脾，治肾气，止霍乱转筋、腹痛，除邪辟温，疗劳疟、冷风、痃癖癣、温疫气，敷风损冷痛，蛇虫伤……恶疮疥、溪毒、沙虱。"

《滇南本草》："祛寒痰，兴阳遭，泄精，解水毒。"

大蒜自古就被当作天然杀菌剂，有"天然抗生素"之称。它没有任何副作用，是人体循环及神经系统的天然强健剂。2100年前，恺撒大帝远征欧非大陆时，命令士兵每天服1个大蒜以增强气力，抗疾病。时值酷暑，瘟疫流行，对方士兵得病者成千上万，而恺撒士兵无一染上疾病腹泻。恺撒仅用短短的几年时间便征服了整个欧洲，建立了当时最强大的古罗马帝国。

【药用价值】

大蒜数千年来在中国、埃及、印度等国一直是一种药食两用的食品。现已备受国际医学界和消费者的青睐，成为欧美等国抗菌、提高免疫力、调节血脂和抗肿瘤的首选天然药物。

现代医学研究，大蒜有多种药理作用：

强力杀菌：大蒜约含2%的大蒜素，它的杀菌能力是青霉素的1/10，对多种致病菌如葡萄球菌、脑膜炎球菌、肺炎球菌、链球菌及白喉杆菌、痢疾杆菌、伤寒杆菌、副伤寒杆菌、结核杆菌和霍乱弧菌，都有明显的抑制和杀灭作用。还能杀死多种致病真菌和钩虫、蛲虫、滴虫，是目前发现的天然植物中抗菌作用最强的一种。

防治肿瘤和癌症：大蒜中的含硫化合物主要作用于肿瘤发生的启动阶段，通过增强解毒功能、干扰致癌物的活化、防止癌症形成、增强免疫功能、阻断脂质过氧化形成及抗突变等多种途径，避免正常细胞向癌细胞转化。大蒜所含的微量元素硒能杀死癌细胞，降低癌症发病率，对胃癌尤有明显的预防效果。

排毒清肠，预防肠胃疾病：大蒜可有效抑制和杀死引起肠胃疾病的幽门螺杆菌等微生物，清除肠胃有毒物质，刺激消化液和胆汁形成，促进食欲，加速消化，减少胃肠胀气。

降低血糖，预防糖尿病：大蒜可促进胰岛素的分泌，增加组织细胞对葡萄糖的吸收，提高人体葡萄糖耐量，迅速降低体内血糖水平，并可杀死因感染诱发糖尿病并发症的各种病菌，从而有效预防和治疗糖尿病。

防治心脑血管疾病：大蒜可防止心脑血管中的脂肪沉积，诱导组织内部脂肪代谢，显著增加纤维蛋白溶解活性，降低胆固醇，抑制血小板的聚集，降低血浆浓度，增加微动脉的扩张度，促使血管舒张，调节血压，增加血管的通透性，从而抑制血栓的形成，预防动脉硬化。

预防感冒：大蒜中含有一种叫硫化丙烯的辣素，对病原菌和寄生虫都有良好的杀灭作用，可预防感冒，减轻发热、咳嗽、喉痛及鼻塞等感冒症状。

抗衰老：大蒜里的某些成分有类似维生素E与维生素C的抗氧化、防衰老特性。

保护肝功能：大蒜中的微量元素硒，能通过参与血液的有氧代谢来清除毒素，从而减轻肝脏的解毒负担；同时大蒜可抑制脂质过氧化酶活性，使后者不能损伤肝细胞膜结构，从而保护肝脏。大蒜还能阻止汞、镉等有害元素被肠壁吸收，提高肝脏的解毒功能。

旺盛精力、治疗阳痿：大蒜可以显著改善血液循环，刺激机体，尤其是一氧化氮合酶水平低的人产生一氧化氮合酶，而这个酶又是男性勃起所必需的酶。

【食疗保健】

大蒜是很好的调味品，也是很好的营养品，更是很好的天然绿色药品。有研究显示，大蒜含有200多种有益于身体健康的物质，营养价值甚至超过了人参。且其风味独特，具有促进食欲、帮助消化的作用，是人类日常生活中不可缺少的调料，在烹调鱼、肉、禽类和蔬菜时有去腥增味的作用，特别是在做凉拌菜时，既可增味，又可杀菌。

近几年来的研究显示，中国大蒜具有下列良好的保健效果：

提高免疫力：俗话说"大蒜是个宝，常吃身体好"。在我国民间，常用大蒜来预防感冒、流行性脑脊髓膜炎（流脑）、痢疾、白喉、乙型肝炎等各种传染病。

抗疲劳：大蒜被咀嚼后会产生蒜素，这种蒜素与维生素 B_1 结合，便产生比维生素 B_1 效力更强的蒜硫胺素，使肠部能更多地吸收维生素，同时使身体组织与 B 族维生素的亲和力增加，有益于对维生素的吸收，能很好地发挥消除疲劳、恢复体力的作用。

降血压：轻度高血压患者，可以每天早晨吃几瓣醋泡大蒜，并喝两勺醋汁，15 天后患者血压会有一定程度的降低。除此之外，经常食用生蒜，对降低血压也有良好的效果。

降血脂：大蒜中的烷基二硫化物、蒜氨酸和蒜辣素可以降低血液中的胆固醇、甘油三酯及低密度脂蛋白的含量，从而使血脂趋于正常。

抗血栓：研究发现大蒜中的精油对血液循环有调节、平衡的作用，有助于澄清血液。能增强蛋白溶解酶活性，抑制血小板凝聚，从而抑制动脉的硬化，达到预防血栓的作用。

促进脑细胞发育：大蒜中含有蒜硫胺素，这种物质对大脑的益处比 B 族维生素还强许多倍。平时让儿童多吃些葱蒜，可使脑细胞的生长发育更加活跃。

抗衰老：大蒜素与脂质相结合具有维生素 E 的功能，可以美白、抗皱、抗衰老；大蒜提取物不仅能延长正常细胞寿命，清除自由基，增强吞噬细胞的能力，还可以祛除皮肤的老化角质层，软化皮肤并增强其弹性，祛色斑，增白，达到美容的效果。

祛痘、除斑：大蒜的抗菌属性可以消灭皮肤表层细菌，从而使肤色更好；大蒜可有效抑制和杀死胃肠道内的细菌和病毒，清除肠胃有毒物质，净化血液，促进细胞的新生和代谢废物的排出，从而使身体能有效吸收营养物质并及时排出废物，有效地防止了各种毒素的堆积，达到除斑的功效。

【适宜人群】

大蒜可治上百种疾病，具有取材方便、使用简单、价格低廉、疗效特殊的优点。千百年来在民间广为流传，并受到普遍的赞誉与欢迎。

本品特别适宜以下人群使用：①肺结核患者；②癌症患者；③胃酸减少和胃酸缺乏者；④高血压和动脉硬化者；⑤职业病患者中的铅中毒者；⑥痢疾、肠炎、伤寒、副伤寒患者；⑦感冒和预防流感者；⑧百日咳患儿；⑨钩虫、蛲虫病患者。

【药食的相互作用】

大蒜与猪肉同食： 因猪肉富含维生素B_1，而维生素B_1与大蒜所含有的大蒜素结合在一起，能很好地发挥消除疲劳、恢复体力的作用。

大蒜与青鱼同食： 大蒜能促进鱼中蛋白质的消化，能够使血液通畅。因青鱼中含有丰富的不饱和脂肪酸，对于降低胆固醇、凝固血小板、溶解血栓有明显效果，和大蒜一起吃，更有助于血液畅通。

大蒜与蜂蜜配伍： 甜脆可口，一年四季，男女老少皆可食用，可谓不老的长寿秘方，可治疗多种疾病，尤其适用于心脑血管疾病患者，同时也具有养生保健功效，长期适量食用，可有疏通血管、防栓、抗癌的作用。

大蒜与槟榔、鹤虱、苦楝根皮等配伍： 可用于治疗钩虫、蛲虫病。

【禁忌及注意事项】

民间有谚语说"大蒜百益而独害目"，长期过量食用大蒜，会导致眼睛视物模糊不清、视力明显下降、耳鸣、口干舌燥、头重脚轻、记忆力明显下降等。

另外阴虚火旺及慢性胃炎、胃溃疡患者应慎食，非细菌性腹泻的人亦不宜生吃大蒜，因为肠道局部黏膜组织有炎症，辛辣味的大蒜素会刺激肠道，使肠黏膜充血、水肿加重，促进渗出，使病情恶化。哮喘患者以及严重的心脏病患者也不宜食生蒜。由于外用可能引起皮肤发红，灼热，起泡，故不宜敷之过久，皮肤过敏者应慎用。

需要注意的是，大蒜素遇热时会很快失去作用，所以大蒜适宜生食。大蒜不仅怕热，也怕咸，它遇咸也会失去作用。因此，如果想达到最好的保健效果，食用大蒜最好捣碎成泥，而不是用刀切成蒜末，并且要先放10～15分钟，让蒜氨酸和蒜酶在空气中结合产生大蒜素后再食用。科学家认为，每天吃生蒜两三瓣或熟蒜四五瓣即可，儿童减半。

（周忠辉）

丁香

《药性论》

【生物特性及药源】

丁香，桃金娘科植物丁香 *Eugenia caryophyllata* Thunb. 的干燥花蕾，别名丁子香、支解香、雄丁香、公丁香。常绿乔木。高达 10 米。叶对生，叶柄细长，向上渐短；叶片长方倒卵形或椭圆形，长 5～10 厘米，宽 2.5～5 厘米，先端渐尖，基部渐窄下延至柄，全缘。秋季开花，花有浓香，聚伞圆锥花序顶生，花径约 6 毫米；花萼肥厚，绿色后转紫红色，管状，先端 4 浅裂，裂片三角形，肥厚；花冠白色稍带淡紫，基部管状，较萼稍长，先端具 4 裂片；雄蕊多数；子房下位，顶端有粗厚花柱，柱头不明显。浆果红棕色，稍有光泽，长方椭圆形，长 1～1.5（～2.5）厘米，直径 5～8（～12）毫米，先端有肥厚宿存花萼裂片，有香气。种子数粒，长方形。干燥的花蕾略呈短棒状，长 1.5～2 厘米，红棕色至暗棕色。下部为圆柱状略扁的萼管，长 1～1.3 厘米，宽约 5 毫米，厚约 3 毫米，基部渐狭小，表面粗糙，刻之有油渗出，萼管上端有 4 片三角形肥厚的萼。上部近圆球形；径约 6 毫米，具花瓣 4 片，互相抱合。将花蕾剖开，可见多数雄蕊，花丝向中心弯曲，中央有一粗壮直立的花柱。质坚实而重，入水即沉；断面有油性，用指甲划之可见油质渗出。气强烈芳香，味辛。

以个大、粗壮、鲜紫棕色、香气强烈、油多者为佳。分布于马来群岛及非洲，我国广东、广西等地有栽培。主产于坦桑尼亚、马来西亚、印度尼西亚等地，我国广东有少数出产。

【功效概述】

丁香入药历史悠久，是我国传统进口南药之一。《名医别录》已有鸡舌香的记载。历史上曾有丁子香等名称。据《本草拾遗》记载，鸡舌香和丁香同种，花实丛生，其中心最大者为鸡舌香，乃母丁香也。以后诸家均采纳此说。至于原植物，《唐本草》和《海药本草》已有描述。但较为准确的应为宋《开宝本草》："丁香生交、广、南番。按《广州图》上丁香，树高丈余，木类桂，叶似栎叶。花圆细，黄色，凌冬不凋。其子出枝蕊上如钉，长三四分，紫色。其中有粗大如山茱萸者，俗呼为母丁香。"丁香有公丁香和母丁香之分，公丁香又称为丁子香，始载于《药性论》。母丁香为丁香的成熟果实，又名鸡舌香。性味功效与公丁香相似，但气味较淡，功力较逊，用法、用量与公丁香同。

丁香其性味辛温，归脾、胃、肺、肾经，可温中降逆，散寒止痛，温肾助阳。目前认为其主治呃逆、呕吐、反胃、痢疾、心腹冷痛、疝气、癣症等，主要归纳为以下几个方面作用：

治疗胃寒呕吐、呃逆：本品辛温芳香，暖脾胃而行气滞，尤善降逆，故有温中散寒、降逆止呕、止呃之功，为治胃寒呕逆之要药。常与柿蒂、党参、生姜等同用，治虚寒呕逆，如丁香柿蒂汤（《症因脉治》）；与白术、砂仁等同用，治脾胃虚寒之吐泻、食少，如丁香散（《沈氏尊生书》）；治妊娠恶阻，可与人参、藿香同用（《证治准绳》）。

治疗脘腹冷痛：本品温中散寒止痛，用治胃寒脘腹冷痛，常与延胡索、五灵脂、橘红等同用。

治疗阳痿、宫冷：本品性味辛温，入肾经，有温肾助阳起痿之功，可与附子、肉桂、淫羊藿等同用。

【典故及历代名家点评】

丁香拥有"天国之花"的称号，自古以来就备受珍视。丁香的花蕾叫丁香结，唐代李商隐在诗句"芭蕉不展丁香结，同向春风各自愁"中，用未展开的芭蕉和丁香结来表达对伊人的思念，后来有不少人将丁香结作为忧愁思念的象征。丁香的香味，可以治疗口臭。宋代《太平御览》记载：汉桓帝时期侍中刁存因年老患有口臭，"帝赐以鸡舌香，令含之"。刁存不懂药性，对丁香特性更不了解，不知皇帝所赐何物，置于口中有辛辣刺舌感，遂未含。皇帝怒而赐毒药"赐死"，全家哀泣不止。有一识者验查后方知乃是丁香，才知道皇帝所赐者为香口之药。唐代武则天掌朝时，著名诗人宋之问曾是文学侍从。宋自认为自己仪表堂堂，诗文又好，应受武则天的宠爱，可一直受到武则天的冷落。心内极不平衡，自己便写了一首诗献给武后。然而武后看后一笑了之。事后武则天当着近臣的面说："宋卿哪方面都好，就是不知道自己有口臭的毛病。"宋闻知羞愧无比。从此，自己就口含鸡丁香以解其臭。又传，古代一个皇帝爱食生冷，一天深夜，突然腹满壅塞，上吐下泻。太医无计可施，只能张榜征良医。一乞丐见而揭之入宫，曰："脾胃乃仓廪之官也。陛下饮食生冷，伤于脾胃，须用丁香等鲜花制成的香袋悬挂于室内，方可龙体安康。"皇上遵嘱行事。当夜，皇上梦见乞丐乃八仙之一蓝采和是也。数天后病愈。这是一个传说，但是说明了利用丁香和其他香气药材疗病的方法。

《雷公炮炙论》："凡使（丁香）。有雌雄，雄颗小，雌颗大，似枣核。方中多使雌，力大，膏煎中用雄。"

《开宝本草》："丁香，二月、八月采。按广州送丁香图，树高丈余，叶似栎叶，花圆细，黄色，凌冬不凋。医家所用惟用根。子如钉子，长三四分，紫色，中有粗大如山茱萸者，俗呼为母丁香，可入心腹之药尔……温脾胃，止霍乱。（治）壅胀，风毒诸肿，齿疳。"

《本草经疏》："丁香，其主温脾胃、止霍乱壅胀者，盖脾胃为仓廪之官，饮食生冷，伤于脾胃，留而不去，则为壅塞胀满，上涌下泄，则为挥霍撩乱，辛温暖脾胃而行滞气，则霍乱止而壅胀消矣。齿疳者，亦阳明湿热上攻也，散阳明之邪，则疳自除。疗风毒诸肿者，辛温散结，而香气又能走窍除秽浊也。"

《本草通玄》："丁香，温中健胃，须于丸剂中同润药用乃佳。独用多用，易于僭上，损肺伤目。"

《药性论》："治冷气腹痛。"

《海药本草》："主风疳蜃，骨槽劳臭。治气，乌髭发，杀虫，疗五痔，辟恶去邪。治奶头花，止五色毒痢，正气，止心腹痛。"

《日华子本草》："治口气、反胃、鬼疰蛊毒，疗肾气、奔豚气、阴痛，壮阳，暖腰膝，治冷气杀酒毒，消痃癖，除冷劳。"

《本草蒙筌》："止气忒、气逆。"

《本草纲目》："治虚哕、小儿吐泻、痘疮胃虚灰白不发。"

《本草汇》："疗胸痹、阴痛，暖阴户。"

《医林纂要》："补肝、润命门，暖胃、去中寒，泻肺、散风湿。"

《本草再新》："开九窍，舒郁气，去风，行水。"

【药用价值】

丁香作为药物的用量一般为1～3克。主要用法为煎服，外用适量。现代药理研究认为，丁香含挥发油16%～19%，油中主要成分是丁香油酚、乙酰丁香油酚，微量成分有丁香烯醇、庚酮、水杨酸甲酯、α-丁香烯、胡椒酚、苯甲醇、苯甲醛等。本品内服能促进胃液分泌，增强消化力，减轻恶心呕吐，缓解腹部气胀，为芳香健胃剂；其水提物、醚提物均有镇痛抗炎作用；丁香酚有抗惊厥作用；其煎剂对葡萄球菌、链球菌及白喉、变形、绿脓、大肠、痢疾、伤寒等杆菌均有抑制作用，并有较好的杀螨作用；另有抗血小板聚集、抗凝、抗血栓形成、抗腹泻、利胆和抗缺氧等作用。具体如下：

抗菌作用： 丁香的浸出液及煎剂对葡萄球菌、链球菌及白喉、变形、绿脓、大肠、痢疾、伤寒等杆菌均有抑制作用，对肺炎、痢疾（志贺氏）、大肠、变形、结核等杆菌均有抑菌作用，对流感病毒PR8株也有抑制作用。

抗真菌作用：对星形奴卡菌、许兰黄癣菌、石膏样小孢子菌及腹股沟表皮癣菌等有抑制作用。

驱虫作用：可以有杀蛔虫的作用。

健胃作用：丁香为芳香健胃剂，可缓解腹部气胀，增强消化能力，减轻恶心呕吐。

止痛作用：牙痛时丁香油（少量滴入）可消毒龋齿腔，破坏其神经，从而减轻牙痛。

平喘作用：药理实验发现丁香对离体气管平滑肌几乎没有松弛作用，但是其代谢产物在体外显示出一定的舒张气道平滑肌的作用。

【食疗保健】

在食用方面，丁香因香气馥郁，味辛辣，常用于食品（特别是肉食及面包之类）调味，在欧洲和美国是圣诞食品特有的调味剂，在我国常作为烹制风味菜肴、卤菜及酱腌菜的辅料。丁香油为植物丁香的干燥花蕾经蒸馏所得的挥发油。丁香枝蒸馏的丁香油可制成杀菌药、香料、漱口剂、牙痛的局部麻醉药、合成香草醛，还可做成增香剂和增强剂，还可用于烹调、制茶等或作为香烟、焚香的添加剂，也可作为药用。

丁香油可以防腐，抗菌和止痛，很适合用来预防疾病。丁香本身是一种香料，因此在烹饪时经常被添加到菜里。虽然丁香最为人知的作用是它能快速治疗牙痛，但是对于消化问题及肌肉疼痛，丁香也同样具有疗效。他能治疗气喘、反胃、鼻窦炎，并且可作为镇静剂。丁香油是一种很强烈的精油，曾被拿来消毒手术用具。未经稀释前，请勿涂抹到皮肤上。

【适宜人群】

脾胃虚寒者、呕吐者、热病及阴虚内热者忌服，其余人群均适宜。

【药食的相互作用】

1. 治突然心气痛：丁香末，以酒送服3克，即效。

2. 治妇女崩中：丁香62克，加酒二升，煎成一升，分次服下。

3. 治鼻息肉：用棉把研好的丁香末裹好，塞在鼻子内。

4. 治唇舌生疮：丁香研为细末，用棉裹好含在嘴里。

5. 治乳房胀痛：丁香末以水送服一匙。

6. 治肠梗阻：丁香30～60克，研成细末，以酒精调和后敷在肚脐上。

7. 治足癣：丁香15克。加入70%酒精至100毫升，浸48小时后去渣，每日外搽患处3次。

8. 治魂症方：本品3克，胆星、半夏、茯苓各6克，上为末，每早晚服3克，灯心汤下，泊鬼症，身似痛非痛，似痒非痒，似寒非寒，似热非热，似醒非醒，形神默默，语言懒出，病名鬼症，此心胃有伏痰所致（《本草汇言》）。

9. 治伤寒咳噫不止，及哕逆不定：本品一两，干柿蒂一两。焙干，捣罗为散。每服一钱，煎人参汤下，无时服（《简要济众方》）。

10. 治小儿吐逆：本品、半夏（生用）各一两。同研为细末，姜汁和丸，如绿豆大。姜汤下三二十丸（《百一选方》）。

11. 治朝食暮吐：本品二十五个研末，甘蔗汁、姜汁和丸，莲子大，噙咽之（《摘元方》）。

12. 治霍乱、止吐：本品十四枚，以酒五合，煮取二合，顿服之。用水煮之亦佳（《千金翼方》）。

13. 治久心痛不止：本品半两，桂心一两，捣细。罗为散。每于食前，以热酒调下一钱（《太平圣惠方》）。

14. 治痈疽恶肉：丁香末敷之。外用膏药护之（怪证奇方》）。

15. 治食蟹致伤：丁香末，姜汤服五分（《证治要诀》）。

16. 治鼻中瘜肉：本品绵裹纳之（《太平圣惠方》）。

17. 感应丸：丁香45克，木香75克，豆蔻20枚，巴豆（去心膜，研除油净如面）70枚，干姜（炮）30克，杏仁（别研极烂）140枚，百草霜60克。除巴豆粉、百草霜、杏仁外，余4味捣为细末，与前3味同拌研细。用好蜡180克，焙化棉滤。更以好酒1升，于银器内煮蜡数沸，倾出候冷，去酒去蜡，用清油30克于铫内，熬令末散香熟，次下前已酒煮蜡，就锅内乘热拌和为丸，如绿豆大，每服20～30丸（《大同方剂学》）。

18. 治体癣、手癣：5%本品煎液擦患处（《经验方》）。

【禁忌及注意事项】

毒副作用：科学家在动物的身上进行了实验，想要弄清楚服用丁香是否会对身体产生毒副作用，是否会危害生命安全。研究发现，服用丁香以及丁香油并不会导致动物死亡，但是会导致动物出现中毒的症状。具体的毒副作用表现为四肢无力、呼吸抑制以及一些反射作用的消失。如果大量服用了丁香油，那么服用者会出现呕吐，随后则有可能导致死亡。丁香中含有一定的丁香酚，而丁香酚则是由苯氧自由基以及醌甲基化合物所组成的，这些物质进入身体之后会导致肝细胞的代谢出现异常情况，和细胞蛋白共价键结合之后则会出现毒副作用，严重危害生命安全。

不适合服用丁香的人群：在我国的诸多中医名著中对于丁香都有详细的记载，例如《本草纲目》等。丁香作为一种中药材可以治病，促进身体健康，但建议热病患者以及阴虚内热体质的患者不要将丁香泡水喝，避免内热加重，不利于健康。

不要服用丁香油：通过对丁香进行提取可以获得丁香油，很多女性都喜欢将这种挥发油用于美容，那么是否真的安全呢？通过研究我们发现，丁香油的本身是具有一定毒性的，在服用后身体会出现一定的不良反应。所以建议日常最好不要使用丁香油，以免影响健康。

丁香的选购方法：想要更好地避免丁香泡水喝的禁忌，就应该在源头上杜绝危害出现的可能性。掌握丁香选购的技巧，才能够令我们在使用这种药材时更加安全。选购丁香时要选个大并且比较粗壮的，颜色则要呈现红棕色，同时油性也要比较强。如果条件允许，也可以将丁香放入水中，能够沉于水是更好的。除此之外，丁香花也要选择香味浓郁的，千万不要贪图小便宜购买碎末丁香。

　　丁香的储存方法：新鲜的丁香应该用科学的方法进行脱水，然后晒干储存。应该做好密封工作，然后放在阴凉、干燥以及通风的位置保存，除此之外也不能放到小孩可以接触到的位置。

（朱诗乓　朱敏静）

化橘红

《本草纲目》

【生物特性及药源】

　　化橘红，即化州橘红，为芸香科植物化州柚 *Citru grandis* Osbeek 'Tomentosa'a Hort 或柚 *Citrus grandis* Linn.Osbeek 的干燥未成熟外果皮。前者习称毛橘红，后者习称光七爪、光五爪。别名柚皮橘红、化州橘红、柚子皮、橘红、毛橘红、光七爪、光五爪。常绿小乔木，高3～3.5米。枝条粗壮斜生，幼枝被浓密柔毛，并有微小针刺。叶互生；叶柄的叶翼倒心脏形；有毛，主脉及叶翼边缘尤多；叶片长椭圆形，长8～13厘米，宽3～6厘米，先端浑圆或微凹入，基部圆钝，边缘浅波状，两面主脉上均有柔毛；叶质肥厚柔软。花极香，单生或腋生花序；萼4浅裂；花瓣白色，矩圆形；雄蕊20～25；子房圆形，花柱柱状，柱头极大。果实圆形或略扁，一般高10～15厘米，宽11～13厘米，柠檬黄色，油室大而明显，幼果密被白色绒毛；果顶圆钝，顶端内凹，果蒂四周略有棱起；果皮不易剥离，厚约2厘米；瓤囊16瓣，中心柱充实，果肉浅黄色，汁胞长大似纺锤形，味酸。种子80粒以上，扁圆形，合点浅紫色。花期3月。果期8～9月。药材呈对折的七角或展开的五角星状，单片呈柳叶形。完整者展开后直径15~28厘米，厚0.2~0.5厘米。外表面黄绿色至黄棕色，有皱纹及小油室；内表面黄白色或淡黄棕色，有脉络纹。质脆，易折断。气芳香，栽培于丘陵地带。主产于广东、广西、四川、湖南、湖北、浙江，医药著作记载入药的橘红是指化州当地所产的橘红，为著名的道地药材。

【功效概述】

化橘红外皮淡红色，内腹皮白色，周身亦有猪鬃皮，此种皆柚皮，亦能消痰。又一种为世所重，每个片如爪，中用化州印，名五爪橘红，亦柚皮所制，较掌片为佳。现商品化橘红以毛橘红（原植物为化州柚）为正品，光橘红（原植物为柚）也作化橘红入药。

历代的医家典籍认为化橘红辛、苦，温，归脾、肺经。橘红可理气化痰，健胃消食，用于脾胃气滞所致脘腹胀满、疼痛、恶心呕吐、不思饮食之症。其主治主要有以下几个方面：

化痰止咳、风寒咳嗽：此为橘红首要功效，无论寒咳还是干咳，服用橘红均可见效。咳嗽分为热咳和寒咳两种，热咳是由肺热造成的反复咳嗽，例如过量食用上火食品，如煎炸、烧烤类等食品，表现为喉咙干痒、干咳少痰或痰色黄质黏稠；寒咳多由受寒引起，表现为咽痒咳频，痰液稀薄如泡沫状，化橘红因其性温，对于风寒咳嗽效果显著。

久咳、气管炎、哮喘：中老年人长年久咳或哮喘，服用橘红为首选。对久咳、哮喘者必须坚持服用并逐渐适应方可起效。一般建议使用2~3个月甚至更久。

食积伤酒、化浊理气：本品为抽烟喝酒人士之佳品。烟酒对肺、胃、肝及喉咙损伤最大。同时城市汽车及工业废气居多，长久吸入过量后容易导致习惯性呼吸道感染炎症。常服用化橘红便能减轻酒精及废气对人体器官的损害。

呕吐呃逆、饮食积滞：经常有饭局应酬的人士应常服用化橘红，对肠胃有良好的消滞功效，饭后服用可缓解胃的消化压力。因其性偏温燥，故对寒湿阻气者效果更佳，常配苍术、厚朴同用，如平胃散；偏于中气虚寒者，常配党参、白术、炙甘草同用，如六君子汤；用于痰湿阻滞之咳喘、痰多而稀白、胸闷不适等症，常配半夏、茯苓同用，如二陈汤。在滋补药中稍佐该品，能醒脾助运，便补而不滞、滋而不腻，更好发挥滋补药的功用。

【典故及历代名家点评】

相传很久以前，古镇平定居者云集，十分兴旺。一年，山瘴疬气突发，染病者痼痰喘咳，春病夏死，夏患秋亡，人人自危，惶惶终日。一天清晨，暴风雨过后，平定南端天堂嶂下一村庄，长满两尺来高橘红树，树上稀疏垂挂着毛茸茸果子。村民正觉惊惶之际，一位身穿道服骑着白牛的长者出现在他们面前，手拿拂尘指橘红果对村民们说："那物供汝等排灾解难，除病健身。"声音过后，长者与白牛已去得无影无踪。全村男女无不竭诚下跪，朝天祀拜，奇异传千里，此事一时遍传州县。自此之后，当地民庶把橘红当作驱邪逐鬼、治病健身之神圣药物，而其功效果真非常。故此，当地人在骑牛仙出现处建立庐庵，取名"接云庵"，庵内设立"骑牛仙翁"之金身塑像，供后人祀祭。其楹联书"瘴疬奈何骑牛化橘，金身灵圣济世救民"。庵宇香烟鼎盛，四时朝拜者络绎不绝。久而久之，人称此神仙变化而来之橘红为"化橘红"，此药也慢慢名扬天下，成为华夏珍稀国药。这就是化橘红由来的民间传说。还有"鸟送橘种""龙化橘树""罗仙翁植橘红""何仙姑引橘红""州官止咳""李宗仁与橘红"等经典故事，让化橘红充满着神话气息。

【古籍摘要】

《**药品化义**》："消谷气，解酒毒，止呕吐，开胸膈痞塞也。"

《**本经逢原**》："橘红专主肺寒咳嗽多痰，虚损方多用之，然久嗽气泄，又非所宜。"

《**医林纂要**》："橘红专入于肺，兼以发表。去皮内之白，更轻虚上浮，亦去肺邪耳。"

《**医学启源**》："理胸中滞气。"

《**本草纲目**》："下气消痰。"

《本草汇》："能除寒发表。"

【药用价值】

化橘红的功效在临床上已经得到验证，其用量为3～6克，可煎服，或入丸、散。现代药理研究已证实，它含有挥发油，主成分为柠檬烯、牻牛儿醇、芳樟醇、邻氨基本甲酸甲酯。另外也含有肌醇、维生素B_1、黄酮苷，又含蛋白质、脂肪、糖类、胡萝卜素、维生素B_1、维生素B_2、维生素C、烟酸、钙、磷等。能促进胃液分泌，有助于消化；能稀释痰液，有利于痰的排出；还可降低胆固醇，降低毛细血管的脆性，以防止微细血管出血。其主要作用可归纳为以下几点：

对呼吸系统的作用：化橘红有效成分柠檬烯有显著祛痰止咳作用。

抗氧化作用：化橘红水提取液有抑制小鼠肝脏（在体和离体）脂质过氧化反应、清除氧自由基、减轻经O^2诱导的透明质酸解聚作用。

抗炎作用：柚皮苷腹腔注射可减轻小鼠甲醛性足跖肿胀。柚皮苷静脉注射可抑制微血管增渗素引起的大鼠毛细血管通透性增高。

其他作用：化橘红所含黄酮类具有与低分子右旋糖酐相似的作用，可降低血小板聚集，增加血液悬浮的稳定性，增快血流。芳樟醇口服可减少小鼠的自发活动。

【食疗保健】

化橘红是我国传统的道地药材之一，其能消痰，利气，散寒，燥湿，宽中，散结，治风寒痰嗽、喉痒痰多、食积伤酒、呕恶痞闷、恶心、吐水、胸痛胀闷。在食疗方面也有其独特的作用。现将各种食疗方案罗列如下：

1. 将化橘红切片，取3克用开水泡5分钟后饮用，反复泡3～5次直到无味为止，干咳无痰加蜂蜜或冰糖效果更好。

2. 将化橘红切片，取约5克煲猪肉、鸡肉或骨头汤等，可去尘、去油腻、清肠胃、润肺止咳。

3. 将化橘红两个切成碎片或打成粉末，放入玻璃瓶，再加入纯蜜蜂500

克，泡浸30天后，取一汤匙用温开水冲稀后早晚饮用。可祛寒、润肺、去油腻、去脂肪、开胃消食、排毒养颜。

4. 将化橘红切片3～5克、冰糖50克，加雪梨一个切片，和约升水同煮10分钟，当茶多次慢饮，对咽喉炎患者有润喉、润肺的作用。

5. 可加茶叶泡饮，长期饮服，可消油腻、消食健胃。

6. 杏仁化橘红猪肺粥：可宣肺降气，化痰止咳。适用于哮喘属于痰饮内盛者，症见咳嗽，痰多，呼吸不顺，甚则气喘，喉中哮鸣，胸脯满闷，脉滑等。取杏仁10克，化橘红10克，猪肺90克，粳米60克。将杏仁去皮尖，洗净。猪肺洗净，切块，放入锅内出水后，再用清水漂洗净。将洗净的粳米与杏仁、化橘红、猪肺一起放入锅内，加清水适量，文火煮成稀粥，调味即可。随量食用。

7. 虫草化橘红花炖鸭：取水鸭肉250克，冬虫夏草10克，大枣4个，化橘红花5朵。将冬虫夏草、红枣（去核）洗净。将水鸭活杀，去毛、内脏，取鸭肉洗净，斩块。把全部用料一起放入锅内，加开水适量，文火隔开水炖3小时。调味后随量饮汤食肉。

8. 化橘红花粳米粥：取化橘红花5克，粳米50克。将化橘红花水研滤过，取汁约100毫升，加入粳米，再加水350毫升左右，煮为稀粥，每日2次，温热服食。可下气定喘，健脾消食。可作为哮喘的辅助治疗，特别是痰多气急、食欲不振、腹胀不适的患者。

【适宜人群】

因为化橘红是对呼吸道、消化道起作用的，所以它适合以下人群：歌唱家、新闻主播、教师、抽烟喝酒者；适合有咳嗽、痰多、哮喘、支气管炎、咽炎等症的人群。对于由阴霾天气引发的呼吸道问题也有效果。

【药食的相互作用】

1. 治嘈杂吐水。真橘皮（去白）为末，五更安五分于掌心舐之，即睡（《怪证奇方》）。

2. 治痰饮为患，或呕吐恶心，或头眩心悸，或中脘不快；或发为寒热，或因食生冷，脾胃不和。半夏（汤洗七次）、橘红各五两，白茯苓三两，甘草（炙）一两半。上细锉，每服四钱，用水一盏，生姜七片，乌梅一个，同煎六分，去滓热服，不拘时候（《和剂局方》二陈汤）。

3. 治途中心痛。橘皮（去白），煎扬饮之，甚良（《谈野翁试验方》）。

4. 治风痰麻木。橘红一斤，逆流水五碗，煮烂去滓，再煮至一碗。顿服取吐。不吐加瓜蒂末（《摘元方》）。

5. 治产后脾气不利，小便不通。橘红为末，每服二钱，空心，温酒下（《妇人良方》）。

6. 治乳痈，未结即散，已结即溃，极痛不可忍者。陈皮（汤浸去白，日干，面炒黄）为末，麝香研，酒调下二钱（《太平圣惠方》橘香散）。

7. 小儿吐泻。丁香、橘红等份，炼蜜丸黄豆大。米汤化下（刘氏《小儿方》）。

8. 定嗽化痰。百药煎、片黄芩、橘红、甘草各等份，共为细末，蒸饼丸绿豆大。时时干咽数丸，佳（《濒湖医案》）。

【禁忌及注意事项】

1．体虚、肺热者不适合。化橘红药性温，适合风寒咳嗽，肺热者食用可能会加重症状。

2．陈皮、橘红、化橘红是2000年版《中国药典》收载的3种不同中药。橘皮与橘红同来源于芸香科植物橘及其栽培变种。因两者加工不同分为橘皮与橘红。橘成熟时采摘，剥取果皮，阴干称为陈皮或橘皮。橘成熟时采摘，剥取果皮，去掉橘皮内部白色部分后，晒干称为橘红。橘皮去白留红者为橘红。橘皮入药历史悠久，疗气大胜，以东橘为好，西江者不如，须陈久才为良，故习称陈皮。橘皮以色红日久者为佳，故曰红皮、陈皮，去白者曰橘红。三者在功效上也不尽相同。《本草纲目》认为："橘皮入和中理胃药则留白，入下气消痰药则去白。"橘红温燥之性胜于橘皮，并兼发表散寒，外感风寒咳嗽痰多者用之为宜。化橘红无发散之性，兼能消食，咳嗽痰多又兼食积或消化不良者用之较宜。柚子皮厚，味甘不如橘皮，味辛而苦，其肉亦如橘，有甘有酸。李时珍曰："橘皮性温，柑、柚皮性冷，不可不知。"寇宗奭曰："本草橘柚作一条，盖误传也，后世不知，以柚皮为橘红，是贻无穷之患也。此乃六陈之一，天下日用所须。"《中国药典》1977年版一部收载橘红为芸香科植物化州柚或柚的干燥未成熟外果皮。1985年版及1990年版一部收载橘红为芸香科植物橘及其栽培变种的干燥外层果皮。未单独收载化橘红。至1995年版，才将化橘红与橘红分别收载。另外，1995年版以后的《中国药典》化橘红和橘红性味与功效主治完全一致，这也是造成化橘红与橘红临床使用混乱的原因之一。由此可见，历代本草在陈皮（橘皮）、橘红、化橘红的性状及使用上均有区别，将此三者混用是为不妥。

（朱诗乒）

姜黄

《唐本草》

【生物特性及药源】

姜黄 *Curcuma longa* Linn. 为芭蕉目姜科姜黄属多年生草本植物。株高1～1.5米，根茎很发达，根粗壮，末端膨大呈块根，叶片长圆形或椭圆形，叶顶端短渐尖；苞片卵圆形或长圆形，淡绿色，顶端钝，花冠淡黄色，花期8月，味辛香轻淡。原产于印度，盛产于我国南方地区。

【功效概述】

本品别称宝鼎香、黄姜、毛姜黄、黄丝郁金，处方名为片姜黄。其味苦、辛，性温，归脾、肝经。本品苦泄、辛散、温通，内行气血，外散风寒，有破血行气、通经止痛、祛风除痹等功效。临床常用于治疗气滞血瘀所致的胸胁疼痛、经闭腹痛、产后瘀阻、跌打损伤、症瘕积聚、风湿痹痛等症。然其毕竟为破血行散之品，孕妇忌服。用量一般为3～9克。

姜黄在印度及亚洲的应用有超过6000年的历史，广泛应用于调味和食用，同时也是一种天然药物，有"植物熊胆"的美名。可作为食用香精、干酪、香料、咖喱粉、人造奶油、饮料、法式菜、西班牙菜等的配料。在喜马拉雅山地区有"生命香料"之称，也是印度瑜伽及传统养生保健疗法的一种重要草药，被誉为"印度赤金"。本品更是日本人最重要的健康食品之一。冲绳岛是长寿之岛，据说食用姜黄是该岛居民长寿的主要原因之一。

在我国，早在《唐本草》一书中就有记载："姜黄，叶、根都似郁金，其花春生于根，与苗并出，入夏花烂无子。根有黄、青、白三色，其作之方法与郁金同。西戎人谓之蒁。其味辛少苦多，亦与郁金同，惟花生异耳。"其药用价值也早有认识。近年来，对姜黄药食两用的研究，特别是在抗肿瘤和抗衰老方面，更是成绩喜人。

【典故及历代名家点评】

姜黄是传统医学，特别是中国传统的中医非常看重的一味药食同源的植物药。

《本草拾遗》："姜黄，性热不冷，《本经》云寒，误也。"

《本草经疏》："其味苦胜辛劣，辛香燥烈，性不应寒……苦能泄热，辛能散结，故主心腹结积之属血分者。兼能治气，故又云下气。总其辛苦之力，破血除风热，消痈肿，其能事也。"

《本草纲目》："近时以扁如干姜形者为片子姜黄，圆如蝉腹形者为蝉肚郁金，并可浸水染色，蒁形虽似郁金，而色不黄也""姜黄、郁金、蒁药三物，形状、功用皆相近，但郁金入心治血，而姜黄兼入脾，兼治气，蒁药则入肝，兼治气中之血，为不同尔"。

《**本草求原**》："姜黄，苦益火生气，辛温达火化气，气生化则津液行于三阴三阳；清者注于肺，浊者注于经，溜于海，而血自行，是理气散结而兼泄血也。"

综上所述，我国历代医家对姜黄的形态、性味归经及功效都述之甚详，并就姜黄、郁金、莪药三者的异同也分述得极为详尽，对实验研究和临床应用都具有十分重要的参考价值。

【药用价值】

姜黄是盛产于亚洲及我国南方地区的一种姜科植物中药材，同时也是一种药食两用食物。其主要的有效化学成分为姜黄素，已被世界卫生组织（WHO）和联合国粮农组织（FAO）同姜黄本身一起列为食品添加剂。

姜黄素一种酚类色素，主要药理作用包括抗炎、抗氧化、降血脂、抗动脉粥样硬化、抗肿瘤、抗HIV病毒等，且毒性很低。目前特别受关注的是其抗肿瘤效果，近年的研究表明其作用机制为：①诱发肿瘤细胞凋亡；②阻断肿瘤细胞的生长信号传导通路；③抑制肿瘤血管生成。

姜黄素对多种肿瘤细胞具有明显的抑制作用。姜黄素具有光化学反应特性，并能显著诱导细胞凋亡，有望开发成为光动力学治疗肿瘤的新型光敏剂。在临床方面，姜黄素与叶绿素联用可用于中晚期胃癌患者的辅助化疗，与γ-干扰素（IFN-γ）联用具有协同效应，能显著增强姜黄素抑制人卵巢癌细胞株3AO增殖的作用。动物实验证明，给予大鼠每千克体重5克的剂量灌胃，无不良影响，连续三代喂饲姜黄素，均未发现任何致畸性依据。长期毒性实验也未发现对生长发育有任何影响，病理学检查证实体内各器官未见损伤性改变，说明姜黄素的使用是安全的。众多细胞试验和动物试验均证明姜黄素具有明确的抗肿瘤活性，且抗癌谱广，毒副作用小，是一种具有广泛应用前景的新药。美国国立肿瘤研究所已将其列为第三代癌化学预防药。

姜黄及其主要成分姜黄素具有多种药理作用，临床常用于治疗类风湿性关节炎、冠心病、糖尿病、代谢综合征、高脂血症、阿尔茨海默病、慢性阻塞性肺疾病、肺栓塞以及其他慢性疾病。

此外，姜黄素还有独特的光效应作用。在通常情况下，其杀菌能力较弱，但给予光照射时，微克量的姜黄素就能显示出很强的光毒性反应。革兰氏阴性杆菌对于姜黄素光毒性的抵抗力比革兰氏阳性菌强。这种光毒性只有在有氧环境中才能产生。因此，姜黄素可能作为一种光敏化药物应用于牛皮癣、癌症、细菌和病毒性疾病的光疗。姜黄素还能对易光解的药物起稳定作用，如对硝苯地平的光稳定作用特别强，可使其半衰期延长6倍，有助于提高疗效。

【食疗保健】

姜黄素是一种经常用于咖喱食品及黄色食物的植物药。作为一种具有食疗保健作用的天然产品和食物添加剂，作用更是让人刮目相看。

近年研究发现，世界上不同国家、不同人群恶性肿瘤的发病率有很大差异。日本人胃癌发病率世界最高，是欧美人的4～10倍，中国患肺癌人数约占世界的37.6%。美国的研究人员注意到印度人患癌症的很少，而且患肺癌、食管癌、胃癌、肠癌等多种癌症的比例远远低于其他国家人群。研究发现，印度人患癌症较少的原因主要归因于被誉为"印度赤金"的姜黄素。在印度和孟加拉等南亚国家，食用姜黄已有数千年的历史。世界权威癌症研究机构从分子生物学实验研究直到临床研究，系统地揭示了姜黄素参与人类细胞活动的80多个信号调节途径。其中主要通过抑制使癌细胞生长的细胞核因子NF-κB发挥抗癌作用。这种抑制作用对几乎所有测试过的不同种类癌细胞株都有效，并在多个小规模临床试验中得到阳性结果。

姜黄属于生姜植物家族成员，不仅有药用价值，而且还是很好的食疗食品，有一种复杂、浓郁的木质香气，隐约有花香、柑橘香以及姜味，尝起来有一点苦味，辣味适中，并带有麝香味，充满了神秘而浓郁的东方风情，令人为之神往。姜黄素几乎无毒，作为一种食用色素和调味剂被广泛食用，同时也用于治疗各种炎症和其他慢性病，是一种潜在的癌症化学预防剂。

【适宜人群】

姜黄由于具有独特的功效及品味，几乎所有人群都可服用。对于未病者，可用于保健养生；对于欲病者，可用于防病杜渐；对于已病者则可用来治病，或作为疾病康复期的食品。一般来说，多适用于以下人群：

患有慢性疾病者： 如"三高"（高血糖、高脂血症、高血压）人群及患高黏血症、代谢综合征、动脉硬化、脂肪肝、睡眠呼吸暂停综合征、脑卒中后遗症、慢性阻塞性肺病稳定期、肺间质纤维化、肝硬化等症人群，均可选用。

有慢性疼痛疾病或不明原因的疼痛者： 对包括颈椎病、肩周炎、偏头痛、骨质疏松症、跌打损伤所致的陈伤、三叉神经痛、乳腺增生、习惯性痛经、风湿性及类风湿性关节炎、肋间神经痛、癌症以及手术后所致的各种疼痛，有缓解疼痛作用。

老年人容易健忘或记忆力严重减退者： 有延缓衰老、防治阿尔茨海默病及益寿延年的作用。

【药食的相互作用】

1. 配桂枝：桂枝温通经脉，助姜黄活血止痛；姜黄破血行气，助桂枝通达阳气，两药同用，温经散寒，则血脉通行流畅，治关节痹痛。

2. 配栀子：栀子苦寒，清热解毒，防下焦火热，入肝胆退黄，栀子得姜黄，有助行气祛瘀；姜黄得栀子，可清除湿热壅滞。两药同用，可增强清热利胆、解毒止痛之功效，适用于肝胆热毒蕴结之患。

3. 配当归：当归甘温辛散，养血和血，得姜黄之助，可推陈出新，一养一破，相反相成；姜黄得当归，则能活血通络，行气止痛之力尤著，用于止胸痹心痛、月经不调、痛经闭经之证甚宜。

4. 配蝉蜕：蝉蜕辛凉，为轻清之品，辛可散，凉去热，能散风除温，清热解郁，能透风温于火外；姜黄得蝉蜕，则能温散寒遏，又可降浊泄热，导火下行，升清降浊，开阳散火，则内外通达，气血调畅，以消火郁之邪。

5. 配枳实：枳实苦降下行，力锐气猛，破气消积，化痰除痞；与姜黄同用，前重于破气，后重于破血，症瘕积块，行气逐瘀，止脘腹胀痛。

最近的研究认为，肝癌患者耐药的主要症结在于长期应用抗肿瘤药物索拉非尼引起的缺氧，进而使糖酵解增强。近年来，哈尔滨医科大学附属第一医院肿瘤外科主任刘连新领衔完成的重大课题发现，将中药姜黄组里的天然成分姜黄素与索拉非尼联合使用，既能显著增强两者的疗效，又能逆转索拉非尼的耐药性。索拉非尼是治疗恶性程度极高的原发性肝癌的唯一靶向药物，由于此药可产生肿瘤低氧微环境，继而诱发肿瘤糖酵解增强，最终降低了药效，甚至无效。他们从中药姜黄中提取出来的姜黄素不但具有降血脂、抗炎、抗氧化作用，而且还有显著的抗癌作用。研究表明，姜黄素及其类似物可上调VHL蛋白，帮助索拉非尼"转败为胜"，两者同用可提高疗效，增加原发性肝癌患者5年生存率，改善预后。

【禁忌及注意事项】

姜黄富含姜黄素活性成分，姜黄素具有药用价值，中医和印度传统医学都用姜黄来治疗消化不良、黄疸病、痢疾、关节炎、胸闷等症。作为一种药食两用的天然植物，虽然证明每日少量服用是安全的，但偶尔也会出现一些常见的副作用。

1. 过敏体质者食用姜黄后可能会出现接触性皮肤炎，这种表现通常是以红疹形式暴露于皮肤上，疹子一般于24～72小时内消失，如不及时治疗，皮肤会继续发痒和灼痛，继之还有可能会发生感染而出现水疱或荨麻疹。

2. 高剂量摄入姜黄素可出现轻微腹痛的副作用，并可持续很长时间。过量服用可能会导致反胃，甚至严重呕吐、腹泻等不良反应。

3. 姜黄素有刺激子宫的作用，使子宫收缩，可能出现月经不调并影响孕育。因此，孕期服用有导致流产的可能，应避免食用。

4. 姜黄素因有抗凝血作用，因此不推荐血液异常性疾病患者使用，如与抗凝血剂一起应用，还会增加出血的风险。凡需要手术治疗的患者，为防止手术过程中过量出血，应避免术前两周使用姜黄素。

5. 糖尿病及高血压患者在应用降血糖药及降血压药时，为避免出现低血糖或低血压症状，应慎用或不用。

（周忠辉　王会仍）

生姜

《名医别录》

【生物特性及药源】

生姜别称白姜，为姜科植物姜 *Zingiber officinale* Rosc. 的新鲜根茎。本品呈不规则块状，略扁，呈指状分枝，长4～18厘米。表面黄褐色或灰棕色，有环节，分枝顶端有茎痕或芽。质脆，易折断，断面浅黄色，内皮层环纹明显，维管束散在。气香特异，味辛辣。我国各地均产，主要品种有丹东白姜、莱芜片姜、铜陵白姜、嘉兴红爪姜、湖北来凤的生姜、玉溪黄姜等。

【功效概述】

生姜为姜科植物的块根茎，味辛，性微温，归脾、胃经。在我国，食姜已有3000多年的历史。早在春秋战国时期，儒家鼻祖孔子就提倡一年四季都要吃姜。姜不但是厨房里常见的调料，也是一味中药和保健佳品。

生姜具有良好的暖胃祛寒作用。中医认为脾胃为后天之本，脾胃虚寒会导致运化失常，使生化之源失常，脏腑不得所养，必导致诸虚，进而危及身体健康和生命安全。因此，吃点姜就可祛寒温脾暖胃，促进消化和吸收。同时，生姜还常用于治疗胃寒呕吐，功效甚捷，素有"呕家圣药"之誉。生姜还常用于解表散寒，治疗外感风寒所致的感冒，民间经常单用煎汤或加红糖服用，以防治感冒。

生姜还以其独特的去腥除膻功能以及自身的特殊辛辣芳香而受到人们的喜爱，在饭店、食堂、家庭厨房、小摊排档都能见到姜的身影。在烹调鱼、肉类食物时，它就能祛除腥味，使之美味无穷，满嘴留香，所以，一直以来就流传有"鱼不离姜，肉不离酱"之说。据介绍，生姜能消除人体内自由基，其抗衰老效果比维生素E更强；同时，对患有心脑血管疾病者，可减少其复发率；并有刺激皮肤和毛发生长的作用，用它外擦患处，可促进毛发生长，可用于治疗神经性皮炎、斑秃、白癜风等皮肤病。

人们常说："姜还是老的辣！"而姜类中的干姜就是由老姜晒干而成的，以其辣味著称。民间常说："三斤子姜不如一斤老姜。"中医认为干姜辛、热，可用于治疗虚寒重症，如阴寒内盛而致的四肢厥逆、冷汗自出，或是脾胃虚寒、胸腹冷痛、呕吐，或是痰饮咳喘、痰多清稀、形寒怕冷等。历来又有"男子多吃姜，胜饮人参汤""女子不可百日无糖，男子不可百日无姜"之说，这可能是男子多阳虚之故。

中医用姜，常强调不须去皮。生姜性温，有驱寒之效；生姜皮却性凉，有清热作用，不但可用于治疗热性病，而且也利水消肿，是治疗水肿的佳品。

姜中的生姜与干姜虽同属一物，但干姜为老姜之干燥品，在临床应用中尚有区别。生姜偏于治呕吐，干姜偏于治腹泻；生姜可发汗，干姜则化饮。《本经疏证》记载："曰寒者多用生姜，曰冷者多用干姜……干姜可代生姜，生姜不可代替干姜……呕者多用生姜，间亦用干姜；咳则必用干姜，竟不得用生姜，盖咳为肺腑病，肺主敛不主散也。"

【典故及历代名家点评】

生姜在我国有着悠久的食用和药用历史，且极受青睐，《论语》早就有"不撤姜食"之记述。宋代著名诗词学家苏轼在《东坡杂记》中记述杭州钱塘净慈寺80多岁的老和尚，面色童相，自言服生姜40年，故不老；传说白娘子盗仙草救许仙，此仙草就是嫩姜。所以，生姜还有个响亮的称誉，叫还魂草，而姜汤也叫还魂汤，它还是回阳救逆方中常用的有效药物之一。历代名家非常赞赏其良好的治病功效，列举如下：

《神农本草经》："去臭气，通神明。"

《名医别录》："主伤寒，头痛鼻塞，咳逆上气。"

《医学启源》："温中去湿。"

《本草纲目》："生用发散，熟用和中，解食野禽中毒成喉痹，浸汁点赤眼……食姜久，积热患目……凡病痔之人多食兼酒，立发甚速，痈疮人多食则生恶肉。"

《本草从新》："行阳分而祛寒发表，宣肺气而解郁调中，畅胃口而开痰下食。"

【药用价值】

姜是很多医学家及营养学家都非常乐于推荐的药食同源植物。民谚常传："家备小姜，小病不忘""夏季常吃姜，益寿保健康""冬吃萝卜夏吃姜，不劳医生开处方""早吃三片姜，胜过人参汤"。姜不仅是厨房中的常用调味品，而且还具有防治疾病及养生保健的功效。

驱寒： 其味辛辣，含 0.25%～0.3% 的挥发油，主要为姜辣素、姜烯酮、姜酮等，具有发汗散寒作用，临床常用于初期风寒感冒、外感咳嗽等的治疗。

暖胃： 健脾温胃，升阳升发，促进血液循环，祛除胃中寒积。

镇痛： 生姜具有明显的镇痛作用，其机理在于姜的有效成分能抑制前列腺素的生物合成。而前列腺素是机体由于损伤或发炎而释放出的致痛、致炎因子。因此姜可用于缓解关节痛、腹痛、胃痛、痛经、烧烫伤、扭伤、挫伤等各种疼痛症。

杀菌： 生姜具有抗菌作用，尤其对污染食物的沙门氏菌作用更强。外用有抑制皮肤真菌和杀灭阴道滴虫等作用。

补脑： 本品含有天然姜烯酮、氨基丁酸、谷氨酸、赖氨酸、甘氨酸等人体必需的氨基酸，对大脑神经系统的信号传输具有催化作用。生姜氨基酸通过姜辣素和生姜挥发油的作用，可迅速把生姜氨基酸输送到大脑血管，从而使大脑具有足够的营养，并及时补充"智慧元素"氢、氧、氮、碳等物质。

降脂：生姜能明显降低血液中胆固醇的含量，可以生姜为主要原料制成降脂药，这对高脂血症患者应该有所助益。

治晕：生姜是减轻晕动症的理想药物，主治头晕、恶心、呕吐等症状，有效率可达90%以上，药效可持续6小时。

除斑秃：生姜汁外涂能治斑秃。

促食欲：生姜能促进消化液的分泌，增加食欲，并有抑制肠内异常发酵、促进气体排出的作用。

防癌：生姜汁在一定程度上可抑制癌细胞生长，这将为人类与癌症作斗争增添一种有力的武器。

抗衰老：生姜所含的姜辣素能除去人体内致老因子——自由基，故有抗衰老的特效作用。

总而言之，生姜的药用价值是多方面的。其主要作用为解表散寒，用于外感风寒；温胃健脾止呕及解毒增效，如用于生半夏、生南星、鱼蟹中毒。特别是对于附子，姜不但能减其毒，而且还有增效作用，中医历来认为，附子无姜不热。

【食疗保健】

长期以来，生姜一直是中医常用的一味止吐药。最近美国科学家通过研究发现，含有姜汁的饮料用来缓解癌症化疗所产生的恶心、胃部不适等症状。认为其作用机理存在三个方面：①生姜含有一种叫作姜酚的化学成分，这是一种能抗氧化、消除自由基的物质，可以抑制和减少消化道内那些会引起恶心的氧化物；②生姜还可促使血管膨胀，产生温暖作用；③生姜能够抑制胃中的血清素受体，在患者感到恶心时发挥其作用。

美国《农业与食品化学杂志》的一项新研究发现，生姜与辣椒一起吃能更有效降低癌症风险。辣椒和生姜是很多菜肴（尤其是亚洲菜肴）中的常见佐料。早期研究表明，辣椒中的关键物质辣椒素可能会增加患胃癌风险。然而，生姜却具有极大的保健作用。实验研究表明，生姜中的刺激性化合物6-姜酚可抵消辣椒素的潜在有害影响。研究人员给容易患肺癌的大鼠喂食分别含辣椒素、6-姜酚或者同时含两种物质的食物。结果发现，所有只喂食辣椒素的大鼠都出现了肺癌，喂食6-姜酚的大鼠中肺癌发病率为50%，而同时喂食两种物质的大鼠肺癌发病率仅为20%。这结果表明，6-姜酚与辣椒素结合，可显著降低患癌风险。进一步生化分析结果显示，辣椒素和6-姜酚都与相同的细胞受体相结合，该细胞受体与肿瘤生长密切相关。

生姜治病，须知三点。生姜为药，虽已众所周知，但何时用、怎么用，则颇有讲究。在经典名方中，对这个厨房炒菜熬汤时的佐料，是委以重任的：

治感冒：必须在嗓子不疼时使用。人们最熟悉的，就是本品能治感冒，往往口服"红糖姜水"或单用生姜煮水使用。不论如何服用，都必须有一个前提，就是无咽痛声嘶症状，更不能有因急性扁桃体炎或急性咽炎而出现的红肿疼痛，如果此时喝了姜汤，不但治不了感冒，而且会加重病情，使咽喉疼痛更如火烧灼，甚至出现发热症状。究其原因，在于姜性温燥，凡风热所致的感冒，用姜则会火上添油，有弊无利。

治水肿：要用带皮生姜服用。人们在做菜时用生姜，一般都会剥其皮。事实上厨师多要求带皮应用。中医治疗水肿患者，生姜一定要带皮，有个治疗各种水肿的名方叫"五皮饮"，方中用的就是生姜皮。除了水肿，生姜皮还可用于治疗荨麻疹、斑秃等皮肤病。

治身痛：生姜一定要用足量。研究《伤寒论》的已故名家刘渡舟教授有一则关于生姜的案例：一产妇分娩后因受凉而浑身疼痛难忍，刘老的学生用了各类补气养血方均无效，又用《伤寒论》中的桂枝新加汤，居然仍无效。在这种情况下，刘老指示加重剂量，终获效。刘老认为，补气养血药必须由生姜来推动至表，如用量不足，则养血的药效不能直达病所，疼痛自然难以消除，并强调生姜用于身痛，如果感冒患者身体壮实而致浑身疼痛，则宜用老姜，其发散之力更强；如患者体质偏弱，不宜使用老姜，以避免发散过度而难耐受。

研究还指出，鲜姜的止吐效果最佳，可以将其研末，也可以将其切碎后混入食物中使用。需要注意的是，一些质量较差的生姜保健食物或饮料，未必含有天然生姜的止吐成分，效果不如鲜生姜好。

【适宜人群】

生姜在日常生活中具有广泛的用途，既可用于"治未病"，又可用来治病，并有助于病后的康复。因此，一般人群均可食用。其优势在于具有解表散寒、温脾暖胃、止呕解毒、兴奋醒神、开胃纳食等诸多功效，特别适用于下列人群：

1. 伤风感冒者。

2. 月经不调，经常经期延缓、卵巢早衰，或有寒性痛经者。

3. 晕车、晕船者。

4. 想益智防老的老年人，或有老年斑者。

5. 有患癌风险或带瘤生存、处于癌后康复期者，可降低癌毒，有防癌、抑癌效果。

6. 口臭、狐臭、牙周炎、食欲不振或厌食者。

7. 易于脱发、斑秃、神经性皮炎及皮肤真菌感染者。

8. 各种类型的水肿，特别是不明原因的特发性水肿患者。

国外有研究显示，生姜能减少心脏病和脑卒中发作的风险。研究人员给老年志愿者每天服生姜5克，坚持8个月后，这些老人的心脏病和脑卒中发病率与服前比较，竟奇迹般地降低了一半左右。由此可见，生姜可能含有一种抑制血液凝固的抗血栓物质。因此，本品还可用于防治心脑血管疾病。

【药食的相互作用】

一般而言，生姜与多种药物同用，都显示有协同、减毒、增效作用。

外感风寒感冒：多与苏叶、荆芥、防风等同用，可作为发汗解表剂的有效辅助药。

胃寒呕吐、痰饮咳嗽：常与半夏、陈皮相配，效果卓著，素有"呕家圣药"之美誉。

温中健脾、固摄止血：本品与柏叶、艾叶同用，可起到温中健脾、固摄止血之功效。血证用干姜或炮姜，明代著名医家李时珍认为这是热因热用，从治之法也。此说对后世影响极大。

减毒：生姜还可减除一些有毒中药如附子、乌头等的毒性，只要有生姜同煎或通过姜汁炮制就能达到减毒的作用；而与补气人参同用，则可增强人参补元强心的增效作用。据现代药理研究表明，两药相伍，可增强中枢神经兴奋和抑制过程，并能改善心脏功能，有助于防治心血管病。

【禁忌及注意事项】

1. 姜类药，除生姜皮外，均性质温热，有伤阴助火之弊，故阴虚火旺、疮疡热毒亢盛者或患感染性疾病、胃溃疡、糖尿病、肾结核等症者都不宜食姜。

2. 经常食用能保健强身，养生益寿，但阴虚体质的人群不宜吃姜，民间称：一年之内，秋不吃姜，一天之内，夜不吃美。秋季气候干燥，燥气伤肺，再吃辛辣的生姜易伤肺阴，加剧失水，干燥，故秋季不吃姜，即食也不宜过多，以免吸收姜辣素，在经肾脏排泄过程中会刺激肾脏并产生口干、咽痛、便秘等症。

3. 生姜虽有益健康，但也须注意其负面的作用。如果吃姜不加选择，姜也会危害健康，甚至致癌。特别要强调的是，腐败的姜里会产生一种叫黄樟素的致癌物质。美国食品药品监督管理局（FDA）的一项研究显示，黄樟素是实验鼠的致肝癌物，在小鼠的饲料中添加0.04%～1%的黄樟素，半年至2年即可诱导小鼠产生肝癌。鉴于这种结果，美国不再允许黄樟素作为食物添加剂。此外，腐烂生姜产生毒素亦可致癌，有人认为"烂姜不烂味"，这种观点是没有科学根据的，且很危险。因为腐烂的生姜会产生毒素，严重时会导致肝癌和食管癌的发生。因此，凡事都应适度，就如生姜而言，少吃强身补体，多吃就易患肝癌。

其实，正常的生姜里黄樟素含量极低，但在发生腐烂后，其含量就会剧增。因此，买姜时就要注意，不少姜刚从地里挖出来时就被铲伤，运输过程中已经开始腐烂，但菜农会掰去腐烂的部分，再洗一下，就看不出来了。所以，买姜一定要注意：一是不要烂姜，有一点烂的也不要；二是买带泥的完整的姜。

另外，姜是很娇气的，10～13℃是最适宜的储存温度，但家用冰箱冷藏温度一般在5℃左右，而室温又常常超过13℃，所以生姜存在家中容易腐烂。最佳方法就是随买随用，不宜多存。

（周忠辉　王会仍）

五加皮

《神农本草经》

【生物特性及药源】

五加皮，为五加科植物细柱五加 *Acanthopanax gracilistylus* W.W.Smith 的干燥根皮。别名南五加皮、刺五加、刺五甲。落叶灌木，高2～3米。茎直立或攀缘，分枝无刺或有外曲刺，刺通常单生于叶柄的基部。叶互生或数叶簇生于短枝上；叶柄长4～9厘米，光滑或疏生有小刺；掌状复叶，小叶5枚，少有3或4枚，顶端1枚较大，两侧小叶渐次较小，倒卵形至卵状披针形或近菱形，长3～8厘米，宽1.5～4厘米，先端尖或渐尖，基部楔形，边缘具锯齿，两面光滑或仅沿脉上有锈色绒毛；小叶无柄。伞形花序，单生于叶腋或短枝末梢，花序柄长1～3厘米，果时伸长；花多数，黄绿色，直径约2厘米，花柄柔细，光滑，长6～10毫米；萼5齿裂，裂片三角形，直立或平展；花瓣5片，着生于肉质花盘的周围，卵状三角形，顶端尖，开放后反卷；雄蕊5；子房下位，2室，花柱2枚，分离，柱头圆头状。浆果状核果近球形，侧向压扁，直径约5毫米，熟时紫黑色，近中央有纵脉3条。种子2粒，细小，半圆形而扁，淡褐色。花期5～7月，果期7～10月。生长于山坡上或丛林间。分布于陕西、河南、山东、安徽、江苏、浙江、江西、湖北、湖南、四川、云南、贵州、广西、广东等地，主产于湖北、河南、安徽等地。夏、秋采挖，剥取根皮，晒干。切厚片，生用。

同属植物作五加皮入药的尚有：无梗五加 *Acanthopanax sessiliflorus*（Rupr. et Maxim.）Seem.、红毛五加 *Acanthopanax giraldii Harms*、糙叶五加 *Acanthopanax henryi*（Oliv.）Harms、藤五加 *Acanthopanax leucorrhizus*（Oliv.） Harms 、乌蔹莓五加 *Acanthopanax cissifolius*（Griff.） Harms等。

古代所用的五加皮包括五加科五加属的多种植物，除上述品种外，似亦应包括刺五加 *Acanthopanax senticosus*（Rupr.et Maxim.） Harms在内，而《中国药典》现已将其作为独立的药物收载。

【功效概述】

五加皮始载于《神农本草经》，列为上品。无毒，久服可以轻身、延年益寿而无害。五加皮味辛、苦，性温，归肝、肾经，可祛风湿，补肝肾，强筋骨，利水。用于风寒湿痹、腰膝疼痛、筋骨痿软、小儿行迟、体虚羸弱、跌打损伤、骨折、水肿、脚气、阴下湿痒等症的治疗。主治如下：

风湿痹证：本品辛能散风，苦能燥湿，温能祛寒，且兼补益之功，为强壮性祛风湿药，尤宜于老人及久病体虚者。治风湿痹证、腰膝疼痛、筋脉拘挛，可单用或配当归、牛膝、地榆等，如五加皮酒（《本草纲目》）；亦可与木瓜、松节同用，如五加皮散（《沈氏尊生书》）。

筋骨痿软，小儿行迟，体虚乏力：本品有温补之效，能补肝肾，强筋骨。又常用于治疗肝肾不足、筋骨痿软，常与杜仲、牛膝等配伍，如五加皮散

（《卫生家宝》）；治小儿行迟，则与龟甲、牛膝、木瓜等同用，如五加皮散（《保婴撮要》）。

水肿、脚气：本品能温肾而除湿利水。治水肿，小便不利，每与茯苓皮、大腹皮、生姜皮、地骨皮配伍，如五皮散（《和剂局方》）；若风寒湿壅滞之脚气肿痛，可与远志同用，如五加皮丸（《瑞竹堂经验方》）。

【典故及历代名家点评】

五加皮入药已有2000多年的历史。《神农本草经》记载，五叶交加者良，入药系用其根皮，故称为五加皮。《巴蜀异物志》称之为文章草，云："文章做酒，能成其味，以金买草，不言其贵。"《本经逢原》云："五加者，五车星之精也。"即《本草纲目》言："青精入茎，则有东方之液；白气入节，则有西方之津；赤气入华，则有南方之光；玄精入根，则有北方之饴；黄烟入皮，则有戊己之灵。"所谓"宁得一把五加，不用金玉满车"。可知医家、养生家对五加皮无不称许。陶弘景说："煮根茎酿酒饮，益人。"古代医家认为，很多中药均可浸酒，唯独五加皮与酒相合，且味美，其气与酒相宜，酒得之其味较佳也，添酒补脑，久服延年益寿，功难尽述。

说起五加皮酒，民间还流传着一段佳话：在很久以前，浙江西部严州府东关镇（今建德境内）的新安江畔住着一个叫郅中和的青年，他为人忠厚，并有一门祖传造酒手艺。有一天，东海龙王的五公主佳婢来到人间，爱上了淳朴勤劳的郅中和。后俩人结为伉俪，仍以营酒为生。五公主见当地老百姓多患有风湿病，建议郅中和酿造一种既能健身又能治病的酒。经五公主指点，郅中和在酿酒时加入了五加皮、甘松、木瓜、玉竹等名贵中药，并把酿出的酒取名为"郅中和五加皮酒"。此酒问世后，黎民百姓、达官贵人纷至沓来，捧碗品尝，酒香扑鼻，人人赞不绝口，于是郅中和的生意越做越兴隆。由于该地属严州府东关镇，后又有人称此酒为"严东关五加皮酒"。此酒距今已有200多年的历史，并经久不衰。

《神农本草经》："主心腹疝气，腹痛，益气疗躄，小儿不能行，疽疮阴蚀。"

《名医别录》："主男子阴痿，囊下湿，小便余沥，女人阴痒及腰脊痛，两脚疼痹风弱，五缓虚羸，补中益精，坚筋骨，强志意。"

《本草纲目》："治风湿痿痹，壮筋骨。"

《药性论》："能破逐恶风血，四肢不遂，贼风伤人，软脚，臀腰，主多年瘀血在皮肌，治痹湿内不足，主虚羸，小儿三岁不能行。"

《本草再新》："化痰，消水，理脚气腰痛，治疮疥诸毒。"

《日华子本草》："明目，下气，治中风骨节挛急，补五劳七伤。"

【药用价值】

五加皮作为药物来使用的用量一般为 4.5～9 克，煎服或酒浸、入丸、散服。五加皮含有丁香苷、刺五加苷 B_1、右旋芝麻素、16-α-羟基-贝壳松-19-酸、左旋对映贝壳松烯酸、β-谷甾醇、β-谷甾醇葡萄糖苷、硬脂酸、棕榈酸、亚麻酸、维生素 A、维生素 B_1、挥发油等。现代研究显示，本品还具有抗肿瘤、抗疲劳、降低全血黏度、防止动脉粥样硬化形成等作用。具体如下：

抗炎：细柱五加皮水煎醇沉液、正丁醇提取物能明显抑制角叉菜胶所致的大鼠足肿胀，连续给药 1 周也能明显抑制小鼠棉球肉芽组织增生。短梗五加醇提物对角叉菜胶、鸡蛋清和甲醛所致大鼠足肿胀，巴豆油所致小鼠气囊肿渗出和棉球肉芽增生均有明显抑制作用，还能明显抑制大鼠佐剂性关节肿胀和免疫复合物介导的变态反应性炎症反应。目前认为五加皮主要通过减少炎症介质的释放、抑制炎症介质的致炎作用来发挥抗炎作用。

对免疫功能的影响：细柱五加皮水煎醇沉液对免疫功能有抑制作用，可明显降低小鼠腹腔巨噬细胞的吞噬百分率和吞噬指数，明显抑制小鼠脾脏抗体形成细胞。乳鼠半心移植试验证明细柱五加皮有一定抗排异作用，可使移植心肌平均存活时间显著延长。

镇静、镇痛：细柱五加皮醇浸膏能对阈下戊巴比妥钠产生协同作用，使小鼠睡眠时间明显延长。其正丁醇提取物及短梗五加醇提取物均能提高痛阈，具有明显镇痛作用。

抗镉致突变作用及抗应激作用：镉是重金属诱导剂，对生殖细胞有强致突变作用，可以诱发小鼠精子畸形和骨髓细胞微核增加。细柱五加总皂苷可明显延长小鼠游泳时间、热应激存活时间和常压耐缺氧时间。

促进核酸合成：细柱五加水提醇沉物可促进幼年小鼠肝脾细胞DNA合成，五加皮多糖对CCl_4导致的中毒性肝损伤小鼠肝细胞的DNA合成有促进作用。

【食疗保健】

现代药理研究表明，五加皮有抗炎、镇痛、抗疲劳、抗应激（抗高温、抗低温、抗缺氧）、抗放射损伤、抗实验性高血糖、增强免疫功能作用，并能兴奋性腺、肾上腺，不同程度促进雄性大鼠的睾丸前列腺及精囊湿重，还有利尿、抗肿瘤、祛痰镇咳及抑菌作用。药食同源，五加皮也可以用于食疗保健。

五加皮瘦肉粥：五加皮4.5克，绞肉31克，白米半碗，葱、米酒、盐各适量。香菇水发，切丝，葱切段，备用。锅中加适量水，放入五加皮煮药汁，用药汁煮粥。再将葱爆香，加入香菇丝、绞肉、米酒、盐拌炒，装盘，备用。将所有材料放入粥锅中焖约5分钟即成。此粥具有强关节、祛风湿的功效。

五加皮熘黄鱼：黄鱼1条（约500克），南五加皮10克，黄酒、糖、醋、盐各适量。黄鱼去鳃、鳞、内脏，洗净，两侧切花刀；南五加皮加水煎煮两次，取汤汁，备用。将黄鱼裹好面糊，用油炸至酥脆，放入盘中。炒锅中放入南五加皮汤汁，加入黄酒、糖、醋、盐，加热拌炒至汤汁黏稠，做汁浇鱼食。可补虚祛湿、驱风散湿，适合体虚、风湿病经久不愈者食用。

五加皮酒：寒冷的冬天，来点五加皮酒再好不过了。五加皮酒有温补肝肾、祛寒湿的作用，冬季御寒养生必不可少。原料配方为：党参0.6克、陈皮0.7克、木香0.8克、五加皮2克、茯苓1克、川芎0.7克、豆蔻仁0.5克；红花1克、当归1克、玉竹2克、白术1克、栀子22克、红曲22克、青皮0.7克、焦糖4克、白砂糖500克、肉桂35克、熟地0.5克、白酒5000克。

制作方法：①将党参、陈皮、木香、五加皮、茯苓、川芎、豆蔻仁、红花、当归、玉竹、白术、栀子、红曲、青皮、肉桂、熟地放入石磨内，用小石臼将其捣碎或碾成粉状，待用。②取干净容器，将白砂糖、焦糖（色素）放入，加适量沸水，使其充分溶解，然后放入党参等混合物，搅拌均匀，浸泡4小时后，倒入白酒，搅拌均匀，继续浸泡4小时。③将容器盖紧，放在阴凉处储存1个月，然后启封进行过滤，去渣取酒液，即可饮用。按照上述方法做，就能做出美味可口的五加皮酒。制作五加皮酒的中药较多，五加皮酒的功效自然不一般，所以一定不能过多饮用此酒。

【适宜人群】

在日常保健中，五加皮因为其免疫调节及抗疲劳作用，适用于老年人及都市中的亚健康人群。另外，作为药材，因其具有祛风湿、补肝肾、强筋骨、利水的作用，故也适用于体质虚弱者及风湿、水肿患者。但五加皮属辛温之品，容易耗伤阴液，阴虚津亏火旺之人慎用。

【药食的相互作用】

1. 治男子妇人脚气，骨节皮肤肿湿疼痛，进饮食，行有力，不忘事。五加皮四两（酒浸），远志（去心）四两（酒浸令透，易为剥皮）。上曝干，为末，春、秋、冬用浸药酒为糊，夏则用酒为糊，丸如梧桐子大。每服四五十丸，空心温酒送下（《瑞竹堂经验方》五加皮丸）。

2. 治一切风湿痿痹，壮筋骨，填精髓。五加皮洗刮去骨，煎汁和曲米酿成饮之；或切碎袋盛，浸酒煮饮，或加当归、牛膝、地榆诸药（《本草纲目》五加皮酒）。

3. 治腰痛。五加皮、杜仲（炒）等份。上为末，酒糊丸，如梧桐子大。每服三十丸，温酒下（《卫生家宝方》五加皮散）。

4. 治鹤膝风。五加皮八两，当归五两，牛膝四两，无灰酒一斗。煮三炷香，日二服，以醺为度（《外科大成》五加皮酒）。

5. 治四五岁不能行。真五加皮、川牛膝（酒浸二日）、木瓜（干）各等份。上为末，每服二钱，空心米汤调下，一日二服，服后再用好酒半盏予儿饮之，仍量儿大小（《保婴撮要》五加皮散）。

6. 治虚劳不足。五加皮、枸杞根皮各一斗。上二味细切，以水一石五斗，煮取汁七斗，分取四斗，浸麹一斗，余三斗用拌饭，下米多少，如常酿法，熟压取服之，多少任性（《千金要方》五加酒）。

7. 治妇人血风劳，形容憔悴，肢节困倦，喘满虚烦，吸吸少气，发热汗多，口干舌涩，不思饮食：五加皮、牡丹皮、赤芍药、当归（去芦）各一两。上为末，每服一钱，水一盏，将青铜钱一文，蘸油入药，煎七分，温服，日三服（《和剂局方》油煎散）。

8. 治损骨：小鸡一只，约重五六两（连毛），同五加皮一两，捣为糊，搁在伤处，一炷香时解下，后用山栀三钱、五加皮四钱、酒一碗，煎成膏贴之，再以大瓦松煎酒服之（梅氏《验方新编》）。

【禁忌及注意事项】

1. 辛温之品，容易耗伤阴液，阴虚津亏火旺之人慎用。

2. 《本草经集注》："远志为之使，畏蛇皮、玄参。"

3. 《本草经疏》："下部无风寒湿邪而有火者不用，肝肾虚而有火者亦忌之。"

4. 《得配本草》："肺气虚，水不足，二者禁用。"

5. 现在使用的五加皮药材，有南五加皮和北五加皮之分。南五加皮与北五加皮科属不同，功效有异，且北五加皮有毒，不应混用。南五加皮为五加科落叶小灌木细柱五加的根皮，味辛、苦，性温，无毒，具有祛风湿、强筋骨的作用，多用于治疗风湿痹痛、四肢拘挛、腰膝酸软、小儿行迟等症。此外，五加皮还具有利水作用，可用于治疗水肿，常用量为9～15克。南五加皮外观呈不规则卷筒状，外表灰棕色，内表面为黄白色，有细纵纹，断面略平坦，放大镜下可见浅黄棕色的小点，气微香，味微辣而苦。北五加为萝藦科植物杠柳的根皮，《中国药典》以"香加皮"之名收入。味辛、苦，性温，有毒，有祛风湿、壮筋骨、强腰膝的作用，可用于治疗风寒湿痹、筋骨疼痛、四肢拘挛等症。现代医学认为北五加有强心、利尿作用，故可用于治疗心力衰竭、水肿、小便不利等症。因北五加皮有毒，内服不可过量，一般用量为3～6克。北五加皮外观呈卷筒槽状，表面呈灰棕色，栓皮呈片状脱落，内面为黄白色或浅红色，有细纵纹，易折断，有浓厚的香气，味苦，稍有麻舌感。

（朱诗乒）

木瓜

《名医别录》

【生物特性及药源】

木瓜 *Chaenomeles sinensis* Koehne，别名铁脚梨、土木瓜，蔷薇科木瓜属多年生木本植物，花瓣淡粉红色，果实长椭圆形，呈暗黄色，中国栽培地区分布在广东、广西、福建、云南、台湾等地。

中国传统的木瓜是指宣木瓜，而现在市场上常见的品种是番木瓜，为番木瓜科番木瓜属植物，原产于南美洲，直至17世纪传入我国。两者的功效较为相近，下文未特殊说明的通指宣木瓜。

【功效概述】

木瓜味酸、涩，性温，归肝、脾经。木瓜作为岭南四大名果之一，具有平肝和胃、舒筋活络的作用，对风湿痹痛、筋脉拘挛、脚气肿痛、吐泻转筋等症均有较好效果，又因其香气浓郁，营养丰富，拥有"百益之果""万寿瓜"之雅称。

【典故及历代名家点评】

中国古代对木瓜的记载最起于先秦,《诗经·国风·卫风》中有一首《木瓜》,是人们用来表达深情厚谊、描述爱情的歌。古代认为木瓜是代表友谊的信物,后有一成语"投木报琼"便出自此处,其中的"木"指的就是木瓜,比喻相互赠答,礼尚往来之意。后世医家对其功效的论述颇多:

李杲:"木瓜,气脱能收,气滞能和。"

《本草纲目》:"木瓜所主霍乱吐利转筋、脚气,皆脾胃病,非肝病也。"

《本草正》:"木瓜,用此者用其酸敛,酸能走筋,敛能固脱,得木味之正,故尤专入肝益筋走血。疗腰膝无力,脚气,引经所不可缺,气滞能和,气脱能固。以能平胃,故除呕逆,霍乱转筋,降痰,去湿,行水。以其酸收,故可敛肺禁痢,止烦满,止渴。"

《本草新编》:"木瓜,但可臣、佐、使,而不可以为君,乃入肝益筋之品,养血卫脚之味,最宜与参、术同施,归、熟(地)并用。"

《得配本草》:"血为热迫,筋转而痛,气为湿滞,筋缓而软,木瓜凉血收脱,故可并治。"

《雷公炮炙论》:"调营卫,助谷气。"

《名医别录》:"主湿痹邪气,霍乱大吐下,转筋不止。"

【药用价值】

蛋白酶的作用:木瓜所含的蛋白分解酶,可以补偿胰和肠道的分泌,补充胃液的不足,有助于分解蛋白质和淀粉。

增强抵抗力:木瓜含有丰富的胡萝卜素和维生素C,它们有很强的抗氧化能力,能帮助机体修复组织,消除有毒物质,增强人体免疫力,帮助机体抵抗包括甲型流感病毒在内的病毒侵袭。木瓜果实中的有效成分能增强吞噬细胞的吞噬能力。

抗肿瘤作用:木瓜所含的木瓜碱对淋巴性白血病有一定的预防作用。

保肝作用:木瓜中的所含的成分减轻干细胞坏死和脂变程度,防止肝细胞肿胀，并促进细胞修复，显著降低血清谷丙转氨酶。

【食疗保健】

据了解，美国人在煮食牛肉时，喜欢将番木瓜素掺入或注射到牛肉中，如此一来，牛肉便能很快煮烂，且吃起来肉感鲜嫩，易消化。热带美洲土著居民自古以来便有利用番木瓜的绿叶包裹肉类过夜后蒸煮的习惯，或将叶与肉类共煮，以便使肉类的质地变软。在西双版纳，半成熟的番木瓜经常被人们当作蔬菜食用。木瓜在日常食用时具有以下作用：

健胃消食： 木瓜中的木瓜蛋白酶可将脂肪分解为脂肪酸；木瓜中的酶能帮助分解肉类蛋白质，对于胃溃疡、肠胃炎、消化不良等症有较好的疗效。

通乳： 木瓜中的凝乳酶有通乳作用。

美颜： 木瓜含有大量的胡萝卜素、维生素C及纤维素等，可帮助清除皮肤表面老化的角质层细胞。此外，木瓜具有一定的润肺功效，肺主皮毛，皮毛通则气血润。

【适宜人群】

1. 慢性萎缩性胃炎患者、消化不良者、肥胖者。

2. 风湿筋骨痛、跌打扭挫伤患者。

3. 缺乳的产妇。

【药食的相互作用】

本品与其他药食的相互作用主要体现在疏肝降逆、健胃除湿方面：

1. 木瓜与木香或陈仓米共煮内服，可治疗吐泻转筋。

2. 木瓜和花生、大枣相配煲煮2小时作汤饮用，对产妇增加乳汁显著有效。

3. 木瓜与鱼尾炖汤，具有很好的滋益补气、健胃通乳作用。妇女产后因耗血伤津过多，体虚血弱，如调理不当则易致脾虚纳差、乳汁不足。此汤是较好的产后平补之品，产后饮用最为适宜。

4. 木瓜与乳香、没药相配，具有舒筋、活血、通络的作用，可治颈项强直、不可转侧。

5. 木瓜与一些药物相配可治干、湿脚气。将木瓜与明矾煎水后趁热熏洗，或与陈皮、丁香、槟榔等煎汤内服均有效。

【禁忌及注意事项】

1. 孕妇应忌用。古代文献记载有木瓜导致堕胎的现象，近年的研究发现，木瓜蛋白酶可与孕酮发生作用，造成女性流产，尤其是未成熟的木瓜，可引起子宫收缩，导致流产。

2. 过敏体质者慎用。

3. 木瓜微寒，正常人每次不宜食用过多，避免造成腹泻或胃寒型恶心、呕吐。

（杨德威）

小茴香

《唐本草》

【生物特性及药源】

小茴香为伞形科茴香属植物茴香 *Foeniculum vulgare* Mill. 的果实，别名茴香子、小茴、茴香、谷茴香、香子。草本，高 0.4～2 米。茎直立，光滑，灰绿色或苍白色，多分枝。较下部的茎生叶柄长 5～15 厘米，中部或上部的叶柄部分或全部成鞘状，叶鞘边缘膜质；叶片轮廓为阔三角形，长 4～30 厘米，宽 5～40 厘米，4～5 回羽状全裂，末回裂片线形，长 1～6 厘米，宽约 1 毫米。复伞形花序顶生与侧生，花序梗长 2～25 厘米；伞辐 6～29，不等长，长 1.5～10 厘米；小伞形花序有花14～39；花柄纤细，不等长；无萼齿；花瓣黄色，倒卵形或近倒卵圆形，长约1毫米，先端有内折的小舌片，中脉1条；花丝略长于花瓣，花药卵圆形，淡黄色；花柱基圆锥形，花柱极短，向外叉开或者贴伏在花柱基上。果实长圆形，长4～6毫米，宽1.5～2.2毫米，主棱5条，尖锐；每个棱槽内有油管，合生面油管；胚乳腹面近平直或微凹。花期5～6月，果期7～9月。原产于中东地区，我国各地普遍栽培，适应性较强。

【功效概述】

《本草汇言》记载，蘹香，温中快气之药也。方龙潭曰，此药辛香发散，甘平和胃，故《唐本草》善主一切诸气，如心腹冷气、暴疼心气、呕逆胃气、腰肾虚气、寒湿脚气、小腹弦气、膀胱水气、阴颓疝气、阴汗湿气、阴子冷气、阴肿水气、阴胀滞气。其温中散寒，立行诸气，及小腹少腹至阴之分之要品也。

小茴香味辛，性温，归肝、肾、脾、胃经，能温肝肾，暖胃气，散寒结，散寒止痛，理气和胃，用于寒疝腹痛、睾丸偏坠、妇女痛经、少腹冷痛、脘腹胀痛、食少吐泻等症。主要归纳为以下两点：

寒疝腹痛，睾丸偏坠胀痛，少腹冷痛，痛经： 本品辛温，能温肾暖肝，散寒止痛。常与乌药、青皮、高良姜等配伍，用于治寒疝腹痛，如天台乌药散（《医学发明》）；亦可用本品炒热，布裹温熨腹部。与橘核、山楂等同用，可治肝气郁滞，睾丸偏坠胀痛，如香橘散（《张氏医通》）；治肝经受寒之少腹冷痛，或冲任虚寒之痛经，可与当归、川芎、肉桂等同用。

中焦虚寒气滞证： 本品辛温，能温中散寒止痛，并善理脾胃之气而开胃、止呕。治胃寒气滞之脘腹胀痛，可与高良姜、香附、乌药等同用；治脾胃虚寒的脘腹胀痛、呕吐食少，可与白术、陈皮、生姜等同用。另外，《唐本草》中记载其"主诸瘘，霍乱及蛇伤"。

【典故及历代名家点评】

人类使用小茴香的历史非常古老，这种原产自中东的香料植物，很早就为周边人民所用。埃及人、中东人都拿小茴香作为烹制肉食的重要调味料。等小茴香传入中国，已经是魏晋南北朝时期了。清朝末年，俄罗斯富商米哈伊洛夫乘船游览杭州西湖。正当他尽情欣赏秀丽风光之时，突然疝气发作，痛得他捧腹大叫。这时，随行的俄罗斯医生束手无策，幸好船夫向他推荐了一位老中医。老中医用中药小茴香一两，研成粗末，让米哈伊洛夫用二两绍兴黄酒送服，大约过了20分钟，他的疝痛奇迹般地减轻，并很快消失了。得知自己的疼痛是被小茴香治好，米哈伊洛夫大呼神奇，此事一时也被传为佳话。

《本草图经》："《本经》不载所出，今交、广诸番及近郡皆有之。入药多用番舶者，或云不及近处者有力。三月生叶，似老胡荽，极疏细，作丛，至五月高三四尺；七月生花，头如伞盖，黄色，结实如麦而小，青色，北人呼为土茴香。茴、懷声近，故云耳。八九月采实，阴干，今近道人家园圃种之甚多。"

《本草衍义》："懷香子，今人止呼为茴香。《唐本》注似老胡荽，此误矣。胡荽叶如蛇床，懷香徒有叶之名，但散如丝发，特异诸草。"

《救荒本草》："今处处有之，人家园圃多种，苗高三四尺，茎粗如笔管，旁有淡黄挎叶，抔茎而生。袴叶上发生青色细叶，似细蓬叶而长，极疏细如丝发状。袴叶间分生叉枝，梢头开花，花头如伞盖，结子如莳萝子，微大而长，亦有线瓣。采苗叶炸热，换水淘净，油盐调食。"

《本草纲目》："茴香宿根深，冬生苗，作丛，肥茎丝叶，五六月开花如蛇床花而色黄，结子大如麦粒，轻而有细棱，俗呼为大茴香，今惟以宁夏出者第一。其他处小者，谓之小茴香。自番舶来者，实大如柏实，裂成八瓣，一瓣一核，大如豆，黄褐色，有仁，味更甜，俗呼舶茴香，又曰八角茴香（广西左右江峒中亦有之），形色与中国茴香迥别，但气味同耳。北人得之，咀嚼荐酒。"

《植物名实图考长编》："按胡荽结子时，极与茴香相类，《衍义》未细考老胡荽形状，以斥《唐本》注，殊误。但力稍缓耳。"

《本草正义》："茴香始见于《唐本草》，据苏颂谓结实如麦而小，青色，此今之所未见者。苏又谓入药多用番舶者，则今市肆之所谓八角茴香也。但八角者大辛大温，其性最烈，濒湖《纲目》称其气味辛平，必非舶来品八角茴香可知。故李亦谓结子大如麦粒，轻而有细棱，俗呼为大茴香……据此，则《纲目》中所引古书一切主治，皆子如麦粒之茴香。《唐本草》、马志、大明、东垣、吴缓当皆指宁夏产品而言。惟李引诸方，有明言八角茴香、舶茴香者，则舶来品耳。按今肆中之大茴香，即舶来之八角者，以煮鸡鸭豕肉及诸飞禽走兽，可辟腥臊气，入药殊不常用。"

【药用价值】

小茴香作为药物来使用时用量一般为3～6克。主要用法为煎服，适量可外用。现代药理研究认为，本品含挥发油3%～6%，主要成分为反式茴香脑、柠檬烯、葑酮、爱草脑、γ-松油烯、α-蒎烯、月桂烯等，并含有少量的香桧烯、茴香脑、茴香醛等。另含脂肪油约18%，其脂肪酸主要为岩芹酸，还有油酸、亚油酸、棕榈酸、花生酸、山萮酸等。本品对家兔的肠蠕动有促进作用；十二指肠或口服给药对大鼠胃液分泌及Shay溃疡、应激性溃疡胃液分泌均有抑制作用；能促进胆汁分泌，并使胆汁固体成分增加；其挥发油对豚鼠气管平滑肌有松弛作用，并能促进肝组织再生；有镇痛及己烯雌酚样作用；还具有中枢抑制、抗凝抗纤溶等作用等。

【食疗保健】

小茴香的主要成分是蛋白质、脂肪、膳食纤维、茴香脑、小茴香酮、茴香醛等。其香气主要来自茴香脑、茴香醛等香味物质。小茴香是集医药、调味、食用、化妆于一身的多用植物。嫩茎、叶作蔬菜、馅食。小茴香果实中含茴香油约2.8%，茴香脑50%～60%，α-茴香酮18%～20%，甲基胡椒粉10%，及α-蒎烯双聚戊烯、茴香醛、莰烯等少量；胚乳中含脂肪油约15%，蛋白质、淀粉糖类及黏液质等约85%。小茴香可作香料，常用于肉类、海鲜及烧饼等面食的烹调。小茴香、花椒各30克，大茴香、砂姜各50克，桂皮10克，共研细末，即为五香粉。五香粉是肉类或蔬菜之调味佳品，其性质温热，有健胃行气的作用。

【适宜人群】

小茴香既是一种香料、调料，同时也是一种药食同源的中药材，适宜人群较广。但其性质本身比较燥热，较适合虚寒体质之人食用，每次食用的量也不宜过多，不宜短期大量使用。不适合体质热的人或易上火的人大量服用，尤其是热性体质的老人和小孩。阴虚火旺者慎服。

【药食的相互作用】

大茴香与小茴香都可以作为食物调味品使用，两者性味、功效相似，小茴香功力较强。

【禁忌及注意事项】

1. 不良反应：过敏。

2. 阴虚火旺者禁服。

3. 《本草汇言》曰："倘胃肾多火，得热即呕，得热即痛，得热即胀诸证，与阳道数举、精滑梦遗者，宜斟酌用也。"

4. 《本草述》曰："若小肠、膀胱并胃腑之证患于热者，投之反增其疾也。"

5. 《得配本草》曰："肺、胃有热及热毒盛者禁用。"

（朱诗乒）

石榴

《名医别录》

【生物特性及药源】

石榴 *Punica granatum* Linn. 为落叶乔木或灌木，单叶，通常对生或簇生，无托叶。花顶生或近顶生，单生或几朵簇生或组成聚伞花序，近钟形，裂片5～9，花瓣5～9，多皱褶，覆瓦状排列，胚珠多数。浆果球形，顶端有宿存花萼裂片，果皮厚；种子多数，浆果近球形，果熟期9～10月。外种皮肉质半透明，多汁，内种皮革质。

石榴有诸多别名，如若榴、谢榴、安石榴、海石榴、金罂等。石榴原产于伊朗、阿富汗，现在世界各地都有栽培，自汉代引进后，石榴历来都很受我国人民欢迎，至今已有2000多年的栽培历史。我国南北均有栽培，以安徽、江苏、河南等地种植面积较大，并已培育出一些优质品种。其中安徽怀远县是我国"石榴之乡"，"怀远石榴"为国家地理标志保护产品。中国传统文化视石榴为吉祥物，将之视为多子多福的象征。民间多食用其果，药用则多为其果皮，称为石榴皮。

石榴花在绿叶的衬托下非常娇艳，光彩照人，花色绚丽。以往，女子多穿颜色常与石榴花相似的裙子，故形容男子爱上女子为"拜倒在石榴裙下"，以比拟女子的仙姿娇态。由此可见，石榴不但可食、可药，还可供人们观赏。

石榴有红、黄、白色之分，最甜的要属黄色品种。番石榴又名番桃、鸡矢果等，原产地为墨西哥及秘鲁一带，在我国主要分布于台湾、广东、广西、福建和四川等地，主要有胭脂红、早熟白、七月红、东山月拔、梨子拔等品种。

【功效概述】

石榴性温，味甘、酸、涩，无毒，入肺、肾、大肠经，具有生津止渴、涩肠止泻、杀虫止痢等功效。石榴外表粗糙，一洗就干净，所以食用很方便。

石榴皮味酸、涩、性温，归肝、胃、大肠经。其性收敛，既可涩肠止泻，又能固崩止血，且可安蛔驱虫。故凡久泻、久痢、脱肛、崩漏、带下及虫积腹痛等症，均可使用。外用尚可用于杀虫止痒，故牛皮癣等皮肤病者也可选用。但须注意的是，石榴根皮虽然作用类似石榴皮，且杀虫力强，主要用于虫积腹痛，但有一定的毒性，服后对胃有刺激作用，故不宜用于胃病者。

五月最美的红花莫过于石榴花，它那种纯粹天然的红艳之色让人过目不忘。但与它这种高调的美不同的是其低调的药用价值。在临床上，石榴花有很多良好的功效，不论是对于妇科疾病，还是对于耳鼻咽喉科的疾病，石榴花都是常用的中药。在妇科，可用于治疗吐血、月经不调、崩漏带下；在耳鼻咽喉科，可用于治疗中耳炎；在口腔科，可用于治疗牙周炎和齿痛。

番石榴味甘、涩、酸，性温，具有消炎燥湿、收敛止泻、止血、止痒等功效，适用于泄泻、久痢、湿疹、创伤出血等症。

【典故及历代名家点评】

我国民间历代以来都视石榴为吉祥物，它是多子多福的美好象征。古人称其："千房同膜，千子如一。"潘岳在《咏石榴赋》中写道："榴者，天下之奇树，九州之名果，滋味浸液，馨香流溢。"不仅中国视石榴为珍品，而且远在欧洲的西班牙也不例外。石榴花是西班牙的国花，其国徽上有一个红石榴。因此，在西班牙的国土上，不论高山平原、市镇乡村、房前屋后，还是别墅公园，到处都能见到石榴树。石榴既可观赏，又可药食两用，不论文人墨客还是医药名家都对其赞誉有加。

《名医别录》："疗下痢，止漏精。"

《药性论》："治筋骨风，腰脚不遂，步行挛急疼痛，主涩肠，止赤白下痢。"

《本草拾遗》："主蛔虫，煎服。"

《本草纲目》："止泻痢，下血，脱肛，崩中带下。"

《本草蒙筌》："理虫牙。"

汉代张骞出使西域，从安石国引进石榴，因此当时石榴又叫安石榴。据传说，女娲炼石补天时，将一块红色的宝石遗落在骊山脚下。有一年，安石国（今之布合拉，石国即今之塔什干）王子外出打猎，在山林中看到一只快要冻死的金翅鸟，他急忙将之抱回宫中喂养。金翅鸟被救活后，不远千里，将骊山脚下的那块红宝石衔到安石国的御花园。不久御花园就长出一棵花红叶茂的奇树，即"安石榴"。

【药用价值】

中医认为,石榴味酸者可用于治疗腹泻、痢疾、血崩带下、遗精、脱肛、虚寒久咳、消化不良、虫积腹痛、小儿疳积等疾病;味甜者则偏重于咽喉肿痛、酒醉不醒等的治疗。

现代药理研究表明石榴具有如下作用:

广谱抗菌:石榴含有多种生物碱,其浸出物及果皮水煎剂具有广谱抗菌作用,对金黄色葡萄球菌、溶血性链球菌、霍乱弧菌、痢疾杆菌等均有明显的抑制作用,特别对志贺氏痢疾杆菌的作用更强,还可抑制皮肤真菌及流感病毒。

收敛、涩肠:石榴味酸、涩,含有多种生物活性物质、熊果酸等成分,具有明显的收敛作用,能涩肠止泻,止便血。

驱虫、杀虫:石榴皮中有石榴皮碱,石榴皮碱对绦虫有很强的杀灭力,能作用于虫的肌肉,使其陷入持续收缩。盐酸石榴皮碱1:10000浓度,5～10分钟后即可杀死绦虫。临床证实生物碱与鞣酸结合后驱虫效果较好,因为鞣酸能使生物碱变成难溶而难吸收的化合物,从而可充分地对肠道寄生虫发挥作用。石榴皮对人体寄生虫有杀灭效果,是中药驱虫、杀虫的要药,尤其对绦虫的杀灭作用更强,还可用于芥癣等皮肤疾病的治疗。

止血、明目:石榴花晒干研末,具有良好的止血作用,泡水洗眼有明目的效果。

还须一提的是,另一种称为番石榴的中药,富含水分、蛋白质、脂肪、糖类、膳食纤维、胡萝卜素、维生素B_1、维生素B_2、维生素C、烟酸及钾、钠、钙、镁、铁、磷、锰、锌等多种物质,与石榴一样,适用于泄泻、久痢、湿疹、创伤出血等症的治疗。其所含的维生素C、果糖、谷氨酸等成分,有降低血糖的作用。有实验显示,番石榴汁会使正常人的血糖值下降19%,使糖尿病患者的血糖值下降25%,这是因为它含有的番石榴多酚能抑制分解糖的酶活化,缓解糖的吸收,使得只有必要的少量葡萄糖被缓慢吸收。通过这一作用,可以避免人体吸收过多的糖分,从而抑制血糖升高。同时,比起苹果,番石榴所含脂肪少，却富含维生素C，所以它还是减肥水果。此外，它还能预防高血压。近年来，美国研究人员发现，深受人们喜爱的深红色石榴叶，在实验鼠身上能抑制癌细胞，今后可望用于癌症的治疗。

【食疗保健】

石榴是一种浆果，其营养丰富，维生素C含量比苹果、梨高1倍以上。石榴成熟后，全身都可用，果皮入药；果实可食用榨汁，对老年人的身体健康有较高的营养价值，所以老人可常食用。石榴是一种珍奇的果品，其果实营养丰富。中医认为，石榴具有清热、解毒、平肝、补血、活血和止泻的功效。

近年来，国外对石榴的功效已进行了不少研究，但其很多作用尚鲜为人知。

养护心血管、预防中年发胖：在第44届美国肾脏病周上，以色列纳哈里亚西加利利医院肾脏病科 Batya Kristal 博士发表的报告称，血液透析患者连续食用适量石榴汁一年后，其血脂、血压以及需要服用降压药的数量等都受到持续、累积性有利影响。因此，他认为食用石榴汁可降低血透患者的心血管疾病风险。英国爱丁堡大学卫生科学院科学家发现，参加试验人群每天饮用1瓶石榴汁，一个月之后，其腹部脂肪细胞明显减少，血压也相对降得更低。由此可见，服用适量的石榴汁有助于降低心脏病、脑卒中、肥胖和肾病的风险。

有助于保护大脑：英国赫德斯菲尔德大学的最新研究显示，石榴中的安石榴苷有利于对大脑的保护，这为治疗阿尔茨海默病和帕金森病提供了一条新途径。

有助于控制血糖：番石榴中的黄酮类化合物能与糖结合，提高周围组织对葡萄糖的利用，能促进糖类和脂类的代谢，有助于控制血糖。对于轻度糖尿病患者及希望预防糖尿病的正常人，建议每日三餐后各服1杯番石榴汁。

【适宜人群】

石榴的果实红如玛瑙，亮如水晶，籽粒饱满，汁多味美，其味清甜可口，具有生津止渴、涩肠止泻、润肺利咽、固崩止带的良好功效，适宜于口干咽燥、慢性腹泻、久痢、脱肛、痔疮出血、虫积腹痛、崩漏带下、月经先期、肺痨喘咳、消渴等症患者食用。

总而言之，石榴食用有"四宜"，即宜于止渴、止泻、止血、止带。石榴富含水分，为养阴生津良品，尤在酷夏、秋燥之时，或阴虚内热之体者，或热病之后、津伤阴血不足者，可取石榴榨汁饮服，其效甚捷。

【药食的相互作用】

任何药食两用的中药都存在增效减毒作用、副作用，甚至毒性，石榴及番石榴也同样如此。

1. 不可与桂圆同用。两者都含有丰富的钾成分，对慢性肾病患者有致高血钾的风险。

2. 不可与降血糖药同用。因本品也有降低血糖的作用，两者同用有发生低血糖的危险。

3. 不可与地高辛同用。因石榴含有较多的鞣酸，能与地高辛发生反应，降低药效或加重病情。

4. 不可与磺胺类药物及碳酸氢钠同用。服用磺胺类药物时不宜食用石榴等酸性食物，因磺胺类药物在酸性环境中容易析出结晶物，形成结石，既会降低疗效，也不利于人体健康；碳酸氢钠在酸性环境下容易分解，影响疗效。

5. 不宜与螃蟹、鱼虾、海藻等海产品同食。因海产品富含蛋白质，与石榴中的鞣酸会发生反应，导致出现腹痛腹泻、恶心呕吐等症状。

应该强调的是，石榴汁摄入可能影响某些药物的代谢，使药物在血液中的浓度上升，这些都有可能对患者造成影响。

【禁忌及注意事项】

1. 多食应慎，因石榴乃温性药食同源的水果类食物，富含有机酸，多食容易损伤牙齿珐琅质，其汁液中的色素亦能使牙齿变黑，牙损有碍美观和饮食健康。

2. 习惯性便秘、阴虚内热、平时易上火者慎用或忌用。

3. 石榴食用过量并非毫无风险。南京市中西结合医院肾内科主任徐海昌提醒大家，石榴汁含钾量过高，过量食用存在钾超负荷风险，慢性肾病及肾功能不全的患者更须注意。

4. 在挑选番石榴时，一定要挑颜色较亮的，体表绿色不能太深且不宜发白，手感以硬脆者为佳。成熟的番石榴颜色黄中泛白，但市场上多以青色为主，因为它放置几天就可以变熟。番石榴从成熟至完熟只有短短几天，所以一旦变软变黄，就要及早食用。此外，番石榴外皮凹凸不平，清洗时最好用流动的水冲洗并用软毛刷轻轻洗刷干净。

5. 番石榴含有鞣酸，会稀释胃液，故不宜空腹食用。

（周忠辉　王会仍）

紫苏

《神农本草经》

【生物特性及药源】

紫苏 *Perilla frutescens*（Linn.） Britt.，别称桂荏、白苏、赤苏等，为唇形科一年生草本植物，具有特异的芳香，叶片多皱缩卷曲，完整者展平后呈卵圆形，长4～11厘米，高2.5～9厘米，先端长尖或急尖，基部圆形或宽楔形，边缘具圆锯齿，两面紫色或上面绿色，下表面有多数凹点状腺鳞，叶柄长2～5厘米，紫色或紫绿色，质脆。嫩枝紫绿色，断面中部有髓，气清香，味微辛。花期6～8月，果期7～9月。紫苏原产于中国，主要分布于印度、缅甸、日本、朝鲜、韩国、印度尼西亚和俄罗斯等国，我国华北、华中、华南、西南及台湾均有野生种和栽培种。

紫苏因其特有的活性物质和营养成分，不但有药用、食用、油用、作香料用等多种作用，且经济价值很高，已成为一种备受关注的多用途植物。目前，不少国家对紫苏属植物进行了大量的商业性栽种，已相继开发出食用油、药品、腌渍品、化妆品等多种产品。

【功效概述】

紫苏，古名桂荏，又名赤苏、白苏、香苏、红苏等。其芳香特异，在我国已有约2000年的种植历史。入药最早见于汉代《神农本草经》，称水苏或白苏；南朝时期，陶弘景的《本草经集注》也记载了本品，其叶、梗、子均可药用；现代植物学分类已将紫苏、白苏合并为一种。白苏的叶全绿，花白色，香气较差；紫苏的叶两面紫色或下面紫色，花粉红至紫红色，香气较浓。

在历代医书的记述中，紫苏之叶称为苏叶，性味辛温，归肺、脾经，具有发表散寒、行气宽中、解鱼蟹毒的作用，常用于外感风寒、头痛鼻塞、咳嗽胸闷之症，并可解鱼蟹中毒引起的恶心呕吐、腹痛腹泻等胃肠道反应；紫苏茎称为苏梗，能宽胸利膈、顺气安胎，常用于胸腹气滞、痞闷作胀及胎动不安等症；紫苏的果实称为苏子，性味辛温，归肺、大肠经，具有止咳化痰、降气平喘、润肠通便的作用，多用于痰多咳喘、胸膈满闷、肠燥便秘之症。应注意的是，苏子入药以饱满均匀、灰棕色、不泛油者为佳品。中药炮制有句谚语："逢子必炒，药香满街。"炒苏子是将苏子置于锅内，用文火炒至气香、起爆声，取出摊晾，用时捣碎或轧扁，可减少其滑肠之弊；蜜炙苏子是将苏子用炼蜜加少量开水稀释后拌匀，略闷后置锅内用文火炒至气香不粘手。取出摊晾，有增强润肺降气作用。

【典故及历代名家点评】

紫苏，《神农本草经》将它列为中品。西汉时期，紫苏茶颇为盛行。汉代文学家枚乘在其名赋《七发》中即提到了"鲤鱼片缀紫苏"的佳肴，可见紫苏作为鲤鱼的烹饪调料已有多年历史。宋代仁宗皇帝曾昭示天下，进行汤饮评定，其结果是紫苏熟水名居第一。所谓熟水即是饮品。南宋诗人章甫的《紫苏》诗说："吾家大江南，生长惯卑湿。早衰坐辛勤，寒气得相袭。每愁春夏交，两脚难行立。贫穷医药少，未易办芝术。人言常食饮，蔬茹不可忽。紫苏品之中，功具神农述。为汤益广庭，调度宜同橘。结子最甘香，要待秋霜实。作腐翳粟然，加点须姜蜜。由兹颇知殊，每就畦丁乞。飘流无定居，借屋少容膝。何当广种艺，岁晚愈吾疾。"诗人自述生于江南，长期处于低洼潮湿的地方，因辛勤劳作，受寒气侵袭而致病。最愁的是春夏之交时，两脚痿软得难以行立，由于贫穷无法求医吃药以除病苦，根据传言常吃紫苏而病愈。这显然是药食两用作用所起的疗效。其实，历代名家对紫苏多赞不绝口。

《名医别录》："主下气，除寒中。"

《本草纲目》："行气宽中，消痰利肺，和血，温中，止痛，定喘，安胎。"

《日华子本草》："主调中，益五脏，下气，止霍乱、呕吐、反胃，补虚劳，肥健人，利大小便，破症结，消五膈，止嗽，润心肺，消痰气。"

《本草正义》："外开皮毛，泄肺气而通腠理；上则通鼻塞，清头目，为风寒外感灵药；中则开胸膈，醒脾胃，宣化痰饮，解郁结而利气滞。"

《本经逢原》："能散血脉之邪。"

《本草图经》："通心经，益脾胃。"

【药用价值】

紫苏历来都是药食两用的佳品，宋代以前多食用，重在食疗；自明代著名医学家李时珍的《本草纲目》问世后，才开始入药，其药用功效才被广为流传。紫苏的叶、梗、果实皆可药用。其用量一般为6～10克，因叶、梗、子不同，用量也有所不同，因无明显毒性，用量也可略大。

现代药理研究认为，紫苏的药效主要有：

抗病原微生物感染：具有抑制葡萄球菌及病毒感染的效果。

解热镇静作用：动物实验显示，苏叶具有较好的解热镇痛效果，这可能是发汗退热的结果。

促进肠蠕动：从苏叶中分离出来的紫苏酮（Perilla ketone），对大鼠有促进肠蠕动作用，从而起到排毒去污、帮助消化的作用。

升血糖：研究显示苏叶可使人的血糖升高，故糖尿病患者宜慎用。

抗癌：紫苏油能明显抑制化学致癌物质所致的癌症发病率，可用于抗肿瘤，利于带瘤生存者。

抗血栓形成：研究显示，紫苏油可抑制血小板聚集和血清素的游离基，从而抑制血栓的形成，可用于高凝状态及心血管疾病的治疗。

增强记忆、预防阿尔茨海默病：研究显示，紫苏油能促进小鼠脑内核酸及蛋白质的合成，调节脑内单胺类神经介质水平，可使小鼠跳台次数明显减少，水迷路测试正确率明显提高，达到终点的时间缩短，并能使大鼠视网膜反射力增强，对亮度辨别学习实验的正确反应率明显增高。由此而言，食用紫苏叶有助于提高人的思维和记忆能力，或有利于预防阿尔茨海默病。

【食疗保健】

紫苏原产于我国。早在2000多年前，我国最早的一部词典《尔雅》中就已有的描述：取紫苏嫩茎叶研汁煮粥，良，长服令人体白身香。这种记载具有很强的诱惑力，会使人对紫苏产生无限的好感和迷恋。紫苏茶早在汉代就非常盛行，直至宋朝仍盛况不衰，时至今日，更是饮誉海内外，特别在中国、日本、韩国及越南等国，紫苏的使用都很常见。

这种起源于我国的农作物，在公元5世纪就被记载于《名医别录》。嗣后，紫苏才广传于朝鲜半岛和日本。但现在倒是韩国及日本等邻国成了紫苏的消费大国。凡有鱼生之类生食料理的饭店，都会提供新鲜或腌渍的紫苏叶作为佐食，这正是利用了本品具有解鱼、蟹毒的功效；同时，作为韩国非遗文化报批的泡菜中也同样有紫苏的成分。在餐桌上，它一般都是以纯天然本色示人，不加修饰。韩国人经常用紫苏叶来包装各种肉类、鱼类。在韩国吃韩式烧烤时，通常都可见到类似于杨梅叶的叶子，这就是韩国的异种紫苏叶，也是韩国烧烤不可或缺的调味佐食。

日本人对紫苏的热衷程度也不亚于韩国人。日本的紫苏和韩国的虽然同属于一种植物，但其外形和口味却有很大差异。相较于韩国的紫苏叶，日本的紫苏叶更大、更薄、更软，边缘小锯齿也不规则。

紫苏全株有很高的营养价值，是食疗的上品食材。它含有丰富的蛋白质，内含18种氨基酸，其中赖氨酸、蛋氨酸的含量均高于高蛋白植物籽粒苋；还含有大量的膳食纤维、胡萝卜素、谷维素、维生素E、维生素B_1、甾醇、磷脂和微量元素等多种物质。特别值得一提的是，它除含有高浓度抑制活性氧的超氧化物歧化酶（SOD）抗衰老有效成分外，其种子中还含有大量油脂，出油率高达45%左右。紫苏油是富含α-亚麻酸（ALA）的最佳食用油，其ALA含量高达50%～70%。而ALA属于ω-3多不饱和脂肪酸，是人体必需的不饱和脂肪酸之一。ω-3多不饱和脂肪酸在人体中不能自主合成，只能从外界摄取。人体缺乏ALA会导致代谢紊乱和多种功能性障碍，对胎儿及儿童大脑发育尤其不利。人类缺乏ALA已被公认为全人类共同的健康问题。业已证明，大脑的60%由特定脂肪酸构成，ALA是唯一能在体内合成二十二碳六烯酸（DHA）和二十碳五烯酸（EPA）以满足大脑发育需要脂肪酸。因此，ALA在增强胎儿及儿童脑神经功能，增强脑细胞信号功能，促进大脑正常发育等方面起着至关重要的实质性作用。由此可见，紫苏在食疗方面具有重要的保健作用。

综上所述，不论是日本、韩国、朝鲜，还是越南等东南亚地区，紫苏大多作为生鱼等料理的佐食。紫苏在我国除了医用外，还用于饮食中，作为烹制各种菜肴的调料。厨艺高手常以此调配出各种清香可口的饭菜。此外，紫苏还可解鱼、蟹毒，用于防治食用海鲜过量而出现的不良反应。最先将紫苏用于解鱼、蟹毒者为三国时期的著名医家华佗。据传，有一天，华佗在河边采药，忽听河湾里有水声响，一看，是一只水獭逮住了一条大鱼。水獭把大鱼叼到岸边，猛吃了一阵，把大鱼全吃掉了。结果水獭肚皮鼓起，看起来难受极了。水獭折腾了一番，爬到岸边一块紫草地旁，吃了一些草后，又跳跳蹦蹦地回到河边，一会儿便舒坦自如地游走了。华佗见此情景，就开始用这种紫草治疗鱼、蟹中毒的患者，很是见效。因这草呈紫色，吃到腹里令人很舒服，所以将之取名为紫苏。

【适宜人群】

紫苏药食同源，作用多样，且无明显毒副作用，适用范围极广。一般认为，紫苏除可作为各类菜肴的烹饪调料外，还可用于治疗妊娠反应、产妇少乳、老年健忘、记忆力衰退、口臭、海鲜过敏、习惯性便秘、经常打嗝、高脂血症、动脉硬化、慢性肝病、延缓衰老、皮肤寻常疣、视力下降等症，也可用于预防鱼、蟹毒及癌症复发，易感冒人群、带瘤生存者、学龄儿童、脑力劳动者等均可食用。

1. 紫苏叶也称苏叶，因属于辛温解表类药，中医常用于外感风寒感冒，虽有发汗作用，但逊于麻黄、桂枝，故也宜用于夏季胃肠型感冒的治疗，其效果应不低于作为有"夏季麻黄"之称的香薷。

2. 脾胃气滞、胸闷痞满者，可用紫苏的梗，即苏梗开胃解郁、行气宽中。

3. 肺气失宣、气逆咳喘者，可用紫苏之子，即苏子下气除痰，止咳平喘。

4. 妊娠胎动不安、恶心呕吐者，常用苏梗、苏叶以安胎止吐，特别是患感冒的孕妇或有咳嗽变异性哮喘的患者，更不可或缺。

5. 凡因鱼、蟹等食物中毒而出现恶心、呕吐、腹痛、腹泻等急性胃肠道症状者，更宜应用苏叶、苏梗进行治疗。

【药食的相互作用】

1. 紫苏叶与杏仁、前胡、桔梗等搭配以增强宣肺解表、止咳化痰的功效；与陈皮、香附同用，以治疗风寒表证兼有气滞、胸闷不畅的患者。

2. 有正虚而外感风寒者，则合用人参或党参，以扶正解表，益气祛邪。

3. 脾胃气滞、胸闷不舒、恶心呕吐者，常合用姜半夏、陈皮、藿香等理气和胃，降逆止呕。

4. 鱼蟹中毒而致腹痛、吐泻者，可合用生姜，以水煎服。

5. 咳嗽、咳痰、胸闷气喘者，常与白芥子、莱菔子同用，止咳化痰、降气平喘。

6. 本品不宜与西药氨茶碱同用，因本品含有丰富的蛋白质，可抑制氨茶碱的吸收而影响疗效。

【禁忌及注意事项】

1. 阴虚肺燥者不宜食用紫苏。因本品性温味辛，会伤津耗液，而使病情加重。同时，忌食用水长久浸泡及变质的紫苏，因长时间浸泡后其水溶性维生素大量丢失，营养成分减少。吃变质的紫苏会导致食物中毒。

2. 紫苏因含有大量草酸，容易与人体内的钙和锌生成草酸钙和草酸锌，它们在人体内沉积过多，会损害神经、消化系统和造血功能。因此，不能长期大剂量服用紫苏。

3. 古代文献资料记载，紫苏常与鲤鱼搭配，但现代研究显示，鲤鱼含组织蛋白酶及多种游离氨基酸，还有生物活性物质，能与紫苏中的某些成分起化学反应，影响其功效发挥。

（周忠辉　王会仍）

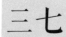

三七

《本草纲目》

【生物特性及药源】

三七，为五加科植物三七 *Panax notoginseng* （Burk.） F. H. Chen 的干燥根

和根茎，支根习称"筋条"，根茎习称"剪口"。三七属多年生草本，高达60厘米。根茎短，茎直立，光滑无毛。掌状复叶，具长柄，3～4片轮生于茎顶；小叶3～7片，椭圆形或长圆状倒卵形，边缘有细锯齿。伞形花序顶生，花序梗从茎顶中央抽出，长20～30厘米。花小，黄绿色；花萼5裂；花瓣、雄蕊皆为5。核果浆果状，近肾形，熟时红色。种子1～3，扁球形。花期6～8月，果期8～10月。主根呈类圆锥形或圆柱形，长1～6厘米，直径1～4厘米，表面灰褐色或灰黄色，有断续的纵皱纹和支根痕，顶端有茎痕，周围有瘤状突起，体重，质坚实，断面灰绿色、黄绿色或灰白色，木部微呈放射状排列，气微，味苦回甜；筋条呈圆柱形或圆锥形，长2～6厘米，上端直径约0.8厘米，下端直径约0.3厘米；剪口呈不规则的皱缩块状或条状，表面有数个明显的茎痕及环纹，断面中心灰绿色或白色，边缘深绿色或灰色。因三七常在春、冬两季采挖，故又分为春七和冬七。三七主产于云南文山、砚山、马关、西畴、广南、麻栗坡、富宁、丘北，广西田阳、靖西、德保。云南文山三七历史悠久、产量大、质量好，习称"文山三七""田七"，为著名的道地药材。

【功效概述】

三七自古以来就被公认为具有显著的活血化瘀、消肿定痛的功效，具有"金不换""南国神草"之美誉。三七同为人参属植物，而其有效活性物质又多于人参，因此它又被现代中药学家称为"参中之王"。清朝药学著作《本草纲目拾遗》中记载："人参补气第一，三七补血第一，味同而功亦等，故人并称曰人参三七，为药品中之最珍贵者。"扬名中外的中成药"云南白药"和"片仔癀"，即以三七为主要原料制成。

历代的医家典籍认为三七味甘、微苦，性温，归肝、胃、大肠经，有散瘀止血、消肿定痛的功效，可用于咯血、吐血、衄血、便血、崩漏、外伤出血、胸腹刺痛、跌扑肿痛诸症。《本草纲目》云："此药近时始出，南人军中用为金疮要药，云有奇功。又云，凡杖扑伤损，瘀血淋漓者，随即嚼烂，罨之即止，青肿者即消散……产后服亦良。大抵此药气温味甘微苦，乃阳明、厥阴血分之药，故能治一切血病，与麒麟竭、紫矿相同。"止血，散血，定痛。金刃箭伤，跌扑杖疮，血出不止者，嚼烂涂，或为末掺之，其血即止。亦主吐血、衄血、下血、血痢、崩中、经水不止、产后恶血不下、血运、血痛、赤目、痈肿、虎咬、蛇伤诸病。其功效目前主要可以归纳为两个方面：

出血证：本品味甘、微苦，性温，入肝经血分，功善止血，又能化瘀生新，有止血不留瘀、化瘀不伤正的特点，对人体内外各种出血，无论有无瘀滞，均可应用，尤以有瘀滞者为宜。单味内服、外用均有良效。

跌打损伤，瘀血肿痛：本品活血化瘀而消肿定痛，为治瘀血诸证之佳品，为伤科之要药。凡跌打损伤，或筋骨折伤、瘀血肿痛等，本品皆为首选药物。可单味应用，以三七为末，黄酒或白开水送服；若皮破者，亦可用三七粉外敷。若与活血行气药同用，则活血定痛之功更著。本品散瘀止痛、活血消肿之功，对痈疽肿痛也有良效。如《本草纲目》治无名痈肿，疼痛不已，以本品研末，米醋调涂；治痈疽破烂，常与乳香、没药、儿茶等同用，如腐尽生肌散（《医宗金鉴》）。

此外，本品具有补虚强壮的作用，民间用于治虚损劳伤，常与猪肉炖服。由于其疗效显著并且功效广泛，临床上有多种炮制方法及使用剂型，介绍如下：①三七：取原药材，除去杂质，用时捣碎；②三七粉：取三七，洗净，干燥，碾细粉；③熟三七：取净三七，打碎，用食用油炸至表面呈棕黄色，取出，沥出油，研细粉；④三七片：取三七，洗净，蒸透，取出，及时切片，干燥。生三七主要以祛邪为主，有祛瘀血的功效。熟三七主要有补血理血、补益健身的作用。

【典故及历代名家点评】

三七作为云南的道地药材，其民间传说颇多，其中以药材兄弟的典故流传最广。相传有兄弟俩，哥哥行医看病且种植药材。有一天，弟弟突然得了急症，七窍出血。哥哥急忙刨了一棵草药，煎汤给弟弟服下，连服几服后，弟弟痊愈。弟弟在得知服用的是祖传的止血草药后，便也在自家院子里栽了棵草药的小苗。第二年，这棵草药长得枝繁叶茂。这时，邻村有家财主的儿子也得了出血病，弟弟听说后，就把那棵草药挖出来，给财主的儿子煎汤喝了，没想到服用了几服后，财主的儿子便死了。财主告到县官那里，弟弟被抓了起来。哥哥得知后，急忙前去申诉，他说，弟弟给财主儿子用的确实是止血草药熬的汤，只不过这种草药才生长了一年，还没有药性，要长到三至七年时药力才最强。后来，人们就给这种草药起名为三七，意思是生长三至七年后其药效最佳。

据传，一次李时珍去南京赶"三皇会"（药材交易会），在药王庙前的地摊上，看到一云南药商摆着一种圆锥形褐黄色植物的根，识药无数的李时珍从未见过这种药，便上前请教。药商说："它叫三七，云南特产，可止血化瘀定痛，是西南军队的金创要药。"他还讲述了三七的具体功效事例，李时珍取一细根头放入口中咀嚼，其味苦后回甘。凭往日经验，李时珍觉得可带点回去一试，便要购买。药商告知，此药贵重如金，李时珍倾囊而出，但钱仍不足，只得轻叹一声，将欲离去。后云南药商得知买者是李时珍时，抓起几块三七递到李手中。李时珍回去后取三七试用数人，勘验效果，并多方面收集其治疗作用，将其载入《本草纲目》中。

《本草纲目》："止血散血定痛。金刀箭伤、跌扑杖疮、血出不止者，嚼烂涂，或为末掺之，其血即止。亦主吐血衄血，下血血痢，崩中经水不止，产后恶血不下，血运血痛，赤目痈肿，虎咬蛇伤诸毒。"

《本草从新》："散血定痛。治吐血衄血。血痢血崩。目赤痈肿。"

《本草纲目拾遗》："人参补气第一，三七补血第一，味同而功亦等，故称人参三七，为药品中之最珍贵者。"

《本草新编》："三七根，止血之神药也，无论上、中、下之血，凡有外越者，一味独用亦效，加入补血补气药之中则更神。盖止药得补而无沸腾之患，补药得止而有安静之体也。"

《本草求真》："三七，世人仅知功能止血住痛，殊不知痛因血瘀则痛作，血因敷散则血止。三七气味苦温，能于血分化其血瘀……故凡金刃刀剪所伤，及跌扑杖疮血出不止，嚼烂涂之，或为末掺，其血即止。且以吐血、衄血、下血、血痢、崩漏、经水不止、产后恶露不下，俱宜自嚼，或为末，米饮送下即愈。"

《医学衷中参西录》："善化瘀血，又善止血妄行，为吐衄要药。病愈后不至瘀血留于经络，证变虚劳（凡用药强止其血者，恒至血瘀经络成血痹虚劳）。兼治二便下血，女子血崩，痢疾下血鲜红久不愈（宜与鸦胆子并用），肠中腐烂，浸成溃疡，所下之痢色紫腥臭，杂以脂膜，此乃肠烂欲穿（三七能化腐生新，是以治之）。为其善化瘀血，故又善治女子症瘕，月事不通，化瘀血而不伤新血，允为理血之妙品。外用善治金疮，以其末敷伤口，立能血止疼愈。若跌打损伤，内连脏腑经络作疼痛者，外敷内服奏效尤捷。疮疡初起肿痛者，敷之可消。三七之性，既善化血，又善止血，人多疑之，然有确实可证之处。如破伤流血者，用三七末擦之，则其血立止，是能止血也；其破处已流出之血，着三七皆化为黄水，是能化血。"

【药用价值】

三七的功效在临床上已经得到验证，其用法颇多，如：研末吞服，1～1.5克；煎服，3～10克，亦入丸、散；外用适量，研末外掺或调敷。现将其主要功效归纳为以下几点：

止血不留瘀，适合瘀血引起的出血证：本品微涩能止血，又辛散而善化瘀止痛，药效卓著，有止血不留瘀、化瘀而不伤正的特点，对出血兼有瘀滞肿痛者尤为适宜。单味内服或外用即可奏效，亦可配伍入复方用。于收敛止血、温经止血等方中酌加本品，既可助其止血之效，又可防其留瘀之弊。也可以佐加少量凉血止血药，或者收敛止血，配伍上也有止血不留瘀的效果，所以应用范围可扩大，但是也要注意其温性较明显，热势较重的血热妄行者不适合服用。

活血止痛或化瘀止痛：包括跌打损伤、妇科痛经、产后瘀血腹痛，甚至疮痛肿痛、风湿痹证有瘀血的都可用其化瘀止痛。尤其适宜治疗外伤的瘀血疼痛证。三七是金疮要药（金疮指刀伤），它能全面针对金疮病因，没有伤口有瘀血的，化瘀止痛，作用强；有伤口或出血的，止血，且生肌不留瘀。它还能增强外伤患者对出血和疼痛的耐受性，李时珍说，古时杖责，打得皮开肉绽，先吃三七恶血不容易攻心，不容易休克，耐受力增加。

补气血，滋补强壮：妇女产后用三七蒸鸡蛋吃、炖鸡，调理产妇气血亏虚，补气血。三七像人参，与人参同科同属，从地上到地下、从形状到气味都非常相似，所含的皂苷类成分很多也是相同的。三七可以作为补虚药来用，气血亏虚者适用。

现代药理研究认为，三七的药效主要有：

止血作用：三七素的止血效应与剂量有关，能缩短凝血时间，使血小板数量显著增加。它主要通过机体代谢、诱导血小板释放凝血物质而产生止血作用。三七止血宜生用，是因为三七素不稳定，经加热处理后易被破坏。

补血、造血功能：近年来大量的实验和临床研究显示，三七能促进骨髓粒细胞系统、血红蛋白及各类红细胞的增长，具有明显的造血功能。

抗心肌缺血，扩血管，治疗冠心病、高血压：三七总皂苷可减少心肌细胞缺血损伤时细胞内酶的释放，从而减少缺血时的心肌损伤，还能改善左室舒张功能，舒张血管产生降血压作用。

对脑组织的保护作用：三七三醇皂苷作为一种脑保护剂在缺血性脑损伤治疗的中早期、后期持续使用能够上调内源性神经保护因子，从而使受损的神经功能得到恢复。三七对脑缺血后的细胞有一定保护作用，止血、活血化瘀、镇静、镇痛、消炎等作用都是三七治疗脑血管疾病的药理学基础。

其他：能够提高体液免疫功能，具有镇痛、抗炎、抗衰老等作用；能够明显治疗大鼠胃黏膜的萎缩性病变，并能逆转腺上皮的不典型增生和肠上皮化生，具有预防肿瘤的作用。

【食疗保健】

三七是我国传统的名贵中药材之一，近几年来人们生活水平提高，越来越注重保健防病，把不属于补益类药的三七当成能防治百病的补益药加以使用。红河、文山等地，家家喜欢用当地土陶制作的汽锅，放入鸡肉，再加些滋补食品，如天麻、三七、当归等，做成天麻汽锅鸡、三七汽锅鸡、当归汽锅鸡等食物。这些食物珍贵，起初只为产妇或出院患者烹制。后来，红白喜事、亲朋好友来做客时，都会摆上三七汽锅鸡。三七汽锅鸡逐渐成为云南著名的滋补名菜，颇受群众喜爱。一些到云南旅游的人也常常能够享受到美味的三七汽锅鸡。

值得注意的是，由于三七价格一路飙升，有些不法商家为谋取利益不择手段，用土三七假冒三七出售，致使近年不断发生中毒事件。土三七和三七，两者虽一字之差，但作用大为不同。土三七含有吡咯烷生物碱成分，可造成肝窦和肝小静脉的内皮细胞损伤而致肝小静脉阻塞、肝细胞不同程度液化坏死，其实质就是肝脏微循环障碍导致的肝损伤。病程可分为急性期、亚急性期和慢性期。急性期多有明显的肝脏损害，黄疸和脾肿大较少；亚急性期主要表现为肝脏肿大和腹水，时轻时重，病程可达数月；慢性期为肝脏进一步硬化，腹水难以消退，后期可出现食管胃底静脉曲张破裂出血、肝性脑病等表现。同时，这种损害一经形成，往往无法逆转，最终发展为肝功能衰竭。需要提醒的是，三七和土三七的叶形、花形、花色均异，外形上很好分辨，但由于两者的根均为圆锥状或圆柱状，一般人很难区分，所以不法分子利用其根部形态的相似性加以混淆，如再制成粉末，两者更是无法辨认。因此，应到正规药店或医院购买三七。鉴于土三七有毒，且中毒后难以治疗，购买者应予鉴别，切不可盲目服用，以免产生致命的后果。

另外，三七花是三七全株中三七皂苷含量最高的部分。三七花质脆易碎，气微，味甘、微苦，具有降血脂、降血压、抗癌、提高心肌供氧能力、增强机体免疫等功效。三七花还含有多种人参皂苷，有平清热肝、降压的功效，可防治高血压和咽炎。三七花总皂苷对中枢神经系统有抑制作用，表现为镇静、安神功效，可用于高血压、头昏、目眩、耳鸣、急性咽喉炎的治疗，可降血压，降血脂，减肥，生津止渴，提神补气。另可泡茶、炒肉、煲汤等，在安眠方面三七花也有一定的功效。三七花本身的副作用很小，一般情况下没有什么副作用，可以放心使用，但是也有个别的人用药期间会出现过敏反应、肝损害、皮疹等，这在临床上不多见。有下列情况之一者慎用或禁用：

1. 身体虚寒之人请小心使用或者不用，因为三七花药性属于凉性，对虚寒之症有加重作用（比如有些人一喝三七花茶就感冒），所以感冒期间不建议用。

2. 女性月经期间最好不要用。月经期间本不能食用凉性食品，加上三七花有活血化瘀的作用，容易导致出血过多。但如果为血瘀型月经不调者，用三七花可以活血化瘀，调理月经。

3. 凉感冒期间不要用，因为三七花性凉，有加重凉感冒的作用。

4. 对于瘀血引起的先兆流产、胎动不安，三七有着较好的疗效。不过由于孕妇是特殊人群，所以在使用时必须对孕妇的病证型进行很好的辨别，以免引起孕妇流产。不过，三七是一味很好的产后补血药物。

5. 不建议三七花和其他花茶一起使用，因为三七花单味使用效果比较好，可以加入冰糖，味道更佳。

6. 肝炎患者适当服用三七花有保肝、护肝的作用。老年人也可以服用三七花来以辅助治疗高血压、高脂血症。经常坐着不动的人容易患高脂血症和心血管疾病，也可以使用三七花进行调理。

【适宜人群】

三七的适宜人群比较广，主要有以下几种人群：

1. 易跌打扭伤人群。运动爱好者、室外劳动者容易发生意外创伤，内服三七可活血化瘀、消肿定痛，外用三七可迅速止血、消炎镇痛。

2. 心脑血管疾病患者。

3. 头昏眼花、剧烈头痛者。

4. 体质虚弱、易疲劳、失眠、记忆力减退者。

5. 脸色苍白、贫血、早衰者。

6. 胃溃疡、十二指肠溃疡出血及慢性胃炎等消化道出血患者。

7. 支气管扩张、肺结核及肺脓肿等症患者。

8. 高血压、高脂血症及贫血者。

9. 各类血证（吐血、呕血、咳血、便血、尿血、瘀血等）患者。

10. 体质虚弱、免疫力低下者。

11. 妇女月经不调、闭经、痛经及产后恶露不停、小腹瘀滞疼痛等症患者。

12. 生活节奏快的白领人士，可用三七保持心脑血管健康（因快节奏生活容易造成心、脑供血不足）。

13. 应酬多，经常饮酒者。三七可以促进受损肝中正常细胞的生长，亦可保护肝脏免受化学性伤害，如酒精和四氯化碳。

14. 脸上长斑者。三七能有效祛除斑痕（如黄褐斑），三七粉能有效抗衰老，美容护肤。

【药食的相互作用】

1. 治吐血、衄血：山七一钱，自嚼，米汤送下（《濒湖集简方》）。

2. 治吐血：鸡蛋一枚，和三七末一钱，藕汁一小杯，陈酒半小杯，隔汤炖熟食之（《同寿录》）。

3. 治咳血，兼治吐衄，理瘀血及二便下血：花蕊石三钱（煅存性），三七二钱，血余一钱（煅存性）。共研细末，分两次，开水送服（《医学衷中参西录》化血丹）。

4. 治赤痢血痢：三七三钱，研末，米泔水调服。

5. 治大肠下血：三七研末，同淡白酒调一二钱服。加五分入四物汤亦可。

6. 治产后血多：三七研末，米汤服一钱。

7. 治赤眼十分重者：三七根磨汁涂四围。（4～7条均出自《濒湖集简方》）

8. 治刀伤，收口：好龙骨、象皮、血竭、人参三七、乳香、没药、降香末各等份。为末，温酒下。或敷之（《本草纲目拾遗》七宝散）。

9. 止血：人参三七、白蜡、乳香、降香、血竭、五倍、牡蛎各等份。不经火，为末。敷之（《回生集》军门止血方）。

10. 治无名痈肿，疼痛不止：山七磨米醋调涂。已破者，研末干涂（《本草纲目》）。

11. 治虎咬虫伤：三七研细，每服三钱，米汤送下。另取三七嚼涂伤处。

【禁忌及注意事项】

1. 对三七过敏的人群不宜服用三七粉，但对三七过敏的人很少。

2. 不可过量，用于日常保健，每天3～5克三七粉，用温水分2次送服。

3. 10岁以下儿童不宜长期服用三七粉，因为三七粉有提高免疫力的作用，10岁以下儿童自身免疫力还没有发育完善，长期服用可能会影响自身免疫系统的发育。

4. 孕期不宜服用三七粉，但不尽然。

5. 服用三七时忌食虾类。

（朱诗兵　李敏静）

山楂

《神农本草经集注》

【生物特性及药源】

山楂，又名山里红、山里果，蔷薇科山楂属，落叶乔木山楂 *Crataegus pinnatifida* Bunge 的果实。单叶互生或于短枝上簇生，叶片宽卵形，伞房花序，花白色，后期变粉红色，果实近球形或梨形，呈深红色，中国多地均有分布，盛产于山东泰沂山区。

【功效概述】

山楂入药历史悠久，早在《尔雅》中就有记载，名"朹"（qiú）。历代典籍均认为山楂是一种消食导滞、治疗进食肉类油腻等引起的消化不良的佳品。明代著名医药学家李时珍说，古方罕用，故《唐本草》虽有赤瓜，后人不知即此也。自丹溪朱氏始著山楂之功，而后遂为要药。李时珍认为凡脾弱食物不能克化，胸腹酸刺胀闷者，于每食后嚼二三枚，绝佳。但不可多用，恐反克伐也。《物类相感志》曰，煮老鸡、硬肉，入山楂数颗即易烂，则其消肉积之功，益可推矣。

本品性微温，味甘酸，归脾、胃、肝经，善健脾开胃、消食化积、活血化瘀，适用于饮食积滞、脘腹胀痛、疝气、血瘀、闭经、产后腹痛、恶露不尽等症。一般常规用量为3～10克。山楂果可生吃或作为果脯、果糕，或干制后入药，是中国特有的药果兼用树种。

山楂有南北之分。北山楂果实较大，气香、味酸，多切片入药，以个大、皮红、肉厚者为佳，主要偏于健胃消食；南山楂果实小，气微、味酸涩，多原粒入药，以个大、色红、质坚者为佳，主要偏用于治泻利证。不论南北山楂，均以核小肉厚者为佳品。

【典故及历代名家点评】

陶弘景云："煮汁洗漆疮。"

《唐本草》："汁服主水痢，沐头及身上疮痒。"

《日用本草》："化食积，行结气，健胃宽膈，消血痞气块。"

《滇南本草》："消肉积滞，下气；治吞酸，积块。"

《本草经疏》："山楂，《本经》云味酸气冷，然观其能消食积，行瘀血，则气非冷矣。有积滞则成下痢，产后恶露不尽，蓄于太阴部分则为儿枕痛。山楂能入脾胃消积滞，散宿血，故治水痢及产妇腹中块痛也。大抵其功长于化饮食，健脾胃，行结气，消瘀血，故小儿、产妇宜多食之。《本经》误为冷，故有洗疮痒之用"。

《本草蒙筌》：“行结气，疗颓疝。”

《本草纲目》：“化饮食，消肉积，症瘕，痰饮痞满吞酸，滞血痛胀。”

《本草再新》：“治脾虚湿热，利大小便，小儿乳滞腹疼。”

《本草撮要》：“冻疮涂之。”

据传当年杨贵妃为使肌肤细嫩光滑，讨皇上欢心，常食一道名为“阿胶羹”的药膳，因阿胶为血肉有情之品，药性滋腻，过食易致胀满不适。众御医为其诊治，用遍各种名贵药而未见效。后一道士号脉望舌，以“棠棣子十枚，红糖半两，熬汁饮服，日三次”为方，贵妃服药近半月则愈。棠棣子即为山楂之别名，有消食化积、行气散瘀之效，故杨贵妃在此后服食阿胶羹的同时，常佐食些许山楂，而病不复发也。

【药用价值】

山楂是临床常用药及日常生活食品，现代对其药用价值的研究已较为详细，主要有以下药理作用：

促消化作用： 本品含有脂肪酶，同时具有增加胃消化酶分泌的作用，可促进消化。此外，对胃肠功能具有一定调节作用，对活动亢进的十二指肠平滑肌有抑制作用，面对松弛的大鼠胃平滑肌有较轻的增强收缩作用。

对心血管的保护作用： 山楂可以增加冠脉流量，降低心肌耗氧量，对心肌缺血、缺氧有保护作用。

降脂作用： 本品可降低胆固醇和脂质在器官上的沉积，对胆固醇合成酶活力有抑制作用。山里红水浸膏能显著降低血清总胆固醇含量。

抗菌作用： 山楂对志贺痢疾杆菌、福氏痢疾杆菌、宋内痢疾杆菌等有较强的抗菌作用；对金黄色葡萄球菌、乙型链球菌、大肠杆菌、变形杆菌、炭疽杆菌、白喉杆菌、伤寒杆菌、绿脓杆菌等也有抗菌作用，且一般对革兰氏阳性细菌的作用强于革兰氏阴性细菌。

防癌作用： 在胃液的酸性条件下，山楂提取液能够消除合成亚硝胺的前体物质，即能阻断合成亚硝胺。山楂对黄曲霉素 B_1 的致突变作用有显著抑制效果，说明山楂可能对预防肝癌有意义。

临床研究发现，山楂对于绦虫病、急性细菌性痢疾以及降低血清胆固醇具有显著效果。

【食疗保健】

本品含有蛋白酶、脂肪酸、脂肪酶及维生素C等成分，在养生保健方面有以下作用：

消食：饮食不节、过食肥滋厚腻之品均易导致消化不良，饮食积滞，尤其是小儿喂养不当，脾运失司，临床上常表现为纳差、腹痛胀满、大便溏泻、生长发育迟缓等，本品对此具有消食导滞、健脾开胃的作用。

降血脂：山楂可通过抑制肝脏胆固醇的合成而降低血脂，并降低发生动脉粥样硬化的风险。

降血压：山楂能扩张外周血管且具有持久的降压作用，可降低心脑血管发生疾病的可能性。

美容：本品含枸橼酸、苹果酸、抗坏血酸、蛋白质、糖类，具有祛痘、美颜、抗衰老的养颜功效。同时，其中的维生素C、胡萝卜素等物质能阻断并减少自由基的生成，增强免疫力，抗衰老。

【适宜人群】

本品含有脂肪酶、蛋白酶及维生素C等成分，其临床保健作用适用于以下人群：

1. 饮食不节、喜肥食厚味、苔厚腻的积食者。

2. 中老年人，尤其适合高血压、冠心病、心绞痛、高脂血症、阵发性心动过速及心脏衰弱的中老年患者。

3. 妇女经期延后或产后腹痛瘀血、恶露不尽者。

4. 肥胖症、维生素C缺乏症、病毒性肝炎、脂肪肝、急慢性肾炎、肠道感染者。

【药食的相互作用】

1. 焦山楂、焦神曲、焦麦芽被称为"焦三仙"，其消积化食之力更强，较适合消化不良、饮食停滞、不思食等症者。

2. 山楂和蜜枣、山药同煮，具有健脾消食、滋肾补精、降低血糖的作用，是补益胃而不滞的较好选择。

3. 本品与金银花相配，山楂健胃消食，金银花清热解毒，尤其适合风寒感冒兼有伤食者。

4. 山楂与罗布麻叶、五味子及冰糖可制成降压茶，久饮可降血脂、降血压，预防冠心病。

5. 山楂与何首乌均有化浊降脂的作用，适合高脂血症患者，可以帮助降低血脂，同时具有软化血管的作用，可预防血管斑块形成。

【禁忌及注意事项】

1. 糖尿病患者忌食。

2. 酸性收敛，山楂味酸，患有胃及十二指肠溃疡病或胃酸过多者应忌食本品，避免产酸过多。

3. 炎症患者应少吃，酸味的山楂会影响炎症吸收。

4. 本品属滑利之品，妊娠期妇女应忌食。德国科学家研究发现，本品会影响胚胎细胞的正常分裂增殖与生长发育，并诱发遗传物质突变。另一项研究证实，本品对子宫有促收缩作用，食用不慎则易引发流产。

5. 山楂不可用铁锅熬煮，因果酸会溶解铁锅中的铁而生成铁化合物，食用后容易引起中毒，故熬煮山楂忌用铁器。

（杨德威）

松子

《名医别录》

【生物特性及药源】

松子为松科植物红松 Pinus koraiensis Sieb.et Zucc.、白皮松 Pinus bungeana Zucc.、华山松 Pinus armandii Franch.等多种松树的种子。红松子为松科植物红松的种子，又名海松子。红松为常绿大乔木，树皮灰褐色，鳞片开裂，小枝暗褐色，密生锈褐色茸毛，叶针形，五针一束，粗硬，长8～12厘米，雄花序圆球状，密集成穗状，呈红黄色，雌花序有长柄，球果大，卵状长圆形，长9～14厘米，径6～8厘米，种子卵状三角形，红褐色，长1.2～1.8厘米，宽0.9～1.6厘米。花期5周，果期10～11月。红松属国家一级濒危物种，野生者生长50年后方开始结子，成熟期约2年，故极为珍贵。红松生长在纬度40°～45°的地区。在我国主产于东北长白山、小兴安岭林区，所以，它又叫东北松子，也称东北红松子。除我国外，朝鲜、俄罗斯及欧洲少数国家略有松子出产，但数量极少。

【功效概述】

我国食用松子的历史约始于汉代。《汉武内传》已有食用松子的记载，并认为服食松子能益寿延年，如《海药本草》就说"久服轻身，延年不老"，对松子的功效早就有所记载。嗣后，历代名家对松子的药食两用价值也有不少记述。唐代杜甫《秋野》诗之三："风落收松子，天寒割蜜房。"宋代翰林医官使刘翰等撰写的《开宝本草》认为海松子生于新罗（在今朝鲜半岛）。如小栗三角，其中仁香美，东人食之当果，与中土松子不同。通过这些关于松子可食的记载，可见我国民间早已将之列为可食之品。松树一身皆是食疗入药、酿酒烹茶的佳品，除了松子可作为干果食用外，它的针叶、松节、松脂、松花、果壳、树皮等都被记载于历代重要本草著作中。

松子性味甘温，归肝、肺、大肠经，具有滋阴养肺、润肠通便、补血祛风的功效。松叶性味苦温，具有祛风燥湿、杀虫止痒的功效，可煎服或外用，也可浸酒和酿酒。在唐代，松叶酒是当时风行的一种药酒，这一点在当时的诗歌中就能了解到。唐代医学家孙思邈在其《千金要方》中就记载了松叶酒的酿法，用于治疗脚弱十二风，痹不能行。松花即松树的花粉，于春末夏初时采集，又称松黄。唐代药学家苏敬等在《唐本草》中载："松花名松黄，拂取似蒲黄……酒服，轻身疗病，云胜似皮、叶及脂。"宋代药学家寇宗奭在《本草衍义》中说："松黄一如蒲黄，但其味差淡，治产后壮热、头痛、颊赤、口干唇焦、多烦躁渴、昏闷不爽。"明代李时珍在《本草纲目》中认为松花甘、温，无毒，润心肺，益气，除风止血，亦可酿酒。除了药用外，历代食疗的方书中都有用松花粉做汤、制馅、蒸饼、酿酒的记述。

【典故及历代名家点评】

松子因药食两用俱佳，备受历代名人及医家、营养名家的推崇。

《开宝本草》："主骨节风，头眩，去死肌，变白，散水气，润五脏，不饥。"

《海药本草》："主诸风，温肠胃。"

《本草再新》："润肺健脾，敛咳嗽，止吐血。"

《玉楸药解》："润肺止咳，滑肠通便，开关逐痹，泽肤荣毛。"

《本草纲目》："润肺，治燥结咳嗽。"

《随息居饮食谱》："补气充饥，养液熄风，耐饥温胃，通肠辟浊，下气香身，当益老人，乃果中仙品。"

《神仙传》中有一则故事：有一个叫赵翟的人，得了麻风病，家人怕被他传染，把他送到深山老林里。有一天，赵翟遇上了一位仙人，送给他松脂，并对他说："此物不但能治好你的病，而且还可以使你长生不老。"赵翟遵照服用，病果然痊愈，于是弃林归家，容颜转如少年，肌肤光泽，行走如飞，活了一百七十岁，齿不落，发不白。

【药用价值】

历来松子药用有以下几个方面：

润肺止咳：主要用于阴虚肺燥导致干咳无痰或咽干痒而咳的患者。

补虚润燥，润肠通便：多用于年老体虚、羸弱少气、肠燥便秘、大便无力以及妇女产后大便秘结等症，有助于生津润肠、滑下通便，缓泻而不伤正气。

祛风通痹：用于治疗肌肤麻木不仁、肢节酸痛等症。

益智延寿：对于有智力低下、健忘遗物、胸痹心悸，或阿尔茨海默病、体弱早衰等症患者，本品也是可供选用的药物之一。

【食疗保健】

目前国内在售的松子，除了我国主产的东北松子外，也有从巴西、巴基斯坦、阿富汗等国进口的巴西松子。它们虽然同为松子，但不论在营养价值还是植物形状上都有着本质的区别。巴西松子由纯天然优质原料，经过精心挑选，采用我国的传统工艺，并引进先进的技术加工而成。巴西松子具有特殊的香、松、酥的口味和人体所必需的多种营养成分。现代研究表明，该品中的脂肪成分是油酸、亚油酸、亚麻酸等不饱和脂肪酸，具有防治动脉硬化的效果，同时还含有磷，对脑和神经系统都颇有益处，能补五脏，补虚损，美白肌肤，健脑益智。

松子不但是重要的中药，久食益身心健康，而且能滋润肌肤，延年益寿，也有很高的食疗价值。其主要食疗作用列举如下：

预防心血管疾病：松子中富含的不饱和脂肪酸（亚油酸、亚麻油酸等）以及无机盐（磷、铁等）对于软化血管、增加血管壁的弹性有一定的功效，所以食用松子具有降低血脂、预防心血管疾病的食疗效果，也能给机体组织提供丰富的营养。

促进身体发育、病后康复：松子中富含的亚油酸是人体中脑髓和神经组织的组成成分，也是人体其他组织的细胞组成成分，具有促进孩子身体发育的作用。小儿在长身体之时，食用一些松子对其成长是有裨益的。同时，对于病后康复的人群来说，食用本品也有一定的辅助作用。

乌发养颜：松子含有丰富的油脂和多种营养物质，能滋补五脏，有充饥、益气、补血养颜的重要作用。对女性而言，养血可以润肤美容。爱美是女人的天性，本品对于女性来说，应是不错的选择。

润肠通便：松子仁富含脂肪油，是润肠通便却不伤正气的药食两用食物，特别对老年人便秘和小儿津亏便秘有一定的治疗效果。

强筋壮骨、消除疲劳：松子所含的大量无机盐，如钙、磷、铁、钾等成分，能给人体组织提供丰富的营养物质，能强筋壮骨，消除疲劳，对老年人的健康有极大的补益作用。

延缓衰老：松子所含的维生素E高达30%，其软化血管、消除自由基、延缓衰老的作用非常显著，是中老年人较为理想的保健食品，也是女性美容养颜的佳品。

近几年的国外研究认为，男性每周吃松子等坚果2～3粒，可有效降低猝死的危险。美国营养学家乔伊·鲍尔博士表示，松子中含有叶黄素，能帮助眼睛过滤紫外线，防止视网膜黄斑受损，还可降低老年黄斑变性和白内障的风险。研究还发现，常吃松子等坚果可延缓衰老，因为松子富含抗氧化剂成分，有助于保护细胞免受自由基损伤。另外松子还含有类黄酮，具有抗衰老作用。美国最新的一项研究表明，每天吃30克松子，有助于控制食欲，防止肥胖及体重超重，对女性效果尤为明显。因此，早餐前吃一把松子，可使一天饭量降低37%。

【适宜人群】

历代以来，松子一直是一种强身健体的滋养佳品，最早多为道家食用。松子富含油脂，具有良好的润肠通便作用，特别是老年人易患便秘，服食松子有利于通便，通便则有利于排出体内的毒素。因此，自古以来，本品一直被誉为"长生果"。

松子是大脑优质的营养补充剂，特别适合脑力劳动者食用。因为其所含的不饱和脂肪酸具有增强脑细胞代谢，维护脑细胞、脑神经功能的作用。松子中的谷氨酸含量高达 16.3%，因此松子有很好的益智健脑作用，还能增强记忆力。此外，松子富含磷和锰，是脑力劳动者的健脑佳品，有助于预防阿尔茨海默病的发生和发展。

总之，本品适合一般人群，尤其适合体质虚弱的老年人，大便秘结、慢性肺部疾病和久咳无痰者以及动脉硬化所致的心脑血管疾病患者。

有一个神话传说，一个叫偓佺的人，喜欢吃松子，形体生毛，毛长约数寸，两眼视力极佳，能望见远方的事物，并能疾走如飞。当时常食松子者，都能活至两三百岁。这个传说虽然不可信，但可见松子延年益寿的功益并非空穴来风。

【药食的相互作用】

一般认为，松子与其他药食同源的物品同用都有增效作用，如与蜂蜜、桃仁搭配，对便秘具有较好的疗效；与杏仁、百合同用，可起到润肺止咳、润肠通便的作用。

不过，本品与西药氨茶碱等茶碱类药物同用时，因其中的某些成分能加快氨茶碱类药物的代谢，所以会降低氨茶碱的疗效。

【禁忌及注意事项】

1. 肾亏遗精、湿痰较多的患者慎食松子。

2. 松子富含油脂，有润肠通便的作用，因而腹泻或脾虚湿滞、食欲不振者不宜多吃。

3. 霉变松子含有大量真菌及其毒素，食用后可能会发生食物中毒。

4. 古人服用松子的方法也有讲究，李时珍在《本草纲目》中曾引用《太平圣惠方》的说法："服松子法，七月取松实（过时即落难收也），去木皮，捣如膏收之，每服鸡子大，酒调下，日三服，百日身轻，三百日行五百里，绝谷，久服神仙。"显然，这种说法有些夸张，但也说出了吃松子的妙处。值得一提的是，松子炒熟后清香扑鼻，其味无穷，且营养丰富。

还须一提的是，除松叶可酿酒外，松花粉的食疗营养价值也可与松子相媲美，而且比松叶酿酒更胜一筹。现代药理研究证实，松花粉含有8种人体必需氨基酸，多种微量元素、14种维生素、百余种酶与辅酶，还含有大量的不饱和脂肪酸、黄酮、核酸、单糖、多糖、磷脂等营养物质，具有抗疲劳、抗衰老、保肝益肾、改善心脑功能和性功能减退等保健作用。

（周忠辉、王会仍）

淡豆豉

《名医别录》

【生物特性及药源】

淡豆豉为豆科植物大豆 *Glycine max*（Linn.）Merr. 的黑色成熟种子经蒸罨、发酵等加工而成。其原植物为一年生草本植物，高50～150厘米。茎多分枝，密生黄褐色长硬毛。加工后的种子呈椭圆形，略扁，长0.6～1厘米，直径0.5～0.7厘米。表面黑色，皱缩不平，一侧有棕色的条状种脐。质柔软，断面棕黑色，子叶2片，肥厚。花期6～7月，果期7～9月。

本品因炮制方法不同而功能也有所不同。如取桑叶、青蒿各70～100克，加水煎煮，过滤，煎液倒入1000克净大豆中，等煎液吸尽后将大豆蒸透，取出，稍凉，再置于容器内，用煎过的桑叶、青蒿渣覆盖，使大豆发酵至黄衣上遍时取出，除去药渣，洗净，置于容器内再闷15～20天，至充分发酵、香气溢出时取出，略蒸，干燥即可。

另一种炮制方法是取5000克黑大豆，加苏叶、麻黄各2000克，加水浸透，将黑大豆煮透，药汁煮干，倒于竹匾内，晒至八成干后将黑大豆装入大坛内，封口，夏季3天，冬季5天，待其充分发酵后取出晒至将干，再行蒸透，然后晒干收存。

【功效概述】

淡豆豉又称香豆豉、炒豆豉。其味甘、微苦，因炮制方法不同，有性偏温、偏寒之别，归肺、胃经。一般用量为10～15克。

豆豉，古称"幽菽"，也叫"嗜"。最早的记载始于汉代刘熙《释名·释饮食》一书中，誉豆豉为"五味调和，须之而成"。公元2～5世纪的《食经》一书中还有"作豉法"的记载。古人将豆豉既用于调味，也作药用。由此可见，古人早就认为豆豉为药食两用之品了。《汉书》《史记》《齐民要术》《本草纲目》等都有此记载，其制作历史可追溯至先秦时期。

据记载，豆豉的生产最早是从江西泰和县流传开来的，后经不断发展和提高，豆豉才成为风味独特且受广大人民群众喜爱的调味佳品，流传海内外。我国台湾人称豆豉为荫豉，日本人称其为纳豆。据传常食纳豆是日本人长寿的主要原因之一。东南亚各国也普遍食用豆豉。

豆豉是中国汉族特色发酵豆制品，以黑豆或黄豆为主要原料，利用毛霉、曲霉或细菌蛋白酶的作用，分解大豆蛋白质，达到一定程度时，再通过加盐、加酒、干燥等方法，抑制酶的活力，延缓发酵过程而制成。豆豉种类很多，按加工原料分为黑豆豉和黄豆豉，按口味分为咸豆豉和淡豆豉。

【典故及历代名家点评】

《名医别录》："主伤寒头痛寒热，瘴气恶毒，烦躁满闷，虚劳喘吸，两脚疼冷，又杀六畜胎子诸毒。"

《药性论》："主下血痢如刺者，治时疾热病发汗，又寒热风，胸中生疮者。"

《本草纲目》："下气，调中。治伤寒温毒发痘，呕逆。"

相传，"初唐四杰"之一的文学家王勃，在为滕王阁作序之后受阎都督连日宴请。阎都督劳而贪杯，因感外邪、浑身发冷，汗不得出，骨节酸痛、咳喘不已，胸中烦闷，夜寐不安，急得家属、幕僚四处寻医问药。当时诸多名医都主张以麻黄类组方治之，但这个阎都督最忌麻黄，认为麻黄峻猛，自称年老不堪此药。诸医只能你看着我，我瞪着你，一筹莫展。此时王勃前来告辞，听了此事，不觉想起了几天前自己在河边遇见的情景。他见河滩上一位老人正在翻晒大豆，便问老人大豆是否用于做菜。老人头也不抬，只指茅屋前的两口大缸，王勃上前一看，只见一缸里浸泡着药汁，因王勃曾在长安跟名医学过草药，能认出其中有辣蓼、青蒿、桑叶、苏叶等药物。老人见他识药，便指着另一缸说道："这是麻黄浓煎取汁，两缸药汁相混合，用以浸泡大豆，然后将大豆煮熟、发酵，制成豆豉，便可以做菜，当地人很喜欢食用，放点葱头、辣椒、大蒜一炒，又辣又咸，香中带甜，下饭极了。"王勃抓了几粒豆豉，放在嘴里咀嚼，一股清香直冲鼻窍，于是他立即掏出钱，买了一大包回来。见众医束手无策，王勃便将豆豉献给阎都督。众医讪笑，阎都督初时也不接受，后经王勃再三劝说，觉得豆豉只不过是食物，试了也无妨，便开始服用。最后阎都督连服三天，果然见效，病随汗出而解。为王勃饯行时，阎都督取重金酬谢，但王勃固辞不受，说："河旁老翁独家经营豆豉，深受百姓喜爱，都督若要谢我，何不扩大作坊，使其不至失传。"阎都督连连点头。从此，豆豉不仅销于洪州，而且行销大江南北，至今不衰。

【药用价值】

豆豉因炮制方法不同而异。除调味外，作药用者：其一用青蒿、桑叶同制，药性偏寒凉；其二用麻黄、苏叶等同制，药性偏温热；未用其他药物同制者，透发力很弱。

不少研究认为，日本纳豆含有独特的纳豆激酶（简称NK），具有溶血栓、降血压、降血脂、防治糖尿病等功效。其生产原料、生产菌株甚至生产工艺都与中国传统的食品豆豉极其相似。其实，据相关资料介绍，日本纳豆与中国豆豉确实为一种物质，严格而形象地说，日本纳豆与我国的细菌型豆豉就是一对孪生姐妹。

豆豉古时称"幽菽"，据《中国化学史》解释，"幽菽"由大豆煮熟后，经过幽闭发酵而成，后更名为豆豉。在我国，豆豉的应用历史非常悠久，且经久不衰，最晚在唐代传入日本。我国的豆豉按制作工艺可分为霉菌型豆豉和细菌型豆豉两大类，而细菌型豆豉和日本纳豆的发酵菌又同为一种叫枯草杆菌的菌种，所以有我国的细菌型豆豉与日本纳豆为姐妹的说法。

我国的霉菌型豆豉有根霉型豆豉、米曲霉型豆豉及毛霉型豆豉。细菌型豆豉是利用枯草杆菌在较高的温度下，繁殖于蒸熟大豆上，借助其较强的蛋白酶生产出风味独特且具有特异功能性的食品，其最大的特点是产生黏性物质，并可拉丝。日本制作纳豆的纳豆菌也属于枯草杆菌属。1905年尺村发现纳豆上所繁殖的"拉丝"枯草杆菌的这一特性，遂提出专门将其作为一"种"，命名为纳豆芽孢杆菌。但后来多数专业人员在研究了纳豆芽孢杆菌的生理生化特征后，认为其本质上与枯草杆菌相同，所以仍将纳豆菌归于枯草杆菌属内。迄今为止，国际上一直未把纳豆菌列为独立的菌种，但习惯上仍称之为纳豆杆菌。

早在日本江户时代，纳豆就是一种有名的保健食品，可用于治疗风邪、醒酒及防治心脑血管疾病，还可以调整肠胃、促进食欲和解毒。同时，从纳豆中提取出来的纳豆激酶具有溶栓作用。通过动物实验显示，纳豆激酶不仅可抑制血栓的形成，而且还具有很强的溶栓效果，并有降低血压和治疗糖尿病的作用。

大豆中的胰蛋白酶抑制物可以抑制小肠中胰蛋白酶的活力，因而会妨碍蛋白质的消化、吸收和利用。大豆含有5%的纤维素，这些纤维素会形成细胞膜而包围着蛋白质，使蛋白质不易与消化酶接触，降低消化率。食用整粒大豆时，蛋白质的消化率为60%，而豆豉在发酵过程中因微生物的蛋白酶使原料大豆的蛋白质部分水解，故发酵成熟时，其水溶性氮的含量提高了，大豆硬度下降了，蛋白酶更容易与蛋白质接触而水解产生一系列中间产物，如胨、多肽、氨基酸等。这些低分子量的物质在食入后，可以不经过消化而直接被肠黏膜吸收，这对消化功能减退和消化功能障碍患者十分有利。而且发酵过程破坏了胰蛋白酶抑制物，使纤维素酶水解生成单糖，吸收屏障消除了，人体对豆类的消化率也就提高了。

我国的豆豉在中医药学上是一味药食同源的中药，已被原卫生部（现更名为卫生健康委员会）定为第一批药食兼用的品种，并以其独特的风味、独特的营养保健作用而蜚声国际。早在明代，著名医药学家李时珍就在《本草纲目》中指出，豆豉有开胃增食、消食化滞、发汗解表、除烦平喘、祛风散寒、治水土不服、解山岚瘴气等疗效。

【食疗保健】

现代研究证实，不论是日本纳豆，还是我国的豆豉，其所含营养成分极其丰富，都是食疗保健的药食佳品。

近几年来的研究显示，将黑豆制成的豆豉添加在食物中具有下列良好的保健效果：

高效溶血栓：现代医学对老年人脑血栓造成的阿尔茨海默病尚无良好疗法。最近，日本医学家研究发现，用我国黑豆制成的豆豉，含有大量溶解血栓的尿激酶，且令人惊奇的是，它所含的细菌能产生大量的B族维生素及抗生素，认为有助于老年人预防血栓形成，改善大脑血流量，防治阿尔茨海默病。

抗癌和防癌：豆豉中的钼含量是小麦的50倍，硒含量比高硒食物大蒜、洋葱还高。这两种微量元素都具有很强的抑癌作用，虽然不能治疗癌症，但都具有抗癌、预防癌症及降低癌症发病率的作用。

降低血脂和血压：加拿大学者的研究发现，食用豆豉能降低血脂，特别是低密度脂蛋白胆固醇（LDL）水平，不仅有助于降低动脉硬化风险，而且还可降低肥胖人群的发病率。另外，它还有明显的降血压作用。

延缓衰老：研究发现，豆豉含有丰富的白藜芦醇，可与红葡萄酒相媲美，白藜芦醇可阻止DNA损伤；并富含维生素E和微量元素硒，能消除自由基，从而起到抗衰老作用。

改善肠道菌群失调：美国的一项研究发现，常食本品有助于防止肠道细菌的失调，对提高免疫功能、促进肌肤修复、降低肠癌风险等均具有非常重要的作用，还可使肠道摄入更多的膳食纤维，有助于肠道有益细菌产生更多的有利于健康的物质，防止肠道早衰。

安胎： 本品对有胎动不安的孕妇具有良好的安胎作用。明代医学名家陈嘉谟在其《本草蒙筌》一书中就指出："仍安胎孕，女科当知。"可见，古代医家早就认识到本品具有安胎保胎功效。

【适宜人群】

我国历代名人对豆豉都情有独钟，民间亦然。豆豉不仅是厨房常备的调味佳料，也是增强人们体质的一种食品，既安全又有效，符合广大人民群众的保健需求，已成为WHO推荐的营养食物之一。

总而言之，豆豉具有可药可食的多样化营养成分，符合各种人群的健康需求，尤其对于老年人，可用于防治心脑血管疾病，延缓衰老。同时，本品是抗血栓形成的佳品，凡患有腔隙性脑梗死、脑卒中后遗症、冠状动脉粥样硬化性心脏病及高脂血症等病者或有肺栓塞史者，均适合食用本品。现代医学近几年来常应用阿司匹林肠溶片或他汀类药物等抗凝及软化血管，但长期应用常易致消化道不良反应，甚或合并出血，特别是老年人更易发生。此外，对糖尿病患者来说，豆豉中的有效成分能使小肠中的消化酶活力下降，从而使由食入的淀粉和白糖消化后生成的单糖减少，而小肠只能吸收单糖，因此人体对糖分的吸收速度自然就会减缓，血糖水平自然就会降低。另外一点，大豆中的膳食纤维会在肠道内形成网状结构，增加肠液的黏度，使食物与消化液不能充分接触，阻碍葡萄糖扩散，减缓葡萄糖吸收。豆豉中的水溶性膳食纤维含量比大豆原料更高，故豆豉的降糖效果自然更好，它是一种适合于糖尿病患者及有糖尿病风险人群食用的健康食物。

应予指出的是，李时珍的《本草纲目》一书就记载了豆豉诸多的养生保健功效，认为其具有开胃增食、消食化滞、发汗解表、除烦平喘、祛风散寒等作用。从现代的临床和实验研究成果而言，豆豉的功效还远不止于此。就以对女性来说，常食豆豉可减少皱纹，起到美容养颜、保持青春、延缓衰老及妊娠保胎等作用。

【药食的相互作用】

古代医家对淡豆豉与其他药物合用时的互相作用作了详细的介绍：黑豆性平，作豉则温，故能升能散，得葱则发汗，得盐则能吐，得酒则治风，得薤则治痢，得蒜则止血，炒熟又能止汗。

与葱白同用，可用于风寒感冒初起，恶寒发热、无汗、头痛、鼻塞等症；与栀子同用，可用于外感热病，邪热内郁胸中、心中懊侬、烦热不眠等症。

豆豉由黑豆炮制而成。因此，与黑豆相克的药物与豆豉合用都会有相似的作用。例如：

1. 黑豆与蓖麻子的互相作用：《本草纲目》记载，服蓖麻子忌食炒豆，犯之胀满。

2. 黑豆与厚朴：厚朴中含有鞣质，黑豆中含有丰富的蛋白质，两者相遇，形成不易消化、吸收的鞣质蛋白。此外，两者含有的有机成分甚为复杂，可能还会产生其他不良反应，可能导致黑豆营养成分降低，从而影响疗效。

3. 豆豉在与西药同用时，也要注意其有无不良反应，例如在应用左旋多巴西药时，因其属高蛋白食物，有可能影响肠道对左旋多巴的吸收，从而导致豆豉营养效用降低和药物疗效下降。

【禁忌及注意事项】

应该强调的是，豆豉毕竟源自黑豆、黄豆，粗纤维较多，食后可能会不易消化，容易引起腹胀，故不宜多食，特别是脾虚湿滞而致消化吸收不良者，更须注意，就食应有度。还要注意的是，糖尿病或有糖尿病风险者，最好在饭前30分钟吃豆豉，每次吃0.3克即可。因为只有将豆豉的有效成分先送至小肠，才能起到减缓小肠吸收糖分的作用。

有关研究指出，甲状腺功能减退者慎用或禁用豆豉食物，因它能抑制甲状腺素的产生，食用容易加重病情。

　　与淡豆豉不同，咸豆豉为加盐之品，有些人觉得它很咸，担心高盐食物对健康有负面影响。其实，咸豆豉的盐含量并不高，每天三顿，每顿0.3克，加起来一天还不到1克。这和每天盐的安全摄入量6克相比，是没有问题的。如果还担心豆豉的盐含量，可以选购干豆豉。豆豉常分为干豆豉和湿豆豉（即水豆豉），湿豆豉在发酵时，一般加较多的水或调味液及盐，进行加盐发酵，其盐含量相对偏高些，在购买时可以自行选择。

（周忠辉　王会仍）

樱桃

《名医别录》

【生物特性及药源】

　　樱桃，又称车厘子、莺桃、樱珠，蔷薇科落叶乔木樱桃 *Cerasus pseudocerasus*（Lindl.）G.Don 的果实。樱桃是喜温、喜湿、喜光、喜肥的果树。树皮灰白色。小枝叶灰褐色，嫩枝为绿色；叶片呈卵形或长圆状卵形。上面暗绿色，近无毛，下面淡绿色；托叶早落，披针形，有羽裂腺齿。花序伞房状或近伞形，有花3～6朵，先叶开放，花瓣卵圆形白色。核果近球形，无沟，成熟时鲜红色。山东、安徽、江苏、浙江是我国主要产地。

　　樱桃的品种有红灯、早红、先锋、大紫拉宾斯、早大果等，其植物的根、枝、叶、果核及新鲜果实加工后取得的樱桃水都可入药。

【功效概述】

　　本品味甘性温，无毒，归脾、肝经，具有补中益气、祛风胜湿、解表透疹、健脾和胃的功效，适用于风湿腰腿疼痛、四肢不仁。本品的透疹之力较强，故亦可用于麻疹不透、冻疮，外用可治虫毒咬伤。可煎汤内服，外用可浸酒涂擦或捣烂外敷。

古代本草认为，本品有补虚、美容、滋润皮肤的功效，民间还用以治汗斑。用时可将其挤汁，涂患处可美白消斑。民间的经验表明，本品还可用于治疗烧伤、烫伤，能起到收敛止痛、防止伤处起泡化脓的效果。

【典故及历代名家点评】

樱桃始载于《名医别录》。古时樱桃也叫莺桃，因黄莺喜食又含食，故又名含桃，其体圆像珍珠，红似宝石，光彩夺目，极受人们喜爱。《本草纲目》言其如璎珠，璎与樱同音，故后人就称之为樱桃了。樱桃先百果而熟，民谚素有"梅花开过年，樱桃吃在前"之说。当其他水果还在开花之时，樱桃就已上市，所以人们把樱桃称为"春果第一枝"。由于樱桃体态娇小玲珑，形色有如朱唇，所以古人形容美女的嘴为"樱桃小嘴"。《礼记》中云，仲夏之月，天子羞以含桃，先荐寝庙。其意是说，鲜樱桃刚收获时，连帝王都舍不得吃，先要用来祭祖敬神。据传，我国栽培樱桃的历史已有3000多年，《本草衍义》记载樱桃至熟时正紫色，皮里间有细碎黄点，此最珍也。可见，紫桃是樱桃中的佳品。

历代名家对此品有如下记载：

《名医别录》："主调中，益脾气，令人好颜色，美志。"

《滇南本草》："治一切虚证，能大补元气，滋润皮肤；浸酒服之，治左瘫右痪，四肢不仁，风湿腰腿疼痛。"

《本经逢原》："樱桃属火而发湿热，旧有热病及喘嗽者得之立发。"

《食疗本草》："多食有所损。令人好颜色，美志。此名樱桃，俗名李桃，亦名奈桃者是也。甚补中益气，主水谷痢，止泄精。"

《饮食须知》："味甘涩，性热。多食令人呕吐，立发暗风，伤筋骨，败血气，助虚热。"

《医学入门》："樱桃甘温百果先，益脾悦志颜色鲜，止痢涩精扶阳气，多食发热吐风涎。"

【药用价值】

樱桃的营养价值十分高。现代研究认为，本品所含的蛋白质、糖、磷、铁、胡萝卜素及维生素C等都比苹果要高得多，特别是铁含量，位居水果前列。用于防治贫血，樱桃当为首选，人们称之"甘为舌上露，暖作腹中香"。

降血压：最近，英国《每日邮报》报道的一项新研究发现，喝樱桃汁降低血压的作用堪比服用药物。数据显示，将60毫升樱桃汁加水稀释饮用后，3小时内血压可降低7%。这一幅度相当于脑卒中和心脏病危险分别降低38%和23%。本项新研究的分析结果指出，大多数心脑血管疾病都是由高血压、高脂血症、肥胖症、吸烟、缺少锻炼以及糖尿病等风险因素导致的。血压偏高是心血管疾病的头号病因，而血压的小幅度降低，就会对减少死亡率产生重大的积极影响。此项研究显示，饮用樱桃汁降低血压的效果与服用降血压药相当。樱桃汁能有效降低血压的关键是其富含天然抗氧化剂酚酸。跟踪调查发现，当患者血液中儿茶酚酸、香草酸这两种酚酸达到峰值时，樱桃汁降血压效果最佳。此外，樱桃还具有降低血糖的作用。

抗痛风：樱桃有降尿酸、抗痛风的作用，国外的一项研究报道指出，食用樱桃浓缩物可以降低急性痛风的发作率。另有文章指出，食用樱桃后痛风的发生率可降低35%。除此之外，樱桃对痛风发作者能起到消肿、减轻疼痛的作用。目前国外已从樱桃中提取有效成分并制成药剂，用于控制尿酸水平，预防痛风。

抗氧化、抗炎及镇痛作用：樱桃内所含有的花色苷具有抗氧化能力，且其作用强度随浓度的增加而增强，对羟自由基及超氧阴离子均有抑制作用，故樱桃可用于抗衰老。此外，古人通过尝试发现樱桃对于预防和治疗冻疮有很好的效果，这也能说明其具有抗炎镇痛的作用。动物实验研究发现，高剂量花色苷能减轻关节炎损伤，有助于控制由炎症引起的疼痛。

【食疗保健】

预防视力下降：樱桃中的维生素A含量比其他水果要高，是葡萄和苹果的5～6倍。维生素A的缺乏是多种眼部疾病发生的原因之一，故常食用本品可有效保护视力。樱桃还富含花青素，对视网膜黄斑及视紫质等有很强的抑制作用。

美容养颜：樱桃具有一定的美容功效，中国古代文献中有多处"令人好颜色"的记载。现代研究认为，樱桃中含有丰富的蛋白质、糖、维生素、铁等，将樱桃汁涂擦面部可有美白的作用，直接食用亦有一定作用。

预防喉症：现代研究发现，食用樱桃有助于控制和防止感染，因此对于由炎症引起的疼痛有不错的疗效，对防治喉症亦有一定作用。

【适宜人群】

1. 长期电脑工作者因眼睛过久地注视屏幕，视网膜上的感光物质被过多地消耗。维生素A补充不足将导致视力下降、眼痛、怕光等症状，甚至诱发夜盲症。本品含有丰富的维生素A，能有效保护视力。此外，长期的电脑前工作会使身体关节与肌肉酸痛，而樱桃含有丰富的花青素与维生素E，它们皆属于有效的抗氧化剂。

2. 消化不良、食欲欠佳者。

3. 缺铁性贫血患者：樱桃的含铁量居水果之首，而铁是血红蛋白的原料，故樱桃非常适合缺铁性贫血患者。

【药食的相互作用】

樱桃散：将樱桃叶与生姜入酒调研，调敷伤处，可治疗蛇伤。

樱桃羹：先将龙眼肉、枸杞子加水适量煎煮，煮至其充分膨胀后，放入适量樱桃，煮成羹，加入调味料，每日食用一次，具有补气养血的作用，适用于血虚导致的面色少华、头晕心慌等。

樱桃酒：将樱桃与酒以1：4的比例混合后密闭放置，每3天搅拌一次，15～30天可完成制作。每日少量饮用樱桃酒，可治肾虚腰膝酸软、风湿痹痛等，但须警惕上火与贪酒。

【禁忌及注意事项】

1. 多食可令人吐。

2. 多食可出现暗风，头旋眼黑、昏眩倦怠等症。

3. 多食易致虚热、咳嗽，小儿尤易。

4. 樱桃内的铁含量较高，且它还含有一定量的氰苷，过多食用可能会引起铁中毒或氰化物中毒。

5. 樱桃虽味道甜美，但因其性偏温，多吃容易上火，故不能食用过多。

6. 便秘者忌食，肾功能不全、少尿者慎食。

（杨德威）

杏仁

《神农本草经》

【生物特性及药源】

杏仁又称木落子、杏梅仁等，为蔷薇科植物杏或山杏的成熟果实，其有两种形态：①杏树 *Armeniaca vulgaris* Lam. 为落叶小乔木，树皮暗红棕色，单叶互生。叶片圆卵形或宽卵形，花单生枝端，几无梗，花瓣5片，白色或浅粉红色。核果圆形，种子心状，呈浅红色。②山杏 *Armeniaca sibirica* （Linn.）Lam. 为灌木或小乔木，形态与杏树相近，其叶较小，先端长渐尖。果较小，果肉较薄，核扁球形，边缘薄而锐利，种子味苦。

这两种植物的树根、树皮、树枝、树叶、花、果均可入作药用，通常所用的杏仁即是其果实。杏仁可分为甜杏仁（南杏仁）与苦杏仁（北杏仁）。甜杏仁具有丰富的营养价值，常作为干果食用，是食疗佳品；苦杏仁常用来入药，其食疗价值与甜杏仁相同。本篇主要论述苦杏仁。

【功效概述】

苦杏仁味苦、性微温，有小毒，归肺、大肠经，具有止咳平喘、润肠通便的作用，其性浊而沉降，润利而下行，故适用于咳嗽气喘、肠燥便秘、胸闷气急、寒气奔豚、喉痹、疥疮等症，一般常用量为3～10克，煎汤剂时宜后下，熬制成膏外敷可治疗犬咬伤，研纳女人阴户，又治发痒虫疽。

甜杏仁性味甘平，其功效与苦杏仁相近，但其滋润之效更佳，更适合虚劳咳嗽者食用。

【典故及历代名家点评】

本品的用药历史十分久远。据传，三国时期有一东吴名医董奉，他精通医道，妙手回春。晚年他居住于庐山脚下，为天下平民百姓免费诊治，但有一个要求，病人痊愈后，需到其住处后方的山坡上栽种杏树，小病一株，大病三五株，此树名为"康乐树"。董奉治病无数，故不到几年工夫，杏树遍及山野，郁郁葱葱，而树上的杏仁则被他用来救济百姓。据说现今庐山上的杏树，即为当年董奉的遗惠。因此，我们称赞医德高尚之医家为"杏林高手"，而中医学院也有"杏林学院"之美称。关于杏仁，历代医家对其记载如下：

《神农本草经》："主咳逆上气雷鸣，喉痹，下气，产乳金疮，寒心奔豚。"

《本草经集注》："解锡、胡粉毒。"

《名医别录》："（主）惊痫，心下烦热，风气去来，时行头痛，解肌，消心下急，杀狗毒。"

《药性论》："治腹痹不通，发汗，主温病。治心下急满痛，除心腹烦闷，疗肺气咳嗽，上气喘促。入天门冬煎，润心肺。可和酪作汤，益润声气。宿即动冷气。"

《本草纲目》："杀虫，治诸疮疥，消肿，去头面诸风气，皴疱。"

《本草便读》："凡仁皆降，故（杏仁）功专降气，气降则痰消嗽止。能润大肠，故大肠气闭者可用之。"

《本草新编》："杏仁，味甘、苦，气温，可升可降，阴中阳也，有小毒。专入太阴肺经。乃利下之剂，除胸中气逆喘促，止咳嗽，坠痰，润大肠，气闭便难，逐痹散结。"

【药用价值】

世界上唯一的无癌国家叫斐济，据调查，其无癌的主要原因是这个国家的人平时常食杏干、杏仁。该国诸多的岛屿上长满了杏树，有些地方甚至将其作为粮食食用。杏仁主要有以下药用价值。

止咳平喘：杏仁是中药中止咳平喘的代表，古人认为杏仁润利而下行，苦温而散滞，故能止咳逆上气，除喉痹。现代药理研究认为，杏仁内含有苦杏仁苷，该成分在人体内可被分解为氢氰酸和苯甲醛，微量氢氰酸能镇静呼吸中枢而有镇咳、平喘作用。

预防心血管疾病：现代医学临床调查显示，本品有降血脂、预防动脉粥样硬化和预防心脏病等作用。流行病学调查发现，95%的高血压属于原发性高血压，杏仁可利用酶解技术产生血管紧张素转换酶ACE抑制剂，后者能对高血压患者起到降压作用，且具有安全性高，效果温和、专一、持久，无副作用等优点。

抗癌：许多药理研究证明，杏仁具有防癌抗癌的作用，并且关于此方面的临床研究正在推进中。实验发现，杏仁可刺激胃酸分泌，消除毒性氧自由基，抑制癌细胞的转移，故具有抗癌作用。另有多个欧美研究小组对带瘤小鼠注射苦杏仁苷，发现89%的小鼠肿瘤完全消失了。本品的具体抗癌效果仍需要通过更多的临床实验来证明。

【食疗保健】

杏仁富含蛋白质、脂肪、糖类、多种维生素及胡萝卜素等营养成分，还含有镁、铁、钙、铜等多种元素。此外，甜杏仁中还含有水苏糖、杏仁球蛋白等功能性成分。苦杏仁是一种富含氨基酸、利于人体氨基酸营养平衡并具有保健作用的天然干果。本品作为食疗之品具有以下功效：

消食化积，润肠通便：杏仁的脂肪含量很高，平均每100克杏仁中含有44.5克脂肪。临床表明脂肪油能够有效增强肠内容物对黏膜的润滑作用，实现润肠通便的功效，具有一定的缓泻作用。易水学派创始人张元素认为杏仁气薄味厚，浊而沉坠降，有润肺、消食积、散滞气的作用。后世医家一致认可杏仁有消食的作用，许多治疗食滞气闷胀满的方子都以杏仁为主。

利气机，化水湿：古人云，气为水之母，气行水则行。食用杏仁可行气以利湿，气化则湿亦化，无论是水饮所致水肿者，还是饮停胸中而致胸闷气短者，食用本品均有一定的行气化湿功效。

【适宜人群】

1. 外感风寒致咳嗽、气喘者。

2. 咳嗽兼有大便秘结者。

【药食的相互作用】

1. 杏仁与麻黄均入肺经，杏仁温能解肌，苦能泄热，佐麻黄可助发汗，逐伤寒表邪，此二者为经典药对，故仲景麻黄汤中用之，具有发汗解表、宣肺平喘的功效，用于风寒表实证。

2. 杏仁10克，去皮尖，熬研，和米煮粥，至极熟即可。可治疗气喘浮肿、小便淋漓。

3. 麻黄、杏仁、甘草三味药合用可为三拗汤，具有宣肺解表、止咳平喘的功效，适用于外感风寒、鼻塞流涕、咳嗽痰多、胸闷气短等症。

4. 将杏仁与等量冰糖研碎混合，制成杏仁糖。早晚各服15克，10天为一疗程，对于慢性支气管炎有很好的治疗效果，偶会出现头晕、心悸等不良反应，1～2天可自然消失。

5. 将南瓜、面粉、糯米揉成面团，制成南瓜饼，再在其上压上杏仁，煎制即可。

【禁忌及注意事项】

1. 过量食用可发生中毒，表现为头晕、头痛、心悸、恶心、呕吐，严重时可出现惊厥、昏迷、紫绀等危急重症，如不及时抢救会因呼吸衰竭而死亡。本品所含的苦杏仁苷在体内的分解产物为氢氰酸，它有剧毒。过量氢氰酸可引发窒息，导致死亡。

2. 大便溏泻或阴虚咳嗽者慎用。

3. 《本草分经》曰："双仁者杀人。"两仁者毒性更强，禁内服。

（杨德威）

银杏（白果）

《日用本草》

【生物特性及药源】

银杏 Ginkgo biloba L. 又称白果、鸭脚树，银杏科银杏属落叶大乔木。树皮灰褐色，不规则纵裂，粗糙。枝近轮生，斜上伸展；叶互生，有细长扇形叶柄，两面淡绿色；球花单生于短枝的叶腋；种子核果状，具长梗，呈椭圆形、长圆状倒卵形、卵圆形或近球形，成熟时为淡黄色或橙黄色。我国是银杏树的故乡，目前我国银杏的产量居世界第一，主要种植于江苏邳州、泰兴以及山东郯城等地。

银杏树生长极慢，而寿命极长，因此它别名"公孙树"，寓意"公种而孙得食"。银杏为第四纪冰川运动遗留下来的最古老的裸子植物，故又被称为植物界的"活化石"。因其叶呈扇形，前端略有浅裂，形似鸭掌，故又名"鸭脚"。其叶子（银杏叶）、果仁（白果）均可入药。

【功效概述】

白果味甘苦涩，性平，有小毒，归肺、肾经，其色白属金，故善入肺经，兼有敛肺气、止咳逆及化痰的功效，适用于咳嗽痰多、咳喘气逆等肺系疾病，且具有收涩止带、缩尿的作用，故可用于带下白浊、小便频数、遗尿诸症。炒用可降低其毒性。临床上常用剂量为6～10克。

古本言其花夜开，故不得见，性阴有小毒，可消毒杀虫，外用捣敷可治无名肿毒、头癣、疳疮、阴部虱痒等病。生白果捣烂后涂抹可治疗酒渣鼻。

银杏树除果子可入药外，其叶、根均可入药。银杏叶具有活血养心、敛肺涩肠的功效，可治胸痹心痛、咳喘咳痰、泄泻痢疾、白带。银杏树的根称为白果根，亦可入药，有益气补虚之功，可治遗精、遗尿、夜尿频多、白带、石淋等病。

【典故及历代名家点评】

在宋代，白果被列为贡品，欧阳修留有一诗："鸭脚生江南，名实未相浮。绛囊因入贡，银杏贵中州。"当时银杏树的珍贵程度可见一斑。我国记载银杏食疗的著作，首推元代饮食太医忽思慧写的《饮膳正要》。书中介绍了膳食内加入银杏，对人体机能和不同疾病所产生的作用。后来，记载银杏食疗作用的著作相继问世。银杏常被作为药膳使用。相传，西天目寺僧曾用白果制羹，名为"佛手杏羹"，用来招待乾隆皇帝，以示最高礼仪。当地山民则将白果与肉同煮，称之为"长生肉"；或与枣熬成羹，誉为"长生羹"。

清代温病学家王士雄的《随息居饮食谱》，详细记载了银杏与其他药物、谷物搭配使用等内容。关于银杏，主要有以下记载：

《本草纲目》："银杏，宋初始著名，而修本草者不收。近时方药亦时用之。其气薄味浓，性涩而收，色白属金，故能入肺经，益肺气，定喘嗽，缩小便。"

《医学入门》："清肺胃浊气，化痰定喘，止咳。"

《本草蒙筌》："白果一名银杏，俗呼鸭脚……多食则动风作痰。食满一千，令人少死。阴毒之果，不可不防。古方取其所能，仅治白浊获效。小儿勿食，极易发惊。"

《本经逢原》："银杏，定喘方用之。生嚼止白浊，降痰，消毒杀虫，涂鼻面手足，去齇疱黯。生捣能浣油腻，同水捣浆衣，杀虫虱，去痰涤垢之功，可例推矣。"

《本草再新》："补气养心，益肾滋阴，止咳除烦，生肌长肉，排脓拔毒，消疮疥疽瘤。"

《本草便读》："上敛肺金除咳逆……下行湿浊化痰涎。"

【药用价值】

国内外关于银杏的研究报道颇多。人体代谢的过程中，会不断产生高度活性的自由基，随着年龄增长，自由基的动态平衡会被破坏，从而导致疾病和衰老的发生。研究已证明，银杏叶提取物具有与超氧化物歧化酶类似的作用，能够清除氧自由基。银杏的药理作用目前主要集中在以下几个方面：

治疗哮喘：用银杏治疗哮喘在我国已有比较久远的历史，早在《本草纲目》中便记载其有敛肺气、平咳喘的功效，其药用机理与抑制哮喘相关炎症介质及调节免疫功能有关。

防治心血管疾病：银杏叶对于心血管疾病的治疗效果已经得到了一致的认可，其提取物目前已被广泛应用于心肌缺血再灌注损伤的治疗，其作用可能与减少自由基、增加心肌细胞的抗氧化能力、抑制炎症细胞因子、促进抗炎因子的表达有关。此外，银杏对动脉粥样硬化亦有较好的作用。国内外大量研究发现，银杏提取物具有保护动脉血管、抗炎、抑制血小板活化或聚集等多种作用，故能有效防治动脉粥样硬化。

防治脑血管疾病：对于与自由基有关的疾病如阿尔茨海默病、衰老等，银杏叶也可起到一定的作用。德国一项研究显示，银杏叶提取物可改善血管性痴呆患者的注意力和记忆能力。各项临床研究证明，银杏提取物EGb 761是一个潜在的认知增强剂。有动物实验报告指出，通过每天胃肠灌注银杏叶提取物可改善小鼠的帕金森病症状，故其在防治帕金森病方面可能具有不错的研究前景。

抗癌： 银杏制剂已被应用于多种癌症的辅助治疗当中，其作用机制主要与抗氧化、抗凋亡、增强免疫作用、抑制癌细胞分裂及调节相关基因有关。目前临床已有将银杏叶提取物与索拉菲尼合用治疗癌症的方案。银杏叶提取物亦可增强胃癌化学药物的化疗敏感性，证据显示银杏叶提取物对肝癌组织学特征有显著改善作用，并能抑制胰腺癌细胞的增殖，诱导其凋亡。此外，银杏外种皮提取物也具有抗肿瘤和增强免疫力的作用。

祛痘： 白果外用有治疗粉刺（痤疮，俗称青春痘）的作用。用法是：每晚睡前用温水将脸上患部洗净（不可用肥皂或香皂洗脸），然后将去掉外壳的新鲜白果种仁，用刀切成平面，频搓患部，边搓边削去用过的部分，每次用2～3粒种仁即可。用药的第二天早上洗脸后仍可照常化妆。一般用药7～14次。无新鲜白果时，可以用干白果15粒代替，压碎，在70%的酒精里浸泡一周，过滤后取其药液外擦患处，每天2～3次。

抗炎杀菌： 银杏树对多种类型的病菌均有不同程度的抑制作用，其果肉的抗菌力较果皮更强。白果富含的银杏酸对痤疮丙酸杆菌有较强的抑制及杀灭作用；白果内酯是天然的血小板活性因子拮抗剂，对皮肤炎症反应具有明显的抑制效果，可促进受损肌肤的愈合。

除此之外，银杏在治疗酒精性肝炎、镇痛、治疗糖尿病方面亦有一定的作用，其未来在医学方面的价值将会不断被挖掘。

【食疗保健】

白果是营养丰富的高级滋补品，含有粗蛋白、粗脂肪、还原糖、核蛋白、无机盐、粗纤维、多种维生素以及铁、铜、锌、钙、镁等。现代药理研究显示，白果具有较强的抑菌杀菌、降低胆固醇、降低脂质过氧化水平、祛斑润肤、增强血管渗透性等作用。其作为食疗之品主要有以下功效：

治疗咳喘：本品味涩，故收敛作用较强，具有敛肺止咳药的功效，对于咳嗽、气喘、痰多等症，其效甚佳。

止妇女带下：本品性味温涩，同时具有除湿与收敛两个作用，可止妇女带下。

美容养颜：本品具有抗过敏作用，其作用与地塞米松类似，动物实验证明银杏外种皮具有抑制大鼠被动性皮肤过敏的作用。

【适宜人群】

1. 患慢性支气管炎、肺气肿及肺心病的老年患者。

2. 小便频数、遗尿者。

3. 尤其适用于因肾虚湿滞导致带下白浊的女性。

4. 患有痤疮者可外用。

【药食的相互作用】

1. 将白果去壳，洗净后与大米同煮，熟后可食用，每日一次，具有清热生津止渴的功效，同时具有排毒养颜的功效，故青春痘、痤疮患者食用尤为适宜。

2. 原料主要有鸡肉、白果、蛋清等，其余调味料可依个人口味选择，炒熟后食用即可。此道食疗菜品适合体虚湿重导致的久咳、气喘、尿频等，故对肺气肿、老年人慢性支气管炎患者具有较好的保健作用，对于脾肾亏虚导致的妇女白浊带下、白带量多亦有不错的疗效。

3. 取白果5克、半夏3克、苏子3克、桑白皮2克、杏仁2克，放入400毫升水中，煮沸后冲泡花茶饮用。该茶宣肺祛痰止咳，可作日常保健茶饮用。

4. 取500克排骨与30克白果，加入适量水及配料同炖。此道食疗菜品常用于化痰止咳。

5. 准备牛肉、少量白果、豌豆、西红柿。先将牛肉切碎，加佐料调制，再将白果去壳、煮熟，然后一起入水，煮至牛肉烂，再加入豌豆、西红柿稍炖即可。该汤为秋季养肺食补之佳品，可益肺气、止咳喘。

【禁忌及注意事项】

1. **生用或过量食用有毒：**白果含有少量氰化物，不可长期、大量生食，以免中毒。对于成年人来说，一般1次不超过10粒，老少须减量。白果中毒现象通常出现在食用后1～12小时内，症状表现为发热、呕吐、腹痛、腹泻，严重者可出现惊厥、呼吸困难等，可因呼吸衰竭而死亡，少数人可出现感觉障碍、下肢瘫痪，故白果无论是药用或食用均不可过量。此外，白果的外种皮能刺激皮肤引起接触性皮炎、发疱，部分人会出现过敏性皮炎，须抢救治疗。急救时应洗胃或洗肠，并静脉补液以稀释毒物浓度，可服用蛋清或活性炭，同时对症处理。

2. 银杏叶同样具有一定毒性，食用量过大或食用时间较长均会危害人体健康，喜欢用银杏叶片泡水喝的朋友应注意用量。

3. 白果熟食的方法很多，入菜时可采用多种烹调方法，如炒、蒸、煨、炖、焖、烧、熘、烩等。如果是新鲜的白果，需要先洗去外壳，剥出来的白果仁外面会蒙着一层淡褐色薄膜，只要将白果仁放在开水中泡3～5分钟，就能将那层薄膜除尽。烧鸡、炖肉、煲汤时都可以放几粒白果，不仅能让菜看更美味，消除吃肉时的油腻感，还能避免生食白果引发的中毒现象。

（杨德威）

橘皮

《神农本草经》

【生物特性及药源】

橘皮，又叫陈皮、广陈皮、新会皮，为芸香科常绿小乔木橘 *Citrus reticulata* Blanco 等多种橘类的成熟果实之果皮。橘皮分为陈皮和广陈皮：①陈皮：常剥成数瓣，基部相连，有的呈不规则的片状，厚1～4毫米。外表面橙棕色，有细皱纹及凹下的点状油室。内表面浅黄白色，粗糙，附黄棕色筋络状维管束。质稍硬而脆。气香，味辛、苦。②广陈皮：常3瓣相连，形状整齐，厚度均匀，约1毫米。点状油室较大，对光照视，透明清晰。质较柔软。以广东新会的广陈皮最为道地，主要来源于橘的变种茶枝柑和四会柑的干燥成熟果皮。

橘属常绿小乔木或灌木，栽培于丘陵、低山地带，江河湖泊沿岸或平原。我国主产于广东、福建、四川、浙江、江西、湖南等省区。10～12月果实成熟时，摘下果实，剥取果皮，阴干或通风干燥。

【功效概述】

橘皮，药用以越久越陈的陈皮为佳，而百年陈皮更是有着"一两陈皮一两金"的美誉。其味辛、苦，性温，入脾、肺经，具有理气健脾、燥湿化痰之功，常用于治疗脘腹胀满、食少吐泻、咳嗽痰多、嗳气、呃逆等症。

明代李时珍的《本草纲目》记述道："橘皮，苦能泄、能燥，辛能散，温能和。其治百病，总是取其理气燥湿之功。同补药则补，同泻药则泻，同升药则升，同降药则降。脾乃元气之母，肺乃摄气之籥，故橘皮为二经气分之药，但随所配而补泻升降也。"因此，橘皮虽应用广泛，但须注重辨证，用之正确，则见效立显。

青皮：未成熟的橘皮，称为青皮。其味辛、苦，性温，具有疏肝解郁、散结消痰等功效，常用于治疗胸胁胀满、胃脘痞满、疝气、食积、乳房胀痛、症瘕等症，病情较重时，常与陈皮并用。近年来，曾用青皮制成针剂，静脉给药有抗休克的作用。

橘络：为橘皮内层和橘肉之间的网状筋络，中药名叫橘瓤（橘络），味甘苦，性平，入肝、肺经，具有理气通络、顺气活血、化痰止咳等功效，常用于治疗痰滞肺络、胸胁胀满、咳嗽咳痰等症。《本草崇原》中记载："橘瓤上筋膜，治口渴吐酒，煎汤饮甚效，以其能行胸中之饮，而行于皮肤也。"可见，橘络具有解酒的作用。此外，现代研究还显示，橘络有抑癌作用。

橘叶：即橘的叶子，其味辛、苦，性平，归肝经，具有疏肝理气、消肿散结的功效，可用于治疗胸胁胀痛、乳痈、乳房结节及癥瘕等症。《本草经疏》记载："橘叶，古今方书不载，能散阳明、厥阴经滞气，妇人妒乳、内外吹、乳岩、乳痈，用之皆效。"《本草汇言》则指出："橘叶，疏肝、散逆气、定胁痛之药也……或捣汁饮，或取渣敷贴，无不应手获效。"可见，橘叶内外均可使用。

橘核：即橘成熟的果仁，也称橘核。其味苦，性平，无毒，归肝经，具有理气、散结、止痛的功效，可用于治疗胃脘不适、咳嗽、咳而胸胁疼痛、腰痛、睾丸肿痛等症。《日华子本草》记载："治腰痛，膀胱气，肾疼。炒去壳，酒服良。"

橘白：味辛、苦，性温，归脾、肺经。其功效与陈皮相似，而燥散之性甚微，作用较为薄弱，长于和中化湿。如用于健脾和中宜选陈皮，用于理肺化痰宜选橘红，和中化湿而无燥散之弊则宜选橘白。

【典故及历代名家点评】

《医学启源》："能益气，加青皮减半，去滞气，推陈致新。若补脾胃，不去白，若理胸中滞气，去白。"

《本草正》："陈皮，气实痰滞必用。"

《本草汇言》："味辛善散，故能开气；味苦善泄，故能行痰；其气温平，善于通达，故能止呕、止咳，健胃和脾者也。东垣曰：夫人以脾胃为主，而治病以调气为先，如欲调气健脾者，橘皮之功居其首焉。"

【药用价值】

陈皮具有理气降逆、调中开胃、燥湿化痰的功效，常用于脾胃气滞湿阻、胸膈痞闷、脘腹胀痛、不思饮食、呕吐秽逆、二便不利、肺气阻滞、咳嗽痰多、乳房肿痛等症的防治。中医常说"百年陈皮，千年人参"，足以说明陈皮有着非常高的药用价值。近几年的现代药理研究表明，陈皮有下述药用价值：

对消化系统的影响：陈皮所含的挥发油对胃肠道有温和的刺激作用，能促进消化液的分泌、清除肠道内积气、加强胃肠蠕动功能、促进消化吸收。

对心血管系统的影响：陈皮煎剂及醇提取物能兴奋心肌，但有量效关系，剂量过大时反而会出现抑制作用。另外，陈皮还可使血管轻度收缩而迅速升高血压，而陈皮中的果胶对高脂饮食所致的动脉硬化也有一定的预防作用。

对呼吸系统的影响：陈皮所含的挥发油有刺激性被动祛痰作用，可促进痰液的排出，并有支气管扩张作用，其醇提取物的平喘效果较高。

对泌尿系统的影响：陈皮煎剂能使肾血管收缩，尿量减少。

抗炎抗菌作用：陈皮煎剂具有一定的抗炎抗菌作用。

【食疗保健】

陈皮除了药用外，也是生活中常见的食物和调料，曾经热播的《舌尖上的中国》就介绍过陈皮在美食中的作用。陈皮味醇香，略甜，带辛微辣，烹饪时加入陈皮可以起到除异味、增香、提鲜的效果。陈皮与肉类同烹还可消脂除腻。陈皮有下述五大方面的食疗保健作用：

开胃排毒、美容养颜：橘皮中含有大量有利于食疗保健的维生素C及香精油，将橘皮晒干后和茶一起泡饮，不仅能起到提神通气的作用，而且还能令茶味更加清香，有助于和胃醒脾，促进消化、排毒养颜的效果。

治烫伤、除瘢痕：陈皮用水泡后在烫伤部位进行轻轻擦拭能预防烫伤后瘢痕的形成，对已经形成的瘢痕也有很强的修复作用。

祛痰止咳、降气平喘：陈皮所含的挥发油对支气管有一定的刺激性，能轻度扩张支气管平滑肌，具有祛痰、止咳、平喘的功效。

降脂减肥、预防血栓形成：陈皮中含有丰富的果胶，食用后这种成分会在胃内大量吸水而膨胀，同时会吸收脂肪，减少进入血液的脂肪，不但能减肥，而且还能预防血栓形成。

治尿频、防遗尿： 陈皮水煎剂对血管和肾小管有收敛固涩作用，能减少尿液的排出，加强肾小管重吸收的能力。因此，陈皮煎用或泡饮，对治疗尿频、尿急、小便失控者，特别是无明显尿路感染的老年人或遗尿症儿童都有一定的辅助疗效。

【适宜人群】

陈皮代茶饮用，适合脾胃气滞引起的脘腹胀满、消化不良、食欲不振、咳嗽多痰、脂肪肝、冠心病、乳腺增生或结节等症患者使用。

【药食的相互作用】

1. 陈皮与苍术、厚朴、甘草配伍，三药合用，可加强健脾养胃、理气化湿和促进食欲的作用。

2. 陈皮与姜半夏、茯苓、甘草配伍，三药合用，可增强健脾燥湿、理气化痰的效果。

3. 陈皮与枳壳配伍，两药同用，有益于理气化痰、宽胸消胀。

4. 陈皮与白术、白芍配伍，可辅助白术，增强其补气健脾之力，又调理气机，白芍则于土中泻木，共同调和肝脾。

5. 陈皮与党参、白术配伍，可助参术益气健脾，又能行气，补中有行，使补而不滞。

【禁忌及注意事项】

陈皮因能耗气，无气滞、痰湿者不宜食用；气虚、阴虚火旺及吐血等血证患者慎用或禁用。需注意的是，用于泡茶饮，千万别用鲜橘皮替代陈皮，古来医家一直强调越陈越好，因为鲜橘皮不仅药效不及陈皮，而且其表面有可能残留农药和保鲜剂，用之不当，反受其害。

（周忠辉　王会仍）

胡荽

《食疗本草》

【生物特性及药源】

胡荽，又名香菜、香荽，为伞形科一年生草本植物芫荽 *Coriandrum sativum* Linn. 的带根全草，是人们熟悉的提味蔬菜。其状似芹，叶比芹小且嫩，茎纤细，味郁香，是汤、饮中的佐料，多用于做凉拌菜佐料，或用于汤料、面类菜中的提味料。芫荽能耐−1～2℃的低温，适宜生长温度为17～20℃，超过20℃生长缓慢，30℃则停止生长，对土壤要求不严，但结构好、保肥保水性能强及有机含量高的土壤有利其生长。芫荽有大叶品种和小叶品种，大者植株高，叶片大，香味淡，产量高；小者植株较矮，叶片小，香味浓，耐寒，适应性强，但产量较低。原产于欧洲地中海地区，中国西汉时由张骞从西域带回，现我国东北、河北、山东、安徽、江苏、浙江、江西、湖南、广东、广西、陕西、四川、贵州、云南、西藏等地均有栽培。

【功效概述】

胡荽，性温，味辛，入肺、胃经，具有发汗透疹、消食下气、醒脾和中之功效，主治麻疹初期透出不畅、食物积滞、胃口不佳、脱肛等病症。其辛香升散，能促进胃肠蠕动，有助于开胃健脾，调和中焦；其特殊香味能刺激汗腺分泌，促使机体发汗、透疹。全草适用于麻疹不透，感冒无汗；果则用于消化不良，食欲不振。用量3～9克。

胡荽相传由汉代张骞从西域带来。唐代医家陈藏器曰："石勒讳胡，故并汾人呼胡荽为香荽。"南北朝后赵时，赵皇帝石勒认为自己是胡人，因胡荽听起来不顺耳，下令改名为原荽，后来又演变为芫荽。由于其嫩茎和鲜叶有特殊香味，故又改名香荽。李时珍曰："胡荽，辛温香窜，内通心脾，外达四肢，能辟一切不正之气。故痘疮出不爽快者，能发之。诸疮皆属心火，营血内摄于

脾，心脾之气，得芳香则运行，得臭恶则壅滞故尔。"胡荽以鲜嫩香气浓厚者
为佳，其营养价值较高，因叶嫩，多生吃，也可炒熟食用。餐桌上多作为凉拌
菜用，以香开口味，特别是吃鸡、猪、牛、羊、鱼等肉类食物时，配食胡荽可
除膻、腥、臊、臭之味，使肉类更加鲜美爽口。

【典故及历代名家点评】

据民间传说，商纣王朝政败坏，民不聊生，周文王起义讨伐。在与商纣王
对阵时，赵公明助商纣，命丧疆场。赵公明的三个妹妹云霄、琼霄、碧霄为报
兄仇，与姜子牙激战。杨戬放出哮天犬，一口就把碧霄的裤裆给扯破了，碧霄
害怕露出羞处，为遮羞用手捂着蹲了下来，云霄、琼霄急忙赶了过来，捡起一
块石头，对准哮天犬的后脑勺丢去，哮天犬瞬间脑浆迸裂。碧霄因裤裆被扯烂
而露羞，恨死了哮天犬，扒其皮，吃其肉，喝其汤，还不解恨，乃把其皮就地
挖坑埋了。谁知道哮天犬也是得道仙犬，其毛长成一种香草，后人将之称为香
菜而留世间。

历代医书对胡荽的药食两用作用也有不少记载，现略举一二：

《嘉祐本草》："可拔四肢热，止头痛，疗痧疹。"

《罗氏会约医镜》："辟一切不正之气，散风寒、发热头痛，消谷食停滞，
顺二便，去目翳，善发痘疹。"

【药用价值】

胡荽味辛性温，香窜散寒，多做提味开胃食用。一般来说，其药用价值
如下：

和胃调中： 本品具有促进胃肠蠕动、开胃醒脾的功效。

防治感冒及麻疹： 本品具有解表发汗、透疹退热的功效，可用于感冒、流
行性感冒及麻疹的防治。

【食疗保健】

胡荽是人类历史上应用最早的芳香蔬菜之一，其嫩茎和鲜叶有特殊香味，
常用于菜肴的点缀、提味，是人们喜欢食用的佳蔬之一。胡荽中含有许多挥发

油，其特殊香味就是由挥发油散发出来的。它能祛除肉类的腥膻味，因此在一些菜肴中用本品，即能起到祛腥膻味、增添味道的独特功能。其营养丰富，含有维生素C、胡萝卜素、维生素B_1、维生素B_2等成分，还含有钙、铁、磷、镁等物质，其挥发油含有甘露醇、正葵醛、壬醛和芳樟醇等成分，可开胃醒脾。此外，香菜还含有苹果酸钾，其维生素C含量比普通蔬菜高得多，一般来说，每天食用7～10克香菜叶就可满足人体对维生素C的需求量；香菜中胡萝卜素含量比西红柿、菜豆、黄瓜等高出10倍多。

胡荽具有利尿、益肾、解毒作用。对于误食毒蕈引起的中毒、毒蜂蜇伤、毒虫咬伤、铅中毒等，服食胡荽汁可助排毒，减轻中毒症状。这是因为胡荽根中的皂苷能保护血管内皮细胞，防止细胞老化，还能扩张血管，促进血液循环，加强机体排毒作用。

【适宜人群】

本品适宜于小儿麻疹及风疹透发不畅或透而复没时、流行性感冒传染期间和已患流感的人食用，具有较好的防治效果；也适宜于食欲不振、胃滞腹胀者食用。

【药食的相互作用】

一般而言，本品可与多种药食两用食物配合使用以增强食疗效果。

1. 与白术、牡丹皮同用：本品由于味辛能散，气虚感冒患者食用易耗气伤阴，或会加重病情，但与白术、丹皮配合，则可解其温燥、耗气、伤阴之弊，以达到祛风散寒而不伤正的功效。

2. 与生姜、陈皮同用：脾胃虚寒者适度吃点胡荽能起到温胃散寒、助消化、缓解胃痛的功效。与消食理气的陈皮、温胃祛寒的生姜配伍，能增强消化、吸收和解痉止痛的作用。

【禁忌及注意事项】

1. 凡有气虚、麻疹已透、皮肤瘙痒者慎用或忌用。

2. 凡属热毒炽盛而非风寒所致的感冒者不宜服用。

3. 癌症、慢性皮肤病、眼疾、体质虚弱、胃及十二指肠溃疡等疾病患者忌食。

4. 失智、健忘、记忆力不集中者慎用或不可多食。

（徐俪颖　王会仍）

芡实

《神农本草经》

【生物特性及药源】

芡实，又叫鸡头子、鸡头疱、鸡头莲、芡实米、南芡实、北芡实、苏芡实等，为睡莲科一年生水生草本植物芡 *Euryale ferox* Salisb. 的成熟种仁。本品呈类球形，多为破粒，完整者直径5～8厘米。表面有红棕色内种皮，一端黄白色，约占全体三分之一，有凹点状的种脐痕，除去内种皮后显白色。质较硬，断面白色，粉性。气微，味淡。

本品8～9月采收，捣碎生用或炒用。芡实被誉为"水中人参"，并有南北之分。南芡实主产于湖南、广东、皖南以及苏南一带；北芡实又称池芡，主产于山东、皖北及苏北一带，质地略次于南芡实。

【功效概述】

本品味甘、涩，性平，入脾、肾经。其味甘，善于补益，味涩固敛，既能健脾以止泻，又能补肾益精以固下元，对脾虚失运、久泻不止、梦遗滑精、白浊带下、尿频失禁等病症均可选用。

一般来说，芡实的功效与莲子相似，都能健脾止泻、补肾固下。但芡实偏于益肾固精，多用于治疗涩精，止带下、遗尿；莲子则偏于健脾止泻、宁心安神，多用于治疗腹泻、失眠、心悸等病症。

【典故及历代名家点评】

芡实始载于《神农本草经》，被列为上品，是传统药食两用的中药材和珍贵的天然补品。历代名家对其点评颇多。

《神农本草经》："主湿痹腰脊膝痛，补中除暴疾，益精气，强志，令耳目聪明。"

《本草纲目》："止渴益肾，治小便不禁、遗精、白浊、带下。"

《本草从新》："补脾固肾，助气涩精。治梦遗滑精，解暑热酒毒，疗带浊泄泻、小便不禁。"

《本草求真》："功与山药相似，然山药之阴，本有过于芡实，而芡实之涩，更有甚于山药，且山药兼补肺阴，而芡实则止于脾肾，而不及于肺。"

《日华子本草》："开胃助气。"

宋代文学家苏东坡，一生坎坷，颠沛流离，虽常常处于逆境，但至老仍身体强健，面色红润，才思敏捷，诗词豪放，气势磅礴。同时，他也是一位注意养生的大文学家。据其自述，他的健康得益于饮食调养和善于怡情养性。饮食方面，遵循《黄帝内经》"谨和五味"的饮食方式。他有一个特殊的饮食爱好就是喜吃芡实，数十年每天坚持慢慢地嚼咽10～20颗芡实。他认为芡实具有健脾开胃、滋养肠胃和健脑益智的作用，并可有效地防治咽炎。此外，通过咀嚼慢咽芡实，又可防止双颊肌肉松弛、减少脸部皱纹，起到美容养颜的作用。这种科学的药养方式，是非常值得人们借鉴的。

【药用价值】

补中益气：芡实为滋养强壮性食物，其功效与莲子相似，但其收敛固精作用比莲子强，适用于慢性泄泻、梦遗滑精、妇女腰酸带多等病症。

防癌抗癌：芡实能加强小肠吸收功能，提高尿木糖排泄率，增加血清胡萝卜素水平。已有研究证明，胡萝卜素可降低肺癌、胃癌等癌症的发病率。

防止衰老：芡实含有丰富的糖类，约占75%，脂肪只有0.2%，极易被人体吸收。此外，它还富含有益于健康的营养素，如蛋白质、维生素B_1、维生素B_2、维生素C、胡萝卜素、钙、磷、铁及膳食纤维等，对营养不足和未老先衰者有良好的防治效果，用之制成的"八仙糕"有延长寿命的作用。

【食疗保健】

历代医家将芡实作为永葆青春活力、益寿延年、延缓衰老的食疗保健佳品，适用于体弱多病、未老先衰、慢性肠炎、肠易激综合征、男子性功能减退、遗精早泄、老年尿频、少年遗尿、妇女带下等症患者以及癌症高风险人群。而且本品具有补而不峻、防燥不腻的特点，是秋季进食的首选。

芡实吃法多样，可以泡茶饮、煮食、蒸熟、熬粥等。元代著名的养生学家忽思慧在其《饮膳正要》一书中就记载了芡实的食疗方，如鸡头粉雀舌饺子、鸡头粉血羹、鸡头粉馄饨、鸡头粥及鸡头粉羹等。而鸡头即芡实的别名，可见其食用价值早已被认识。古人指出芡实分生用和炒用两种方法：生者以补肾为主，炒者以健脾开胃为主。但要强调的是，其实不论生用、炒用，都不推荐过多食用，否则难以消化。因此，古代医家、养生学家又告诫人们："生食过多，动风冷气；熟食过多，不益脾胃，且难消化；小儿多食，令不长。"

食用芡实，最宜咀嚼慢咽，不可猛食暴餐。关于这个观点，正如《本草纲目》记载："案孙升《谈圃》云，芡本不益人，而俗谓之水流黄何也？盖人之食芡，必咀之，终日嗫嗫，而芡味甘平，腴而不腻，食之者能使华液流通，转相灌溉，其功胜于乳石也。"

【适宜人群】

一般人群均可食用，尤其是年老体弱、食欲不振者。中医认为脾虚肾亏、运化失调、小便不禁、遗精、遗尿者，都适宜食用本品。

【药食的相互作用】

芡实与很多药食两用中药都能配合使用，达到食疗效果。

1. 与莲子配伍。两药合用，为健脾益肾佳品。自古以来就认为是永葆青春活力、防止未老先衰的好搭档。

2. 芡实与金樱子、菟丝子配伍。三药组合，能增强补肾固精，止遗精、遗尿及妇女带下、月经不调的效果。

3. 芡实与瘦肉同炖。对解除神经痛、头痛、关节痛及腰腿痛等都有良好的疗效。

【禁忌及注意事项】

芡实有较强的收敛固涩的作用，食滞不化者慎服；大小便不利者禁用。凡便秘、尿赤及妇女新产后均不宜食用；芡实虽富有营养，但婴儿也不宜食用；此外，外感前后、气郁痞胀等症者均应禁用。本品须煮烂熟，慢慢嚼吃，才能更好地发挥食补作用。应注意的是，本品不宜过多食用，一般来说，每日服食用量为10～20克。

（周忠辉　王会仍）

第三章

寒凉类

芦根

《名医别录》

【生物特性及药源】

芦根，别称芦茅根、苇根、芦头、芦柴根等，为禾本科多年生单子叶植物芦苇 *Phragmites communis* Trin. 的新鲜或干燥根茎。全年均可采挖，除去芽、须根及膜状叶鲜用（可在采挖后埋于湿沙中或冷藏备用），或切后晒干用。

本品以条粗、色黄白、有光泽、无须根、质嫩者为佳。鲜芦根呈长圆柱形，有的略扁，长短不一，直径1～2厘米。表面黄白色，有光泽，外皮疏松可剥离，节呈环状，有残根和芽痕。体轻，质韧，不易折断。切断面黄白色，中空，壁厚1～2毫米，有小孔排列成环。气微，味甘。干芦根呈压扁的长圆柱形。表面有光泽，黄白色，节处较硬，显红黄色，节间有纵皱纹。芦苇属植物不超过10种，分布于温带和热带地区，我国有2种及1种变种，分布很广。芦苇在我国大部分地区均有分布，喜生于水边，主要产于江苏、浙江、安徽、湖北等地，其中以华东地区产量最大，供应全国并有少量出口。

芦根因其特有的化学成分和药理作用，不但可药用，也可作为食材，甚至可制成清热解暑保健饮品等食用。我国适宜种植芦根的地域广阔，故芦根有一定的开发价值。

【功效概述】

芦苇，古名蒹葭，芦苇的根茎，即为芦根。明清以后，中医以芦根入药，但主要使用的是鲜芦根，而后又推广出切后晒干用的方式。在历代医书的记述中，芦根，性甘，味寒，归肺、胃经，具有清热泻火、生津止渴、除烦、止呕、利尿的作用，常用于治疗热病烦渴、肺热咳嗽，肺痈吐脓、胃热呕哕、热淋涩痛等症。芦苇全株均具有药用价值。除了芦根有上述功效外，芦花性味甘、寒，入肺、脾经，具有止血解毒之功效，用于治疗鼻衄、血崩、上吐下泻等症。芦叶，春、夏、秋、冬季均可采收，其中一种芦叶较薄且宽，可用来包裹粽子，俗称粽叶。芦叶性味甘、寒，无毒，主治上吐下泻、吐血、衄血、肺痈、发背、霍乱呕逆等。苇茎为芦苇的嫩茎，与芦根出自同一种植物，其功效相近。但芦根长于生津止渴，苇茎长于清透肺热，略有侧重。药市中多无苇茎供应，可以芦根代之。

【典故及历代名家点评】

芦根始载于《名医别录》，列为下品。《本草再新》记载："味甘苦，性微寒，无毒。"芦根煎汤服用在民间有悠久的历史。唐代孙思邈就曾提出芦根汁多饮良，同时创制保健方——麦冬芦根汤。该方对夏令汗多、头晕、咽干、烦闷、便秘都有良好的防治作用。方中仅芦根和麦冬两味药，芦根清热生津，对咽喉炎、口腔炎及牙周炎等有良效；麦冬养阴润肺、化痰止咳，可治阴虚肺燥、干咳少痰及咽喉不利，并能护养胃阴，生津润肠。《温病条辨》中的五汁饮采用鲜芦根汁、梨汁、荸荠汁、麦冬汁、藕汁（或用蔗浆）和匀凉服，主治太阴温病，吐白沫黏滞不快者。

芦根更是一味退热良药。相传江南有个山区，山区里有个开生药铺的老板。由于方圆百里之内只有他这么一家药铺，所以这个药铺老板也就成了当地的一霸。不管谁生了病都得吃他的药，他要多少钱就得给多少钱。有家穷人的孩子高热，病很重。穷人到药铺一问，药铺老板说退热得吃羚羊角，五分羚羊角就要十两银子。穷人说："求你少要点儿钱吧，这么贵的药我们穷人吃不起呀！"药铺老板说："吃不起就别吃，我还不想卖呢。"穷人没法，只能回家守着孩子痛哭。这时，门外来了个叫花子，听说这家孩子高热，便说："退热不一定非吃羚羊角不可，有一种药不花一个钱。""什么药？""你到塘边挖些芦根回来吃。"穷人急忙到水塘边上，挖了一些鲜芦根。他回家煎好给孩子灌下去，孩子果然退热了。穷人十分高兴，就跟叫花子交了朋友。从此，这里的人们高热时就再也用不着去求那家药铺老板了。芦根便成了一味不花钱的中药。历代名家对芦根的记载繁多。

《名医别录》："主消渴客热，止小便利。"

《药性论》："能解大热，开胃。治噎哕不止。"

《唐本草》："疗呕逆不下食、胃中热、伤寒患者，弥良。"

《日华子本草》："治寒热时疾烦闷，妊孕人心热，并泻痢人渴。"

《千金要方》："剉芦根舂取汁，多饮良，并治蟹毒。"

《玉楸药解》："清降肺胃，消荡郁烦，生津止渴，除呕下食，治噎哕懊侬之证。"

《本草纲目》："按《雷公炮炙论》序云：益食加觞，须煎芦、朴。注云：用逆水芦根，并厚朴二味等分，煎汤服。盖芦根甘能益胃，寒能降火故也。"

《本草经疏》："芦根，味甘寒而无毒。消渴者，中焦有热，则脾胃干燥，津液不生而然也，甘能益胃和中，寒能除热降火，热解胃和，则津液流通而渴止矣。客热者，邪热也，甘寒除邪热，则客热自解。肺为水之上源，脾气散精，上归于肺，始能通调水道，下输膀胱，肾为水脏而主二便，三家有热，则小便频数，甚至不能少忍，火性急速故也，肺、肾、脾三家之热解，则小便复其常道矣。火升胃热，则反胃呕逆不下食及噎哕不止；伤寒时疾，热甚则烦闷；下多亡阴，故泻利人多渴；孕妇血不足则心热。甘寒除热安胃，亦能下气，故悉主之也。"

【药用价值】

芦根为药食同源的中药，原卫生部公布的抗非典处方中也有芦根。其干品用量一般为15～30克；鲜品加倍，或捣汁用。芦根味甘多液，性不滋腻，生津而不恋邪。

现代药理研究认为，芦根的药效主要有：

镇痛、解热作用：所含薏苡素对大鼠有解热镇痛作用。

中枢抑制作用：具有比较弱的中枢抑制作用，表现为对大鼠及小鼠均有镇静作用，并能与咖啡因相拮抗。

抑制骨骼肌、松弛肠管平滑肌作用：所含薏苡素对骨骼肌有抑制作用，苜蓿素对肠管有松弛作用。

降血压、降血糖作用：静脉注射可引起家兔血压短暂下降，皮下注射可使血糖略有下降。

抗氧化作用：芦根中主要的化学成分多糖类有一定的抗氧化活性，临床认为小剂量的芦根多糖具有抗氧化功能，大剂量芦根多糖具有减少胶原含量的效果。

保肝作用：多项研究表明，芦根多糖可保护肝细胞，改善肝功能，降低肝脂肪化程度，抑制肝纤维化。

抑菌作用：国内外有报道称芦根的提取物对金黄色葡萄球菌、溶血性链球菌、卡他球菌、白喉杆菌、伤寒杆菌等均有不同程度的抗菌作用。

抑制结石：研究表明，芦根中的萜类化合物可能有溶解泌尿系统结石的作用。

抗肿瘤作用：芦根多糖进一步纯化后得到的多糖，有明显的抗肿瘤作用。

改善和修饰卷烟烟气：芦根可降低卷烟对人体的刺激，改善余味，在一定程度上能提高烟的细腻感和香润感。

【食疗保健】

民间有一句老话，叫"春饮芦根水，夏用绿豆汤，百病不上身"。由此可知芦根有很好的食用和药用价值。据说，苏东坡就喜欢喝芦根熬的水来保护咽喉和口腔。我国也有许多以芦根为主要原材料的保健饮品。最具代表性的便是唐代药王孙思邈给后世留下的清凉消暑良方——麦冬芦根汤。可将芦根与麦冬合煎服用，或以沸水冲泡代茶饮用。泡饮时，每次可取鲜芦根30克（干品15

克），麦冬 15 克，冲入沸水，加盖闷 10 分钟即可代茶频饮，既有两药独特的保健功效，又无中药的苦味。暑天时节，可加入适量的薄荷、白糖，放在冰箱里制成冷饮，清凉可口、甘而不腻，是夏季防暑的理想饮料。

现有临床研究报道，以麦冬、芦根为主方，用于放射治疗后口干、食欲不振、大便不畅的肿瘤患者，能明显减轻癌症放疗后的副作用。豫西地区盛行由芦根、白茅根、蒲公英根浸煮而成的凉茶饮品，民间称之为三根汤，具有清热凉血、生津止渴的功效。民间还常用芦根泡水治疗胃热口臭。此外，民间还盛行芦根绿豆汤、芦根薄荷饮、芦根荸荠雪梨饮、芦根葱白橄榄饮等饮品，它们均有清热生津、解暑润肺等功效。芦根也可煮粥食用，如芦根青皮粳米粥，粳米的醇香与芦根的清香结合，食用起来滑利可口，另有一番滋味，适用于肝胃积热型消化性溃疡病患者。

民间还用芦根来解河豚毒。在我国，因误食或食用去毒不净的河豚而中毒的事件时有发生，民间自古以来就流传着诸如芦根汁解毒的方法，采用芦根、橄榄解毒。唐代药学家陈藏器曾云河豚中毒："惟橄榄、木鱼、芦根、乌草煮汁可解。"《普济方》云："食河豚毒，（出本草）以芦根，并橄榄解之。"

现代医学证明，芦根具有一定的营养价值，其根茎含大量的维生素 B_1、维生素 B_2、维生素 C 以及 5% 的蛋白质，1% 的脂肪，51% 的糖类，0.1% 的天冬酰胺。此外，它还含有氨基酸、脂肪酸、甾醇、生育酚、多元酚（如咖啡酸和龙胆酸）等。

【适宜人群】

芦根药食同源，无毒。芦根汤液在常规剂量内水煎服没有副作用。长期服用或大剂量服用也没有明显副作用。因此，其应用范围非常广泛。芦根除了可以煎茶代饮之外，还适用于感冒、支气管炎、口臭、齿衄、急性扁桃体腺炎、肺脓疡、急慢性肝炎及胆囊炎、泌尿系统结石、呕吐等症患者。此外，芦根也可用于预防河豚毒、预防癌症复发、美容养颜、消暑等。

1. 热病伤津，烦热口渴者，可用芦根清透肺胃气分实热，生津止渴、除烦。对热病伤津所致的口臭效果甚佳。

2. 胃热呕吐者，可用芦根清胃热而止呕逆。

3. 肺热咳嗽、肺痈吐脓者，可用芦根入肺经清透肺热。

4. 热淋涩痛、小便短赤者，可用芦根清热利尿。

5. 河豚或其他鱼、蟹中毒而出现腹痛吐泻者，可用芦根解毒。

【药食的相互作用】

1. 芦根与生石膏、麦门冬、天花粉等同用，可增强清热生津止渴的作用；鲜品配竹茹、生姜、粳米等，可增强清热降逆、和中止呕之功。

2. 温病初起表证未罢者，常配金银花、连翘、荆芥穗等药，共奏透热解毒、生津止渴之功。

3. 小儿麻疹初期疹出不畅者，可配薄荷、蝉衣，疏风清热，宣毒透疹。

4. 肺热咳嗽者，常配桑白皮、黄芩、贝母等药，以清热化痰止咳；风热咳嗽者，可配桑叶、菊花、苦杏仁等；肺痈吐脓者，常配桔梗、鱼腥草、薏苡仁、冬瓜仁、金银花等药，以清肺排脓，解毒疗痈。

5. 热淋涩痛者，常配木通、车前子、滑石等药，以清利湿热，通淋止痛；血淋者，当配白茅根、小蓟、苎麻根等，以清热通淋，凉血止血。

6. 芦根还可用于河豚中毒。单用捣汁，或配生姜、紫苏叶、橄榄等，煎水饮。

【禁忌及注意事项】

芦根属于寒性药物，脾胃虚寒者忌服。芦根所含黏液质对脾虚泄泻者不利，可能使人大便更稀。《本草害利》曰："性味寒凉，因寒霍乱作胀，因寒反胃呕吐，勿服。"无脾胃虚寒者不要将芦根与巴豆同服。

（何飞）

芦荟

《药性论》

【生物特性及药源】

芦荟为百合科多年生常绿草本植物，包括库拉索芦荟 *Aloe vera*（L.）Burm. f.、好望角芦荟 *Aloe ferox* Miu. 等，叶簇生、大而肥厚，呈座状或生于茎顶，叶常披针形或叶短宽，边缘有尖齿状刺。花序为伞形、总状、穗状、圆锥形等，色红、黄或具赤色斑点，花瓣6片、雌蕊6枚。花被基部多连合成筒状。

芦荟原产于地中海、非洲，据考证野生芦荟有300多种，到2013年为止，被确认能用于食品、化妆品和医药保健品的只有6个品种，即库拉索芦荟、中国芦荟、木立芦荟和开普芦荟等，其余大多为观赏芦荟。据史料记载，芦荟在汉朝通过丝绸之路传到我国，目前福建、台湾、广东、广西、四川、云南等地均有栽培，也有野生状态的芦荟存在。

芦荟是集食用、药用、美容、观赏于一身的植物新星。其泌出物（主要有效成分是芦荟素等蒽醌类物质）已广泛应用于医药和日化中。芦荟在我国民间被作为美容、护发和治疗皮肤疾病的天然药物。

【功效概述】

芦荟在我国的药用历史源远流长。据史料和有关专家推测，早在唐代以前芦荟就已成为一种普遍使用的民间药物。在云南元江、闽南、广东雷州半岛、海南岛、台湾等地，自古以来民间就有应用芦荟的习惯。

芦荟全草皆可入药。《中药大辞典》将其药性、功效和主治分别整理归纳为：

芦荟（饮片）：性寒味苦，入肝、心、脾经，具有清热、通便、杀虫的功效，可治热结便秘、妇女经闭、小儿惊痫、疳热虫积、癣疮、痔瘘、萎缩性鼻炎、瘰疬。多制成丸散服用。

芦荟叶：性寒味苦涩，具有泻火、通经、杀虫、解毒的功效，可治白浊，尿血，妇女经闭、带下，小儿惊痫、疳积，烫伤，痔疮，痈肿。煎汤内服或捣汁服，亦可捣烂外敷。

芦荟花：可治咳嗽，吐血，白浊，月内婴儿眼不开。煎汤内服或煎水洗患处。

芦荟根：可治小儿疳积、尿路感染。水煎服。

【典故及历代名家点评】

芦荟传入我国的历史可追溯到公元前139年至公元前119年，汉武帝先后两次令张骞出使西域，打通了举世闻名的丝绸之路，促进了东西方的商品贸易和文化交流，也将芦荟带入了中国。

《药性论》："杀小儿疳蛔。主吹鼻杀脑疳，除鼻痒。"

《海药本草》："主小儿诸疳热。"

《开宝本草》："主热风烦闷，胸膈间热气，明目镇心，小儿癫痫惊风，疗五疳，杀三虫及痔病疮瘘。解巴豆毒。"

《本草图经》："治湿痒，搔之有黄汁者；又治䘌齿。"

《得配本草》："散瘰疬，治惊痫，镇心明目，利水除肿。"

国外最早关于库拉索芦荟的记载始于公元65年。古希腊著名的外科医生狄奥斯科里迪斯将自己经年积累下来的草药学知识全部记录在《药物学》一书中。对于库拉索芦荟，书中有着清晰而准确的记载。狄奥斯科里迪斯曾作为随军医生，跟着罗马皇帝尼禄的军队一起征战。其间，他使用库拉索芦荟为士兵们治疗各种疾病，如咽喉肿痛、生殖器溃疡，以及疖子和痔疮，等等。他还将芦荟捣成浆，敷在士兵的伤口上，以达到尽快止血的目的。

【药用价值】

芦荟含有蒽醌、多糖、氨基酸和有机酸、维生素、甾族化合物、无机盐、微量元素与酶等。芦荟提取物具有较高的生物活性，有利于人体再生过程的进行，提高痊愈能力。现代医学研究证明芦荟有如下药理作用。

灭菌消炎：芦荟含有芦荟酊，这是一种抗菌杀菌作用很强的物质，有抑制病原体繁殖和直接杀菌的作用。芦荟大黄素还能削弱流感病毒、假性狂犬病毒的传染力，抑制单纯性疱疹病毒。芦荟所含的多糖类物质可以帮助人体增强抵抗力和消炎杀菌，对皮炎、慢性肾炎、膀胱炎、支气管炎、咽喉炎、口腔炎、鼻炎等慢性炎症有较好的疗效。

保肝、抗胃损伤：芦荟大黄素能减轻非酒精性脂肪性肝炎的炎症反应及脂质过氧化损伤；芦荟提取液可通过抑制迷走神经分泌乙酰胆碱，进而抑制胃酸分泌，从而发挥对胃的保护作用。

促进血液循环、软化血管：从芦荟叶汁中分离出来的异柠檬酸钙是一种强心的物质，具有促进血液循环的作用，对人体内脏器官或手脚的末梢，直到头皮等各处的毛细血管都有很强的扩张作用。芦荟蒽具有强心作用，多糖体可祛除胆固醇，从而可软化变硬的血管，使血液畅通地到达每个毛细血管的末梢，保持血压正常。

免疫调节作用：芦荟凝集素可通过其糖基结合的特异性与淋巴细胞表面的特异性糖蛋白相结合，激活 C_3 补体刺激 B 淋巴细胞，增强对绵羊红细胞抗体的合成，从而增强机体免疫力。

延缓衰老：芦荟中的黏液类物质是防止细胞老化和治疗慢性过敏的重要成分。黏液素存在于人体的肌肉和胃肠黏膜等处，让组织富有弹性，如果黏液素不足，肌肉和黏膜就会因丧失弹性而僵硬老化；构成人体的细胞，如果黏液素不足，细胞就会逐渐衰弱，失去防御病菌、病毒的能力。另外，黏液素还有壮身、强精作用。

抗癌：芦荟多糖能抑制幼鼠干细胞对致癌物的吸收，防止致癌物-DNA加合物的形成，并增加谷胱甘肽 S-转移酶的活性，起到预防肿瘤的作用；芦荟大黄素可通过 Bax 和 Fas 死亡途径激活 caspase-3、caspase-8、caspase-9 来诱导人肺鳞状细胞癌细胞系 CH27 细胞的凋亡，同时能抑制蛋白激酶 C 的活性，减少其同工酶的蛋白质含量，从而抑制癌细胞的生长。

镇痛镇静：手指肿痛、牙痛而难以忍受时，在患部贴上芦荟生叶，能消除疼痛。内服加外用芦荟，也有镇痛效果。芦荟还能预防和治疗宿醉、晕车、晕船等。

湿润美容：芦荟多糖和维生素对人体的皮肤有良好的营养、滋润、增白作用。尤其对于青春期女性最烦恼的粉刺，芦荟有很好的治疗效果。芦荟大黄素等属蒽醌苷物质，这类物质能使头发柔软而有光泽、轻松舒爽，且具有去头屑的作用。

解毒排毒：芦荟中的某些成分具有分解生物体内有害物质的作用，还能消除外部侵入的毒素。用放射线或核放射治疗癌症过程会引起烧伤性皮肤溃疡，用芦荟治疗不仅有解毒、消炎、再生新细胞的作用，还能增加因放射治疗而减少的白细胞。

健胃下泄：芦荟中的芦荟大黄素苷、芦荟大黄素等有效成分有增进食欲、缓泄作用。服用芦荟，能强化胃功能，增强体质。体质衰弱而失去食欲的病危患者，服用芦荟后能恢复食欲。

防晒：芦荟中的天然蒽醌苷或蒽的衍生物能吸收紫外线，防止皮肤红、褐斑产生。

降血糖：芦荟醇提物能较强地抑制 α-葡萄糖苷酶的活性，对糖尿病及其并发症具有治疗与防治功效。

【食疗保健】

芦荟作为一种药食同源的中药，既可以直接食用，又可以加工成各种食品和饮料。芦荟作为原料或添加剂已被广泛应用于保健食品与饮料中。在美国和日本，此项产业已经很成熟，芦荟食品和饮料随处可见。

由于芦荟有丰富的营养成分及特殊的医疗、保健功能，近年来很多国家掀起了芦荟热潮。如美国人把芦荟作为保健食品，做成芦荟三明治、芦荟沙拉、芦荟果汁、芦荟糖果等。在日本，芦荟更是时髦的保健品，已被制作成各种美味食品、药酒、果汁，如芦荟墨鱼炒番茄、芦荟炒蛋、芦荟面条、糕点等。在澳大利亚、新西兰、印度尼西亚、印度、泰国、新加坡等国家，有不少人把服食芦荟作为很平常的事，认为其食用简单方便，能达到健体强身的目的。

芦荟含有75种元素，与人体细胞所需物质几乎完全吻合，有着明显的保健价值，被人们称为"神奇植物""家庭药箱"。日本把芦荟称为"家庭医生"，一般家庭中都种有几盆芦荟。

现代医学研究表明，长期食用新鲜芦荟叶或饮用经研制的芦荟口服液，具有提高人体免疫力、调节身体功能、改善多种慢性病症状的作用；芦荟中的胶状液体对人体有明显的保健作用，长期食用可以延年益寿。

【适宜人群】

芦荟具有提高人体免疫力、抗菌消炎、抗肿瘤、治疗烧伤和保护肝脏等作用，药用价值很高，常应用于内、外、皮肤、儿、妇等各科。临床证实芦荟对多种慢性疾病如高血压、心脏病、糖尿病、肝脏疾病、口腔炎等都具有独特的疗效。同时它也是烫烧伤及割伤的特效药，可促进伤口组织的迅速再生，并起到止血、止痛的目的。它尤其适合以下人群使用：

皮肤缺乏光泽和弹性者：芦荟中的芦荟多糖能够调节机体的细胞免疫和体液免疫水平，激活皮肤基底层的朗汉斯巨细胞，增强其在皮肤局部的免疫功能和修复功能，促进其清除皮肤色素、抗氧化性损害（包括紫外线）、抗衰老、增加皮肤的弹性等功能。

肠蠕动较弱的便秘患者：芦荟所含的蒽醌类化合物及其衍生物在肠管中能释放出芦荟大黄素，能有效地刺激大肠蠕动，从而有效改善肠胃功能不佳、便秘等症状，并可排毒祛火。

想要祛痘、祛斑、美白肌肤者：芦荟所含的营养素——芦荟多糖、氨基酸、蛋白质、维生素等可以直接用来补充人体微量元素，调节肠胃，激活机体功能，修复由便秘引起的各种内脏器官损伤，促进细胞再生，调节机体的新陈代谢，从根本上改善体质，消除由于便秘、胃肠病引起的黄褐斑、雀斑、痤疮、青春痘等皮肤症状，使皮肤变得光滑细腻、富有弹性，从而达到滋养容颜的目的。

长期手指肿痛、牙痛的人群：手指肿痛、牙痛而难以忍受时，在患部贴上芦荟生叶，能消除疼痛。内服加外用芦荟，也有镇痛效果。

因体内毒素堆积而有口臭、口气不清新的人群：芦荟中的芦荟素可以极好地刺激小肠蠕动，把肠道毒素排出体外。

【药食的相互作用】

1. 芦荟与藜芦、玄参、益母草、毒毛花苷 K 等含有强心苷的药物合用，可增加强心苷的毒性；与地高辛合用，可增加心律失常风险。

2. 芦荟与蓖麻油、大黄、番泻叶等具有刺激性轻泻作用草药合用，可增加钾的消耗量；与利尿皮质醇药合用，可增加钾的排出量。

3. 芦荟含有芦荟酊，具有杀菌作用，和抗感染药物联用，可提高抗感染药物的疗效。

4. 尿囊素和芦荟联合制成外用药，可治疗辐射损伤性皮肤病变。

【禁忌及注意事项】

芦荟的食用方法很多，其功效颇佳，但需注意并非所有的芦荟都可食用，其中龙舌兰和芦荟植物形态相似，但龙舌兰是有毒的。芦荟性寒，食用时不宜过量且不可长期服用，体质虚弱的少儿患者，不要过量服用芦荟，脾胃虚弱者禁用。

需要注意的是，孕妇以及经期中的女子绝对禁止服用芦荟。芦荟在古代曾作为妇科药剂用来治疗诸如闭经之类的症状。因为芦荟能使女性骨盆内脏器充血，甚至促进子宫的运动，引起腹痛，导致流产或严重出血。

另外，芦荟鲜叶汁内含有一定量的草酸钙和多种植物蛋白质。有一些患者皮肤特别敏感，在外用新鲜芦荟叶搽抹后，皮肤会有痒的感觉或发出红色小疹斑点，但一般不会太严重，半天时间就可褪去。皮肤过敏者，可以将芦荟鲜叶汁用冷开水稀释后应用，过敏严重者应立即停止使用。发现小疹斑点或有痒的感觉时，可用温水冲洗，千万不要用手去抓，以免抓破皮肤，造成新的感染。

（周忠辉）

绿豆（衣）

《日华子本草》

【生物特性及药源】

绿豆 *Vigna radiata* （Linn.） Wilczek.，别名青小豆、植豆，豆科一年生直立草本，小叶卵形，花绿黄色，荚果被淡褐色、散生的长硬毛，种子短圆柱形，淡绿色或黄褐色。原产于印度、缅甸地区，现东亚各国普遍种植。

【功效概述】

绿豆性寒味甘，归心、胃经，寒可清热解毒，甘可养阴除烦，亦具有解暑热的功效，又可用于解附子、巴豆毒，适用于阴虚火旺、中暑、水肿诸证。本品内服常用量为15～30克，大剂量可用至120克。

绿豆衣亦可作为单味药，其作用与绿豆相仿，但其清热消暑作用要强于绿豆，一般临床用量为3～10克。

【典故及历代名家点评】

绿豆是人类的传统谷类食物，它不仅具有较好的营养作用，亦是很好的中药，有"济世良谷"之美称。

《开宝本草》："主丹毒烦热，风疹，热气奔豚，生研绞汁服。亦煮食，消肿下气，压热解毒。"

《**本经逢原**》："明目。解附子、砒石、诸石药毒。"

《**随息居饮食谱**》："绿豆甘凉，煮食清胆养胃，解暑止渴，利小便，已泻痢。"

《**本草纲目**》："绿豆，消肿治痘之功虽同赤豆，而压热解毒之力过之。且益气、厚肠胃、通经脉，无久服枯人之忌。但以作凉粉，造豆酒，或偏于冷，或偏于热，能致人病，皆人所为，非豆之咎也。豆粉须以绿色黏腻者为真，外科治痈疽，有内托护心散，极言其效，丹溪朱氏，有论发挥。绿豆肉平、皮寒，解金石、砒霜、草木一切诸毒，宜连皮生研，水服。按《夷坚志》云，有人服附子酒多，头肿如斗，唇裂血流，急求绿豆、黑豆各数合，嚼食，并煎汤饮之，乃解也。"

《**本草拾遗**》："反榧子壳，害人。"

《**本草经疏**》："脾胃虚寒滑泄者忌之。"

孟诜："今人食绿豆皆挞去皮，即有少壅气，若愈病须和皮，放不可去。"

【**药用价值**】

本品最突出之处即为消肿治痘之功，而其清热解毒之效益甚，历代本草集注均对其有文献记载。本品无明显副作用，并有以下特点：

降血脂：本品具有明显降低血清胆固醇的作用，且对总胆固醇及β-脂蛋白的升高有预防作用。

抗肿瘤：动物药理实验研究发现，绿豆对吗啡+亚硝酸钠诱发的小鼠肝癌有一定的预防作用，从绿豆中提取的苯丙氨酸氨解酶对白血病有明显的抑制作用。

抗菌：绿豆内的有些成分具有直接抑菌作用，如对葡萄球菌等有明显作用。此外，本品亦可增加机体免疫功能，增加体内吞噬细胞的数量，增强其吞噬功能，从而起到抗菌作用。

临床治疗疾病：农药中毒、铅中毒、腮腺炎可用此品内服治疗，对于烧伤患者则可以绿豆粉配酒精调糊涂抹患处。

辅助治疗： 绿豆淀粉中含有低能量值的低聚糖，这些物质在人体胃肠道内没有相应的水解酶系统，很难被消化、吸收，故对于肥胖者和糖尿病患者有辅助治疗的作用。而且低聚糖是人体肠道内有益菌双歧杆菌的增殖因子，常食绿豆可改善肠道菌群，减少有害物质吸收。

【食疗保健】

本品含有胡萝卜素、维生素B₂、球蛋白等成分，具有不错的营养价值和保健作用。

解暑： 高温大量出汗可使机体丢失大量的无机盐，导致内环境紊乱。本品含有丰富的无机盐、维生素，在高温环境下喝绿豆汤，可以及时补充丢失的营养物质。绿豆汤是夏日防暑佳饮。

祛痘： 中医认为脸上痤疮、痘痘的起因通常为脏腑失和、湿热内蕴、气郁化火等。本品具有清热解毒的功效，可入胃经而泻胃火，可消除热型痤疮与痘痘。

利水消肿： 本品具有一定的利尿作用，故对于轻证水肿腹胀患者有一定的消肿作用。

【适宜人群】

1. 夏日日晒或高温环境下工作的人，出汗过多，钾流失较多，水电解质平衡易紊乱，服用本品可补充体液。

2. 误服1059农药中毒、铅中毒患者。

3. 患高脂血症、高血压的中老年患者。

4. 消渴多饮者，服用本品可以生津止渴。

5. 面部有痤疮、青春痘者。

6. 轻证水肿腹胀者。

【药食的相互作用】

1. 鲤鱼与绿豆煮熟后喝汤吃肉，可治疗顽固性疖疮。

2. 本品与薏苡仁同煮，利水渗湿之力更强，对于漆疮的治疗较有效且起效快。

3. 大量绿豆与甘草煮水，冷后作茶饮，具有防暑除湿的作用。

4. 绿豆煮沸后冲入鸡蛋糊内，内服，清胃火，养脾阴，对复发性口疮有显著效果。

【禁忌及注意事项】

本品无明显毒副作用，一般临床无重点禁忌，但有以下几点需注意：

1. 未煮烂的绿豆腥味强烈，食后易恶心、呕吐。

2. 绿豆不宜煮得过烂，以免其中的有机酸和维生素被破坏，降低清热解毒的功效。

3. 绿豆忌用铁锅煮。绿豆中含有单宁，在高温条件下遇铁会生成黑色的单宁铁，对人体有害。

4. 服药特别是服温补药时不要吃绿豆食品，以免降低药效。

5. 绿豆性寒凉，素体阳虚、脾胃虚寒、泄泻者慎食，且一般不宜在冬季食用。

（杨德威）

昆布

《名医别录》

【生物特性及药源】

昆布 *Ecklonia kurome* Okam.，别名江白菜、纶布等，翅藻科植物，多年生大型褐藻，成熟时藻体呈橄榄褐色，干后黑褐色，夏、秋两季采捞。我国分布在辽东半岛、山东半岛及浙江、福建沿海等地。

【功效概述】

昆布性寒味咸，归肝、胃、肾经，因其生于海中，其善下行，咸寒可消痰，具有软坚散结、利水消肿的功效，对于瘰疬、瘿瘤、噎膈、疝气、脚气水肿等证有较好疗效，一般常用量为6～12克。

【典故及历代名家点评】

本品性味与功效同海藻相近，但其药效强于海藻。对此历代医家有所论述：

《本草经疏》："主十二种水肿、瘿瘤聚结气、瘘疮。"

《本草拾遗》："主癫卵肿。"

《食物本草》："裙带菜，主女人赤白带下，男子精泄梦遗。"

《名医别录》："主十二种水肿，瘿瘤聚结气，瘘疮。"

《玉楸药解》："泄水去湿，破积软坚，清热利水，治气臌水胀，瘰疬瘿瘤，癫疝恶疮，与海藻、海带同功。"

【药用价值】

昆布的营养价值很高，其粗蛋白、糖、钙、铁等的含量是菠菜、油菜的几倍甚至几十倍，且其碘含量多达3%～10%。自古以来，本品便是一味中药，现代已初步发掘其药用价值。目前其所含成分中论述较多的是昆布多糖，主要有以下作用：

调节免疫作用：昆布多糖对机体非特异性免疫功能有显著影响。

调节血脂、降血糖、降血压作用：昆布多糖能降低血浆中胆固醇和低密度脂蛋白的含量，提高高密度脂蛋白含量，还可减少动脉粥样硬化指数。

抗氧化作用：昆布多糖对细胞氧化溶血有显著抑制效果，对于脂质过氧化有不错的保护作用。

抗肿瘤作用、抗辐射作用：昆布多糖可直接杀伤肿瘤细胞、抑制血管的生成、诱导细胞凋亡以及调节机体免疫功能，进而具有抗肿瘤作用。此外，它对一些特定放射性元素亦有排除及阻止吸收的作用，能够降低白血病的发病率。

抗菌、抗病毒作用：对犬小孢子菌、红色毛癣菌、孢子丝菌、脊髓灰质炎病毒Ⅲ型及艾滋病病毒等有抑制作用。

【食疗保健】

预防及治疗高血压、冠心病、肥胖病、高脂血症：平日将本品煮汤食用，可以预防"三高"的发生，且对于"三高"亦有一定的治疗效果。

补碘：昆布的含碘量十分高，一般人工养殖的昆布的碘含量更高，多食昆布可以预防及治疗缺碘性甲状腺肿大。

利水消肿：昆布内含有的昆布甘露醇，对于急性肾功能衰竭、脑水肿、急性青光眼均有不错疗效。

抗癌抗放射：现代药理研究发现，昆布的一种提取物具有抗癌作用。此外，本品在抗放射方面也有一定优势，能够预防放疗所导致的造血组织损伤，可刺激造血恢复，增强癌症患者免疫力。

【适宜人群】

1. "三高"患者：本品所含的海带氨酸具有较好的降血压作用，其含有的某些成分具有显著降血糖效果，而昆布中的昆布素有清除血脂作用。

2. 缺碘性甲状腺疾病患者：可通过食用本品补碘以减轻症状。

3. 任何类型的水肿者。

4. 肥胖患者：食用此品可辅助减肥。

【药食的相互作用】

1. 暑热、高血压、高脂血症：昆布30克，冬瓜100克，薏苡仁30克同煮汤，加适量白糖食用，具有清热利水、渗湿消肿、降血压、降低胆固醇含量的作用，为食疗中的常用品。

2. 治肥胖病：昆布粉2克，话梅1粒，开水浸泡服用，有一定的辅助减肥作用。

3. 治睾丸肿痛：昆布和海藻共用，再配以散寒止痛的小茴香，对睾丸肿痛、疝气有不错的效果。

4. 治缺碘性及青春期甲状腺肿大：本品与发菜、蚝豉煮汤食用，可补充体内碘含量，对于缺碘性甲状腺功能减退有一定作用。

5. 治皮肤湿毒瘙痒：昆布50克，绿豆50克，红糖50克水煮服食。

简而言之，本品与海藻的功效十分相近，平日两者可共用以增功效。

【禁忌及注意事项】

1. 本品一般无明显毒副作用，但亦不宜多食，因其为海中之品，其味咸，咸多走血，过食则伤津耗血。

2. 脾胃虚寒者应少用。

3. 昆布反甘草，两者不宜共用。

（杨德威）

柿子

《名医别录》

【生物特性及药源】

柿树 *Diospyros kaki* Thunb. 隶属柿科柿属，为多年生落叶果树，花雌雄异株或杂性同株，单生或聚生于新生枝条的叶腋中。花黄白色，叶阔椭圆形，表面深绿色、有光泽，革质，入秋部分叶变红，叶痕大、红棕色，维管束痕呈凹入状。花期5~6月，果熟期9~10月。果实形状较多，如球形、扁桃形、近似锥形、方形等，不同的品种颜色从浅橘黄色到深橘红色，直径从2厘米到10厘米不等，重量从100克到450克不等。

柿子原产于我国长江和黄河流域，已有3000多年的历史，北魏《齐民要术》中就已有以君迁子为砧木，用嫁接方法繁殖柿子的记载。柿子是我国五大水果（葡萄、柑橘、香蕉、苹果、柿子）之一。现全国各地广为栽培，主要分布在山东、山西、河北、河南、江苏、安徽、北京、天津等地。世界各地均有柿树栽培，但大都从我国引种。

中国是世界上产柿最多的国家，年产鲜柿70万吨。柿子品种繁多，约有300多种。通常柿子根据味道划分为甜柿和涩柿两大类；根据色泽分为红柿、黄柿、青柿、朱柿、白柿、乌柿等；根据果形分为圆柿、长柿、方柿、葫芦柿、牛心柿等。我国所产大部分属于涩柿，甜柿成熟后摘下来即可吃，涩柿则需人工脱涩（即溲柿子，用熟水或石灰等泡去柿子的涩味），两种柿子皆味甜、汁多、肉细、适口，老少皆宜。

【功效概述】

柿子，别名米果、猴枣、金锞、红柿、大盖柿等，作为药用始载于《名医别录》，原名柿，列为中品。柿子味甘、涩，性寒，归肺经，具有清热去燥、润肺化痰、软坚、止渴生津、健脾、治痢、止血、滑肠、降血压等功效，可以缓解大便干结、痔疮疼痛或出血、干咳、喉痛、高血压等症，对于治疗高血压、痔疮出血、便秘、咳嗽、吐血是一味良药。

柿饼为柿的果实经加工而成的饼状食品，有白柿饼、乌柿饼两种。其味甘、涩，性寒，归心、肺、胃经，能润肺、涩肠、止血，可治吐血、咯血、血淋、肠风、痔漏、痢疾等。同时，柿蒂、柿霜、柿叶及柿树的根和皮均可入药。柿蒂味苦、涩，性平，归胃经，能降逆止呃，为止呃要药；柿霜为柿饼外表所生的白色粉霜，性味甘凉，归心、肺、胃经，具有清热生津、利咽、润肺止咳、止血之功，可治肺热燥咳、咽喉干痛、口舌生疮、吐血、咯血等症；柿子叶煎服或冲开水当茶饮，有促进机体新陈代谢、降低血压、增加冠状动脉血流量及镇咳化痰的作用；柿树的根、皮均具有凉血、止血之功，柿树皮可治下血及烫伤。

【典故及历代名家点评】

柿树树冠优美,柿子营养丰富、色泽鲜艳、柔软多汁、香甜可口,老少喜食。古人咏柿子的诗词有数十首之多。北宋诗人张仲殊赞美柿子曰:"味过华林芳蒂,色兼阳井沈朱,轻匀绛蜡裹团酥,不比人间甘露。"唐代刘禹锡写了《咏红柿子》:"晓连星影出,晚带日光悬。本因遗采撷,翻自保天年。"历代医学名家对柿子及相关药用成分的功效也颇为称赞。

《名医别录》:"味甘、寒,无毒……主通鼻耳气,肠澼不足。"

陶弘景:乌柿"治狗啮疮,断下痢。"

《本草纲目》:"柿乃脾、肺血分之果也。其味甘而气平,性涩而能收,故有健脾涩肠,治嗽止血之功",柿霜"清上焦心肺热,生津止渴,化痰宁嗽,治咽喉口舌疮痛",白柿治反胃,咯血,血淋,肠澼,痔漏下血"。

《本草经疏》:"鼻者肺之窍也,耳者肾之窍也,二脏有火上炎,则外窍闭而不通,得柿甘寒之气,俾火热下行,窍自清利矣。"

《随息居饮食谱》:"鲜柿,甘寒养肺胃之阴,宜于火燥津枯之体",柿霜"清肺,治吐血、咯血,劳嗽,上消"。

《滇南本草》:柿蒂"治气隔反胃",柿霜"治气膈不通"。

《本草蒙筌》:柿霜"治劳嗽"。

《本草求真》:柿霜"治肠风痔漏"。

《本草拾遗》:柿饼"日干者温补,多食去面皯,除腹中宿血;火干者,人服药口苦及欲吐逆,食少许立止"。

《日华子本草》:柿子"润心肺,止渴,涩肠,疗肺痿、心热、嗽,消痰,开胃。亦治吐血",柿饼"润声喉,杀虫"。

《嘉祐本草》:"红柿补气,续经脉气。醂柿涩下焦,健脾胃气,消宿血"。

《医学衷中参西录》:"柿霜色白入肺经……其滑也能利肺痰,其润也能滋肺燥。"

传说朱元璋幼时家贫,常以乞讨为生。一年秋天,几天没讨到东西吃的朱元璋饿得头昏眼花，四肢无力。突然眼前一亮，他发现废墟上的一株柿树上结满了金灿灿的柿子。朱元璋爬到树上摘柿子吃，总算得以果腹。后来，朱元璋当了皇帝，一次领兵打仗再次经过此地时，发现那株柿子树依然挂满果实。想到这株柿子树曾救过自己，他便把身上穿着的红色战袍披在柿子树上，封它为"凌霜侯"。明《嵩书》中载有："大旱，五谷不登，百姓倚柿为生。初冬削皮做饼，鬻钱完赋，即以其皮曝干，杂橡实、荆子磨面作糊啖之，遂免流移。"可见朱元璋饥时吃柿很可能确有其事。

【药用价值】

近年来的研究显示柿子具有以下药理作用：

通便：柿子富含果胶，它是一种水溶性的膳食纤维，有良好的润肠通便作用，对于纠正便秘、保持肠道正常菌群生长等有很好的辅助作用。

降压：柿子属高钾低钠食物，常食可降低血压保护血管。它还含有一种叫黄酮苷的成分，也可降低血压。

抗动脉硬化：柿子中含有大量的可溶性膳食纤维、类胡萝卜素和多酚类物质，具有降血脂、抗氧化的特性，而柿叶黄酮能明显抑制血管外膜成纤维细胞的增殖。

抗肿瘤：从柿子中提取的番茄红素可阻止亚硝酸盐与二级胺合成亚硝胺，具有一定的抗癌作用；柿果中含有极丰富的β-胡萝卜素，具有预防肿瘤的作用，尤其对降低肿瘤发病率有显著效果。

止血：柿子中的活性物质能直接作用于血管，有短暂的收缩血管作用，同时有较弱的促血小板聚集作用，可以促进血小板血栓（此血栓类似动脉中的白色血栓，当血栓形成之后，能够机械性堵塞伤口）的形成。

抗甲状腺肿大：柿子含有维生素和碘，能辅助治疗缺碘引起的地方性甲状腺肿大。

解酒精中毒：柿子具有促进血液中乙醇氧化的作用，并且还含有大量水分和甘露醇等，有利于酒精随尿排泄，从而降低血中酒精浓度，减少酒精对机体的损害，加快清醒。

抗菌：柿叶提取物对金黄色葡萄球菌、白葡萄球菌、肺炎球菌、卡他球菌、大肠杆菌、流感杆菌均有抑制作用。

【食疗保健】

柿子营养价值很高，含有大量胡萝卜素、维生素C、葡萄糖、果糖和钙、磷、铁等无机盐，享有"果中圣品"之誉。其维生素和糖的含量比一般水果高1～2倍。假如一个人一天吃1个柿子，所摄取的维生素C基本上就能满足一天需要量的一半。所以，吃些柿子对人体健康是很有益的。

柿子主要用来鲜食。在柿子销量较大的中国、日本、菲律宾、朝鲜、新加坡、马来西亚、印度尼西亚等国家，人们除日常食用外，还把柿子作为传统的节日佳品。中国明、清以后，把柿子作为"木本粮食"，如今仍把柿子作为时令果品。

甜柿可以直接食用，涩柿则需要人工脱涩后方可食用。脱涩的方法一般为放置一段时间及用温水或石灰水浸泡等方法。除鲜食外，柿子整个晒干之后可以制成柿饼。柿饼肉质干爽、味清甜、可长久存放且不变质。此外，柿子还可以酿成柿酒、柿醋，加工成柿脯、柿粉、柿霜、柿茶、冻柿子等。

相传300多年前，李自成称王西安后，临潼老百姓用火晶柿子拌上面粉，烙成柿子面饼以慰劳义军。这种饼很受义军将士称道。后来，为了纪念李自成及义军，每年柿子熟了，临潼百姓家家户户都会烙些柿面饼吃。日子久了，它就演变成了今天的黄桂柿子饼，也叫水晶柿子饼。

柿子用于食疗有以下保健作用：

润肺止咳：柿子含有大量水分、糖、维生素C、蛋白质、氨基酸、甘露醇等物质，能有效补充人体的养分及细胞内液，起到润肺生津之效。柿饼上的柿霜具有清热润燥、化痰止咳的功效，柿饼在民间偏方中同红枣、梨、藕、荷叶等入药，可治肺结核。

涩肠止血：柿子酸性收敛，故有涩肠止血之功，可用于防治痔疮出血及血痢。

健脾开胃：柿子内含有大量的有机酸和鞣质，能促进消化，增进食欲，可用于治疗呃逆、反流性胃炎等病。

补碘防病：柿内含有大量的维生素及碘，能治疗因缺碘而导致的地方性甲状腺肿大。

强心降压：柿子含有黄酮苷，有降低血压、增加冠脉流量之作用，可降低血压，软化血管。柿叶制成茶，经常饮用，能促进机体新陈代谢，利小便，通大便，净化血液，使机体组织细胞复苏，并对稳定和降低血压、软化血管、防止动脉硬化等均有益处。

杀菌消炎：柿子所含的黄酮苷能活血消炎，柿叶中的成分对金黄色葡萄球菌、卡地球菌也有一定的抑制作用。

【适宜人群】

柿子含有丰富的蔗糖、葡萄糖、果糖、蛋白质、胡萝卜素、维生素C、瓜氨酸、碘、钙、磷、铁、锌以及膳食纤维，因其甜美可口，并有清肺、润肠、止咳等作用，深受群众喜欢，是老少咸宜的水果。一般来说，柿子可应用于以下人群以发挥其防病治病及养生保健的作用：①高血压患者；②冠心病患者；③痔疮出血、大便秘结者；④缺碘引起的甲状腺疾病患者；⑤饮酒过量或长期饮酒者；⑥急、慢性支气管炎患者。

【药食的相互作用】

1. 柿蒂与丁香配伍，丁香辛温，温中散寒、降逆止呕，柿蒂味苦涩，性平和，善降胃气，因寒因热都可用，两药相配，有寒热兼济之妙，温中散寒、降逆止呕之功益强，为治疗胃中有寒、胃气上逆之常用药对。

2. 柿蒂与黄连、竹茹同用，可治胃热呃逆。

3. 柿子与螃蟹同食，会抑制人体自身消化液的分泌，而且柿子与螃蟹又同是凉性的食物，一同食用后容易伤及肠胃，加重胃肠疾病。

4. 柿子与红薯同食，柿子中的单宁、纤维素等遇到红薯的发酵物，会导致单宁快速沉淀，这会对人体的正常胃肠功能有影响，严重者可能导致肠梗阻。

5. 柿子与海鲜同吃，柿子中包含的鞣酸能够与海鲜中的蛋白质、钙盐相互作用，从而出现沉淀物。这种沉淀物也会刺激胃肠，很容易引发疾病，使人出现恶心、便秘等一些症状。

【禁忌及注意事项】

柿子性寒，凡脾虚泄泻、便溏、体弱多病、产后及外感风寒者，忌食鲜柿子。此外，还需要注意以下几个方面：

1. 空腹不能吃柿子。因柿子含有较多的鞣酸及果胶，在空腹情况下它们会在胃酸的作用下形成大小不等的硬块。应尽量在饭后 1 小时左右食用，以避免胃柿石形成。

2. 尽量不要吃柿子皮。因为柿子中的鞣酸绝大多数集中在皮中，在柿子脱涩时，不可能将其中的鞣酸全部脱尽，如果连皮一起吃更容易形成胃柿石。尤其是脱涩工艺不完善时，其皮中所含的鞣酸更多。

3. 胃部寒凉、慢性胃炎患者不宜多吃柿子。柿子性寒，胃部寒凉者不宜食用。患有慢性胃炎，有排空延缓、消化不良等症的胃动力功能低下者，或胃大部切除术后，不宜食柿子。

4. 贫血患者少吃。柿子含单宁，易与铁质结合，从而妨碍人体对食物中铁质的吸收，所以贫血患者应少吃柿子。服用铁剂时不宜吃柿子。柿子中的鞣酸与铁结合成沉淀物，可引起胃肠不适甚至绞痛，同时影响铁剂吸收。

5. 糖尿病患者勿食。柿子中含有 10.8% 的糖类，且它们大多是简单的双糖和单糖（蔗糖、果糖、葡萄糖即属此类），因此柿子食后很易被吸收，使血糖升高。这对于糖尿病患者，尤其是血糖控制不佳者来说是有害的。

6. 因柿子中的鞣酸能与食物中的钙、锌、镁、铁等无机盐形成不能被人体吸收的化合物，使这些营养素不能被利用，故多吃柿子容易导致这些无机盐缺乏。

（周忠辉）

葛根

《神农本草经》

【生物特性及药源】

葛根为豆科植物野葛 *Pueraria lobata*（Willd.）Ohwi 的干燥根，习称野葛。本品呈纵切的长方形厚片或小方块，长5～35厘米，厚0.5～1厘米。外皮淡棕色，有纵皱纹，粗糙。切面黄白色，纹理不明显。质韧，纤维性强。气微，味微甜。

本品分布于我国南北各地。春、秋两季采挖，切片，晒干。生用、煨用或磨粉用均可。葛花可也入药用，多用于解酒毒。

【功效概述】

葛根味甘微辛，气清香，性平，归脾、胃经。本品轻扬升散，具有解肌退热、升阳透疹的作用，又有鼓舞胃气上行、生津止渴的功效，为发表解肌、发热无汗、头痛、项强的主药。煨熟服用，可治疗脾胃虚弱所致的泄泻，具有升阳止泻的作用。本品最早记载于《神农本草经》，汉代著名医学家张仲景首次在《伤寒论》中以葛根为主组方，包括用于解表的葛根汤及用于治疗湿热所致的腹泻和痢疾的葛根芩连汤等。这些方子都因疗效显著而可靠，直到现在仍屡用不衰。本品在民间为老少皆宜的滋补佳品，被誉为"千年人参"。明代著名的医药学家李时珍对葛根进行了深入而全面的分析和归纳，认为葛根的茎、叶、花、果、根均可入药，并在其所著的《本草纲目》中作了记载：葛根性甘、辛、平，无毒。主治消渴、身大热、呕吐、诸痹，起阴气，解诸毒。

现代对葛根的作用也作了广泛的研究，其结果更是令人瞩目，一般临床用量在10～15克之间，但目前的临床用量已多至30克。

【典故及历代名家点评】

自《伤寒论》之后，葛根临床应用越来越广泛，相关记载及论述也颇中肯，对后世的影响极为深远。

《神农本草经》："主消渴，身大热，呕吐，诸痹，起阴气，解诸毒。"

《名医别录》："疗伤寒中风头痛，解肌，发表，出汗，开腠理。疗金疮，止痛，胁风痛"，"生根汁，疗消渴，伤寒壮热"。

《药性论》："治天行上气，呕逆，开胃下食，主解酒毒，止烦渴。熬屑治金疮，治时疾解热。"

《日华子本草》："治胸膈热，心烦闷热狂，止血痢，通小肠，排脓破血，敷蛇虫啮。"

《本草拾遗》："生者破血，合疮，堕胎，解酒毒，身热赤，酒黄，小便赤涩。"

《开宝本草》："小儿热痞，以葛根浸捣汁饮之。"

《医学启源》："除脾胃虚热而渴。"

据传，葛根的名字源于东晋道教医家葛洪，因他在茅山脚下炼丹时发现了一种根，此根治好了发生在句容的一场瘟疫，当地人为了纪念葛洪，把此根称为"葛"，于是就有了"葛根"。其实，此说似乎并不真实，因为在晋之前的汉代，张仲景的《伤寒论》中就已有用葛根组方的记述。因此，此说只能当成一个传说而已。

【药用价值】

在古代，葛根的应用就甚为广泛。最早民间用它做服饰，如葛衣、葛巾之类，也常用来做葛纸、葛绳。1972年，江苏吴县（今位于苏州）草鞋山发掘出土的三块制作于新石器时代的葛布残片，是我国从6000多年前就已经开始利用葛根的历史见证，在今天看来其制作工艺水平依然精湛。葛根作为药用，也早有记载，主要用于外感无汗之表证及泄泻、消渴的治疗。现代已证明葛根是药食两用的佳品。近年来，从葛根中提取出来的类黄酮与从桑叶中提取出来的脱氧野尻霉素结合形成的一种称为洗胰清糖素的新成分，具有降低血糖、血脂及抗炎等作用。应关注的是，葛根还含有多种有效的药物成分及营养物质。

明代李时珍在《本草纲目》中指出，葛根性凉，气平，味甘，具有清热、降火、排毒的功效。现代药理研究表明，葛根中的异黄酮类化合物葛根素对高血压、高脂血症、高血糖和心脑血管疾病具有较好的治疗效果。葛根主要有以下药理作用：

改善心脑血管供血不足：葛根总黄酮和葛根素能扩张血管，降低血管阻力，改善微循环，有助于改善心肌缺血，防止心肌梗死和脑梗死，纠正心律失常，软化动脉硬化，预防脑卒中，对心脑血管疾病患者有良好的作用。

解痉退热：葛根的解痉作用可能与其所含的大豆黄酮较多有关，此成分能对抗组胺和乙酰胆碱的作用；葛根黄酮提取物能使体温恢复正常，能有效解除多种发热症状，是一种解痉退热的有效中药。

降血糖和血脂：葛根素有明显的降低血糖的作用，其所含的黄酮类化合物有降低胆固醇及甘油三酯的效果，对治疗高血糖和高脂血症等有显著疗效。

延缓衰老和抗阿尔茨海默病：近年来研究显示，葛根提取物能明显改善记忆障碍，增强智力，并有消除体内自由基的作用，可用于抗衰老及阿尔茨海默病患者的治疗。

治疗眼病：葛根黄酮对因视网膜血管痉挛引起的中央性视网膜炎有较好的疗效。即使在视力恢复正常或病变已经吸收后，葛根黄酮仍可用于巩固疗效和防止复发。

醒酲酒毒：对饮酒过量而致醉酒者，取葛根30克水煎服，解酒效果良好。

止泻治痢：自汉代以来，葛根就是治疗泄泻及痢疾的常用主药。

葛根含有丰富的黄酮类物质和葛根素。目前异黄酮主要从大豆中提取。研究发现，野葛根中异黄酮的含量和活性远远超过大豆。由于葛根所含的"植物雌激素"异黄酮能美容养颜，促进皮肤白皙、光润、细腻，而且还能健乳丰胸，使女性焕发青春活力。因此，葛根大受女性青睐。

泰国美女的丰腴与婀娜多姿是世界公认的。据说，泰国的山区部落自古以来就将野葛根作为女性美容、保健的传统秘方食品。20世纪20年代，人们在修缮一座泰国缅北部的古老寺庙时，才偶然发现庙里珍藏野葛根美容秘方的古文献。从此，食用野葛根的传统在泰国民间广泛流传开来。到20世纪30年代，这些文献被译成英文流传至境外，逐渐为世人所知。泰国的医学美容专家注意到生活在泰国北部山区且素有食用野葛根习惯的孟族妇女，胸部丰满、体态轻盈、肤色白皙、健康且长寿。同时，该地区女性的平均胸围比泰国其他地区的女性要大出8厘米。

【食疗保健】

现代药理研究证实，葛根含有12%的黄酮类化合物，如葛根素、大豆异黄酮、花青素等营养物质，还含有多种氨基酸，维生素B_1、维生素B_{12}等维生素，糖和人体必需的铁、钙、铜、硒等元素，既可药用，又可用于食疗保健，是一种公认的富有营养价值的绿色天然食品。

葛根含有丰富的被誉为天然"植物雌激素"的异黄酮，可调节人体内分泌功能，对于低雌激素水平者，可起到替代雌激素的补充作用，可防治因雌激素下降而引起的疾病，如血脂增高、骨质疏松、妇女更年期综合征，并能增加中年妇女血清中的雌二醇和高密度脂蛋白胆固醇水平，降低低密度脂蛋白胆固醇含量，从而保护心脑血管；同时，对于雌激素水平偏高者，又表现为抗雌激素样活性，能降低子宫内膜癌、乳腺癌及肺癌等癌症的发生风险。由此而见，本品具有双向调节作用，既有效又安全。

葛根最早应用于解表发汗、退热解痉及治疗消渴，自《伤寒论》以葛根为主药创立葛根芩连汤，用于治疗腹泻、痢疾之后，葛根多被应用于治疗胃肠道疾病。近几年，国内仝小林领衔的团队对葛根芩连汤治疗糖尿病的研究结果表明，此方具有明显的降血糖作用。这一研究为古人将此方用于治疗相当于糖尿病的消渴病提供了证据。现代药理研究结果显示，除了方中主药葛根的降血糖作用外，方中的黄芩和黄连，特别是后者，其降血糖的效果也是不能忽视的。应该指出的是，囿于温病学派叶天士、王孟英两位名家的"葛根劫胃液"之说，后人对葛根的应用多受影响。

葛根除了上述的重要作用外，还可用于对抗乌头碱等所引起的心律失常，缩短肾上腺素诱发心律失常的时间，起到增效减毒的作用。同时，经常食用葛根可使皮肤润泽，祛除黄褐斑，增添皮肤的弹性，令肌肤更加健康。特别值得一提的是，食用葛根后能有良好的增强智力及抗衰老效果。

据传，古时湘西某土司的女儿与汉族的一位小伙子相爱，由于受到双方家长的坚决反对，这对恋人相约逃到深山老林之中。入山不久，小伙子忽然身染重病，满身疙瘩，生命垂危，姑娘急得大声痛哭。哭声惊动了一位仙人，得悉原委后，仙人立即给小伙子服用了一种仙草根，旬余即愈。之后，两人就长期服食，全都身轻体健，容颜不老，双双年过百岁，后方知此仙草根叫葛根。这传说可能言过其实，但葛根抗衰老、延年益寿的功效应非空穴来风。

【适宜人群】

本品老少皆宜，特别适合以下人群使用：①高血压、高脂血症、高血糖、冠状动脉粥样硬化性心脏病及腔隙性脑梗死等心脑血管疾病患者；②更年期综合征患者；③脂肪肝、酒精肝等慢性肝病患者；④消化不良、反复腹泻、痢疾、腹痛、胃肠型感冒等胃肠疾病患者；⑤嗜酒、肌肤失润，面部易生痤疮者；⑥记忆力衰退、智力衰退、早衰及有癌症风险的人群。其食用方式多样，可用开水冲泡当茶饮，也可研粉熬粥食等。

【药食的相互作用】

葛根与多种药食两用者合用，能起到相辅相成的作用。一般来说，多种药材在中医辨证论治理论指导下使用，更能相得益彰。下列是可供参考的常用配伍方法：

1. 与黄芩、黄连合用配伍，共奏清热解表、燥湿止泻之功效，用于治疗湿热泻痢非常有效。近年来的研究结果表明，本方有明显的降血糖作用，提示可用于治疗糖尿病。

2. 与柴胡、石膏配伍，具有解肌退热之功效，用于治疗外感风寒，表现为发热重、恶寒轻、头痛鼻干的邪郁化热之证。辨证正确，其效甚捷。

3. 与麻黄、桂枝配伍，具有散寒解表、发汗退热、缓急止痛等功效，多用于风寒外邪袭表而症见恶寒无汗、项背强痛者，是缓解项背肌肉痉挛兼项背强痛之解表要药。

4. 与人参、茯苓配合使用，对脾虚湿重所致的泄泻患者，具有益气健脾、化滞止泻之功效。

5. 与天花粉合用，有清热、生津、止渴的作用，用于治疗热病口渴、病后阴虚及消渴等症。

【禁忌及注意事项】

葛根虽是营养丰富的天然绿色食品，但"是药三分毒"，不提倡长期过量服用，若过量服用则会导致表虚自汗。体虚多汗者不宜食用，且服用期间慎用刺激性食物。一般认为，过量服用易损伤胃气，所以应控制食用量，切忌过度。

（周忠辉　王会仍）

萝卜（莱菔子）

《日华子本草》

【生物特性及药源】

萝卜为十字花科萝卜属草本植物萝卜 *Raphanus sativus* Linn. 两年或一年生根茎。根肉质，长圆形、球形或圆锥形，根皮红色、绿色、白色、粉红色或紫色。茎直立，粗壮，圆柱形，中空，自基部分枝。通常大头羽状分裂，被粗毛，侧裂片1～3对，边缘有锯齿或缺刻；茎中向上、渐变小，不裂或稍分裂，不抱茎。总状花序，顶生及腋生。花淡粉红色或白色。长角果，不开裂，近圆锥形，直或稍弯，种子间缢缩成串珠状，先端具长喙，喙长2.5～5厘米，果壁海绵质。种子1～6粒，红褐色，圆形，有细网纹。原产我国，各地均有栽培，品种极多，常见有红萝卜、青萝卜、白萝卜、水萝卜和心里美等。种子、鲜根、叶均可入药，具有下气消积的功效。生萝卜含淀粉酶，能助消化。我们食用的部分是根。史学研究发现萝卜起源于欧、亚温暖海岸的野萝卜，是世界上古老的栽培作物之一。远在4500多年前，萝卜就已成为埃及人的重要食品。如皋人种植白萝卜至少已有千年历史。相传在唐太和年间（827—836年）如皋定慧寺僧侣早有种植，将萝卜作为供品，并馈赠施主，时称莱菔，其种子叫莱菔子，供药用。后逐渐流传民间，广为种植。清乾隆庚午年（1750年）编修的《如皋县志》载："萝卜，一名莱菔，有红白二种，四时皆可栽，唯末伏秋初为善，破甲即可供食，生沙壤者甘而脆，生瘠土者坚而辣。"如今红萝卜种植已很少，只在端午节前后有少量上市，中国各地普遍栽培的萝卜以白萝卜为主。

【功效概述】

萝卜在我国民间有"小人参"之美称，也有"萝卜上市，医生没事""萝卜进城，医生关门""冬吃萝卜夏吃姜，不要医生开药方""萝卜一味，气死太医"之说。还有一个俗语表现了萝卜的益处："吃着萝卜喝着茶，气得大夫满街爬。"元代诗人为了赞美萝卜还写下了这样的诗句："熟食甘似芋，生荐脆如梨。老病消凝滞，奇功值品题。"明代著名的医学家李时珍对萝卜也极力推崇，主张每餐必食，他在《本草纲目》中提到萝卜能"大下气，消谷和中……去邪热气"。

萝卜性凉，味辛甘，无毒，入肺、胃经，能消积滞、化痰热、下气、宽中、解毒，治食积胀满、痰嗽失音、肺痨咯血、呕吐反酸等。萝卜具有很强的行气功能，还能止咳化痰、除燥生津、清热解毒、利便。它对每个系统都有着自己的作用：

消化系统方面：如食积腹胀、消化不良、胃纳欠佳者，可以将生萝卜捣汁饮用；恶心呕吐、泛吐酸水、慢性痢疾者，可切碎蜜煎细细嚼咽；便秘者，可以煮食；口腔溃疡者，可以捣汁漱口。

呼吸系统方面：咳嗽咳痰者，最好切碎蜜煎细细嚼咽；咽喉炎、扁桃体炎、声音嘶哑、失音者，可以捣汁与姜汁同服；鼻出血者，可以生捣汁和酒少许热服，也可以捣汁滴鼻；咯血者，与羊肉、鲫鱼同煮熟食；预防感冒者，可煮食。

泌尿系统方面：各种泌尿系统结石、排尿不畅者，可将萝卜切片蜜炙口服；各种浮肿者，可用萝卜与浮小麦煎汤服用。

其他方面：用于美容，可煮食；用于治疗脚气病，可煎汤外洗；用于解毒、解酒或煤气中毒，可用萝卜或叶煎汤饮汁；用于通利关节，可煮用。

萝卜种子为常用的中药，有消食除胀、降气化痰的作用，主治如下：

食积气滞证：本品味辛行散，消食化积之中，尤善行气消胀。常与山楂、神曲、陈皮同用，治食积气滞所致的脘腹胀满或疼痛，嗳气吞酸，如保和丸（《丹溪心法》）；若再配白术，可攻补兼施，治疗食积气滞兼脾虚者，如大安丸（《丹溪心法》）。

咳喘痰多，胸闷食少：本品既能消食化积，又能降气化痰，止咳平喘。尤宜治咳喘痰壅，胸闷兼食积者，如《食医心镜》单用本品为末服；或与白芥子、苏子等同用，如三子养亲汤（《韩氏医通》）。

古方中有单用生品研服以涌吐风痰者，但现代临床很少用。

【典故及历代名家点评】

萝卜味甜，脆嫩、汁多，熟食甘似芋，生吃脆如梨，其效用不亚于人参，故有"十月萝卜赛人参"之说。清代著名植物学家吴其濬在《植物名实图考》中，极其生动地描绘过北京心里美萝卜的特点："冬飙撼壁，围炉永夜，煤焰烛窗，口鼻炱黑。忽闻门外有卖萝卜赛如梨者，无论贫富耄稚，奔走购之，唯恐其越街过巷也。"他在北京为官时，晚上总要出去挑选些萝卜回家，他对心里美萝卜的评价是："琼瑶一片，嚼如冷雪，齿鸣未已，众热俱平。"古往今来，有不少名人也都喜食萝卜。三国赤壁之战时，曹操被孙刘联军打得大败，从华容道夺路而逃，适值天热，几万大军又饥又渴，实在走不动了，恰好道旁有大片萝卜地，士兵们以萝卜充饥。这块萝卜地为挽救曹军生命起了关键作用，后来被称为"救曹田"。

据传，1300多年前，武则天称帝时，华夏很少有战争，加之她精通政治，治国有方，天下太平，常有麦生三头、谷长双穗之说。一年秋天，洛阳东关菜地长出一颗特大萝卜，大约三尺，上青下白，农民视其为奇物，把它进贡宫廷。女皇见了，圣心大悦，传厨师做菜。厨师深知，用萝卜做不出什么好菜，慑于女皇威严，只得从命。厨师们苦思一番，使出百般技艺，对萝卜进行了多道精细加工，切成均匀细丝，并配以山珍海味，制成羹汤。女皇一吃，鲜美可口，味道独特，大有燕窝风味，遂赐名"假燕窝"。从此，王公大臣、皇亲国戚设宴均用萝卜为料，"假燕窝"登上了大雅之堂。"牡丹燕菜"是洛阳酒席中二十四道名菜的首席菜，它就是用萝卜烹制的。1973年，周恩来总理陪加拿大总理特鲁多到洛阳访问时，曾在"真不同"饭店品尝到此菜。厨师在烹调此菜时，取牡丹花入肴，使之浮于汤面，使"洛阳假燕菜"更加鲜艳夺目，深得贵宾们的称赞。周总理见菜后说道："洛阳牡丹甲天下，菜中生花了。"从此，洛阳燕菜又多了一个"牡丹燕菜"的美名。

历代本草中有很多关于萝卜的食疗方，现列举如下：

鲜萝卜汁：鲜萝卜250克，切碎略捣，绞取汁液，冷服。每次2匙，每日2~3次，萝卜亦可加适量蜂蜜或白糖调味（源于《唐本草》《食医心镜》）。本方能清热、生津、止渴，用于热病口渴或消渴多饮如用于胆石症，可防止胆石形成。此外，若遇煤气中毒（一氧化碳中毒），轻者亦可速用萝卜汁频频灌服。

萝卜清酒煎：鲜萝卜150克，捣烂绞取汁液约2匙，加入米酒少许，煎热一次服（源于《卫生易简方》）。张杲《医说》说："饶州市民李七常苦鼻衄，垂至危困，医授以方取萝卜自然汁和无灰酒饮之则止。医云血随气运转，气有滞逆，所以妄行。萝卜最下气而酒导之，是以一服效。"

萝卜膏：萝卜1000克，切碎，以水300毫升煎熬半小时左右，去渣浓缩至100毫升，另用明矾10克（以水溶化），蜂蜜100克，与萝卜汁混匀，共煮沸后，待冷备用。早晚空腹时服用，每次50毫升（源于《中国防痨》）。本方有凉血、止血之效，用于肺结核咯血或肺热咳血。《普济方》治肺痿咳血，则以之用羊肉或鲫鱼煮熟频食。

糖渍萝卜：大萝卜250克，切片，放碗中，加饴糖或白糖2～3匙，搁置一夜，即浸渍成萝卜糖水，频频饮服。亦可用萝卜绞汁加糖服，或用萝卜切片，煎汤代茶饮。本方有化痰止咳和润肺利咽之效，可用于急、慢性支气管炎和百日咳。咳嗽痰稠、肺胃有热、咽喉痛亦可应用。

萝卜生姜汁：萝卜250克，生姜30克。分别切片捣烂绞汁，频频含咽（源于《普济方》）。本方能清热利咽，化痰，用于痰热咳嗽，失音。

萝卜菜汤：萝卜连叶500克（干者250克），煎汤频服，或每日3～4次（源于《普济方》）。本品解毒、治痢、止泻之效颇好。如《清异录》说："每至夏秋有病痢者，煮水服之即止，用于痢疾、热泻、腹泻作痛。重者可作辅助治疗，如《普济方》以萝卜汁、蜜水同煎，早、午食前服；午后以米饮下黄连阿胶丸。

鲜萝卜片：鲜萝卜60克，切片嚼食（源于《频湖集简方》）。萝卜生用亦能消食，又能清胃热，用于食积化热，反胃冒酸。据李时珍的经验，本方疗效绝妙，但"干者、熟者、盐腌者，及人胃冷者，皆不效"。

瞑眩膏：鲜大萝卜200克，切作6～9片，一指厚，蘸白蜜，反复放锅上或铁铲上慢火炙干，使其香熟而不焦。候冷细嚼，以淡盐汤下，一日分3次食（源于《普济方》）。本方能利尿通淋，用于砂石诸淋，疼不可忍。

【药用价值】

萝卜中的维生素 B_2 及钙、铁、磷等的含量，比梨、橘子、苹果还要高，尤其维生素C含量比梨高18倍，比苹果高10倍，故有"萝卜赛梨"之说。萝卜因不含草酸，是人体钙的良好来源。萝卜汁可以防止胆结石形成，萝卜的醇提取物有抗菌作用，特别对革兰氏阳性菌敏感，亦有抗真菌作用。红萝卜还富含维生素K，这种维生素能抗血液凝固，有效防止骨头粗大。中医认为，萝卜可以利五脏，轻身益气，令人白净肌细。它还是一味中药，其性凉味辛甘，可消积滞、化痰清热、下气宽中、解毒。中医学认为萝卜生吃健胃助消化；熟吃能补气顺气，尤其和猪肉、羊肉等一起炖着吃，效果更佳。此外，萝卜中的无机盐含量也很高，可以增强人体免疫力，预防感冒。萝卜的功效主要有以下几个方面：

防癌、抗癌： 萝卜之所以具有防癌、抗癌之功效，原因有三。一是萝卜含有大量的维生素A、维生素C，是保持细胞间质的必需物质，有抑制癌细胞生长的作用。美国及日本医学界报道，萝卜中的维生素A可使已经形成的癌细胞重新转化为正常细胞。二是萝卜含有一种淀粉酶，这种物质能分解食物中的亚硝胺，可大大减弱亚硝胺的致癌作用。三是萝卜中有较多的木质素，这种物质能使体内巨噬细胞吞噬癌细胞的活力提高2～4倍。最近英国研究人员发现萝卜中含有一种防癌化合物硫莱菔子素，这种物质能快速启动人体的防御功能。萝卜硫素是一种植物性化学物质，是存在于很多种十字花科蔬菜里的一种生物活性化合物。据美国约翰·霍普金斯大学医学院的研究，萝卜硫素可能是目前发现的所有天然抗癌物质里效力最强、效果最好的一种。它能刺激细胞制造产生II型酶（有益酶），使细胞形成对抗外来致癌物侵蚀的膜。有研究机构在进行蔬菜、水果抑制突变作用的研究中发现，萝卜可抑制黄曲霉素的致癌作用，这也证实了它的防癌、抗癌效果；还发现它能激活自然杀伤细胞的活性，从而抑制恶性肿瘤的生长。1997年，美国癌症研究机构报道，根据各国肿瘤流行病学的资料分析，萝卜等十字花科蔬菜是所有食物中最佳的防癌、抗癌食物，对喉癌、肺癌、食管癌、胃癌、肝癌、结肠癌、直肠癌、乳腺癌和膀胱癌的预防作用最为明显。目前，萝卜等十字花科蔬菜已被各国科学家、营养膳食学家列入人类的抗癌食谱中。美国抗癌协会要求美国人在日常膳食中，必须增加十字花科蔬菜的比重。

治疗贫血：红萝卜皮中所含有的红萝卜素即维生素A原，可增加血红素，提高血液浓度及血液质量，对治疗贫血有很大作用。

止咳、化痰、平喘：《本草经疏》中说："莱菔根……下气消谷，去痰癖，肥健人，及温中，补不足，宽胸膈，利大小便，化痰消导者，煮熟之用也；止消渴，制面毒，行风气，去邪热气，治肺痿吐血、肺热痰嗽、下痢者，生食之用也。"明代著名的医学家李时珍在《本草纲目》中提到，萝卜能"大下气，消谷和中……去邪热气"。患有急、慢性支气管炎，或咳嗽、痰多、气喘者，用大红萝卜洗净切块生榨汁，有降气、化痰、平喘的功效，其功效及见效速度超过很多药物；失音不语，可用生萝卜汁、生姜汁各等份，漱咽，即可缓解症状。具体食用方法为：将大红萝卜300克洗净，带皮切块，加200毫升水，加适量蜂蜜，生榨汁，10分钟内全部饮下，30分钟内可见效，日饮2～3次，早饭前、晚饭后饮用，15日为一疗程（细嚼也可）。

治疗病毒性感冒、伤风感冒、胃肠感冒、食物中毒：现代医学证明，萝卜有较好的抗病毒作用。正常人体细胞中有一种干扰素基因，在诱导剂的刺激下，能产生干扰素。干扰素有抗病毒作用。而生萝卜就是一种良好的干扰素诱导物，动物实验已充分证明萝卜的提取物有抗病毒感染的作用。同时，萝卜内含有纤维木质素，能提高巨噬细菌吞噬异物和坏死细胞的功能，从而提高人体抗病毒的能力。研究证实：生食大红萝卜抑制病毒能力最强，青萝卜次之，白萝卜再次之。熟萝卜经过高温蒸煮已经失去了其诱生干扰素的作用，所以洗净后带皮生吃最好，榨汁也是一种明智的吃法。如果在茶余饭后经常摄食一点萝卜，定会受益无穷。具体食用方法为：将大红萝卜150克洗净，带皮切块，大白菜300克洗净切块，加200毫升水，加适量蜂蜜，生榨汁，10分钟内全部饮下，日服2次，早饭前、晚饭后饮用，当日内可见效，5日为一疗程。应用此方法者，免疫力会提高，不易再感冒。

治疗胃痛、胃胀、食积、反酸：陶弘景在《名医别录》中对萝卜的药用便有记载，认为其性凉味辛甘，入肺、胃二经，可消积滞、化痰热、下气贯中、解毒，用于食积胀满、痰咳失音、吐血、衄血、消渴、痢疾、头痛、小便不利等症。现代医学研究发现萝卜中还含有很多能帮助消化的糖化酶和促进胃肠蠕动、增进食欲的芥子油，此外，还含有葡萄糖、组氨酸、胆碱等成分。萝卜对链球菌、葡萄球菌、肺炎球菌、大肠杆菌均有抑制作用。日本科学家研究指出，萝卜的辣味源自硫氰化物，它具有保护胃黏膜的功效，而越靠近根部的部位，这种物质越多。具体食用方法为：将大红萝卜100克洗净，带皮切块，加50毫升50℃温开水，加适量蜂蜜，生榨汁，10分钟内全部饮下，日服2次，早饭前、晚饭后饮用，当晚可见效，15日为一疗程（细嚼也可）。

治疗高脂血症、高血压、高胆固醇血症：医务人员发现，常吃萝卜可降低血脂、软化血管、稳定血压，降低冠心病、动脉硬化、胆石症等疾病的发病率。同时，医学界认为萝卜子具有良好的降血压作用，它将会是一种疗效高、无毒副作用、很有前景的新型降压药物，其降压及改善疾病症状效果均高于利血平、复方降压片和罗布麻片等对照组。具体食用方法为：将大红萝卜200克洗净，带皮切块，加100毫升50℃温开水，加适量蜂蜜，生榨汁，10分钟内全部饮下，日服2次，早饭前、晚饭后饮用，3日内可见效，15日为一疗程（细嚼也可）。

治疗痛风：大红萝卜可治疗痛风顽疾，不仅有助消化的功能，而且还有超强的促进肝、肾代谢功能，能快速启动人体防御系统，协调五脏平衡，将嘌呤、尿酸转化、中和并代谢出体外，同时还能快速缓解并消除痛风发作处的炎症。具体食用方法为：将大红萝卜（以东北大红萝卜为好）洗净，连皮切块，加200毫升50℃温开水，加适量蜂蜜，生榨汁，10分钟内全部饮下，120分钟内可见效。日饮2次，早饭前、晚饭后饮用，15日为一疗程（细嚼也可）。

消水肿、止痢疾：长在地里的隔年老萝卜，中药名"地骷髅"，利水消肿作用甚佳，对胸膈饱闷、水肿、痢疾等症有很好的疗效。

治疗便秘、青春痘：将大红萝卜300克洗净，带皮切块，加200毫升水，加适量蜂蜜，生榨汁，10分钟内全部饮下，2日内可见效，日饮2次，早饭前、晚饭后饮用，15日为一疗程（细嚼也可）。

治疗扁桃体炎：将萝卜300克洗净，带皮切块，加200毫升水，加适量蜂蜜，生榨汁，10分钟内全部饮下，日饮2次，早饭前、晚饭后饮用，15日为一疗程。

治偏头痛：将鲜萝卜捣烂取汁，加少许冰片调匀滴鼻，左侧头痛滴右鼻孔，右侧头痛滴左鼻孔。

治烟瘾：将大红萝卜300克洗净，带皮切块，加200毫升水，加适量蜂蜜，生榨汁，清晨10分钟内全部饮下，可解烟毒，克制烟瘾发作，达到戒烟的目的（细嚼也可）。

治煤气中毒：鲜萝卜榨、捣汁1杯，白糖60克，搅化灌服。

治烫伤：取生萝卜100克，捣汁，用汁水涂患处，每日3次。

鼻炎：用过滤后的生萝卜汁液滴鼻，并同时以生萝卜汁半盏，兑黄酒少许，温服。

消肿止痛：跌打损伤、瘀血肿痛或烫火伤灼，用生萝卜捣碎敷患处，有消瘀散肿、活血止痛的作用。

减肥功能：萝卜内含有的糖化酶能分解食物中的淀粉、脂肪等成分，使之被人体充分吸收和利用，所以萝卜的减肥效果极佳。

【食疗保健】

1. 白菜萝卜汤：将白菜心250克、大红萝卜100克水煎，加红糖适量，吃菜饮汤。用于急性鼻炎风热型：鼻塞时轻时重，鼻痒气热，喷嚏、涕黄稠，发热，恶风，头痛，咽痛，咳嗽，咯痰不爽，口渴喜饮，舌质红，苔微黄，脉数。

2. 萝卜煮豆腐：生萝卜汁1杯，麦芽糖100克，豆腐500克，三物混合煮开，每日1剂，分2次服用。能润肺清热，化痰平喘和中，用于热性哮喘有效。

3. 萝卜炖猪肺：鲜萝卜500～1000克，猪肺1具。将萝卜洗净切块，猪肺反复洗净切块，一起炖至烂熟调味食用。能补肺降逆，顺气化痰，可治虚性哮喘。

4. 海带萝卜汤：准备海带30克，萝卜250克。将海带洗净后切成菱形，备用。将萝卜洗净后，连皮及根须切成细条状。同入砂锅中，加水煮沸，改小火炖至萝卜烂，酌加各种调味品，滴麻油几滴即成。随意吃，并饮汤。可软坚散结，防癌抗癌，广泛用于各期乳腺癌及胃、肠癌的防治。

5. 红焖萝卜海带：准备海带、萝卜各适量，丁香、大茴香、桂皮、花椒、核桃仁、素油、酱油各适量。将海带用水浸泡24小时（中间换水2次），然后洗净切成丝，萝卜亦切成粗丝。将油烧热，加海带丝炒几下，放入丁香、大茴香、桂皮、花椒、核桃仁、酱油及清水烧开，改中火烧至海带将烂，再放入萝卜丝焖熟即可。可利水，消气，减肥。

6. 萝卜饼：准备白萝卜150克，面粉150克，瘦猪肉60克，姜、葱、油、盐各适量。将白萝卜洗净切丝。用豆油翻炒至五成熟时待用。将肉剁碎，调成白萝卜馅，将面粉加水合成面团，揪成面剂，压成薄片。填入萝卜馅，制成夹心小饼，放档内烙熟即成。可当点心服食。可健胃，理气，消食，用于食欲不振、消化不良、咳喘多痰等症，小儿尤宜。

7. 清炖牛肉萝卜汤：准备肥瘦黄牛肉2000克，大红萝卜1000克，葱结2个，细盐、黄酒各适量。将牛肉洗净，滤干，切成大块。萝卜洗净，切成滚刀块。起油锅，放植物油2匙。用旺火烧热油后，倒入牛肉，翻炒5分钟，加黄酒4匙，再焖烧10分钟，至出香味时，盛入大砂锅内，一次加足冷水将牛肉浸没。继续用旺火烧开，放葱结2个，黄酒1匙，然后改用小火慢炖约3小时，至牛肉筋膜熟透、已能咬碎时，倒入萝卜，加细盐1匙（宜淡），最后慢炖15分钟，待牛肉、萝卜均已熟烂时，离火。饭前空腹饮食，或佐膳食。盛牛肉汤时，应除去上面一层浮油。本品黄牛肉补脾胃，大红萝卜利水湿。脾胃得养，运化转输有力，胀满渐消。肝硬化腹水初起、脾胃虚弱、腹胀者，食之甚宜。

8. 萝卜粥：准备大红萝卜2个，粳米50克。将萝卜煮熟，绞汁，与粳米煮作粥。宜早晚温热服食。清热下气止渴，止咳化痰。消食，醒酒，利尿。散瘀补虚，降胆固醇。

9. 萝卜茶：准备茶叶5克，大红萝卜100克，生姜6克。将茶叶用开水冲泡，取汁，再将萝卜、生姜切片，置锅中煮烂，加食盐调味，倒入茶汁即可食用。每日服2次。清热化痰，下气宽中，适用于咳嗽多痰者。

10. 萝卜子粥：准备莱菔子（即萝卜子）20克（小儿减半），粳米50克。将莱菔子水研滤过，取汁约100毫升，加入粳米，再加水350毫升左右，同煮为稀薄粥。每日2次，温热服食。可消食除胀，降气化痰，适用于食用气滞、胸闷腹胀、嗳气吞酸、泻痢不爽、痰涎壅盛、咳嗽痰喘等症。

【适宜人群】

一般人群均可食用，性偏寒凉而利肠，脾虚泄泻者慎食或少食，胃及十二指肠溃疡、慢性胃炎、单纯甲状腺肿、先兆流产、子宫脱垂者不宜多食。

【药食的相互作用】

1. 萝卜不能与水果同吃。近年来科学家们发现，萝卜等十字花科蔬菜进入人体后，经代谢很快就会产生一种抗甲状腺物质——硫氰酸。此时，如果摄入含大量植物色素的水果如橘子、梨、苹果、葡萄等，这些水果中的类黄酮物质在肠道被细菌分解，转化成羟苯甲酸及阿魏酸，它们可加强硫氰酸抑制甲状腺的作用，从而诱发或导致甲状腺肿。

2. 萝卜不能与木耳同吃，易引发皮炎。

3. 萝卜解人参。在服用人参、西洋参、地黄、何首乌时也应忌食萝卜，但在服用人参、西洋参后出现腹胀时则可以吃萝卜以消除腹胀。

4. 萝卜不能与动物肝脏同吃，会降低萝卜功效。

5. 萝卜不能与胡萝卜同吃。萝卜中的维生素C含量高，胡萝卜有破坏维生素C的作用。注意，胡萝卜与所有含维生素C的蔬菜配合烹调时都充当这种破坏者的角色，所以胡萝卜最好与肉类同吃。

上述食物不宜与萝卜同时服用，但可以分开进食，吃完一种后，最好相隔1小时以上再吃另外一种食物，尤其是各种药物，萝卜有解药的功能。

此外，还要提醒大家的是：萝卜性平、微寒，有顺气、行气、下气的功效，与补气的食物在一起还有泄气的作用。同样，利用萝卜治病的人就更需要适量食用一些温性、补气的食物来调整，但应与萝卜间隔1～2小时以上，这样可避免影响萝卜的治疗效果。温性食物有补血的桂圆、木瓜、羊肉、毛蚶、糯米等以及气、血双补的桃、大枣、荔枝、松子、牛肉、鸡肉、虾、带鱼、鳝鱼、黑米等。用萝卜治病时尤其应多食用一些桂圆、大枣来补足气血。此外，樱桃、葱、姜、蒜、洋葱、南瓜、高粱等也是很好的温性食物。

最后要说的是，利用生萝卜汁治病，效果固然很神奇，但病情好转稳定后，剂量须减半，疗程最长也不要超过15天。以后随个人口味，生熟随意。吃任何好东西都要有度，切记过犹不及。

【禁忌及注意事项】

萝卜为寒凉蔬菜，阴盛偏寒体质者、脾胃虚寒者不宜多食。胃及十二指肠溃疡、慢性胃炎、单纯甲状腺肿、先兆流产、子宫脱垂等症患者应少食萝卜。此外，萝卜不宜与蛇肉、人参、烤鱼、烤肉、橘子一起食用。萝卜主泻，胡萝卜为补，所以两者最好不要同食；红萝卜和白萝卜也不能一起煮食。下面我们分开论述其主要作用及注意事项：

白萝卜：生吃白萝卜，能起到促进消化的作用。其本身所具有的辣味可以刺激胃液的分泌，并且有很好的消炎作用。白萝卜性寒，冬天吃涮羊肉时，可以用白萝卜去膻味，并能中和羊肉的温热，另外，还可以起到预防消化不良的作用。无论是与羊肉还是猪肉一起炖着吃，白萝卜都可以起到顺气补气的效果。胃口不好、痰多的人，可以将白萝卜洗净，切片煮烂，熬成萝卜汁，然后倒入茶水中，每天喝两次，可以起到开胃化痰的功效。

胡萝卜：胡萝卜中含有丰富的胡萝卜素及各种人体所必需的氨基酸、无机盐等。生吃胡萝卜可以起到养血的功效，熟食可以起到补肾的功效，对于有心脑血管疾病的患者十分有益。胡萝卜在食用时，最好是用油炒，这样胡萝卜中的脂溶性维生素才容易被吸收。若要生食，则可以在吃过胡萝卜后，再吃一些含油脂的食物，来促进其消化、吸收。

青萝卜： 青萝卜含有丰富的膳食纤维及维生素C，有很好的清热舒肝功效，且有化痰、健脾、缓解口干等功效。青萝卜与水萝卜更适合做成凉拌菜吃，清脆爽口。

（朱诗乓）

余甘子

《唐本草》

【生物特性及药源】

余甘子 *Phyllanthus emblica* Linn. 系大戟科叶下珠属热带、亚热带落叶小乔木余甘子的果实，别称滇橄榄、油甘子、庵摩勒、庵婆罗果、喉甘子等。

本品原为藏族习用药材，初食时味酸涩，食用后回味甘甜爽口，故名余甘子。全世界约有17个国家的传统药物体系使用了余甘子，我国约有16个民族使用该药。余甘子被载入多版《中国药典》，并于1998年被卫生部列入《既是食品又是药品的物品名单》。

本品呈球形或扁球形，直径1～2厘米。表面棕褐色至墨绿色，有浅黄色颗粒状突起，具皱纹及不明显的6棱，果梗约1毫米。外果皮厚1～4毫米，质硬而脆。内果皮黄白色，硬核样，表面略具6棱，背缝线的偏上部有数条筋脉纹，干后可裂成6瓣，种子6粒，近三棱形，棕色。气微，味酸涩，回甜。花期4～5月，果期9～11月。果、树根、叶均可供药用，其果味甘、酸、涩，性凉，归肺、胃经；其根味淡性平；其叶味辛性平。其用量为6～15克。

本品源自印度和缅甸，产于热带、亚热带等地区，但以我国生产最多。主要分布于我国江西、福建、台湾、广东、海南、广西、四川、贵州和云南等地，也分布于印度、斯里兰卡、印度尼西亚、马来西亚及菲律宾等国家，南美洲也有栽培。我国的余甘子品种资源非常丰富，野生的和栽培的同时存在，据统计其种植面积在600平方千米以上，年产量约10万吨。

【功效概述】

余甘子为一种常用藏药，与诃子、毛诃子一起被称为"三大果"，其使用率很高。《藏药标准》所记载的290种藏药成药中，含余甘子者有72种，占总数的25%；《中华人民共和国卫生部药品标准藏药标准（第一册）》（1995年版）所记载的200种成药中，有59种含余甘子，占29%。1997年版《中国药典》开始收载余甘子。

余甘子树生长于海拔200～2300米的山地疏林，多见于日照强烈的向阳处，耐旱耐瘠，适应性强，可在树上挂果保鲜6～8个月之久。特殊的生长环境造就了其超高光防护力和超强的抗氧化能力。现代认为，余甘子富含维生素C，其含量高达0.6%～0.92%，比柑橘高100倍，比苹果高160倍。按美国推荐的膳食标准，每天只要吃余甘子10克（大约1个果实）即可满足人体对维生素C的需求，而且余甘子还具有高效的美白效果。近年来，余甘子被世界卫生组织（WHO）指定为世界广泛种植的三种保健植物之一。

中医临床认为，余甘子具有清热利咽、消食健胃、润肺化痰、生津止渴等功效，常用于感冒发热、咳嗽、咽痛、烂喉痧、梅核气、烦热口渴、血热血瘀、积食腹胀等症。本品最早记载于《唐本草》，言其"主风虚热气"。关于余甘子的临床与实验研究近几年来才开始，杭州桐君堂药业有限公司等多家药业公司已采用先进的低温干燥技术将其加工制成服用更加方便且保留药效、活性成分的中药饮片。可以预见，其应用前景必被看好。

【典故及历代名家点评】

《唐本草》： "主风虚热气。"

《本草拾遗》： "主补益，强气力，取子压取汁，和油涂头生发，去风痒，初涂发脱，后生如漆。"

《海药本草》： "主丹石伤肺，上气咳嗽。"

《本草纲目》： "甘寒，无毒。"

《本草衍义》： "解金石毒，为末作汤服。"

【药用价值】

近几年的现代药理研究显示，余甘子具有以下广泛的药效价值：

抗艾滋病逆转录酶（HIV-1 RT）： 1995年日本学者对41种埃及草药提取物的HIV-1RT活性进行了测试，结果从余甘子中分离得到的鞣质核果木素A（Putranji vain A）对HIV-1RT有很强的抑制作用，表明余甘子或许可用于艾滋病的预防。

抗氧化和清除自由基： 本品含有多种抗氧化成分，如维生素C、维生素E及鞣质，还含有在果蔬中较为罕见的超氧化物歧化酶（SOD），对氧自由基及羟自由基具有明显的清除作用，是一种良好的抗氧化剂。

抗肿瘤、抗诱变及抗致畸： 本品除富含维生素C外，还含有余甘子酸、余甘子酚和生物碱等成分，能有效地阻断N-亚硝基化合物（NNC）在体内的生成而直接起抗癌作用。研究认为其对亚硝基化的阻断率达90%以上。因此，本品被认为是阻断亚硝基化效果最好的天然药食两用食物之一。余甘子所含的鞣质成分约占45%，主要为诃子酸、诃黎勒酸、原诃子酸及维生素C等，可抗环境化学因素对哺乳类细胞的诱变和致畸作用。

抗病原微生物及抗炎： 本品含有丰富的油甘酸等成分，具有较强的抗菌效果。其提取液对引起皮炎的真菌有显著的抑制作用，可用于治疗肠道疾病，尤其对多重耐药沙门氏菌有很强的抑制作用，还可以影响气管的黏液分泌，比麻痹性镇咳剂的镇咳效果更好。此外，其提取液能抑制引起炎症的病原微生物的

DNA和转录因子的交互作用。研究发现，其水提液和醇提液对降低酿酒酵母引起的小鼠发热有显著效果，这种退热和止咳作用可能是与余甘子含有生物碱、鞣质、多酚类等物质有关。

降血糖及血脂：本品所含的皂苷、黄酮类化合物、山柰素和人体必需的微量元素，能有效降低血中胆固醇和甘油三酯水平。临床应用于高脂血症和糖尿病的治疗时，发现余甘子对糖尿病性视网膜病变及并发的外周神经病变有显著的效果。此外，体外实验表明，本品可抑制糖醛还原酶，提示本品可能可以预防糖尿病所致的白内障。所有这些临床和实验结果，都可能为开发出高效、安全的糖尿病并发症治疗药物提供一条新思路。

降血压：本品水解物所含的鞣质类化合物Phy-13、Phy-16对血管内皮细胞黏附具有抑制作用，提示本品可能有降低血压的效果。

余甘子在民间常用于治疗胆道疾病，糖尿病，急、慢性支气管炎，感冒发热等病。根据上述药理研究所显示的各种作用，余甘子有望应用于上呼吸道感染、心脑血管疾病、胃肠道及肝胆疾病、糖尿病及其并发症等多种疾病的治疗。但由于它是一种刚上市的新中药饮片，目前只局限于咽喉疾病，如急、慢性咽炎，扁桃体炎等的治疗，尚未能体现出其广泛用途，还有待今后进一步深入研究和推广。

【食疗保健】

明代医药学家李时珍在《本草纲目》中就有记载，余甘子味甘、寒，无毒，补益强气，主丹石伤肺，上气咳嗽，解硫黄毒，解金石毒，久服，轻身延年长生。由此可见，中医学对本品在养生、保健、治病或治未病方面的重要价值早有认识。

现代医学家和营养学家也非常推崇和重视余甘子，认为它营养丰富，含有12种维生素、16种微量元素、18种氨基酸以及有机酸、蛋白质、糖类等成分，其中维生素C含量极高，每100克果肉中有1561毫克，其平均含量是柑橘的100倍，苹果的160倍，猕猴桃的3～5倍，并且稳定性好，即使长时间冷藏或干燥后也能很好保存。值得一提的是，每100克本品中硒的含量为0.24～0.73毫克，而一般果蔬中的硒含量甚低（每100克果蔬中的硒含量小于0.001毫克），因此，本品对预防缺硒引起的克山病等疾病有重要意义。

近年的研究还表明，本品中还含有大量的超氧化物歧化酶（SOD）、鞣质、黄酮类物质及多糖等成分。人体衰老学说中得到普遍认同的自由基学说认为，机体代谢过程中会产生危害人体健康、促进衰老的自由基，如超氧阴离子自由基和羟自由基等，而本品含有丰富的抗氧化物，故可起到抗衰老、抗癌的功效。由于余甘子具有多方面的食疗保健作用，因此已被WHO及联合国粮农组织指定为在全世界范围内推广种植的三种保健植物之一。

毋庸置疑，余甘子的应用最早起源于印度。但他们只止步于饮食方面，直至今日对本品的研究，还着重于此。目前余甘子产品已多元化，除药用外，在食疗养生方面，已有果汁、饮料、果脯、果酱、美容护肤、洗发香波等产品问世。近年已有报道称，以余甘子和一些谷物、豆类等为原料加入淀粉酶制成的低黏度的速溶食品已作为婴儿的断奶食品上市。余甘子种子油已作为一种孕妇和哺乳期妇女食用的多不饱和脂肪酸的强化剂上市。另外，有些厂家还将余甘子作为抗氧化剂替代品运用于食品的抗氧化，并用其提取物作为一种天然油脂抗氧化剂应用于饼干的加工，添加后所制成的产品在储存过程中的过氧化物和酸价都明显低于添加人工合成抗氧化剂丁基羟基茴香醚（BHA）的产品。近年来我国也有一些余甘子加工产品问世，如保健果酒、余甘子果酚、果茶、果酱、果脯、果冻、果汁等各种风味食品及余甘冲剂、余甘子冻干粉、速溶余甘乌龙茶等保健产品相继问世。

应该指出的是，印度作为最早应用余甘子的国家，其在这方面的研究及所取得的成就令人瞩目。余甘子于唐代传入我国，且先以药用为主。但明代以后，余甘子逐渐从以药用为主转为以食用为主的保健品，这个过程反映了中医历代名家及养生学家对药食同源的认识进程，对后代产生了极为重要的影响。

【适宜人群】

我国利用余甘子的文字记载虽始于唐代，但在此之前，我国的藏医名著《四部医典》已详细记述了其药食价值。元朝时余甘子果实被列为宫廷的保健品，清朝年间的药典《晶珠本草》也记载了余甘子的药用和保健作用。1977年，余甘子被正式列入《中国药典》；20世纪80年代余甘子被国家卫生部列为我国第一批药食两用植物品种之首。近年来，余甘子的药食价值越来越受到国内外的关注。

余甘子有广泛的用途，不仅可药用，而且可用于食疗养生。一般来说，余甘子适宜于以下人群使用：

心脑血管系统疾病患者：本品含有大量的维生素C，有抗氧化作用，能抑制血小板聚集，降低血液黏稠度，改善血液循环，凡高脂血症、冠心病、心肌缺血缺氧、心律失常、慢性心功能不全、脑梗死、脑动脉硬化、脑卒中后遗症、脑供血不足、阿尔茨海默病患者均可选用。

呼吸系统疾病患者：本品具有抗菌、抗病毒的作用，能清热利咽、润肺止咳、化痰平喘，适用于感冒发热、急性或慢性咽炎及扁桃体炎、急性或慢性支气管炎、支气管扩张、支气管哮喘、间质性肺炎、肺部感染等症的防治。

糖尿病、高血压患者：适合降糖、降压效果不理想的糖尿病及高血压患者。

肝、胆、胃肠道疾病患者：慢性肝炎、脂肪肝、肝硬化、胆囊炎、胆囊结石、慢性胃炎、胃及十二指肠溃疡等症患者，均可选用，有改善、缓解病情的良好效果。

免疫力低下者：近年来的研究显示，余甘子中的总黄酮等生物活性成分有提高机体免疫功能、促进人体新陈代谢及病后康复的作用，故可用于免疫系统疾病，尤适合免疫功能低下者使用。

亚健康人群：本品含有多种营养成分及高含量的SOD，可清除自由基，从而起到抗氧化、抗衰老作用。同时，余甘子中丰富多样的营养物质有利于亚健康人群增强体质和缓解疲劳综合征，有抗衰老功效。

老年人及女性：本品含有大量的维生素、人体必需氨基酸及微量元素等，有利于美白皮肤，增加肌肤弹性，延缓皮肤衰老，营养毛发，促进细胞再生和活力，淡化或消除皮肤色素沉着，可用于对黄褐斑、雀斑、寿斑及青春痘等的防治。

肿瘤患者：本品含有丰富的维生素及硒元素，适合难以接受手术、化疗、放疗或术后、放化疗后的康复治疗者以及肿瘤高风险的人群，或年老体弱的肿瘤患者食用。此外，本品也适用于防治地方性克山病。

【药食的相互作用】

目前的研究尚未发现本品与其他药食两用的药物及保健食品互用有不良反应的问题，反而都能起到增效的作用。

【禁忌及注意事项】

有少数前贤医家认为脾胃虚寒者应慎用余甘子，因为本品味苦、甘、酸，性凉，用之似有所不宜，但只要辨证施治正确、配伍适当，临床使用也无不可。应予强调的是，是药三分毒，是食也有满中之时，中医对药食两用的一向观点是：量多时短而为药，量少时长而为食。不论是药用还是食用，以一句话概之即为"适度而用"。

（李晓娟　王会仍）

牡蛎

《神农本草经》

【生物特性及药源】

牡蛎 *Ostrea gigas* Thunberg 是软体动物，有两个贝壳，上壳中部隆起，下壳附着于其他物体上，较大，颇扁，边缘较光滑；壳的表面凹凸不平，暗灰色；两壳的内面均白色、光滑。肉供食用，又能提制蚝油。肉、壳、油均可入药，也叫蚝或海蛎子。牡蛎药材为牡蛎科动物近江牡蛎、长牡蛎或大连湾牡蛎等的贝壳，全年均可采收，将牡蛎去肉、取壳，洗净，晒干可得。

亚热带、热带沿海都适合养殖牡蛎。牡蛎在我国分布很广，北起鸭绿江，南至海南岛，沿海皆可产。牡蛎乃软体、有壳、依附寄生的动物，咸淡水交界处所产者尤为肥美。

【功效概述】

牡蛎又称蛎蛤、牡蛤、蛎黄、海蛎子壳、海蛎子皮等。《神农本草经》列之为上品，用以滋补强壮、延年益寿。本品味咸、涩、微寒，归肝、肾经，具有重镇安神、潜阳补阴、软坚散结、收敛固涩等功效。主治眩晕耳鸣、惊悸失眠、瘰疬瘿瘤、症瘕痞块、自汗盗汗、遗精、崩漏、带下等。牡蛎的炮制方法为煅制法，在煅制过程中其药效发生明显改变，由生品的重镇安神、潜阳补阴、软坚散结功效转变为煅制品的收敛固涩作用。此外，煅牡蛎有制酸止痛的作用。常用剂量为9～30克，外用适量。

【典故及历代名家点评】

牡蛎药性平和，营养价值极高，被历代医家视为集保健、强身、祛病三种作用为一体的佳品。张仲景所著的《伤寒论》及《金匮要略》中有11个方剂中含有牡蛎。

《神农本草经》："主伤寒寒热，温疟洒洒，惊恚怒气，除拘缓鼠瘘，女子带下赤白。久服强骨节。"

《汤液本草》："入足少阴，咸为软坚之剂，以柴胡引之，故能去胁下之硬；以茶引之，能消结核；以大黄引之，能除股间肿；地黄为之使，能益精收涩、止小便，本肾经之药也。"

《海药本草》："主男子遗精，虚劳乏损，补肾正气，止盗汗，去烦热，治伤阴热疾，能补养安神，治孩子惊痫。"

《本草纲目》："化痰软坚，清热除湿，止心脾气痛，痢下，赤白浊，消疝瘕积块，瘿疾结核。"

《名医别录》："除留热在关节荣卫，虚热去来不定，烦满；止汗，心痛气结，止渴，除老血，涩大小肠，止大小便，疗泄精，喉痹，咳嗽，心胁下痞热。"

《药性论》："主治女子崩中。止盗汗，除风热，止痛。治温疟。"

《珍珠囊》："软痞积。又治带下，温疟，疮肿。"

《医学衷中参西录》："止呃逆。"

【药用价值】

牡蛎的壳和肉均可入药。明代李时珍《本草纲目》认为牡蛎肉甘，温，无毒，煮食，治虚损，调中，解丹毒，补妇人血气，以姜、醋生食，治丹毒，酒后烦热，止渴。炙食甚美，令人细肌肤，美颜色。现代营养学研究表明，每100克牡蛎肉含锌100毫克，锌含量在所有食物中位居榜首。锌对青少年的生长、男性生殖器官的发育和性功能的增强，起着特殊作用。男性若能经常食用牡蛎等富含锌的食物，可维持正常的性功能，使夫妻和睦，婚姻美满。因此，营养学家将牡蛎称为"男子汉的食物"。

现代药理研究显示牡蛎有以下作用：

增强免疫：有研究表明，牡蛎壳温水浸出液能促进脾脏功能，增加产生抗体的细胞数目，牡蛎多糖对小鼠的非特异性免疫和细胞免疫功能有较显著的增强作用。

抗肿瘤：牡蛎肉中含有一种鲍灵成分，对一些瘤细胞株和动物肿瘤有细胞毒性和抑制其生长的作用。

抗疲劳：牡蛎水解物中含有粗蛋白质、糖原及多种氨基酸，并含有大量的牛磺酸、锌等多种具有抗疲劳作用的营养成分。

降血糖：牡蛎蛋白质的胃蛋白酶酶解产物中具有 α-葡萄糖苷酶活性抑制成分，而牡蛎提取物有利于胰岛素分泌和利用。

预防心脑血管疾病：牡蛎糖胺聚糖对过氧化氢诱导的血管内皮细胞氧化损伤有保护作用，能有效防止血管内皮损伤引起的高血压、动脉硬化、脑卒中等多种心血管疾病的发生。

护肝利胆：牡蛎中富含的牛磺酸有明显的保肝利胆作用，这也是防治孕期肝内胆汁淤积的良药。

抗骨质疏松：牡蛎壳含碳酸钙80%～95%，是良好的钙源，且它富含磷，有利于钙在体内的吸收。研究发现牡蛎提取物可有效提高泼尼松引起的骨钙、骨磷、骨铁含量的下降，有效预防泼尼松导致的骨代谢异常。

制酸护胃：牡蛎的主要成分为碳酸钙、磷酸钙及硫酸钙，为制酸剂，有和胃镇痛作用，可用于治疗胃酸过多、身体虚弱、盗汗等症。

益智健脑：牡蛎所含的牛磺酸、DHA、EPA是智力发育所需的重要营养素。糖原是人体内能量的储备形式，能提高人的体力和脑力的活动效率。另外药理学试验研究表明，运用牡蛎壳增加体内的含锌量，可提高机体的锌镉比值，有利于改善和防治高血压，起到护脑、健脑的作用。

【食疗保健】

牡蛎肉味鲜美，营养价值高，历来受世人推崇，古人认为它是"水产品之最贵者"，古罗马人把它誉为"海中美味——圣鱼"，西方人称之为"神赐魔石""海中牛奶"，日本人则誉之为"根之源"。《本草纲目》记载，多食牡蛎肉，能细活皮肤，补肾壮阳，并能治虚，解丹毒。现代医学认为牡蛎肉还具有降血压等功效。

据资料记载，拿破仑一世在征战中喜食牡蛎以保持旺盛的战斗力；美国前总统艾森·豪威尔病后每日吃一盘牡蛎以促进康复；中国名人宋美龄也经常食用牡蛎，以保持其容颜之美。

在美国，牡蛎功能食品和疗效品等已经形成了一个巨大的产业，而欧洲也出现了以牡蛎中的牛磺酸、谷胱甘肽等物质为卖点的功能性食品。日本市场上的牡蛎功能食品和保健品达70多种，年产值在200亿日元以上。

在欧洲，男女青年约会之前常常会吃牡蛎，他们把牡蛎称为催情剂。在我国，牡蛎还是以食用为主，主要食用方法有清蒸、鲜炸、生灼、煮汤等。牡蛎肉也可进行初加工，主要采用晒干、盐渍、制罐等方法。蚝油是以牡蛎为原料制成的最普遍的产品，受到我国福建、广东、港澳地区以及东南亚、日本、西欧、美国等国内外地区人民的广泛欢迎。

【适宜人群】

1. 体质虚弱儿童及肺门淋巴结核、颈淋巴结核、瘰疬患者。

2. 阴虚烦热失眠、心神不安者。

3. 癌症患者，特别是放疗、化疗后的癌症患者。

4. 糖尿病、干燥综合征患者。

5. 高血压、动脉硬化、高脂血症患者。

6. 更年期综合征妇女和孕妇。

【药食的相互作用】

1. 与龙骨配伍，两者均有镇惊安神、平肝潜阳、收敛固涩之功，临床上常须同时使用，性味上互补互用，功效上相互促进，常用于治疗汗证、心悸失眠、头晕目眩、带下及遗精等症。

2. 与浙贝、玄参等配伍，能软坚以散结块，适用于瘰疬、痰核等症。

3. 与丹参、泽兰、鳖甲等配伍，可治肝脾肿大。

4. 与乌贼骨、浙贝母共用，可治胃及十二指肠溃疡。

5. 与天花粉配伍，共奏清热养阴泻火、化痰软坚散结之功效，用于治疗痰火郁结之颈部肿块、瘿瘤、瘰疬等症。

【禁忌及注意事项】

虽然很多人对牡蛎的美味及其众多功效无法抵抗，但急、慢性皮肤病患者忌食，因为这类人群吃牡蛎很有可能会发生皮肤过敏。同时牡蛎肉性微寒，多食、久食会导致脾胃虚寒，加重消化系统慢性疾病的病情，凡因脾虚所致的慢性胃炎、慢性肠炎、消化不良症、慢性腹泻者均忌多食。清代著名医学家黄宫绣认为："脾虚精滑者忌。"

值得注意的是，美国食品药品监督管理局（FDA）认为生牡蛎居高风险食物之首，因其含有两种破坏力极大的病原体：诺如病毒和霍乱弧菌。诺如病毒可能引起胃肠炎，霍乱弧菌可引发高热、感染性休克、皮肤溃烂性水泡，甚至可引起致命性的败血症。

（周忠辉）

赤小豆

《神农本草经》

【生物特性及药源】

赤小豆，又称赤豆 Phaseolus angularis（Willd.）W. Wight 或红豆，豆科，一年生半攀缘草本，茎长可达1.8米，密被倒毛。花黄或淡灰色，荚果无毛，种子椭圆形，一般为赤色。花期5～8月，果期8～9月。原产于亚洲，我国栽培较广，分布于浙江、江西、湖南、广东、广西、贵州、云南等南方各地。

【功效概述】

本品俗名红豆、赤豆、红饭豆、米赤豆，性平味甘酸，归心、小肠经。因其甘酸偏凉，性善下行，能下通水道，利尿消肿，利湿退黄，清热解毒，故适用于水肿、脚气、小便不利、黄疸、疮毒诸症。一般常规剂量为30克。

本品因皮层色红而命名，有赤豆和赤小豆之分。赤豆当食物，赤小豆属药物，故古代本草只载赤小豆。但由于赤小豆产量低，历来都将两者混用，临床作用大致相同。

【典故及历代名家点评】

本品是古今常用的药食两用食物。历代名家对此多有称赞。

《**神农本草经**》："主下水，排痈肿脓血。"

《**名医别录**》"利小便……下胀满。"

《**日华子本草**》"赤豆粉，治烦，解热毒，排脓，补血脉。"

《**唐本草**》"赤小豆坚筋骨，抽肌肉，久食瘦人。"

《**本草纲目**》"赤小豆小而色赤，心之谷也。其性下行，通乎小肠，能入阴分，治有形之病。故行津液，利小便，消胀除肿止吐，而治下痢肠澼，解酒病，除寒热痈肿，排脓散血，而通乳汁，下胞衣产难，皆病之有形者。久服则降令太过，津血渗泄，令人肌瘦身重也。"

《**饮食须知**》："花叫腐婢，解酒毒，食之令人多饮不醉。"

《**随息居饮食谱**》："蛇咬者百日内忌之。"

据传，宋仁宗患疟腮（类似现代医学的急性腮腺炎），当时道士赞宁应用赤小豆70粒研成细粉，外敷其患处，之后宋仁宗的病就好转了。尔后，中贵人（皇帝近侍或太监）任承亮患恶疮危疾，尚书傅永也用本品治好了他；还有位僧人，患背部疮疡，溃烂，经用本品后也得以治愈。其用法是将本品研末，用水调后外敷，稍加苎麻根后就容易被揭下。

【药用价值】

赤小豆作为药用历史悠久。早在汉代，著名医学家张仲景在《伤寒论》中就已用有促利尿作用的赤小豆治疗水肿，其优点是在利尿的同时保钾，不影响水电解质平衡，就像现代药螺内酯。由此可见，中医药也同样重视预防低钾血症的重要意义。

总之，本品无明显毒副作用，临床药用多在以下几个方面：

1. 治疗感染性疾病：凡属中医的痈疽疮毒疾患，诸如乳腺炎、腮腺炎、丹毒、湿疹等疾病，都可用本品，不拘量，研末，水调或加苎麻根后外敷患处，干则换药，可获良效。

2. 治疗各种类型的水肿：不论是心性、肾性水肿，还是营养不良性水肿、不明原因的特发性水肿、肝硬化腹水等，均可使用本品内服。

3. 本品富含皂角苷，有促进排尿的良好作用，可用于治疗尿道炎和尿路结石；并含有大量钾盐，在利尿的同时，还可以保钾，有助于调节水、电解质平衡。

4. 本品含有丰富的膳食纤维，有良好的通便排毒作用；同时，还有降低血压、降低血脂、降低血糖的效果。

5. 本品有催乳作用，产妇少乳者可煮汁饮用。《本草纲目》记载："陈自明《妇人良方》云，予妇食素，产后七日，乳脉不行，服药无效。偶得赤小豆一升，煮粥食之，当夜遂行。"可见用它煮粥吃有极好的通乳效果。

【食疗保健】

本品富含淀粉、蛋白质、B族维生素及微量元素等营养成分，可作为粮食和副食品，除供药用外，还是一种进补之物。其食疗养生保健功效有以下几点：

养心：自古就认为如心火过旺，则易引起口疮疔肿、头晕、心悸、烦躁等症状，本品具有清热祛湿、消肿解毒、补血安神之功。

预防低钾血症：夏季气候炎热，易因大量出汗而导致钾离子流失，从而可能出现低钾状态，如不注意补充，就会发生水、电解质紊乱而致心肌麻痹，甚至危及生命。本品除能增进食欲外，还具有给人体补充钾离子的作用，从而能预防低钾血症的发生。

消水肿：夏日酷热，人体常因大量出汗而致尿量减少，心、肾功能不全的人很容易出现下肢水肿。平时多食用本品，可防止水肿的出现。

【适宜人群】

赤小豆富含蛋白质、糖类、B族维生素和微量元素等营养成分，并有抗氧化作用。一般来说，赤小豆可适合以下人群食用，以发挥其防病治病、养生保健的作用：

1. 各种类型水肿及妊娠水肿者。

2. 产后乳汁分泌不足者。

3. 高血压患者：赤小豆富含叶酸，可用于防治高血压、脑卒中及脑卒中后遗症。

4. 平时出汗较多者或患有重症肌无力、周期性麻痹、慢性腹泻等易发生低钾血症的疾病者：赤小豆富含维生素及微量元素，能排尿保钾，常用于膳食，可预防低钾血症。

5. 饮酒过度而出现中毒症状者或因嗜酒而致酒精肝、脂肪肝者：可服用本品以解酒毒。

6. 想养生保健、延缓衰老的人群：赤小豆可提高超氧化物歧化酶（SOD）水平，能清除氧自由基及脂氧化物。

7. 缺铁性贫血者：本品含有大量铁质，是补血佳品。

【药食的相互作用】

1. 赤小豆和鲤鱼煮汤食用，可缓解水肿、脚气、小便不利等症，还能治疗肝硬化腹水及肾性或心性水肿，并有补益体虚的功效。

2. 赤小豆与冬瓜同煮后的汤汁是消除全身水肿的食疗佳品。

3. 赤小豆与扁豆、薏苡仁同煮可治腹泻。

4. 赤小豆可与中药相搭配，如和麻黄、连翘配伍组成的方剂可起平喘化饮的效果，与当归、连翘配合可治肝脓肿，与蒲公英、甘草煎服可治腹痛等疾病。

总之，应用得当，就可起相辅相成之效。本品的营养成分与绿豆相似，某些成分含量甚至超过绿豆。因此，多吃本品对身体健康大有裨益。

【禁忌及注意事项】

1. 凡阴虚虚热、津液耗伤者慎用或忌用。

2. 应予注意的是，这里所称的红豆，并非相思子。虽然相思子亦称红豆，属豆科木质藤本植物，种子半粒红、半粒黑，与赤小豆外形相似，均有"红豆"之别名，但其实相思子学名鸡母珠，有剧毒，不可食用。

据文献记载，相思子原产于印度尼西亚，广泛分布于热带和亚热带地区，我国的两广、云南等南方地区也有分布。使用相思子时应将其与人们日常生活中食用的赤小豆区分开来。相思子的叶、根、种子均含毒，以种子毒性最大。其种子中含有相思子毒蛋白（占2.8%～3%），并含有相思子碱、海巴佛林、葫芦巴碱及相思子酸等成分。

相思子毒蛋白是一种剧毒性高分子蛋白毒素，成年人摄入致死剂量为每千克体重5～7克。在非常低的浓度时这种蛋白毒素即可使红细胞发生凝集和溶血反应，对黏膜有强烈刺激性，对其他细胞也具有细胞毒性作用。相思子因有剧毒，一旦误食（嚼碎2～3粒咽食），轻者可发生恶心、呕吐、腹泻、肠绞痛等症状，重者数日后可出现溶血、呼吸困难、发绀、脉搏细弱、心跳乏力等症，甚至可因昏迷、呼吸循环衰竭、肾功能衰竭而死亡。

由于相思子颜色艳丽，不少人把它串成首饰作为工艺品出售，有报道说有位制作工人在串首饰时不小心被相思子外壳扎破了自己的手指，之后就中毒身亡了。国内相思子中毒救治案例报道极少，由于无特效解毒剂，大量服用者短时间内即可毙命，少量服用者如相思子在胃肠道内外壳破裂可使病情发展难以控制，也可能导致患者病情加重而死亡。一旦中毒，其急救措施与普通毒物急救方案相似：清除毒物、保护消化道、保持脏器功能和维持有效循环血量。

3. 红豆杉属于红豆杉科，为常绿乔木，非属豆科，与赤小豆无关。红豆杉目前常用于治疗恶性肿瘤，虽有增强免疫功能，但有肝毒性，不能用于食疗，一般只用于肿瘤的治疗。有人认为红豆杉与紫杉醇有相似的效果，但应用时需注意用药剂量，一般不超过10克，粉剂不超过6克，且不宜长期服用，同时需要监测肝功能变化。本品为中国特有树种，分布于甘肃、陕西、湖北、四川、云南等地。

（周忠辉　王会仍）

黑豆

《名医别录》

【生物特性及药源】

黑豆，又称黑大豆，为豆科植物大豆 *Glycine max*（Linn.）Merr. 的黑色种子。本品呈椭圆形或类球形，稍扁，长6～12毫米，直径5～9毫米。表面黑色或灰黑色，光滑或有皱纹，具光泽，一侧有淡黄白色长椭圆形种脐，质坚硬。种皮薄而脆，子叶2片，肥厚，黄绿色或淡黄色。气微，味淡，嚼之有豆腥味。秋季采收成熟果实，晒干，打下种子，除去杂质。原产于中国黑龙江、辽宁，现各地均有种植。

【功效概述】

本品味甘，性微寒，归脾、肾经。肾色为黑，中医历来认为，黑豆为肾之谷，具有补肾益阴、健脾利湿、除热解毒的作用，适用于肾虚津亏、消渴多饮，或头晕目眩、须发早白、脱发等症。一般用量为15～30克。本植物的叶、花、黄色的种子、黑色的种皮均可入药。

【典故及历代名家点评】

本品是古今常见的食物，李时珍言其"入肾功多，故能治水，消胀，下气，制风热而活血解毒"，常食黑豆，可百病不生。

《名医别录》："炒黑豆热投酒中饮之，治风痹瘫缓口噤，产后头风……久服，好颜色，变白不老。"

《本草汇言》："煮汁饮，能润肾燥，故止盗汗。"

《本草纲目》："服蓖麻子者忌炒豆，犯之胀满，服厚朴者亦忌之，动气也。"

《本草纲目》："古方称大豆解百药毒，予每试之，大不然，又加甘草，其验乃奇。"

《本草蒙筌》："黑白种殊，唯取黑者入药；大小颗异，须求小粒煎汤……和桑柴灰汁煮，下水蛊肿胀，瘀血积胀如神；同生甘草片煎，解饮馔中毒、丹石药毒立效。合饭捣，箍痈疽消肿，妇人阴户肿，亦可纳之；煎水饮，杀鬼疰止疼；腰膝筋挛疼，勿吝服也。"

明代医药学家李时珍在《本草纲目》中记载：大豆有黑、白、黄、褐、青、斑数色：黑者名乌豆，可入药及充食，作豉；黄者可作腐、榨油、造酱；余者可作腐及炒食也。黑大豆活血、利水、祛风、解毒，首载于宋代药学家苏颂的《本草图经》，常用于水肿胀满、风毒脚气、黄疸浮肿、风痹筋挛、产后风痉、痈肿疮毒等症。大豆品种众多，但只有乌豆可入药。乌豆为豆中上品，其颗粒大小有异，最好选小粒者煎汤服用。

【药用价值】

古时黑豆仅作为牲畜的饲料，可使其体壮、有力、抗病能力强，而人们因崇尚白色食品而不喜食。后医家与养生家逐渐发掘其特性，《本草纲目》中以黑豆作单方治病的处方就达59条。黑豆药用大致有以下特点：

高蛋白低热量：黑豆因蛋白质含量高达36%～40%，被誉为"植物蛋白肉"，且所含的植物固醇具有抑制人体吸收胆固醇、降低血液中胆固醇含量的作用。

防止大脑老化：本品含有2%的卵磷脂及微量元素，可健脑益智，防止大脑因老化而迟钝，延缓机体衰老，降低血液黏滞度。

预防便秘：黑豆含有4%的粗纤维，具有很好的通便作用，对于易受便秘困扰的老年人来说是不错的养生之品。

美容：宋代文豪苏东坡曾记载过京城宫廷内外少男少女为了美容争吃黑豆。李时珍在《本草纲目》中亦提到有两人每日服食黑豆，达到老而不衰的奇效，可见黑豆亦有一定的美容功效。研究发现其含有丰富的维生素E，能清除体内的自由基。

此外，大豆皮嚼烂敷涂可治小儿痘疮，花可治目盲，大豆衣能治蛇咬伤。

现代营养学已证实，每天坚持食用豆类食品，只需要2周的时间，就可以减少脂肪含量，增强免疫力。作为"化血栓第一豆"的豆豉便是以黑豆或黄豆为原料的食物。

【食疗保健】

现代药理学和营养学研究表明，黑豆富含蛋白质、脂肪、糖类、胡萝卜素、B族维生素、烟酸、维生素E、粗纤维和钙、磷、铁、硒、钼、锌等多种无机盐，还含有异黄酮、皂苷、胆碱、叶酸等物质。黑豆含有多种营养成分，不但能促进雌激素的分泌和新陈代谢，还可提高机体的免疫功能，是一种良好的药食两用食物。

补肾： 黑豆为肾之补，常食本品可补肾、养血、益精，肝血得养则眼明目俏，肾精充盈则耳聪目明，筋骨强健。

健脾： 本品入脾经，可健脾补气，利水渗湿，四肢倦怠乏力、食少纳呆，或是面部晨起水肿者较适宜食用。

降胆固醇： 研究发现，本品中含有异黄酮及丰富的卵磷脂，具有抗动脉硬化和降胆固醇的作用。

养血： 浙江大学王福俤教授团队研究发现，黑豆皮提取物能够促进人体对铁的吸收，因此带皮食用本品能够改善贫血症状。

黑豆自古以来就是食疗药膳的上品，中医一向有黑入肾之说。明代食疗专家汪颖的《食物本草》一书指出，以黑豆入盐煮，常时食之，能补肾。据传，宋代文学家、书法家、苏门四学士之一的黄庭坚，因他的侄子牛儿夭折后，心情久郁，食不知味，头昏眼痛，后用黑豆煮食而见效。嗣后，这位大文学家遂发出"世间不强学力行，自致于古人者，不可不畜此方"的感慨。

【适宜人群】

1. 体虚、脾虚水肿者宜食用，本品可健脾渗湿。

2. 小儿盗汗、自汗者宜用，因本品可养阴除热。

3. 老人肾虚耳鸣、夜尿频多者宜用。

【药食的相互作用】

本品与多种药食配伍均有不错效果：

1. 本品与浮小麦共煮，可收敛止汗，治疗阴虚盗汗。

2. 温水煮黑豆，水煮尽微干后，配细盐服用，可预防脱发。

3. 本品配红花、红糖有调冲任、祛瘀血、养肝血之效，对妇女经闭较为适宜。

4. 与猪肉相配，收敛之力更强，对于老人肾虚耳聋、小儿夜尿频多者尤为适宜。

中医历代方药书中，有不少黑大豆入药的方剂，皆简便实用。唐代医家许仁则的《子母秘录》一书中记载，治疗小儿烫火伤，可煮黑豆汁外涂，愈后无瘢痕。孙思邈的《千金要方》也记载，用黑豆煮汁外用，可治疗小儿丹毒，愈后也不留瘢痕。明代朱橚《普济方》中的"救活丸"，就是由黑豆与天花粉共为丸，用于治疗肾虚消渴难治者。明代儿科专家寇平在其《全幼心鉴》中，记载用黑豆与灯心草、淡竹叶、甘草水煎服，可治小儿胎热。黑豆还可用作植物色素，是天然的植物染发剂。《千金要方》中就记载有用醋煮黑大豆，去豆煮浓后染发这一天然的染发方法。

【禁忌及注意事项】

1. 炒熟后的黑豆热性大，多食易上火，而小儿"阳常有余，阴常不足"，不宜多吃。

2. 《本草纲目》及《随息居饮食谱》均认为，本品忌与蓖麻子、厚朴同服。

（杨德威）

火麻仁

《神农本草经》

【生物特性及药源】

火麻仁为桑科大麻 Cannabis sativa Linn. 的干燥果实。大麻为一年生高大草本植物，高1~3米，茎粗壮直立，有纵沟，密生短柔毛，掌状复叶互生或下部对生。夏季开花，排列成长而疏散的圆锥花序，顶生或腋生。瘦果扁卵圆形，灰褐色，有细网状纹，为宿存的黄褐色苞片包裹。果实呈卵圆形，长4~5.5毫米，直径2.5~4毫米。表面灰绿色或灰黄色，有微细的白色或棕色网纹，两边有棱，顶端略尖，基部有一圆形果梗痕，果皮薄而脆，易破碎。种皮绿色，子叶2片，乳白色，富油性。气微，味淡。秋季果实成熟时采收，去杂质，晒干备用。

本品主产于我国东北、华中、西南等地，多分布于广西巴马、黑龙江、辽宁、吉林、四川、甘肃、江苏、浙江等地，以色黄、无皮壳、饱满者最佳。广西巴马村是世界长寿之乡，为世界的五大长寿村之一。村民长年食用当地生产的火麻仁。人们认为这是巴马人长寿的主要原因，并以巴马主产者为全国第一良品。

【功效概述】

火麻仁，原名麻子，又称大麻仁、火麻、麻子仁，入药始见于《神农本草经》，并被列为上品。它在我国已有上千年的药食两用历史。历代医家认为，本品具有养阴止燥、补中益气及润肺通便的功效，在临床上主要用于治疗便秘。由于火麻仁通下作用缓和，去邪污而不伤正，特别适用于治疗老年人及体弱多病者的习惯性便秘。据称，火麻仁油富含营养，所含的不饱和脂肪酸水平已达到国际推荐的标准。中医认为，其味甘，性平，归脾、胃、大肠经。推荐用量内服为10~15克，打碎入煎或入丸、散亦可。

火麻仁为大麻种子的仁，可榨油，又可药食两用，是缓下轻剂。明代李时珍在其《本草纲目》中有记载："麻仁极难去壳。取帛包置沸汤中，浸至冷出之。垂井中一夜，勿令著水。次日日中曝干，就新瓦上挼去壳，簸扬取仁，粒粒皆完。张仲景麻仁丸，即此大麻子中仁也。"

【典故及历代名家点评】

火麻仁在《神农本草经》中被列为上品，药用始于《伤寒论》，以生火麻仁为主组成治疗便秘的"麻仁丸"。后代临床上作为汤剂时麻仁常炒用，认为炒后可提高煎出率。嗣后，历代医家对火麻仁的应用已不限于治疗便秘，对其炮制及不良反应均有论述。

《本草求真》："性生走熟守，生用破血、利小便，捣汁治难产、胎衣不下，熟用治崩中不止。"

《本草纲目》："大麻，即今火麻，亦曰黄麻。处处种之，剥麻收子。"

《本草经疏》："麻子，性最滑利。甘能补中，中得补则气自益，甘能益血，血脉复则积血破，乳妇产后余疾皆除矣。"

《日华子本草》："补虚劳，逐一切风气，长肌肉……下乳，止消渴，催生，治横逆产。"

《药品化义》："能润肠，体润能去燥，专利大肠气结便闭。凡年老血液枯燥，产后气血不顺，病后元气未复，或禀弱不能运行皆治。"

【药用价值】

火麻仁药用价值很高，临床应用非常广泛，特别适用于防治心脑血管疾病，不但能降低血压、降低血脂和血糖，而且能纠正心律失常，增加脑血流量，改善心、脑供血不足。此外，火麻仁还能增强肠蠕动功能而起到缓泻作用，常用于治疗习惯性便秘，更适用于老年人及产后妇女便秘的防治。此外，火麻仁还具有镇痛、祛痰、抗生育及延缓衰老等多种疗效。

【食疗保健】

广西巴马是举世闻名的世界长寿之乡，多所研究机构对巴马的地理位置、人员结构、膳食结构、人的心态等一些长寿因素进行了多项深入的研究，对巴马人的饮食和心态给予了充分的肯定，尤其是巴马人所特有的食谱，得到了联合国的推荐。他们作息规律，日出而作，日落而息，饮食清淡，长期保持着平和乐观的心态。更为重要的是，他们常年吃一种含火麻仁油的被称为"长寿火麻汤"的特色食品。而国内外大量的研究和调查证实，此汤在修复大脑神经、改善睡眠、促进心脑血管及胃肠道健康方面具有令人瞩目的功效。

火麻仁含蛋白质34.6%，脂肪46.5%，糖类11.6%，能提供人体所需的必需脂肪酸（EFAs）、α-亚麻酸。火麻仁蛋白质的突出成分是精氨酸（每克蛋白质含123毫克）和组氨酸（每克蛋白质含27毫克），这两种成分都对儿童生长发育非常重要。此外，火麻仁含有含硫氨基酸胱氨酸（每克蛋白质16毫克），可用于合成生长发育必需的酶，并含有相对高水平的对骨骼肌代谢非常重要的支链氨基酸。

火麻仁油中不饱和脂肪酸占80%以上，其中包括丰富的ω-3多不饱和脂肪酸和ω-6多不饱和脂肪酸，两者的比值达到小于或等于1∶4的国际推荐标准（均衡的比值使不饱和脂肪酸的功效可以得到最大的发挥）。还含有一定量的ω-9多不饱和脂肪酸，这在植物性油脂中是极为罕见的。

火麻汤中的火麻仁油，经现代研究显示，其不但含有全部8种人体必需氨基酸，同时含有丰富的ω-3、ω-6、ω-9多不饱和脂肪酸且其比值达到国际推荐标准，这些营养成分是起到独特功效的关键因素。

众所周知，必需氨基酸是人体不能自身生成，必须依靠外界摄取的重要物质。必需氨基酸缺乏将导致人体代谢出现异常，疾病多发，健康大受影响。

ω-3多不饱和脂肪酸能促进心脑血管健康，抗氧化，延缓衰老，改善睡眠。如果ω-3多不饱和脂肪酸缺乏，则会导致阿尔茨海默病、癌症、心脑血管疾病、高血压、高脂血症、糖尿病等疾病。

ω-3多不饱和脂肪酸是人体视力和智力的基础物质，占大脑固体总质量的10%，在脑神经及视网膜的磷脂中占50%。它能使细胞充满活力，对大脑神经分裂、增殖及神经传导极为重要，具有健脑益智和改善睡眠质量的作用，也是促成巴马地区令世人称奇的长寿现象的重要物质之一。

除上述营养价值之外，火麻仁油是世界上唯一溶于水的植物油，因而更有利于人体的吸收。同时，火麻仁还能提高人体的免疫功能，调整人体内环境，是养生保健的佳品。

【适宜人群】

1. 经常感觉疲劳乏力者。

2. 嗜好烟酒，体内毒素多，给身体造成负担者。

3. 有三高倾向，需要及早调整者。

4. 便秘者。

5. 失眠或睡眠质量差者。

6. 欲保护心脑血管健康者。

7. 脑力劳动过度者，或防治帕金森病及阿尔茨海默病者。

8. 肥胖及体重指数超重者。

9. 欲保持皮肤弹性、清除皮下色素沉着者。

10. 维持男女生殖系统健康者。

11. 素食或饮食清淡者。

12. 眼疲劳者。

13. 肿瘤患者。

【药食的相互作用】

1. 常与当归、黑芝麻同用，可润燥通便，用于治疗老年人的体虚便秘症状；与大黄、枳实同用，多用于治疗肠有实热的患者。

2. 与益气生津类药同用，可滋阴补虚，常用于消渴阴虚肠燥者的治疗。

3. 与郁李仁配伍，可互补不足。郁李仁质润苦降，其泻下作用较火麻仁强，但下后易使人津液亏损，燥结更甚，火麻仁润肠通便，急下而不伤津。两者相合，既可增强泻下效果，又能制其伤津耗液，一刚一柔，相互为用，用于津枯肠燥、大便秘结及习惯性便秘等有良效。

【禁忌及注意事项】

1. 本品可润燥通便，治血虚津亏、肠燥便秘之症，凡脾肾不足之便溏、阳痿、遗精、易于滑胎、带下者不宜食用。

2. 火麻仁含有毒蕈碱及胆碱等成分，其含量极少，但如果大量食入火麻仁（60～120克）则可发生中毒，临床表现为恶心、呕吐、头晕、胸闷、腹泻、四肢麻木、烦躁不安、精神错乱、手舞足蹈、谵语、狂躁、脉搏增速、瞳孔散大、昏睡甚至昏迷等症状，于食后30分钟至2小时内发生，最长12小时，中毒程度与进食量成正比。但其病理变化是可逆的，预后良好。火麻仁果皮中可能含有麻醉性树脂成分，故用时宜除净果皮，以防中毒。

3. 用火麻仁制作凉茶时，须先将火麻仁和芝麻用慢火炒至金黄色，再将两者放入搅拌机，加水打至幼滑，再用纱布过滤去渣，加糖调味后煮沸，即可饮用。

（周忠辉　王会仍）

桑叶

《神农本草经》

【生物特性及药源】

桑叶，为桑科植物桑 *Morus alba* Linn. 的干燥叶，是蚕的主要食物，又名家桑、荆桑、桑葚树、黄桑叶等。完整叶片呈卵形或宽卵形，叶片基部心脏形，顶端微尖，边缘有锯齿，叶脉密生白柔毛。老叶较厚，暗绿色。嫩叶较薄，黄绿色。质脆易，握之扎手。气淡，味微苦涩。花期4～5月，果期6～7月。

桑树原产于中国和朝鲜，我国的桑树栽培历史已有5000多年。全球约有

16种桑树，分布于北温带、亚洲热带和非洲热带及美洲地区，我国各地都有栽培，其中长江流域有11种桑树属植物。我国的桑叶产量丰富，以江苏、浙江一带为多。

【功效概述】

桑叶，又称家桑、荆桑、黄桑等，首载于《神农本草经》，列为中品。桑树多分布于长江以南，桑叶以经霜后采收为佳，称为霜桑叶或冬桑叶。采收后除去杂质，晒干，切碎，生用或蜜炙用，以色黄绿者为佳，中医称其为"铁扇子"。本品性甘、苦、寒，归肺、肝经，具有疏散风热、清肺润燥、清肝明目、平抑肝阳的功效，常用于风热感冒、发热头痛、咽痒咳嗽、干咳少痰、肝阳上亢、目赤眼花等病症的治疗。脾胃虚弱者用量宜少。

【典故及历代名家点评】

桑叶是蚕的"粮食"。早在3000多年前的商代甲骨文中，就有"桑"与"蚕"的字样。可见"桑"历史悠久，与中国文化的发展紧密联系。

《**神农本草经**》："除寒热，出汗。"

《**本草纲目**》："汁煎代茗，能止消渴"，"治劳热咳嗽，明目长发"。

《**本草从新**》："滋燥，凉血，止血。"

《**得配本草**》："清西方之燥，泻东方之实，去风热……止汗。"

《**丹溪心法**》："青桑第二叶，焙干为末，空心米饮调服，最止盗汗。"

《**证类本草**》："主除寒热出汗，汁解蜈蚣毒。"

《**本草拾遗**》："主霍乱腹痛吐下，冬月用干者浓煮服之。细锉，大釜中煎取如赤糖，去老风及宿血，降糖。"

《**日华子本草**》："利五脏，通关节，下气，煎服；除风痛出汗，并补损瘀血，并蒸后罯；蛇虫蜈蚣咬，盐揉敷上。"

据传桑叶还能解食积。民国时期，江南名医金子久，有一次外出行医，被太湖强盗骗到洞庭山上，要他为盗首治病。金子久一问病症，原来是盗首喝了庆功酒，吃了很多牛羊肉而致食积。盗首请了当地多位名医，均未奏效，一气之下，就杀了医生，并把人头挂在树上。金子久一看，颇为恐惧，再看以前的医生开的药方，都是消食导滞之药，用药思路并没有大错，一时尚难应对，于是对盗首说，容他睡一个晚上，细细思量后再开个好方。

金子久卧在床上，翻来覆去睡不着觉，到了后半夜，在迷迷糊糊中梦见一头羊在桑树林里吃桑叶。一觉醒来，金子久忽有所悟，一大早就开一味枯桑叶，嘱其煎汤内服，3天后见效。盗首觉得枯桑叶俯拾皆是，将信将疑，但还是照之煎汤服用，不料服后果然有效，深为佩服。金子久以一味桑叶既治愈了盗首，也为自己解除了危险。其实，桑叶解食积是有道理的，因为桑叶味苦、性寒，具有清热解毒、化滞消积的功效。古代也称桑叶为"神仙草"，认为其具有补血、疏风、散热、益肝通气、降压利尿等作用。

《本草摘要》中记载，以之代茶，常服止汗，有除热止汗之良效。明末清初的名医傅青主尤擅用桑叶止汗，他先后用桑叶作为主药，制成的"止汗神丹""遏汗丸"及"止汗定神丹"等方药，誉桑叶为"收汗之妙品"。

【药用价值】

人参热补，桑叶清补。现代医学研究表明，桑叶中含有丰富的钾、钙、铁和维生素C、维生素B_1、维生素B_2、维生素B_3、维生素A、叶酸以及铜、锌等人体所需的微量元素，对人体有着良好的保健作用。

现代药理研究证明，桑叶具有以下药理作用：

降血糖：桑叶的降血糖作用是通过两个途径实现的，一是通过桑叶生物碱1-脱氧野尻霉素（DNJ）对二糖类分解酶活性产生抑制作用，从而抑制小肠对双糖的吸收，降低食后血糖的高峰值；二是桑叶生物碱及桑叶多糖促进B细胞分泌胰岛素，而胰岛素可以促进细胞对糖的利用、肝糖原合成以及改善糖代谢，最终达到降血糖的效果。

抗高脂血症：桑叶中含有的异槲皮苷、黄芪苷、东莨菪苷及苯甲醇的糖苷可以抑制动脉粥样硬化及血清脂质的增加。

降血压：桑叶中的槲皮素可扩张冠状血管，改善心肌循环，有降血压的作用。桑叶中的γ-氨基丁酸能改善脑部血液流动，增强血管紧张素转换酶的活性，促使血压下降。

抗肿瘤：桑叶含有多种黄酮类化合物、1-脱氧野尻霉素、γ-氨基丁酸，能有效防止癌细胞的生成。

抗氧化：桑叶提取物具有显著清除1，1-二苯基-2-三硝基苯肼（DPPH）自由基、超氧阴离子能力，并具有良好的还原能力，还能够抑制$FeSO_4$诱导的脂质过氧化。

抗炎：桑叶水提物减弱了白细胞介素-1β（IL-1β）诱导的一氧化氮和前列腺素E_2的产生，并能减少一氧化氮合酶和环氧合酶-2（COX-2）蛋白的表达。

抗衰老：桑叶中的多酚类化合物、超氧化物歧化酶（SOD）、黄酮类化合物具有清除自由基、抗衰老等功效。

桑叶的益处多多，《保生要录》还说它有驻容颜、乌须发的功效。近年研究证实，桑叶确是物美价廉的天然美容护肤佳品，尤其对脸部的痤疮、褐色斑、妊娠斑有较好疗效。有学者认为，服用桑叶对皮肤褐色斑有良好的疗效，可能与其对机体分泌功能的改善和有清热解毒的功效有关。桑叶能抑制肠内有害细菌繁殖和过氧化物的生成，起到整肠、清肠、排毒的作用。药理研究证明，桑叶富含黄酮苷、酚类、氨基酸、有机酸、胡萝卜素、维生素及多种人体必需的微量元素，这对改善和调节皮肤组织的新陈代谢，特别是抑制色素沉着的发生和发展均有积极作用。

【食疗保健】

自古以来桑叶就是药食同源之物，有养生保健的作用，被民间称为"神仙叶"。2003年"非典"期间，桑叶作为一种药材持续受到大家的关注。同年，搜狐健康网论坛发布了一则热帖《现在流行吃桑叶》，人们开始将桑叶作为辅料做成桑叶菜饼、桑叶面点等。2013年《湖州晚报》的一篇新闻《桑叶上餐桌 价格比肉贵》，报道了湖州辑里村人沈建栋开发出了桑叶菜，可以用于火锅连锁店、养生美食馆、高级会所、星级酒店、农家乐等场所，于是桑叶正式成为各界人士的焦点，桑芽菜孕育而生。2014年，桑芽菜成为我国大部分地区的一个常见菜式，以其丰富的营养价值、绿色纯天然的特点风靡市场。

桑叶代茶饮用在我国民间已有1000多年历史，目前，我国及韩国、日本都加强了对桑叶茶的研究和开发。日本中央蚕业研究所已开发出有保健功能的桑茶，茶色碧绿，富含优质蛋白质、必需脂肪酸、粗纤维、糖类及钙、磷、铁、锌、锰等营养成分，饮用方便，营养成分吸收快，具有促进新陈代谢、血液循环，消除疲劳，降血脂，减肥，预防感冒、便秘等功用。

【适宜人群】

桑叶不仅适用范围非常广泛，且不含茶碱、咖啡因，胃痛和失眠者也能放心食用，尤其适合以下人群使用：

经常用眼的上班族：桑叶具有清肝明目的作用，尤其在秋冬季节，气候干燥，可以用桑叶来清肺润燥，效果很好。

"三高"人群：桑叶中有多种生物碱、氨基酸、多糖等成分，具有明显的降血糖、降血压、降血脂等作用，非常适合"三高"人士食用，有很好的保健功效。

便秘者：桑叶中含有的1–脱氧野尻霉素（DNJ）能润肠通便、改善便秘，有效减少体内的毒素。

肥胖者：桑叶有利水的作用，与利尿作用不同，利水作用不仅可以促进排尿，还可以使积在细胞中的多余水分排走。同时桑叶还能帮助机体将血液中过剩的甘油三酯和胆固醇排清。

爱美人士：桑叶富含黄酮类化合物、酚类、氨基酸、有机酸、胡萝卜素、维生素及多种人体必需的微量元素，对改善和调节皮肤组织的新陈代谢，特别是抑制色素沉着的发生和发展均有积极作用。

【药食的相互作用】

1. 桑叶与菊花配伍，能疏风散热，可用于风热感冒及目赤肿痛的治疗。

2. 桑叶与黑芝麻配伍，能清肝明目，可用于风火目疾（如急性结膜炎）及肝阴不足、肝阳上亢引起的头晕、视物昏花的治疗。

3. 桑叶与杏仁、沙参、贝母等同用，具有清肺润燥作用，可用于肺热燥咳的治疗。

【禁忌及注意事项】

桑叶性寒，凡外感风寒、内无实热、脾胃虚寒、大便溏泻者不宜长期服用。另外，血糖、血压偏低人群最好不要服用。

将桑叶泡水喝时应注意如下事项：

1. 桑叶茶虽然对身体有着诸多好处，能够治疗上火、胃疼以及失眠等症，但是并不适合多喝。《本草纲目》中有详细的记载，桑叶茶过量饮用会导致精血受损，同时脾胃也会变冷，长期如此体质会越来越差，脸色也会越来越差，精神也会变得萎靡不振，甚至会患病。

2. 桑叶茶过量服用的坏处除了上面介绍的情况之外，也可能导致食欲不振、恶心想吐；也有可能导致身体出现渴症。如果空腹过量饮用桑叶茶，茶水会直接经过我们的肾经部位，这对肾脏非常不利。

3. 桑叶性寒凉，具有止血的作用，这对于月经具有一定的阻碍作用，甚至还可能导致月经停止的严重后果。

（周忠辉）

菊花

《神农本草经》

【生物特性及药源】

菊花为菊科菊属多年生宿根草本植物菊 *Chrysanthemum morifolium* Ramat. 的

干燥头状花序，外层为数层舌状花，呈扁平花瓣状，中心由多数管状花聚合而成，基部有总苞，系由3～4层苞片组成。菊花气清香，味淡微苦，以花朵完整、颜色鲜艳、气清香、无杂质者为佳。

菊花按产地和加工方法分为亳菊、滁菊、贡菊、杭菊等，以亳菊和滁菊品质最优。由于花的颜色不同，菊花又有黄菊花和白菊花之分。菊花遍布我国各地，主要分布于浙江、安徽、河南等地。其中亳菊主产于安徽亳州、太和，滁菊主产于安徽滁州、全椒，贡菊主产于安徽歙县、黄山，杭菊主产于浙江桐乡、海宁。河南焦作地区（所产菊习称怀菊）、河北、四川等地也产。菊花多栽培。9～11月花盛开时分批采收，阴干或焙干，或熏、蒸后晒干。生用。

【功效概述】

菊花在我国具有悠久的栽培历史，其最早的典籍记载距今已有3000多年。菊花不仅可供药用，而且还是我国传统名花之一。文人墨客把它与梅、兰、竹并列，号称"四君子"。菊花的性味就如文人所描述的那般高贵，它味辛、甘、苦，性微寒，归肺、肝经，有疏散风热、平抑肝阳、清肝明目、清热解毒之功，可治风热感冒、温病初起、肝阳眩晕、肝风实证、目赤昏花、疮痈肿毒等。

宋代是药菊人工栽培的繁华期，出现了《菊谱》《菊志》等专著和赏菊、咏菊的诗词名篇。诗人兼医药学家范成大的《菊谱》记载了36种菊花，如黄菊、白菊和杂菊等。茶菊发源于浙江，原产于余杭的白茶菊逐渐移至桐乡，形成了现在的杭白菊；原产于德清的德菊被引入安徽歙县，形成贡菊；原产于海宁的茶菊被引入江苏射阳，形成射阳菊。药菊发源于河南，原产于焦作的怀菊逐渐南移至安徽亳州，形成亳菊；亳菊被引入山东嘉祥，形成济菊等。我国的茶菊和药菊品种众多，品质各具特色，已成为菊文化中一道靓丽的风景线。

宋朝文豪苏轼不仅是个养生学家，而且还喜爱人工栽培菊花。他的咏菊诗更是体现了其高尚的情操。他以甘菊自比，"孤根荫长松，独秀无众草"，一生虽屡遭贬谪，却有着令人赞叹的独特人格魅力。其实，最早用诗赞菊花的高士应属于战国时期楚国的诗人屈原，他留下一句名辞："朝饮木兰之坠露兮，夕餐秋菊之落英。"其后的文学家陶渊明也有一名句"采菊东篱下，悠然见南山"，历代流传。这都是菊文化与中医药不可分割的明证。

【典故及历代名家点评】

作为一味常用中药材，菊花背后的传说、故事也不胜枚举。

黄山贡菊原是徽商从浙江德清县作为观赏艺菊引进的，当时这种菊花还默默无闻。一年大旱期间，很多人出现红眼、头痛等症状，服用菊花茶后好转。从此，徽州便开始家家户户栽种菊花，为了久藏还特制成干菊花。至清光绪年间，紫禁城内流传红眼病，徽州知府闻讯献上徽州菊花，使京人眼疾即愈。从此菊花声名大振，徽菊还被冠以"贡"字。

怀菊原产于南阳（即怀庆府）的山谷田野中，当地谷水甘甜，山中有很多菊源，水自山上流下，形成滋液。谷中村落是有名的长寿村，村民祖祖辈辈都饮用此水。时任南阳太守听闻，命县令每日送水饮用，其原本的风眩症治愈。隋朝初年，皇帝将此县改名为菊潭。

春秋战国时，《吕氏春秋·十二纪》和《礼记·月令篇》均有"鞠有黄华"的相关记载。东晋陶渊明赞美"秋菊有佳色"。而屈原的《离骚》中有"夕餐秋菊之落英"一句，说明当时菊花已有食用价值。

《神农本草经》："主诸风头眩、肿痛，目欲脱，泪出，皮肤死肌，恶风湿痹，久服利血气。"

《本草纲目拾遗》："专入阳分。治诸风头眩，解酒毒疗肿"，"黄茶菊，明目祛风，搜肝气，治头晕目眩，益血润容，入血分；白茶菊，通肺气，止咳逆，清三焦郁火，疗肌热，入气分"。

《本草衍义补遗》："菊花，能补阴，须味甘者，若山野苦者勿用，大伤胃气。"

《本草经疏》："专制风木，故为去风之要药。"

《药品化义》："取白色者，其体轻，味微苦，性气和平，至清之品。"

《本草新编》："甘菊花，气味轻清，功亦甚缓，必宜久服始效，不可责以近功，惟目痛骤用之，成功甚速，余则俱于缓始能取效也。"

《神农本草经百种录》："凡芳香之物，皆能治头目肌表之疾。但香则无不辛燥，惟菊不甚燥烈，故于头目风火之疾，尤宜焉。"

《本草正义》："凡花皆主宣扬疏泄，独菊花则摄纳下降，能平肝火，熄内风，抑木气之横逆。"

【药用价值】

现代药理研究认为，菊花含挥发油，主要为龙脑、樟脑、菊油环酮等。此外，它还含有菊苷、腺嘌呤、胆碱、黄酮、水苏碱、维生素A、维生素B$_1$、维生素E、氨基酸及刺槐素等，具有抗菌、抗病毒、解热、抗衰老等作用。菊花的药理作用主要包括以下几个方面：

抗病原微生物：菊花在体外对革兰氏阳性细菌（金黄色葡萄球菌及β-溶血性链球菌）、人型结核杆菌有抑制作用。其水浸剂（1：4）对某些常见皮肤致病性真菌亦有些抑制作用。高浓度水浸剂在体外还有抗病毒（PB8株）及抗螺旋体作用。给鼠腹腔注射菊花提取物，可使皮内注射组织胺的局部台盼蓝扩散较小，显示其能抑制毛细血管的通透性，从而有抗炎作用。

对心血管系统的作用：菊花制剂有扩张冠状动脉、增加冠脉血流量、提高心肌耗氧量的作用。对菊花水提醇沉制剂以乙酸乙酯、氯仿提取分为不同部分，各部分对增加冠脉流量等均有作用，但其作用强度均不及菊花水提醇沉制剂原制剂。有关菊花酚性成分的研究发现，杭白菊酚性部分可以增加豚鼠离体心脏冠脉流量，提高小鼠对减压缺氧的耐受能力。

其他作用：菊花还具有降压、缩短凝血时间、解毒、抗炎、镇静作用。临床上，以玄参2克、麦冬2克、桔梗2克、菊花1克、甘草0.5克等组成玄菊甘草茶，热水冲泡饮用，1次1包，每日2~3次，10天为1疗程，用于治疗慢性咽炎；以菊黄汤（菊花4克，黄连2克，金银花3克，连翘4克，栀子2克，荆芥3克，甘草4克）加减治疗新生儿黄疸，湿热重者加茵陈、车前子、茯苓，口唇干燥者加麦冬、沙参，夜啼者加钩藤、蝉蜕，呕吐加法半夏；大鼠口服菊花水煎剂3周，可抑制其肝微粒体羟甲基戊二酰辅酶A还原酶的活力，并能激活肝微粒体胆固醇7a-羟化酶。

【食疗保健】

菊花茶饮：菊花茶本身就能解渴生津；菊花山楂茶能化瘀消脂、清凉降压、减肥轻身，适用于肥胖症、高脂血症和高血压患者；三花茶（菊花、金银花、茉莉花）可清热解毒，适用于防治风热感冒、咽喉肿痛、痈疮等，常服更可降火，有宁神静思的效用；菊花蜜饮具有养肝明目、生津止渴、清心健脑、润肠等作用。菊花桑叶枇杷叶茶可防秋燥，适用于因秋燥犯肺引起的发热、咽干唇燥、咳嗽等病症，且还有预防流感、流行性脑脊髓膜炎、流行性乙型脑炎、腮腺炎、水痘等作用。

不同的菊花茶作用不同。贡菊具有清肝明目的作用；白菊疏散风热的效果最强，可降火，对肝火上亢、头昏脑涨等有缓解作用；杭菊清热利咽的效果最强，咽喉肿痛时可选用；野菊花清热解毒、消肿的作用最强，对缓解上火导致的口腔溃疡、牙痛、口臭都有效，但因其寒凉作用较强，建议少喝，以免造成胃部不适、大便稀溏等不良反应。

菊花菜食：菊花虾仁由虾仁、鲜菊花、青豆及鸡蛋清热炒而成，其中虾肉有养血固精、化瘀解毒、益气滋阳、通络止痛、开胃化痰的功效，鸡蛋清具有清热解毒的作用，再加上养肝明目的菊花，使得这道菜有养肝的功效；菊花滚猪瘦肉片具有平肝明目、清热除烦之功；菊花肉丝中菊花能祛风清热、养肝明目，猪瘦肉含有丰富的维生素B_1、较多的锌，鸡蛋含维生素A、维生素B_1，故此菜有祛风热、平肝明目的功效；菊花鳝鱼可补虚损、除风湿、强筋骨、养肝护肝，尤其适合体虚乏力、风寒湿痹者。

菊花粥汤：菊花荷叶炖猪脚有滋阴润燥、养肝明目、益肺生津的功效，为秋燥时的家庭养生靓汤；菊花枸杞粥有益肾养肝明目的功效。

【适宜人群】

菊花虽是秋季花卉，但四季均可作为药食服用。适合头昏、目赤肿痛、嗓子疼、肝火旺以及血压高的人群。应煎服，每日5～9克。疏散风热宜用黄菊花，平肝、清肝明目宜用白菊花。

【药食的相互作用】

1. 与性能功用相似的桑叶相须为用，并常配伍连翘、薄荷、桔梗等，如桑菊饮，用于治疗风热感冒，或温病初起、温邪犯肺、发热、头痛、咳嗽等症（《温病条辨》）。

2. 与石决明、珍珠母、白芍等平肝潜阳药同用，能清肝热、平肝阳，常用于治疗肝阳上亢、头痛眩晕。

3. 可与羚羊角、钩藤、桑叶等清肝热、息肝风药同用，如羚角钩藤汤，可用于治疗肝火上攻而眩晕、头痛，以及肝经热盛、热极动风者（《通俗伤寒论》）。

4. 与蝉蜕、木贼、白僵蚕等疏散风热明目药配伍，既能疏散肝经风热，又能清泄肝热以明目，可用于治疗肝经风热。

5. 与石决明、决明子、夏枯草等清肝明目药同用，用于治疗肝火上攻所致的目赤肿痛。

6. 与枸杞子、熟地黄、山茱萸等滋补肝肾、益阴明目药配伍，如杞菊地黄丸，用于治疗肝肾精血不足、目失所养、眼目昏花、视物不清（《医级宝鉴》）。

7. 与金银花、生甘草同用（如甘菊汤），清热解毒，可用于治疗疮痈肿毒（《揣摩有得集》）。

【禁忌及注意事项】

气虚胃寒、食少泄泻者，宜少用之。凡阳虚体质或头痛而畏寒者均忌用，若一味喝具有清热泻火功效的菊花茶，容易损伤正气，尤其是脾胃虚寒的人，多喝性凉的菊花茶还容易引起胃部不适，导致反酸。可见，用菊花茶来降火清热也是因人而异的，不能千人一方。

（徐俪颖）

金银花

《名医别录》

【生物特性及药源】

金银花，又名忍冬花、银花、双花、二宝花，是忍冬科植物忍冬 *Lonicera japonica* Thunb.、菰腺忍冬 *Lonicera hypoglauca* Miq.、山银花 *Lonicera confusa* DC. 或毛花柱忍冬 *Lonicera dasystyla* Rehd. 的干燥花蕾或初开的花。花蕾棒状，上粗下细，略弯曲，长2～3厘米，上部直径约3毫米，下部直径约1.5毫米。表面黄白色或绿白色，储久色变深，密被短柔毛。花萼绿色，萼筒类球形；开放者花冠筒状，先端2唇形。其气清香，味淡微苦，以花未开放、色黄白、肥大气香者为佳。花期4～6月，果期7～10月。我国各省均有分布，主要集中在山东、陕西、河南、河北、湖北、江西、广东等地。朝鲜和日本也有分布。

【功效概述】

金银花是我国传统道地药材，其药用历史悠久，早在3000多年前，我们的祖先就开始用它防治疾病，它在《名医别录》中名忍冬，被列为上品。金银花作为药名首见于南宋的《履巉岩本草》。由于忍冬花初开为白色，后转为黄色，因此得名金银花。

金银花味甘、性寒，入心、胃、肺经，具有清热解毒、疏散风热的作用，主治风热感染、温病发热、喉痹丹毒、痔漏便血、热毒血痢等症状，临床多用于治疗外感咳嗽发热、败血症、腮腺炎、麻疹、菌痢、肠炎、阑尾炎、中暑感冒、外伤感染、肠道传染疾病等。

【典故及历代名家点评】

《名医别录》："主治寒热、身肿，久服轻身，长年，益寿。"

《本草纲目》："一切风湿气，及诸肿毒、痈疽疥癣、杨梅诸恶疮。散热解毒。"

《本经逢原》："解毒祛脓，泻中有补，痈疽溃后之圣药。"

《滇南本草》："清热，解诸疮、痈疽发背、丹瘤瘰疬。"

相传在丁香河边有一对名叫金花和银花的孪生姐妹。一天她俩见一个遍体鳞伤的瘦弱女子被人追杀，就奋力解救了这位女子。可是女子伤势过重，周身红斑，发热。金花为寻求一仙草而遇难，银花接着找到此草。后来女子终于康复，银花却因过劳而死。被救女子在这对姐妹坟墓前种下此草以示纪念。每到夏天此草开花，先白后黄，交相辉映，被人们称为金银花。因金与银皆宝，故又名二宝花。

宋代张邦基的《墨庄漫录》中记载着这样一则故事：崇宁年间，平江府天平山白云寺的几位僧人从山上采回一篮野蕈，煮食。不料野蕈有毒，僧人们饱餐之后便开始上吐下泻。其中三位僧人由于及时服用鲜品金银花，结果平安无事，而另外几位没有及时服用金银花的僧人则都身亡。可见，金银花的解毒功效非同一般。

【药用价值】

金银花自古以来就以它广泛的药用价值而广受青睐。其功效主要是清热解毒，主治温病发热、热毒血痢、痈疽疔毒等。金银花在"非典"和禽流感等重大疫情防治中发挥了巨大作用，故享有"中药中的青霉素"的美誉。金银花的主要化学成分有挥发油、黄酮、有机酸、皂苷类等多种化学成分，现代研究证明其具有以下药理作用：

抗病原微生物作用：金银花所含的绿原酸具有较强的抗菌功效，对人体内外多种疾病具有抗菌、抑菌等功效。金银花还能够明显抑制溶血性链球菌、霍乱弧菌、葡萄球菌、副伤寒杆菌、伤寒杆菌与肺炎杆菌等细菌的生长和繁殖，对绿脓杆菌、肺炎球菌、脑膜炎球菌与结核杆菌等细菌也能够发挥出一定的抑制作用。

抗炎作用： 金银花提取物中含有多种酚酸类成分，它们具有抗炎活性，能抑制多种炎症介质导致的水肿。

加强免疫机能： 金银花有效增的白细胞的吞噬能力。

解热作用： 金银花所含的绿原酸和异绿原酸具有退热功能，对不同原因导致的发热均存在明显解热功效。

利胆保肝： 金银花中具有很多绿原酸物质，该类物质有利于胆汁分泌，具有很好的保肝护胆作用。

止血： 金银花中含有绿原酸和咖啡酸，这两种物质是金银花止血的主要药物基础。

降血糖： 金银花水提取物可有效抑制α-葡萄糖苷酶以及α-淀粉酶的活性，改善胰岛素抵抗，进而降低血糖。

【食疗保健】

金银花自古被誉为清热解毒的良药。它性甘寒、气芳香，甘寒清热而不伤胃，芳香透达又可祛邪。金银花的食用方式多种多样，可用开水冲泡当茶饮，也可制作成饮料、粥、羹及甜食等。民间就有这样一个习惯，在炎夏到来之际，给儿童喝几次金银花茶，可以预防夏季热疖的发生；在盛夏酷暑之际，喝金银花茶能预防中暑、肠炎、痢疾等症。将金银花和菊花制成的"银菊饮"当茶喝，可治疗高血压、动脉硬化症。

下面列举几款含金银花的药膳食疗方：

金银花露： 金银花50克，加水1500毫升，浸泡半小时，再用猛火煮沸，然后转小火煎熬30分钟，加冰糖调味后放入冰箱备用，味甜清香，是夏季的上乘保健饮料。此茶有清热解暑、解毒、凉血止渴的作用，可治疗暑热口渴、热毒疮肿、小儿热疖、痱子等症。

银花薄荷饮： 金银花30克，薄荷10克，鲜芦根60克。先将金银花、芦根加水500毫升，煮15分钟，再下薄荷煮3分钟。过滤后加适量白糖温服。此饮料有清热凉血解毒、生津止渴的功效，适合风热感冒、温病初起、高热烦渴的患者服用。

银花莲子羹： 金银花25克，莲子50克，白糖适量。先将金银花洗净，莲子用温水浸泡，去皮芯，用旺火烧沸，再转小火煮熬至莲子熟烂。放入金银花煮5分钟后加白糖调匀即成。此羹具有清热解毒、健脾止泻的功效。

金银花山楂饮： 金银花30克，山楂20克，蜂蜜适量。将金银花、山楂放入锅内，加水，用旺火烧沸15分钟，过滤后加入蜂蜜，代茶饮，能清热消食，通肠利便。

金银花粥： 取金银花20克，加水煮汁，去渣。粳米100克加水煮半熟时，兑入金银花汁，继续煮烂成粥。此粥有清热解毒之功效，适合风热感冒、慢性支气管炎、菌痢及肠道感染等症患者服用。

【适宜人群】

本品老少皆宜，尤其适合感染性疾病患者，如肠炎、菌痢、麻疹、肺炎、流行性乙型脑炎、流行性脑脊髓膜炎、急性乳腺炎、败血症、阑尾炎、外伤感染、急慢性扁桃体炎、牙周炎、皮肤感染、热毒疮痈患者服用。

【药食的相互作用】

1. 常与连翘配伍，两者皆能清热解毒，配伍后可使清热解毒、抗菌消炎作用更强，为治疗温病、急性炎症、疮痈肿毒的常用药对。

2. 与蒲公英配伍，常用于热毒疮痈、红肿热痛之症。

3. 与败酱草配伍，金银花善于凉血解毒，败酱草长于祛瘀排脓，尤善疗内痈，故临床常将两者合用以治疗肠痈。

4. 与地榆合用，可凉血止血止痢，用于治疗细菌性痢疾。

5. 与黄芪同用，能清热解毒消肿，扶正托脓生肌，可用于治疗气血不足之痈疽不溃或溃久不敛。

【禁忌及注意事项】

1. 金银花性寒，服用过量很容易导致肠胃出现不适。有些人为了增强金银花对于身体的功效，一次性大量服用金银花，这对于身体没有好处只有坏处。

2. 经期禁止服用。经期是所有女性最为特别的一段时间，在这个阶段女性一定要好好保养自己，少吃或者是少接触一些冰冷、寒凉的食物或者是物体。金银花性寒，所以在经期最好别服用，以免对身体造成不利的影响。

3. 脾胃虚寒者要慎用。金银花性寒，虚寒体质而且体弱多病者用金银花泡水喝不仅不能够达到调养身体以及保健的功效，甚至还会加重脾胃负担，这对健康非常不利。

4. 并不是一年四季都适合服用金银花。专家建议，想要获得最好的保健功效，那么最好选择在夏季服用金银花。由于夏季天气炎热，身体很容易出现中暑以及干渴的情况，这个时候服用金银花能够很好地起到生津止渴、清热解毒的作用。

5. 需要特别注意的是，日常将金银花泡水喝的时候最好不要冷饮，因为这样很容易腹泻。正确的服用方法是用开水冲泡之后趁热服用，这样才能够更好地发挥金银花的药效。

6. 老中医认为，乙肝患者不能长期用金银花泡水喝，否则很容易导致出现肠胃不适（如拉肚子、肠鸣或者胃纳欠佳等情况）。

除此之外，在购买金银花的时候也一定要特别注意，不能仅看其外表。有些商人为了保持金银花的色泽，在制作的时候喜欢加入一定量的硫黄。这样的金银花虽然好看，但对身体健康有害，购买时须加以注意。

（周忠辉　徐俪颖）

淡竹叶

【生物特性及药源】

淡竹叶为禾本科植物淡竹叶 *Lophatherum gracile* Brongn. 干燥全草的地上部分。本品长25～75厘米，茎呈圆柱形，表面淡黄绿色，有节，断面中空。叶片披针形，表面黄绿色或浅绿色，多为皱缩卷曲。叶脉平行，并具明显的小横脉，呈长方形的网络状，背部尤为明显，长5～20厘米，宽1～3.5毫米。叶鞘开裂。体轻，质地柔韧；气弱，味淡。于每年5～6月未开花时采收，切除须根，晒干。以色绿、完整、无枝梗者为佳。

淡竹叶本种植物源自印度尼西亚，后印度、斯里兰卡、缅甸、马来西亚、新几内亚岛及日本均有分布。在我国主要分布于浙江、福建、广东、香港、广西、河南、安徽、江苏、江西、湖南、湖北、四川、贵州、云南等地。性喜阴凉气候，耐贫瘠，多长于林地、林缘、山坡、道旁蔽荫处等地。亦有人工栽培，于春季选用成熟种子以直播法播种，或秋季随采随播。

【功效概述】

淡竹叶药用之名始载于《名医别录》，"主胸中痰热，咳逆上气"，但所记载的为禾本科竹亚科植物淡竹之叶，相当于现在的竹叶，而本种植物为禾本科禾亚科植物淡竹叶，始载于《本草纲目》。

淡竹叶又名竹叶麦冬、山鸡米、碎骨子、迷身草等，味甘、淡，性寒，具有清心除烦、利尿通淋的功效，可用于热病心烦口渴、神疲乏力、小便赤涩、口舌生疮等症。煎服6～10克，不宜久煎，入食以鲜品为佳，煮粥时宜稀薄，不宜稠厚。

【典故及历代名家点评】

淡竹叶作为中药材使用的历史至少有2000多年。相传东汉建安年间，曹操在朝中权势日甚，汉献帝已成傀儡。此时，刘备也已取得了汉中，羽翼渐丰。在诸葛亮的建议下，刘备派张飞发兵讨伐曹操。曹操令大将张郃迎敌，双方在巴西宕渠山相遇。张郃深知自己不是张飞对手，便筑寨拒敌。张飞急攻不下，令军士在阵前叫骂。张郃依旧不予理睬，坚守不战。眼看已对峙数日，张飞急得火冒三丈，口舌生疮，众兵士也多烦躁不安，急火攻心。诸葛亮闻知后，急派人送来五十瓮佳酿，并如此这般地嘱咐张飞依计行事。"酒"抬到了阵前，张飞吩咐军士们席地而坐，打开酒瓮，大碗饮用，划拳行令，自己更是把瓮狂饮。张郃登高眺望，暗暗心喜道："酒醉之军焉能打仗！"传令当夜趁张飞醉酒时下山劫营，结果却遭到张飞埋伏，大败而逃。原来，张飞使的是一条诱敌之计，他们白天在阵前喝的不是什么佳酿美酒，而是一种汤药——淡竹叶水，是诸葛亮专为张飞和众军士泻火除烦的药汤。

历代名家对淡竹叶也是赞誉不止。

《本草纲目》："去烦热，利小便，清心。"

《生草药性备要》："消痰止渴，除上焦火，明眼目，利小便，治白浊，退热，散痔疮毒。"

《握灵本草》："去胃热。"

《本草再新》："（治）小儿痘毒，外症恶毒。"

《草木便方》："治烦热，咳喘，吐血，呕哕。"

《分类草药性》："治咳嗽气喘，眼痛。"

《广西中药志》："治鼻衄。"

【药用价值】

淡竹叶中的成分主要是三萜类、黄酮类、挥发油类、酚酸类、氨基酸多糖及微量元素。近年来现代药理研究证明，淡竹叶有以下药理作用：

抑制细菌：淡竹叶的醇提物对金黄色葡萄球菌、溶血性链球菌、绿脓杆菌、大肠杆菌有一定的抑制作用。

护肝：韩国药师协会的Choi 、Jin Gyu发现，由淡竹叶提取物构成的混合物有抑制丙型肝炎的作用。

利尿：淡竹叶的利尿作用较弱，但能明显增加尿中氯化钠的含量，对于由高钠引起的高血压、水肿等病症有辅助治疗作用。

调节免疫：淡竹叶中含有砷、钙、镉、钴、铬、铜、铁、钾、镁、锰、钠、镍、铅、锌等元素，而这些金属元素对人体的生长发育、造血功能、免疫功能有着重要的作用。

降血脂：动物实验证明，30%醇浸膏、香豆酸具有降低血脂的作用。

抗氧化：淡竹叶中的黄酮类物质能有效抵抗自由基，具有类SOD活性，对亚硝化反应具有良好的阻断能力，有较强的抗氧化功能。

抗肿瘤：叶绿素是许多绿叶植物抗诱变作用的重要成分，具有抗肿瘤、防癌变的功效，淡竹叶中的叶绿素可以抵抗肿瘤。

【食疗保健】

淡竹叶在我国乃至东南亚的广大地区有着长期的食用和药用历史，为国家认可并批准的药食两用的天然植物。民间多用其茎叶制作夏日消暑的凉茶，不仅可以用它解暑，而且其味道清香怡人，令人凝神静气，心境平和。

本品含有多种元素，如钙、钾、铁、锰、锌、镁、硒等，并含有15种氨基酸，有7种是人体必需氨基酸，其中天门冬氨酸、谷氨酸含量较高。淡竹叶作为食疗保健品具有以下作用：

消水肿：《本草纲目》指出淡竹叶能"去烦热，利小便，清心"，而利尿的药物都有消肿作用，实践证实本品对特发性水肿疗效明显。

治口腔溃疡：自古以为心火亢盛者易口舌生疮、溃烂疼痛，淡竹叶能清心除热，可用于口腔溃疡的辅助治疗。

预防中暑：淡竹叶有清热利湿、养阴止渴、除烦安神之功，夏季用本品作茶饮或煮粥，既可治疗热盛津伤之症，又可作为夏季预防中暑之用。

抗疲劳：竹叶中所含有的黄酮能够有效降低身体中蛋白质的分解速度，同时还可以降低身体中糖原的消耗速度，令身体的运动耐力获得明显提高，具有非常明显的抗疲劳作用。

【适宜人群】

一般人群均可食用。丙型肝炎、急性肾炎、高血压、高脂血症、口腔溃疡、牙周炎患者，以及易水肿人群尤为适宜。

【药食的相互作用】

1. 本品泡酒能治关节痛。取淡竹叶30克，白酒500克，把淡竹叶洗好后沥干，切成2厘米长的段，用纱布包起来，然后泡入白酒中密封保存，3天后取出，每次饮用20克，会使关节疼痛和风湿骨痛好转。

2. 本品煮粥能清热除烦，预防口舌生疮。煮制时需要30克淡竹叶和50克粳米，还需要适量的冰糖。把淡竹叶洗好以后加清水煎制，取药汁，加入粳米一起煮，最后加入冰糖调味即可。

3. 本品与白茅根同用可治血尿。取淡竹叶与白茅根，洗净、切碎，冲入开水，盖杯盖半小时后饮用，具有很好的清热、止血以及利尿的作用。

【禁忌及注意事项】

1. 无实火、湿热者慎服，体虚有寒者禁服。

2. 本品性寒，故孕妇不宜服用。据文献记载，淡竹叶的根能破血堕胎，故孕妇禁用。

3. 因本品有很好的利尿清热作用，故肾亏尿频者忌服。

4. 不宜久煎，入食以鲜品为佳，煮粥时宜稀薄，不宜稠厚。

5. 肠胃功能比较弱的人谨慎服用，因淡竹叶中所含有的纤维比较粗，在进入肠胃之后并不容易被消化。

6. 应予注意的是，淡竹叶并非淡竹之叶。淡竹叶一药始载于《本草纲目》，它不是淡竹或苦竹的叶（鲜竹叶），而是另一种草本植物"淡竹叶"的茎叶。由此可知，在明代以前一些常用的由竹叶等药所组成的方剂中所用的竹叶，都是鲜竹叶，而不是淡竹叶。鲜竹叶与淡竹叶两药都能清心除烦、利小便，但鲜竹叶清心热的效果较好，且能凉胃，又能治上焦风热；淡竹叶的利尿作用较好，以渗湿泄热见长。

（周忠辉）

马齿苋

《本草经集注》

【生物特性及药源】

马齿苋，又叫五方草、瓜子菜、狮子草、蚂蚁菜、长命草，为马齿苋科一年生肉质草本植物马齿苋 *Portulaca oleracea* Linn. 的干燥全草。本品多皱缩卷曲，常结成团。茎圆柱形，长可达30厘米，直径0.1～0.2厘米，表面黄褐色，有明显纵沟纹。叶对生或互生，易破碎，完整叶片倒卵形，长1～2.5厘米，宽0.5～1.5厘米；绿褐色，先端钝平或微缺，全缘。花小，3～5朵生于枝端，花瓣5片，黄色。蒴果圆锥形，长5毫米，内含多数细小种子。由于其叶小而肥，颇似马的牙齿，其性滑利似苋，故名。气微，味微酸。

马齿苋多生于田野、菜园、路边及庭院废墟向阳处。马齿苋适应性很强，耐热、耐旱、耐涝，弱光、强光下均能正常生长，对光照要求并不严格。原产于南亚，后传播至世界各地。中国各地均有分布，多为野生型。马齿苋在欧洲、南美洲、中东地区有野生型，但在英国、法国、荷兰及美国多为栽培种植。夏、秋二季采收，除去残根、杂质，洗净，鲜用；或略蒸烫后晒干，切段入药。由于喜欢与韭菜共生，所以人们又亲切地称之为"韭菜园里的杂草"。

【功效概述】

马齿苋味酸，性寒，归肝、大肠经，具有清热解毒、凉血止血、止痢的功效，为治痢疾的常用药物，单用水煎服即效。临床可治疗热毒血痢、热毒疮疡、崩漏、便血等病症。

马齿苋有清热解毒、消肿利湿之功，适用于湿热或热毒所致的痢疾、痈肿和淋症。因其性寒滑利，长于解血分及大肠热毒，为治疗痢疾的要药，也常用于炎症性肠病的治疗，可单用或与其他中药配伍应用。同时，也常用于泌尿系统感染性疾病以及蚊虫咬伤、痈肿疮毒等症的治疗。明代著名医药学家李时珍的《本草纲目》中记载其有"散血消肿，利肠滑胎，解毒通淋，治产后虚汗"的作用，《滇南本草》记载："入胃益气，清暑热，宽中下气，润肠，消积滞，杀虫，疗疮红肿疼痛。"《生草药性备要》则云："治红痢症，清热毒。"药理研究显示，马齿苋有抗菌作用，对志贺氏、宋内氏、斯氏及费氏痢疾杆菌有抑制效果；对伤寒杆菌、大肠杆菌及金黄色葡萄球菌也有一定的抑制作用，这与中医治痢相类似，因此它有"痢疾克星""夏季最廉价的抗生素""天然抗生素"等美誉。另外，马齿苋对心血管也有保护作用，流行病学调查发现，地中海的居民由于经常食用本品，心脏病和癌症发病率明显低于其他地区居民；经常食用马齿苋调和色拉油的法国人，心脏病发病率也很低。英国科学家研究发现，马齿苋中含有 $\omega-3$ 多不饱和脂肪酸，这种成分能抑制血小板聚集，降低血脂水平，抗动脉粥样硬化，有助于保护心血管健康。

近年发现，本品富含维生素E，具有较好的延缓衰老作用，还能调节糖代谢过程，促进胰腺分泌胰岛素而起到降血糖效果，适合糖尿病患者食用。美国科学家研究发现，马齿苋含有高浓度的去甲肾上腺素和二羟基苯乙胺（去甲肾上腺素前体），能够延长糖尿病鼠、兔的寿命。其机理是它所含的去甲肾上腺素能促进胰腺分泌胰岛素，调整体内糖代谢过程，从而达到降低血糖浓度的作用。马齿苋种子或不同马齿苋提取物可改善糖尿病患者或实验动物的症状，提高机体对胰岛素的敏感性，甚至可以减轻糖尿病的并发症，如血管病变、糖尿病肾病、胃轻瘫等。

【典故及历代名家点评】

传说远古时期，天上有十个太阳，大地被烤得一片焦黄，民不聊生。后来太阳被后羿射杀了九个，剩下一个吓得无处可逃，惊慌失措地潜藏在了马齿苋的茎叶底下，最终躲过一劫。因此，现在即使将马齿苋连根拔起、曝晒三五日，它们还能生长。

《唐本草》："主诸肿瘘疣目，捣揩之；饮汁主反胃，诸淋，金疮血流，破血癖症瘕，小儿尤良。"

《本草纲目》："散血消肿，利肠滑胎，解毒通淋，治产后虚汗。"

【药用价值】

马齿苋含三萜醇类、黄酮类、氨基酸、有机酸等，还有钙、磷、铁、硒等元素及其无机盐，以及维生素B_2，维生素B_1、维生素A、β-胡萝卜素、蔗糖、葡萄糖、果糖等。本品尚含有大量的L-去甲基肾上腺素和多巴胺及少量的多巴。近年来现代药理研究证明，马齿苋有以下药理作用：

抗感染：马齿苋乙醇提取物及水煎液对痢疾杆菌有显著的抑制作用，对大肠杆菌、伤寒杆菌、金黄色葡萄球菌、杜盎氏小芽孢癣菌也均有一定抑制作用。据报道，马齿苋是治疗细菌性痢疾、急性胃肠炎、腹泻的常用药，对多种化脓性皮肤病和外科感染，如乳痈、疖肿、丹毒、蜂窝组织炎、足癣感染等也均有较好的疗效。此外，马齿苋还可治疗钩虫病、泌尿系统感染、带状疱疹等。

调节肠蠕动：本品鲜汁和沸水提取物可增加动物离体回肠的紧张度，促进肠蠕动，又可剂量依赖性地松弛结肠、十二指肠；口服或腹腔注射其水提物，可使骨骼肌松弛。用马齿苋、砂仁、枳实、白术等可治疗慢性萎缩性胃炎合并肠上皮化生、不典型增生；用鲜马齿苋捣取鲜汁，加蜂蜜兑服，可治疗胆道蛔虫所导致的剧烈腹痛、恶心、呕吐等；王倩等用马齿苋多糖早期调控IL-6/STAT3信号通路，发现马齿苋能有效减少溃疡性结肠炎癌变，降低结肠癌发病率。

防治皮肤病：本品提取液具有较明显的抗氧化、延缓衰老和润肤美容的功效。用鲜马齿苋为主，配伍苦参、紫草、土茯苓等药，随证加减，水煎服，再用鲜马齿苋煎水洗患处，可治疗银屑病；马齿苋单药洗剂有清热解毒、除湿止痒之效，主治急性湿疹、过敏性皮炎、接触性皮炎（湿毒疡）、丹毒、脓疱病（黄水疮）等皮肤病（《赵炳南临床经验集》）。

防治心脏病：本品能升高血钾浓度，并对心肌收缩力呈剂量依赖性的双向调节。通过实验发现，马齿苋中含有一种丰富的$\omega-3$多不饱和脂肪酸，它能抑制人体内血清胆固醇和甘油三酯的生成，促进血管内皮细胞合成的前列腺素增多，抑制血小板形成血栓素A_2，使血液黏度下降，促使血管扩张，可以预防血小板聚集、冠状动脉痉挛和血栓形成，并可显著降低高脂饮食的动物或肥胖病人的血脂水平，改善脂质过氧化，从而减少高脂膳食对人或实验动物的损伤，起到防治心脏病的作用。此外，马齿苋还有利尿和降低胆固醇等作用，从而保护心脏。

【食疗保健】

马齿苋是一种常见的野菜，长久以来已成为城镇居民的美味佳肴，是一种可食、可入药的植物。早在唐代，著名医药学家孟诜所著的《食疗本草》一书就记载了马齿苋。

《品汇精要》记载马齿苋"能肥肠，令人不思食"。现代研究认为，马齿苋营养丰富，含热量极低，是一种良好的减肥食品，是一味可供选用的预防肥胖症的药食两用佳品。本品含有大量的维生素和脂肪酸，因属于野菜，所以不受农药、化肥污染和病虫害侵袭，是名副其实的绿色食品。此外，食用本品还有明目之功效。

作主食：马齿苋肉末粥营养丰富，易消化，其丰富的膳食纤维和优质蛋白特别适合中老年人日常食用，可以改善负氮平衡和胃肠动力不足的状态；马齿苋鸡蛋饼清香适口，老少皆宜，含有丰富的膳食纤维，尤其适合糖尿病患者和减肥人群食用；马齿苋三鲜大蒸饺非常健康，特别适合"三高"患者，尤其是糖尿病患者日常食用；马齿苋杂粮菜团子松软且有嚼头，含有丰富的钾和膳食纤维，非常适合"三高"患者和肥胖人士食用。

做羹汤：马齿苋鸡蛋汤营养丰富，易于消化，能加速溃疡面愈合，特别适合口腔溃疡和胃溃疡患者食用；肉末马齿苋汤可清热解毒、降低血脂，是一款适合高脂血症患者食用的保健菜肴。

凉拌：马齿苋适合凉拌，其中含有较多草酸，和钙结合会形成不被人体吸收的草酸钙，因此要把新鲜马齿苋焯水后切段食用。马齿苋是寒性食物，吃时可以拌些蒜泥，再加上醋和姜，这样可起到驱寒的作用。

【适宜人群】

适合细菌性痢疾、细菌性肠炎、皮炎、肥胖、高脂血症、高血压、糖尿病、冠状动脉粥样硬化性心脏病患者食用。

【药食的相互作用】

1. 马齿苋与仙鹤草等药合用，可增清热解毒之功。周丽霞等采用棋盘试验法测定药对的不同浓度、不同溶媒提取物对各菌株的最低抑菌浓度，计算部分抑菌浓度指数并判定联合效应。观察发现仙鹤草、马齿苋药对提取物对福氏志贺菌、宋内志贺菌、大肠埃希菌、痢疾志贺菌等致病菌株具有联合抗菌作用。

2. 马齿苋与粳米煮粥，空腹服食，可治疗热毒血痢，如马齿苋粥（《太平圣惠方》）。

3. 马齿苋与黄芩、黄连等药配伍，可治疗大肠湿热、腹痛泄泻或下痢脓血、里急后重。

4. 马齿苋与地榆、槐角、凤尾草等同用，可治疗大肠湿热、便血痔血。

5. 马齿苋与白茯苓、地黄、泽泻、卷柏、人参、松脂、肉桂等同用，可用于湿热淋证、带下等（《太平圣惠方》）。

【禁忌及注意事项】

煎服，9～15克；鲜品，30～60克。外用适量，捣敷患处。马齿苋性寒，不宜多食，脾胃虚寒、肠滑作泻者以及老年体弱者忌服。其注射液对子宫平滑肌有明显的兴奋作用，故孕妇、习惯性流产者禁服。需要注意的是，马路边的马齿苋不要采，因为它们很容易受汽车尾气和杀虫剂的污染。最好采郊外新鲜的、有光泽的马齿苋。另外，采回来的马齿苋要先用清水泡两小时以上，以求安全、卫生。

（徐俪颖）

罗汉果

《岭南采药录》

【生物特性及药源】

罗汉果 *Siraitia grosvenoril*（Swingle）C.Teffrey ex Lu et Z.Y.Zhang，葫芦科多年生藤本植物的果实，别名拉汗果、假苦瓜、光果木鳖、金不换、罗汉表、裸龟巴，被人们誉为"神仙果"。其叶心形，雌雄异株，夏季开花，秋天结果。果实球形或长圆形，长6～11厘米，直径4～8厘米，初密生黄褐色茸毛和混生黑色腺鳞，老后渐脱落而仅在果梗着生处残存一圈茸毛，果皮较薄，干后易脆。气微，味甜。广西永福县和龙胜县是罗汉果之乡，种植历史比较悠久，其中永福县种植罗汉果已经有300多年历史，龙胜县种植罗汉果已经有200多年历史，我国90%的罗汉果产于永福县和龙胜县。罗汉果是桂林名贵的土特产，也是国家首批批准的药食两用药材之一。

【功效概述】

罗汉果味甘性凉，归肺、大肠经，具有清热凉血、生津止咳、滑肠排毒、嫩肤益颜、润肺化痰等功效，适用于治疗肺热或肺燥咳嗽、百日咳及暑热伤津口渴等，此外还有润肠通便的功效。罗汉果为原卫生部首批公布的药食两用名贵中药材，其所含的罗汉果甜苷比蔗糖甜300倍，产生热量少，是饮料、糖果行业的名贵原料，是蔗糖的最佳替代品。常饮罗汉果茶，可预防多种疾病。现代医学证明，罗汉果对支气管炎、高血压等疾病有显著疗效，还可起到防治冠心病、血管硬化、肥胖症的作用。罗汉果营养价值高，有清热解暑、化痰止咳、凉血舒骨、清肺润肠和生津止渴等功效，可治急、慢性气管炎以及咽喉炎、支气管哮喘、百日咳、胃热、便秘、急性扁桃体炎等症，糖尿病患者亦宜服用。

【典故及历代名家点评】

从前，广西有一个姓罗的樵夫，他的母亲患了风寒症，整日咳喘不已，因为家境贫困，他只得每日上山砍柴贴补家用。有一天他上山砍柴时不小心砍到了马蜂窝，被马蜂蜇伤了手臂，只能强忍疼痛下山。下山途中，他看到青藤上有一些不知名的形似葫芦的野果，便摘下一只吃了起来。没想到野果香甜可口，清凉宜人，随后他便将它涂在了伤口上，伤处的疼痛得到缓解。后来，他每日给母亲采摘这种野果吃，如此连续吃了一个月后，其母亲的咳喘病竟不治而愈。恰逢此时，一位人称汉郎中的医生经过此地，觉得这事十分奇妙，于是对这种野果进行了一段时间的研究和试用。汉郎中发现此野果性味甘、凉，具有清肺止咳、化痰平喘、利咽润喉和润肠通便之功效，于是便将其当作药材广泛用于民间。由于樵夫姓罗，郎中名汉，后人为缅怀他们的功绩，便把这种不知名的野果称为罗汉果。

《岭南采药录》："理痰火咳嗽，和猪精肉煎汤服之。"

《广西中药志》："止咳清热，凉血润肠。治咳嗽、血燥、胃热、便秘等。"

《本草纲目》："甘而凉，清肺止咳，润肠通便。"

《中国药典》称罗汉果"味甘，性凉，无毒""入肺、脾二经，止咳清热，凉血润肠，治咳嗽、血燥、胃热、便秘等"。

【药用价值】

罗汉果中主要含三萜苷类（包括赛门苷I，罗汉果苷II_E、III、III_F、V、VI，罗汉果新苷），黄酮类成分山柰酚-3，7-O-α-L二鼠李糖苷和罗汉果黄素、D-甘露醇。

止咳作用：罗汉果水提物有较明显的镇咳、祛痰作用，其所含的D-甘露醇有止咳作用。

对消化道作用：罗汉果种仁含油脂成分，其中脂肪酸有亚油酸、油酸、棕榈酸等，经过各种研究和试验，发现罗汉果对肠管运动机能有双向调节作用。

抗糖尿病作用：罗汉果还能加强胰脏功能，促进胰岛素分泌，而其所含的维生素E能加强细胞膜的渗透，更有助于胰岛素的分泌。同时，罗汉果含有大量粗纤维，能减轻饥饿感，让人产生饱腹感。罗汉果中存在一种甜味物质，其甜度比蔗糖约甜300倍。这种新物质是糖尿病患者的最理想的食用药物，因此罗汉果可谓是糖尿病患者的恩物，堪称果中奇品。

免疫力调节作用：罗汉果含有人体需要的多种营养元素，如维生素C、维生素E等，可以提高人的免疫力，同时对于肌肤能够起到很好的滋养作用，令容颜更加年轻。罗汉果水提物可降低血清谷丙转氨酶活力，能显著提高实验动物外周酸性α-醋酸萘酯酶阳性淋巴细胞的百分率，增强机体细胞免疫功能。大剂量罗汉果能提高脾特异性玫瑰花环形成细胞的比率，对外周血中粒细胞吞噬率无明显作用。

对心血管系统作用：罗汉果中含有亚油酸、油酸等多种不饱和脂肪酸，可降低血脂、减少脂肪在血管内的沉积，对防治高脂血症、动脉粥样硬化有一定疗效。

【食疗保健】

罗汉果有清热润肺的功效，但中医文献中未记载罗汉果有养阴之功效。现代医学研究证实，罗汉果含一种比蔗糖甜300倍的甜味素，但它产生热量少，所以是糖尿病患者或肥胖者的理想替代饮料。罗汉果含丰富的维生素C，有抗衰老、抗癌及益肤美容作用。罗汉果还有降血脂及减肥作用，可辅助治疗高脂血症，改善肥胖者的形象，是爱美女性的必选水果。罗汉果可以做成罗汉果茶、罗汉果饮、罗汉果红枣茶、罗汉果鱼腥草汤、罗汉果益母草汤、罗汉果粳米粥、罗汉雪梨饮、罗汉无花果茶、罗汉夏枯茶、罗汉五梅茶、罗汉果薄荷茶，还可作为调味品用于炖品及糕点、糖果、饼干的制作。除干果外，制品尚有冲剂、糖浆、果精、止咳露和浓缩果露等。

罗汉果茶饮： 如罗汉果茶及罗汉果养肺茶等。将罗汉果敲碎，放入水杯或水壶，冲入沸水，数分钟后即可饮用。可清咽润肺、化痰止咳，用于治疗慢性咽炎，亦可在其中加入点生甘草、胖大海。罗汉果蜂蜜水，可以用于减肥、健身，还可防止血管硬化。罗汉果山楂茶特别适合长期抽烟者、过度用嗓的人以及经常熬夜有肺热的人。

罗汉果汤粥： 如罗汉果瘦肉汤，具有清热凉血、生津止咳、滑肠排毒、嫩肤益颜、润肺化痰等功效，可用于益寿延年、驻颜悦色及治疗痰热咳嗽、咽喉肿痛、大便秘结、口渴烦躁诸症。罗汉果猪肺汤可滋补肺阴，辅助治疗咳嗽。罗汉果益母草汤则用于妇女咳嗽、月经不调。罗汉果川贝鹌鹑汤中，川贝、罗汉果都有理痰清火、润肺止咳的作用，和鹌鹑一起炖汤食用，可起到清肺燥、除痰火、止咳等功效。

【适宜人群】

适合吸烟及被动吸烟人士、教师、广播员、工作环境尘度大者、肠燥便秘者。

【药食的相互作用】

1. 罗汉果和绿茶搭配泡茶，具有生津止渴、清利咽喉的功效，适合咽喉炎、失音、暑热烦渴等病症患者。

2. 与冰糖、蜂蜜合用，可养阴生津、润肺止咳、清肺润燥、润肠通便，同食对百日咳、痰火咳嗽、血燥便秘等病症患者有一定的疗效。

3. 与百部、桑白皮、菊花等合用，有清热去火、疏散风热、清肝明目的作用，对治疗伤风感冒、咳嗽痰多、便秘、慢性咽喉炎、支气管炎、口干舌燥等病症有一定作用。

【禁忌及注意事项】

体质寒凉者、风寒感冒者、脾胃虚弱者不宜食用，外感者慎服，肺寒咳嗽者慎服。罗汉果泡水不能隔夜服用。

（徐俪颖）

枳椇子

《唐本草》

【生物特性及药源】

枳椇子 *Hovenia dulcis* Thunb. 又称拐枣、鸡爪梨、万寿果，鼠李科落叶乔木，树皮灰色，小枝红褐色；叶互生，叶片卵形或卵圆形，边缘有粗锯齿；腋生或顶生复聚伞花序，花淡黄绿色；种子扁圆形，红褐色，有光泽。分布广泛，遍及河北、河南、湖北、浙江、广东、云南等19个省。

原植物枳椇子喜阳光充足的沟边、路边或是山谷中，其根、树皮、树干中的液汁、叶、果实均可入药。本篇论述的枳椇子是其成熟种子或带花序轴的果实。

【功效概述】

本品始载于《荆楚岁时记》。收集果实，碾碎果壳，取种子晒干即可入药。带柄的枳椇子，果柄膨大，肉质肥厚，分枝散多，弯而不直，在分枝或弯曲处常膨大，如关节状，且分枝多呈"丁"字或相互垂直，故历代著作将其称作鸡距子、鸡爪子、鸡橘子等，便是以其外形尤似鸡爪而名之。有医家因其形似筋，言其可通筋络，故用于关节不利等症。孟诜曾记载，古时建房常用枳椇木，因不小心，误把枳椇木掉落于酒瓮之中，酒化为水，其解酒之力可见一斑。《本草纲目》也有类似记载："子着枝端，啖之甘美如饴，八九月熟，江南特美之，谓之木蜜。能败酒味，若以其木为柱，则屋中之酒皆薄也。"就是说建房子时不要用枳椇子树木，否则家中所藏的酒就会失去酒味。苏东坡对本品亦有所记载：眉山揭颖臣病消渴，日饮水数斗，饭亦倍常，小便频数，服消渴药逾年，疾日甚，自度必死。予令延蜀医张肱诊之，笑曰：君几误死。乃取麝香、当门子以酒濡湿，作十许丸，用棘枸子煎汤吞之，遂愈。问其故，肱曰：消渴消中，皆脾弱肾败，土不制水而成疾。今颖臣脾脉极热而肾气不衰，当由果实、酒物过度，积热在脾，所以食多而饮水。水饮既多，溺不得不多，非消非渴也。麝香能制酒果花木，棘枸（即枳椇子）亦胜酒，屋外有此木，屋内酿酒多不佳，故以此二物为药，以去其酒果之毒也。

由此看来，本品煎汤内服可治疗饮酒过度引起的尿频。本草常言"木能败酒"，朱丹溪则善用枳椇子治酒病。

本品味甘，性平，归心、脾经，具有解酒毒、除烦止渴、止呕、利尿通便的功效，适用于酒色过度、烦热口渴、呕吐、二便不利的患者，且具有舒筋通络的作用，故亦可用于小儿惊风、手足抽搐。本品煎汤内服，入酒或丸剂均可，临床常用量为6～15克。

枳椇的果序轴可治疗风湿；其果梗健胃、补血，可用于滋养补血；叶用于死胎不出；叶液用于除狐臭。

【典故及历代名家点评】

历代医家对本品主要有以下论述：

《唐本草》："主头风，小腹拘急。"

《本草拾遗》："止渴除烦，润五脏，利大小便，去膈上热，功用如蜜。"

《滇南本草》："治一切左瘫右痪，风湿麻木，能解酒毒；或泡酒服之，亦能舒筋络。小儿服之，化虫，养脾。"

《本草纲目》："止呕逆。"

《本草纲目》："枳椇木高三四丈，叶圆大如桑柘，夏月开花，枝头结实，如鸡爪形，长寸许，扭曲，开作二三歧。俨若鸡之足距，嫩时青色，经霜乃黄，嚼之味甘如蜜。"

【药用价值】

本品的主要化学成分为生物碱、黄酮、皂苷、有机酸及葡萄糖类等。其中黄酮类化合物是枳椇子最重要的化学成分之一，具有广泛的生理活性，不仅可用作防治高血压及动脉硬化的辅助治疗剂，而且具有抗炎、抗菌、抗病毒及很强的保肝作用。具体药理作用叙述如下：

解酒保肝：枳椇子的解酒功效最为突出，现代医学对此药的研究亦主要集中在该方面。国内研究已证实枳椇子具有明确的抗肝纤维化作用，其可能的机理包括减轻有毒物质对肝细胞的损伤、稳定细胞等。有实验结果表明，枳椇子提取液可抵抗因长期摄入酒精导致的肝脏乙醇脱氢酶（ADH）、超氧化物歧化酶（SOD）活性降低；同时我国学者通过动物实验研究枳椇子单味药的作用，发现大剂量枳椇子具有预防酒精性肝硬化的作用。韩国已将枳椇子活性提取物混合其他药物成分制成药片、饮料等，作为解酒和保肝用的保健品投入市场。

抗疲劳、抗氧化：枳椇子提取物能明显增加机体的抗氧化能力，并能增加脑组织超氧化物歧化酶，同时减少肌酸激酶，达到消除疲劳的作用。其主要起效成分可能为黄酮。

抗肿瘤：动物实验研究发现枳椇子水提取物在小鼠体内有抑制肿瘤生长的作用。目前临床上将其用于治疗垂体肿瘤。

利尿：本品的利尿作用主要与枳椇皂苷有关。实验数据显示，小剂量的枳椇皂苷无利尿作用，但剂量达400毫克/千克体重时，能明显减少尿量及钾、钠的含量。

【食疗保健】

枳椇子是颇有助益的食疗保健佳品。凡由酒精肝、脂肪肝所致的肝硬化患者，有酒瘾者或肥胖、超重者，可以食用枳椇子以解酒、护肝、减肥。

【适宜人群】

1. 过度饮酒者必生内热而阴虚，本品可清热除烦止咳，故尤适宜长期饮酒者食用。

2. 饮酒兼有大小便不通者可服用本品，有助于二便的通利。

3. 关节不利、风湿麻木者可服用本品。

【药食的相互作用】

1. 枳椇子猪肺汤：本品与红甘蔗、猪心、猪肺炖服，可消胃中积热，除烦止渴，同时具有养心的功效，适用于因沉湎于酒色而致的消渴症。

2. 枳椇子丸：由枳椇子和麝香组成，是有名的解酒方，适用于因饮酒过度导致的内热津亏、小便频多等症。现代麝香价格昂贵，且药物稀少，故可用石菖蒲与白芷同用来代替。

3. 枳椇子酒：取2枚干枳椇子浸入500毫升烧酒中，密封1周，每周3次，每次饮用20毫升，具有通筋活络的作用。

4. 枳椇子鸡肝：先将鸡肝切十字刀花，然后将枳椇子切成碎末，撒于鸡肝之上，放入调料，蒸熟即可食用，具有健脾消食的保健作用，适用于小儿疳积。

【禁忌及注意事项】

1. 脾胃虚寒者禁服。

2. 本品食之甘腻，故多食发蛔虫，亦能损齿。

（杨德威）

莲子

《神农本草经》（附：荷梗、莲房、莲须、莲子心、荷花、荷叶）

【生物特性及药源】

莲子，又叫莲子肉、莲蕊、湘莲子，为睡莲科植物莲 *Nelumbo nucifera* Gaertn. 的干燥成熟种子。本品略呈椭圆形或类球形，长 1.2～1.8 厘米，直径 0.8～1.4 厘米。表面浅黄棕色至红棕色，有细纵纹和较宽的脉纹。一端中心呈乳头状突起，深棕色，多有裂口，其周边略下陷。质硬，不易剥离。子叶 2 片，黄白色，肥厚，中有空隙，具绿色莲子心。气微，味甘、微涩。莲子心味苦。

莲子原产于亚洲热带地区和大洋洲。我国第一部诗歌集《诗经》中就有荷名。我国长江以南各省均出产莲子，产于湖南者称为湘莲，产于福建者称为建莲，产于江苏、浙江及南方各地者多称为湖莲，8～9 月采收成熟莲房，取出果实，除去果皮，晒干，生用。其中以湖南湘莲最为著名，颗粒肥大，肉质细嫩，清香味美。屈原《离骚》中就有美辞："制芰荷以为衣兮，集芙蓉以为裳。"因此湖南也被称为芙蓉国。

【功效概述】

莲子是生命力最强的种子之一。一颗成熟的莲子，经过几百年甚至上千年，在适当的条件下，仍然能发芽生长，这种惊人的生命力，是植物界绝无仅有的。

中医认为，莲子益气、健脾、止泻，可用于脾虚泄泻等症。作为食疗养生保健佳品，莲子往往制成粥膳食用，是民间常吃的八宝粥、腊八粥中不可缺少的食材。此外，莲子还能补肾固精，常用于肝肾亏虚所致的腰膝酸软、遗精早泄等的治疗。

有一个民间传说，曾有一位美丽、善良的仙女，过不惯天上孤寂乏味的生活，化为莲于六月二十四日降临人间，把自己的一切奉献给人类。为了纪念这位可敬的仙女，人们便把农历六月二十四日定为荷花生日。每逢这个日子，人们便开船摇橹，到湖中观赏荷花，泛舟采莲，延续至今，故荷花也被称为"六月花神"。南宋著名诗人杨万里，把西湖的莲荷赞美得出神入化："毕竟西湖六月中，风光不与四时同。接天莲叶无穷碧，映日荷花别样红。"西湖莲荷从此名扬天下。

莲荷一身是宝，其叶、蒂、梗、花、莲子、莲心、莲须、莲蓬壳、藕、藕汁、藕节等均可药食两用，其中以莲子入药最早。

莲子：《神农本草经》将莲子列为上品，认为它是能"补中养神，益气力，除百疾；久服，轻身耐老，不饥延年"的良药。李时珍所著的《本草纲目》中称莲藕"禀清芳之气，得稼穑之味，乃脾之果也"。对莲子的功效李时珍说得很透彻："交心肾，厚肠胃，固精气，强筋骨，补虚损，利耳目，除寒湿，止脾泄久痢，赤白浊，女人带下崩中诸血病。"

荷梗：具有解暑清热、理气化湿、通气宽胸、和胃安胎等功效，常用于暑湿所致的胸闷、泄泻、痢疾、泌尿系统感染、带下、妊娠呕吐等病症。

莲房：即莲的成熟花托，能祛瘀、化湿、止血，凡有月经过多、崩漏、血瘀、腹痛、血淋、皮肤湿疮等表现者，均可选用。

莲须：即莲的雄蕊，能清心益肾、涩精止血，可用于梦遗滑泄、吐血、衄血、崩漏等症的治疗。"应为洛神波上袜，至今莲蕊有香尘"，莲须又名金樱草、莲花须、莲花蕊、佛座顶，每年6～8月采收，是治疗"男子肾泄"的良药，李时珍云"莲须甘涩、清心止血、通肾固精"，"治梦遗精滑最良"。

莲子心：即成熟种子的绿色胚芽，其味极苦，但能清心火、镇静安神，对心火亢盛所致的口角生疮、失眠等病症有治疗作用。

莲蒂：味苦性平，具有清暑祛湿、和胃安胎、和血止血的功效，可用于赤痢、泄泻、妊娠胎动不安等症的治疗。

荷花：又叫莲花、藕花。荷花的药用历史十分悠久，是中医药宝库中的一枝奇葩。在古代，未开放的莲花称为菡萏，已经开放的荷花称为芙蓉；唐代以后，逐渐将木芙蓉称为芙蓉，而将莲花称为水芙蓉。

荷花是常用的中药，其性味苦、甘、平，归肝、胃经，具有散瘀止血、祛湿消风的功效，常用于损伤呕血、血淋、崩漏下血、天泡湿疮、疥疮瘙痒等症的治疗。荷花善治妇科疾病，《滇南本草》记载能"治妇人血逆昏迷"；能治男子遗精滑精，《日用本草》谓其能"涩精"。此外，荷花也是一种美容养颜药材，《日华子本草》认为其有"镇心，益色驻颜"效果。

历代文人墨客对荷花颇为钟爱和赞赏，描写荷花的诗词更是数不胜数。南宋著名诗人杨万里诗《晓出净慈寺送林子方》中把荷花写得别样美丽："毕竟西湖六月中，风光不与四时同。接天莲叶无穷碧，映日荷花别样红。"宋代著名词人李清照的《如梦令》将荷花也写得别有一番意境："常记溪亭日暮，沉醉不知归路，兴尽晚回舟，误入藕花深处。争渡，争渡，惊起一滩鸥鹭。"自北宋著名文学家周敦颐写下名句"出淤泥而不染，濯清涟而不妖"后，荷花被誉为"君子之花"，成为圣洁、清廉、正直、吉祥等的化身。

据传，南宋著名大思想家、大教育家朱熹小时候因父去世，投靠南宋爱国名将刘子羽。当地依山傍水，以盛产建莲而闻名天下。每逢炎夏，莲田便散发出阵阵清香，令人心旷神怡。少年朱熹常常喜欢到林荫道旁看书，面对莲田高声朗诵先师周敦颐的《爱莲说》。有一年夏天，烈日当头，酷热难当，朱熹像往常一样在林荫道旁看书，其母手拿一碗莲子汤，递了过去。朱熹接了莲子汤，又将它端到母亲面前，愧疚地说："母亲，您一天操劳到晚，非常辛苦，还是您喝吧。"望着这聪明懂事的孩子，母亲说道："孩儿，莲乃花中君子，浑身是宝，莲藕是人们喜爱的佳肴，还可制成藕粉，荷叶虽味苦，但清热解暑，并可供观赏。做人也应如此，像莲花一样做一个正人君子。"朱熹接过母亲的莲子汤，细细地品味慈母这番意味深长的话语，沉思良久，终于悟出此中之意。于是他发奋读书，19岁时就荣登进士，且名扬海内外。

荷叶：味苦涩、性平，以叶大、整洁、色绿者为佳。荷叶的茎上面布满了小刺，似一把伞柄，如把茎折断，茎上层有许多连着的丝，这就是成语"藕断丝连"的由来。荷叶具有清暑利湿、升阳止血的功效，可用于夏季暑热病证、脾虚泄泻及多种出血证。荷叶是一种药食两用的中药，可以治疗一些产科疾病，并有解毒的功效。《本草拾遗》云："主血胀腹痛，产后胞衣不下，酒煮服之；又主食野菌毒，水煮服之。"《日华子本草》则记载荷叶能"止渴，并产后口干，心肺燥，烦闷"。有产后诸症或中鱼、蟹毒者，均可服用。

荷叶也可用于一些出血证的治疗。《日用本草》指出，荷叶可用于治呕血、吐血，《本草纲目》中记载荷叶能"生发元气，裨助脾胃，涩精滑，散瘀血，消水肿、痈肿、发痘疮，治吐血、咯血、衄血、下血、溺血、血淋、崩中、产后恶血、损伤败血"。凡是出血疾患，均可选用。

荷叶的功效很多，《滇南本草》记载其还可以"上清头目之风热，止眩晕"；《本草通玄》认为荷叶能"开胃消食，止血固精"。

现代研究显示，荷叶含有莲碱、原荷叶碱和荷叶碱等多种生物碱及维生素C、多糖等成分。现代研究证明，荷叶确实能降低甘油三酯、胆固醇，有良好的减肥作用，其优点是无须节食，又不反弹、无腹泻，且无明显不良反应。当代人多用荷叶做成代茶饮或食疗药膳，用于理气化湿、降脂减肥，确有一定疗效。荷叶以晒干去水分者良，晾干易霉变。饭前饮用，不可过烫，用量15～30克。

【典故及历代名家点评】

莲子鲜者味甘、涩、平，无毒；干者甘、温、涩，无毒。入脾、肾、心经。最怕受潮、受热。受潮易虫蛀变质，受热则莲子心的苦味会渗入莲肉而变味。莲子自古以来就是常用的药食两用中药材，备受历代名家赞誉。

《神农本草经》："主补中，养神，益气力。"

《本草纲目》："交心肾，厚肠胃，固精气，强筋骨，补虚损，利耳目，除寒湿，止脾泄久痢，赤白浊，女子带下崩中诸血病。"

《日华子本草》："益气，止渴，助心，止痢。治腰痛、泄精。"

《玉楸药解》："甚益脾胃，而固涩之性，最宜滑泄之家，遗精便溏，极有良效。"

《本草备要》："清心除烦，开胃进食，专治噤口痢、淋浊诸证。"

《医林纂要》："去心连皮生嚼，最益人，能除烦、止渴、涩精、和血、止梦遗、调寒热。煮食仅治脾泄、久痢、厚肠胃，而交心肾之功减矣。更去皮，则无涩味，其功止于补脾而已。"

【药用价值】

治遗精、滑精：本品味甘而涩，入肾经而能益肾固精。治肾虚精关不固之遗精、滑精。

治带下：本品既补脾益肾，又固涩止带，其补涩兼施，是治疗脾虚、肾亏所致的带下常用的药食两用食物。

治泄泻：本品甘可补脾，涩则止泻，是治脾虚久泻、食欲不振的常用食物。

治心悸、失眠：本品入心、肾，能养心血、益肾气，交通心肾而宁心安神，凡虚烦不得眠者可以选用。

【食疗保健】

莲子不仅是一种良药，还是较好的食材。古人认为，吃莲子能返老还童，这固然不可信，但其养心安神、健脑益智、固精止遗、固涩止带、延缓衰老等食疗养生功效则古来有之。

莲子清香可口，人人喜爱食用。大暑前后采收者称为伏莲、夏莲，颗颗饱满，肉质鲜嫩、爽口；立秋以后采收者称为秋莲，其颗粒细长，膨胀性略差，入口梗硬。莲子药食两用，不但可供食用，而且还能改善睡眠，增强记忆力，防止失智，预防阿尔茨海默病。莲子煮粥膳食，对改善疲劳综合征功效显著。

【适宜人群】

莲子清香适口、老少咸宜、药食俱佳，凡男子遗精、女子赤白痢、有睡眠障碍者、健忘者、"三高"人群及疲劳综合征者均可适用。本品可做菜、做羹、炖汤、制饯、制糕点等，深受人们欢迎。

【药食的相互作用】

1. 莲子与芡实、龙骨同用，能治肾虚精关不固所致的遗精、滑精。

2. 莲子与茯苓、白术同用，为治脾虚、肾亏所致带下的常用佳品。

3. 莲子与酸枣仁、茯神、远志合用，对失眠、心悸有较好的宁心安神作用。

【禁忌及注意事项】

中满、痞胀、大便燥结者忌食，要注意不能与牛奶同用，否则会加重便秘症状。

（骆仙芳　周忠辉）

莲藕

《*药性本草*》

【生物特性及药源】

莲藕，为睡莲科植物莲 *Nelumbo nucifera* Gaertn. 的地下茎，为莲的一部分，形态肥大有节，故也称藕节。内有管状小孔，分为红花藕、白花藕、麻花藕。红花藕瘦长，外皮褐黄色，粗糙，水分少，不脆嫩；白花藕肥大，外表细嫩光滑，呈银白色，肉质脆嫩多汁，甜味浓郁；麻花藕呈粉红色，外表粗糙，富含淀粉。

莲藕原产于印度，《尔雅·释草》称："荷，芙蕖……其实莲，其根藕。"莲藕在我国中南及南方地区早有栽培。藕是莲的根茎，藕有两个品种，即七孔藕和九孔藕。江苏、浙江一带多栽培七孔藕，该品种质地优良，根茎粗壮，肉质细嫩，鲜脆甘甜，洁白无瑕，极受人们喜爱。

【功效概述】

莲藕不仅是佳蔬美果，而且是一味良药，在华夏大地已有3000多年栽培史。生莲藕味甘凉入胃，可化瘀凉血、清烦热、止呕渴；熟莲藕性味甘温，有健脾益胃、养血补虚、除烦止渴的效果。清代王士雄的《随息居饮食谱》记载，藕"以肥白纯甘者良，生食宜鲜嫩，煮食宜壮老，用砂锅桑柴缓火煨极烂，入炼白蜜，收干食之，最补心脾"。由此可见，藕兼有果蔬功能，为果者宜生吃，生津止渴，偏于清暑解热；若为蔬熟食，则可健脾养胃、清心除烦，偏于美食补虚。烹调变性味，生熟有同异，这是藕的特色所在，因而食藕应知其吃法。

中国著名的藕品为苏州的荷藕，品质优良，早在唐代就被列为贡品御膳，拥有"雪藕"之称。其色白如雪，嫩脆甜美，生食堪媲鸭梨，大文学家韩愈曾赞不绝口，称之"冷比霜雪甘比蜜，一片入口沉疴痊"。我国各地所产的藕品各有特色。湖南的白臂藕白如玉，壮如臂，汁如蜜，吃起来嫩脆脆、水汪汪的，落口消融，食而无渣；山西的大红莲藕，身茎粗大，生吃尤甜，熟吃尤绵。湖北产的莲藕富含淀粉、蛋白质及维生素等营养成分，藕品鲜美爽口，早已驰名海内外，被誉为"水中之宝"。杭州的白藕，其臂色白如玉，故有"西施藕"之美名。此外，还有安徽的贡藕、江苏的美人红、南京的大白花等品种，各有特色，均受人们喜爱。

此外，藕还可制成风味诱人的糕点，如冰糖雪藕、糯米藕、虾肉藕饺；也可制成藕丝羹、蜜饯、果脯等食品，特别是以藕加工而成的藕粉，可用沸水冲泡成糊而食，晶莹透亮、香滑爽口，也常为美食家所津津乐道。

同时，古代医学家把藕节视为止血药中的佼佼者，将鲜藕榨汁用开水冲泡能防治急性肠胃炎，直接饮用鲜藕汁可止血，用于治疗咳嗽和肺炎等呼吸系统疾病也有一定效果。

【典故及历代名家点评】

莲藕是我国著名的特色蔬菜佳肴之一，是一种药食两用的食物。历代美食家及文人雅士都对莲藕有不少赞誉之词。元代的陈高吟诗赞藕称："晓食盘中莲，忽思水中藕。莲药苦如茶，藕甘能爽口。"而以藕寓情的诗，则如唐代孟郊在《去归》所叙："妾心藕中丝，虽断犹牵连。"至于对莲藕食疗、食养的赞誉更是随手可拾：

《神农本草经》："补中养神，益气力，除百病，久服轻身耐老。"

《本草纲目》："四时可食，令人心欢，可谓灵根矣。"

《本草经疏》："藕实得天地清芳之气，禀土中冲和之味，故味甘气平。"

《本草拾遗》："消食止泄，除烦，解酒毒，压食及病后热渴。"

《本草纲目拾遗》："调中开胃，补髓益血，通气分，清表热，常食安神生智慧，解暑生津，消食止泻。"

鲜藕汁有良好的止泻效果。相传南宋隆兴元年，孝宗继位后，非常贪恋口腹之欲，天天大鱼大肉、海参燕窝，居然还以湖蟹为主食。没想到吃了一段时间后，忽而脘腹阵阵作痛，继而持续腹痛腹泻，御医诊治无效。

宋高宗为救孝宗，遂化妆出了皇城，微服私访寻医求药。一日，他来到繁华之地的一间药坊，坊前摆放着几大担新鲜莲藕，人们蜂拥而至，纷纷抢购。高宗看此情景甚为不解，于是上前询问究竟。从药师口中得知，近期患腹泻者与日俱增，而服食新鲜藕汁非常有效。高宗获悉后，急忙拉了药师进宫。一路上，药师怀着忐忑不安的心情随着高宗来到了皇宫。入宫后始知孝宗皇帝病于腹泻，于是耐心询问病因、病情，详细诊查后禀告道："皇上因过食湖蟹厚腻之味，损害了脾胃而生痢疾，用新鲜莲藕汁治之可愈。"高宗听罢大悦，即命取来新鲜莲藕榨汁给孝宗服用。果然饮服几日后康复如初。

【药用价值】

莲藕不仅是人们常食的美味，也是一种具有药用价值的药材。作为中药，莲藕多用于以下几个方面：

清热凉血：莲藕生用性寒，有清热凉血的作用。莲藕味甘多汁对热性病症所致的口渴、衄血、咯血、下血的治疗尤为有益。值得指出的是，藕节中有丰富的单宁酸、维生素K，具有收缩血管的作用，其优点是散瘀止血而不留瘀。

益血生肌：莲藕含有丰富的铜、铁、钾、磷、锌、镁、锰等微量元素，而蛋白质、维生素和淀粉的含量也较高，这对增强机体免疫功能、改善缺血性贫血非常有益，故它是补中养神、益气补血的佳品。

健脾止泻、开胃消脂：莲藕含有黏液蛋白和膳食纤维，能与人体中的胆酸盐及食物中的胆固醇、甘油三酯结合，并将之从粪便中排出以减少脂类的吸收。同时，莲藕所含有的鞣质和独特的清香，有较好的健脾止泻的作用，并能增强食欲，促进消化，开胃醒脾，对食欲不振及食而乏味有较好的疗效。

【食疗保健】

莲藕营养价值高，除含有水、蛋白质、脂肪、糖类等外，还富含膳食纤维，多种维生素，铁、钙、磷等元素和胡萝卜素等。生、熟食方法不同，其食疗作用也有区别。生食鲜藕能清热除烦、生津解渴、止呕通便；煮熟则能健脾醒胃、益血补心，故主补五脏，有消食、生肌止渴的效果。

莲藕是一种常见的食疗佳品，常用于养生保健。

治"三高"（高脂血症、高血压、高血糖）：莲藕富含膳食纤维、热量不高，因而能用来控制体重。食用本品有助于降低血压、血脂和血糖水平，可用于防治高血压、高脂血症、糖尿病等疾病。

护心脏：莲藕富含B族维生素，对减少烦躁、缓解头痛、镇静安神、改善心情、清除心脏负荷和保护心脏功能极有裨益。

防止出血：莲藕有清热凉血功效，富含维生素K，具有止血作用。鲜藕榨汁服用，有助于防止出血，凡有各种出血证的人，平时多吃莲藕或各类藕品都有一定的预防作用。

抗衰防癌：莲藕的糖含量不高，但含有丰富的维生素C和胡萝卜素，具有抗氧化、清除自由基的效果。因此，多吃莲藕及其制品，有延缓衰老和抑癌防癌的作用。

益肠止泻：莲藕含有丰富的鞣质和黏液蛋白，煮熟食用对慢性肠炎、胃肠功能紊乱而致大便常溏或慢性腹泻等症有固涩止泻的功效。

【适宜人群】

一般人群均可食用。老幼妇孺、体弱多病者，特别是高热患者，或吐血、高血压、肝病、食欲不振、缺铁性贫血、营养不良等症患者，尤为适宜。

【药食的相互作用】

1. 鲜藕汁与鲜梨汁、鲜荸荠汁、鲜芦根汁、鲜麦冬汁配后组成五汁饮，具有甘凉生津、清热止渴的功效，对热性疾病更具有解渴退热的辅助作用。

2. 莲藕与绿豆搭配，具有健脾开胃、疏肝利胆、清热解暑、生津止渴、降血压等良好效果，适用于肝胆疾病和高血压患者。

3. 莲藕与姜配合炖汤，可防治夏季胃肠道疾病，如肠炎、呕吐、泄泻等病症。

【禁忌及注意事项】

1. 莲藕生吃性偏凉，产妇不宜过早食用；脾胃功能不良或大便溏薄者，生食莲藕有碍消化、吸收，甚至导致泄泻。

2. 食用莲藕要挑选外皮呈黄褐色、肉质肥厚而洁白者，如果发黑、有异味，则不宜食用。选择藕节短、藕身粗的为好，从藕尖数起第二节藕最佳。

3. 没切过的莲藕可在室温下放置1周的时间，切过的莲藕容易氧化变黑，切面孔的部分多会霉烂，所以应在切口处覆以保鲜膜，这样可冷藏保鲜1周左右。

莲藕是一种营养价值很高的低脂食物，可生吃，也可煮熟食用。其顶部的第一节称为荷花头，味道最好，适合生食，维生素含量丰富，纤维素含量低。生吃莲藕有清润功效，特别适合身体燥热且常有暗疮者食用。莲藕的第二节、第三节较老，最宜炖用，其余各节，肉质太粗，只适合煲汤。煮熟的莲藕含铁质，体弱贫血者可常用、多用。

（骆仙芳　周忠辉）

积雪草

《神农本草经》

【生物特性及药源】

积雪草，又称崩大碗、马蹄草、雷公根、连钱草、落得打等，为伞形科植物积雪草 *Centella asiatica* （Linn.） Urban 的干燥全草。本品常卷缩成团状，根圆柱形，长 2～4 厘米，直径 1～1.5 毫米，表面浅黄色，茎细长弯曲，黄棕色，有细纵皱纹，节上常生须状根，叶片多皱缩，破碎，完整者展平后呈近圆形或肾形，直径 1～4 厘米，灰绿色，边缘有粗钝齿；叶柄长 3～6 厘米，扭曲，伞形花序腋生，短小双悬果，扁圆形，有明显隆起的纵棱及细网纹，果梗甚短，气微，味淡。夏、秋采收，祛除杂质，洗净、切段、晒干。

本品分布于我国陕西、江苏、安徽、浙江、江西、湖南、湖北、福建、台湾、广东、广西、海南、四川、云南等地，喜生于海拔 200～1900 米阴湿的草地或水沟边。在世界各地也分布很广，印度、斯里兰卡、马来西亚、印度尼西亚、大洋洲群岛、日本、澳大利亚、南非及中非等地区均有分布。

【功效概述】

积雪草味苦、辛，性寒，无毒，归肝、脾、肾三经，具有清热利湿、解毒消肿的功效，常用于湿热黄疸、中暑腹泻、石淋、血淋、咳血、吐血、衄血、目赤、喉肿、痈肿疮毒、风疹、疥癣和跌打损伤等症的治疗。一般用量为 15～30 克，且呈剂量依赖关系。我国最早的药典《神农本草经》将之列为中品，认为积雪草主治大热、恶疮、痈疽、浸淫、赤熛、皮肤赤、身热，这表明自汉代起我国就将积雪草入药了。《千金翼方》《唐本草》《证类本草》《本草衍义》《本草纲目》《本草纲目拾遗》和《植物名实图考》等均有关于积雪草的记述，可见其在我国已有悠久的药用历史，并因具有益寿延年的作用而被誉为"长寿草"。香港曾于 2001 年 10 月发行了《香港草药》邮票，其中就可见到积

雪草 的 "倩影"。现代的中医药学界通过不断的研究，才真正认识到积雪草的功效，并作出了积极的评价。

【典故及历代名家点评】

积雪草，人们称之为植物胶原蛋白，并誉其为 "长寿草"。传说在我国古时，一位草郎中因服用积雪草而活了 200 多岁，并用这味草药挽救了很多人的生命，因而积雪草也被称为 "生命的奇迹之药"。

《药性论》："治瘰疬鼠瘘。"

《唐本草》："捣敷热肿丹毒。"

《日华子本草》："以盐挼贴肿毒，并风疹疥癣。"

《本草纲目》："研汁点暴赤眼。"

【药用价值】

早在《神经本草经》中就有关于积雪草的记述，明代医药名家李时珍的《本草纲目》一书中也有 "茎叶，气味苦寒无毒，主治大热，恶疮痈疽，浸淫赤，皮肤赤，身热" 的记载，但历代以来积雪草很少被广泛利用。

目前认为，本品具有滋补、消炎抑菌、愈合伤口、利尿、通便和镇定作用，对麻风病、溃疡等均有显著的效果，亦可用于血液净化、益智健脑。近年的研究发现，积雪草具有明显的抑制纤维组织增生、促进皮肤细胞生长、镇静安定等作用，已用于慢性肾炎、狼疮性肾炎的治疗。特别引人关注的是，积雪草在治疗硬皮病、皮肌炎、皮肤肌肉纤维化和肺间质纤维化等疾病中也发挥了重要的防治作用。积雪草还是慢性肝病、肝部分纤维化的常用药，目前认为长期使用有望使纤维化得到逆转。

随着科学技术的不断进步，对积雪草的研究不断深入，由其所含的天然活性物质、抑菌成分与其他润肤剂配制而成的祛痘产品不断被开发，在抗菌祛痘，抑制皮肤表面有害细菌、螨虫的生长及增强皮肤免疫调节功能方面具有良好效果。此外，本品还有止血作用，常用于尿血、便血、衄血、痔疮出血、胃出血及外伤出血等出血证的治疗，是一味能有效止血的中药。

【食疗保健】

积雪草目前已列入国家药食两用的食物名单。本品除了上述的药用价值外，其提取物含有多种α-香树脂醇型的三萜类，其主要成分为积雪草苷、羟基积雪草苷、异参枯尼苷、玻热米苷以及马达积雪草酸。此外，它还含有内消旋肌醇、积雪草低聚糖、胡萝卜素、叶绿素、槲皮素、山柰酚、葡萄糖和鼠李糖的黄酮苷、谷甾醇、维生素C、绿色挥发油及树脂状物质等，这些成分具有抗氧化，清除自由基，促使癌细胞凋亡，促进皮肤细胞新陈代谢和再生，增强创伤愈合，提高记忆力，减轻疲劳，改善睡眠障碍，延缓衰老，促进手术创伤、烧伤和瘢痕疙瘩的康复等作用。本品用于食疗养生，既可做粥膳、凉拌、做汤，也可榨汁茶饮。

【适宜人群】

老少咸宜，特别是中老年人尤为适宜。凡高血压、高脂血症、高血糖、慢性肝病、慢性肾炎、尿路结石、硬皮病、间质性肺病、麻风病、习惯性便秘、视力下降、皮肤疥癣、智力下降、精神压力过大及一些亚健康人群均可食用。

【药食的相互作用】

一般而言，积雪草与大多药食两用中药都可合用，人们常称之为"万金油"样食物。

1. 与接骨木同用，能降低蛋白尿、肌酐、尿素、尿酸含量，有助于改善肾功能。

2. 与郁金、丹皮、丹参合用，对结缔组织病所致的继发性肺间质纤维化有较好疗效，对部分病灶的吸收及逆转有效。

3. 与平地木、绞股蓝、黄芪合用，有降酶、退黄、调节免疫以及抑制肝炎病毒复制作用，有助于抑制肝纤维化的进展，并有望产生逆转效果。

4. 本品与生菜或圆生菜同食，会降低药效。

【禁忌及注意事项】

在食用本品的过程中，要注意以下几点：

1. 保持良好的作息时间，尽量避免熬夜。

2. 少吃辛辣或刺激性食物。

3. 积极参加户外运动，保持心情舒畅。

4. 虚寒者忌用。

5. 大量食用会引起眩晕，食应有度。

（周忠辉　王会仍）

枇杷

《本经逢原》（附：枇杷叶《名医别录》）

【生物特性及药源】

枇杷为蔷薇科植物枇杷 *Eriobotrya japonica*（Thunb.）Lindl. 的果实。叶呈披针形、倒披针形、倒卵形或椭圆状矩圆形，长12～30厘米，宽3～9厘米，先端尖，基部楔形，边缘上部有疏锯齿，基部全缘。上表面灰绿色、黄棕色或红棕色，有光泽，下表面淡灰色或棕绿色，密被黄色茸毛。主脉于下表面显著突起，侧脉羽状。叶柄极短，被棕黄色茸毛。革质而脆，容易折断。微有清香气，味微苦。以完整、色灰绿者为佳。枇杷原产于我国，全国大部分地区均有栽培，主产于广东、江苏、浙江、福建、湖北等地。枇杷叶全年均可采收，晒干，刷去毛，切丝生用或蜜炙用。

【功效概述】

枇杷在我国栽种历史悠久，东汉时期就已有关于枇杷的记载，至少在1800多年以前，枇杷已被我国人民作为果树栽植了。到了唐代，枇杷已被列为贡品，产地逐渐扩展到大江南北。唐朝大诗人白居易曾有"淮山侧畔楚江阴，五月枇杷正满林"的诗句，形容当时枇杷栽培的盛况。之后枇杷又传往国外，如日本、法国、英国、印度、阿尔及利亚、智利、澳大利亚、墨西哥、阿根廷等许多国家，但我国仍是世界上最主要的枇杷生产国之一。

枇杷，因其叶形似琵琶而得名，与樱桃、梅子同称为"初夏三友"。别看枇杷个头不大，但一身是宝。有人说"五月枇杷满身金"，这"金"不仅指其寓意丰收喜悦的金黄色，更指其价比黄金的食疗作用。枇杷果皮呈淡黄色或橙黄色，因而有"黄金果"之誉。它的胡萝卜素含量在各类水果中位居第三，而胡萝卜素在体内可转化为维生素A，多摄入胡萝卜素可保护视力、养护眼睛。枇杷还含有丰富的糖类、B族维生素、维生素C以及脂肪、蛋白质、钾、钠、铁、磷等对人体有益的成分，为具有良好养生保健功效的春季水果。枇杷果实多不入药，但可作为果品入食。本品早在商周时期就已是一种药食兼用的佳果，可辅助治疗肺热咳喘、吐逆、烦热等疾病。枇杷花茶具有润喉、润肺、化痰止咳、清火解热等功效。用枇杷花制作的蜜因花期短而量少，故而十分珍贵。枇杷核味苦、性平，入肺、胃经，通过专业处理，有生津止渴、祛痰止咳、和胃降逆的良好功效。枇杷最主要的用途是治疗咳嗽，适用于热咳、燥咳，属于阴虚内热者尤宜。

枇杷叶味苦能降，性微寒能清，归肺、胃经，具有清肺止咳、降逆止呕之功。可单用制膏服用，即枇杷膏，常用于肺热咳嗽、气逆喘急及胃热呕吐、哕逆等。近来盛传美国用之治疗流感，且疗效卓著。药理研究证实，枇杷叶具有镇咳平喘及抗菌抗炎作用，临床研究亦证实其有生津止渴作用，可治口干消渴、肺风面疮、粉刺。

【典故及历代名家点评】

《名医别录》："主卒哕不止，下气。"

《本草纲目》："治肺胃之病，大都取其下气之功耳。气下则火降痰顺，而逆者不逆，呕者不呕，渴者不渴，咳者不咳矣。"

《重庆堂随笔》："凡风温、温热、暑、燥诸邪在肺者，皆可用以保柔金而肃治节，香而不燥，凡湿温、疫疬、秽毒之邪在胃者，皆可用以澄浊而廓中州。本草但云其下气治嗽、呃，而伟绩未彰，故发明之。"

《食疗本草》："煮汁饮，止渴，治肺气热嗽及肺风疮，胸、面上疮。"

《滇南本草》："止咳嗽，消痰定喘，能断痰丝，化顽痰，散吼喘，止气促。"

【药用价值】

枇杷叶在临床应用中具有高效、低毒的优点。现代技术已从枇杷叶中分离出多种有效成分，如橙花椒醇、金合欢醇等挥发油及酒石酸、熊果酸、齐墩果酸、苦杏仁苷、鞣质、B族维生素、维生素C、山梨醇等。枇杷叶中有效成分的药理作用及其临床良好疗效已引起人们广泛关注，并给人们带来了较高的社会和经济效益。

镇咳、平喘、祛痰作用：本品所含苦杏仁苷在体内水解产生的微量氢氰酸有止咳作用，水煎剂或乙酸乙酯提取物有祛痰和平喘作用。其叶所含之挥发油有轻度祛痰作用，但相比而言，枇杷叶止咳作用强，祛痰作用较差。临床研究发现，枇杷叶与茄梗等配伍口服或双侧定喘穴野枇杷叶注射液穴位注射，对慢性支气管炎有明显疗效。

抗感染作用：枇杷叶水煎剂或乙酸乙酯提取物在体外对金黄色葡萄球菌有抑制作用，对白色葡萄球菌、肺炎双球菌及痢疾杆菌亦有抑制作用。亦有研究证实枇杷叶的水提取液在鸡胚外对甲型流感病毒PR_8具有一定程度的抗病毒作用。

抗炎作用：枇杷叶乙醚冷浸提取物及所含熊果酸对大鼠角叉菜胶所致局部用药有抗炎作用，温浸提取物局部用药或灌胃给药、冷浸提取物灌胃给药均无抗炎作用。

降血糖：在对降糖植物资源的调查中发现，枇杷叶常用作民间偏方，用于治疗糖尿病，疗效可靠。动物实验证实，枇杷叶粗提物对四氧嘧啶对糖尿病小鼠的降糖作用优于西药苯乙双胍及格列本脲。药理研究则证实是枇杷叶中的黄酮成分通过清除氧自由基，起到降糖作用。

【食疗保健】

枇杷叶粥汤：枇杷叶粥清肺和胃，降气化痰。枇杷叶润肺养胃化痰，大米补中益气，尤适宜气阴两虚而发热的患者食用。枇杷叶蜜枣汤（蜜枣、杏仁、桔梗、冰糖同煮），可用于热性咳嗽。

枇杷叶茶饮：如桑叶枇杷茶中，桑叶、菊花清肝泻火，祛风化痰解表，适用于肝阳上亢，肝火犯胃所致的头重脚轻、口干口苦以及血压升高等症状。且本品兼具解表功效，对风热感冒之咽喉疼痛、发热、咳嗽气喘、咯吐黄痰等亦有效。但此三味均是寒凉之品，饮茶后若出现脘腹、少腹冷痛，泄泻，应即刻停用；素体阳虚怕冷之人慎用。枇杷叶淡竹叶茶亦适用于风热咳嗽，风寒咳嗽者忌用。

枇杷藕：莲藕健脾止泻而能清心火。心为五脏六腑之大主，心火清，则全身火热之势退，本品先苦后甜，回味无穷，适合夏季冰镇后使用。

【适宜人群】

适合肺热咳嗽、阴虚劳嗽、咳血、衄血、胃热呕哕患者及糖尿病患者。

【药食的相互作用】

1. 与桑白皮、人参、黄连、甘草、黄柏等药物同用。如枇杷清肺饮（《外科大成》），具有清泄肺热的功效。临床在它的基础上进行了改进，在原药方的基础上去掉人参，加入黄芩和栀子，可以清泄肺胃之热、通利腑脏、散结痰湿、消除粉刺，对肺经风热引起的痘痘、痤疮疗效确切。

2. 与桑叶、麦冬、阿胶等同用。如清燥救肺汤，可宣燥润肺、清肺止咳，治疗燥热咳喘、咯痰不爽、口干舌红者（《医门法律》）。

3. 与陈皮、竹茹等同用。能清胃热、降胃气而止呕吐、呃逆。

4. 配生姜煎服，可治妊娠呕吐。

5. 配母丁香为末，枣汤调下，如枇杷叶散，可治小儿吐乳不止（《太平圣惠方》）。

【禁忌及注意事项】

胃寒呕吐及肺感风寒咳嗽者慎用。另外需要注意的是，新鲜的枇杷叶一定要将其绒毛刷干净，否则不但治不了咳嗽，而且还会加重症状。

（徐俪颖）

无花果

《滇南本草》

【生物特性及药源】

无花果，又称天生子、映日果、文仙果、密果、奶浆果，因雌雄异花，隐于囊状总花托内，外观只见果而不见花，故名无花果。我国自唐代前引入，已有1000多年栽培历史。本品为桑科榕属植物无花果 *Ficus carica* Linn. 的果实。果实呈球根状，尾部有一小孔，雌雄异株，花粉由黄蜂传播，果实入药。原产于地中海沿岸，分布于土耳其至阿富汗，我国于唐代从波斯传入，现南北均有栽培，新疆南部尤多。

无花果树优雅，是庭院公园的观赏树木，一般不用农药，是一种纯天然无公害树木，具有吸尘的良好效果，能抵抗一般植物不能忍受的有害气体和大气污染，是绿化环境的好树种。其大部分品种在夏、秋两季结果，果实在6～11月陆续成熟时采收。

【功效概述】

无花果性平味甘，入脾、胃、大肠经，具有清热生津、健脾开胃、解毒消肿、通乳化结之功，可治咽喉肿痛、燥咳声嘶、乳汁稀少、肠热便秘、消化不良、食欲不振、痈疽癣疥、泄泻、痢疾等病症。《群芳谱》对无花果功效的介绍最为详尽："一是实甘可食，营养丰富；二是可制干果；三是常供佳食，采摘供食可达三月之久；四是大枝杆插，本年结实；五是叶为医痔圣药；六是未成熟果实，可做糖渍蜜果；七是得土则活，随地可种。"

作为人类最早栽培的果树之一，无花果可谓家喻户晓。然而，要说最青睐它的地区还应属北非阿拉伯国家，其最早的种植地就是阿拉伯地区。无花果在很多国家被称为"圣果"，常用作祭祀用的果品，象征着和平和繁荣。据说，沙特和也门是无花果的原产地，而地中海沿岸国家因具有得天独厚的气候优势，也颇适宜无花果生长。炎热干燥的夏季和温和多雨的冬季为无花果的生长提供了所需要的充足阳光和水分。

北非的无花果在自然条件下生长，不使用任何化学添加剂，味道浓厚，甘甜可口。成熟的无花果经过严格的筛选，采用传统工艺自然干燥制成干果。与鲜果比起来，北非的阿拉伯人更倾向于食用晒干处理后的无花果干，当地人认为阳光"加工"过的果香更加纯粹。

无花果干独特的滋味，尤其适合作为肉类的配菜进行食用。在饱尝了油水之后，拿起小小的一颗无花果放入嘴里，感觉清香袭人，和脂肪的肉香味混在口中，更是相得益彰。

【典故及历代名家点评】

古希伯来早就有关于无花果的记载，在《圣经》中，无花果被称为"天堂之果"。古罗马时代有一株神圣的无花果树，因为曾庇护过罗马创立者罗募路斯王子，使他躲过了凶残的妖婆和啄木鸟的追赶，被命名为"守护之神"。《圣经·新约》中也有无花果与耶稣的故事（四福音）。更有趣的是，古今中外专家学者考察推断，无花果正是《圣经·旧约》中亚当、夏娃偷吃的智慧果；而无花果那美丽宽大的叶片，则自然成为《圣经》里描述的人类第一套衣服。

无花果干不仅是一种常见食品，更是一种古老文化的象征，其民间传说不胜枚举。在提及无花果的著作中，恐怕最著名的就是《一千零一夜》了。此外，我国古籍中对无花果的记载也不少。

《滇南本草》："敷一切无名肿毒，痈疽疥癫癣疮，黄水疮，鱼口便毒，乳结，痘疮破烂；调芝麻油搽之。"

《食物本草》："开胃，止泄痢。"

《本草纲目》："治五痔，咽喉痛。"

《生草药性备要》："洗痔疮。子，煲肉食，解百毒。蕊，下乳汁。"

《医林纂要》："益肺，通乳。"

《随息居饮食谱》："清热，润肠。"

【药用价值】

无花果除了能助消化、止腹泻、治咽喉肿痛及防治神经痛外，还有润肤美容的效果。不过，其最重要的作用还是在于具有显著的抑制癌症作用，其抗癌效果已获得世界各国的公认，被誉为"21世纪人类健康的守护神"。无花果古时曾被誉为"仙人果"和"人参果"，还被称为"树上结的糖包子"。

对于无花果的药理研究表明，无花果含有多种糖类、有机酸、多种酶类维生素C以及钙、磷、铁等元素。此外，研究还发现无花果乳汁中含有一种抗癌成分，能抑制大鼠移植性肉瘤、小鼠自发性乳癌，且能延缓腺癌、白血病、淋巴肉瘤的发展，或使之退化，具有明显的抗癌、防癌的作用，并能增强人体免疫功能。无花果的药理作用主要包括以下几个方面：

夏季消暑：无花果富含钾元素，随着气温的升高，人体在大量排汗的同时，身体也会流失大量钾元素。而钾是保护心脏、肾脏和肌肉功能所必需的营养元素，也有益于骨骼发育。

增强机体抵抗力：无花果含蛋白质、多种维生素以及钙、磷、铁、镁、锰、铜、锌、硼等元素，对增强机体健康和抵抗癌症有良好作用。目前已经发现无花果含有18种氨基酸，其中尤以天门冬氨酸（1.9%干重）含量最高，有抗白血病、恢复体力、消除疲劳等作用。

助消化：无花果可促进食欲，具有润肠通便的效果，也可降低血脂，分解血脂，可减少脂肪在血管内的沉积，进而起到降血压、预防冠心病的作用。

可帮助人体排毒： 无花果富含食物纤维，其中的果胶和半纤维素吸水膨胀后能吸附多种化学物质，使肠道内各种有害物质被吸附排出，净化肠道，促进有益菌类在肠道中繁殖，能起到抑制血糖上升、维持正常胆固醇含量、排除致癌物质的作用。

【食疗保健】

无花果不但有很高的药用价值，而且营养丰富，是一种营养价值很高的水果，其在饮食中的地位，特别是在北非地区，可谓是不可或缺。它味道甘甜，有独特的香气，熟透后绵甜糯软，口感甚好，且营养丰富而全面，既适合单独食用，亦可与其他食物同食。它所含的酚类有缓泻作用，同时还有降血压及降低血脂的功效，尤为老年人、妇女、儿童所青睐，早已成为畅销的保健食品。无花果可鲜食，可做果茶、果酒，又可加工制成干果、果脯、果汁等食疗佳品。

无花果饮品： 将无花果打成汁，与蜂蜜或其他水果混合，或与青果同用代茶饮，不但透着独有的香气，还能生津止渴，尤其适合夏天解暑。无花果含有多种脂类，有润肠通便的效果，故女子常喝无花果汁，能清毒润肠、减肥瘦身。

无花果粥： 具有健脾益气、养血通乳之功效，适用于产后元虚血亏导致的乳汁不下或无乳且伴有面色苍白、气短自汗、乏力怠惰、食欲减弱等症。

无花果汤： 无花果蘑菇汤具有防治癌症之功效，适用于肺癌、胃癌、肠癌以及白血病的治疗或辅助治疗；无花果百合汤，其中百合有润肺止咳、养阴消热、清心安神的功效，再加上抗氧化的苹果与蟠桃，使该汤甘中带甜，可以起到很好的防癌抗癌、美容润肺、止咳养颜的功效。

【适宜人群】

适用于消化不良者、食欲不振者、高脂血症患者、高血压患者、冠心病患者、动脉硬化患者、癌症患者及便秘、乳汁不足、咽喉肿痛、热痢、咳嗽多痰者。

【药食的相互作用】

1. 无花果叶单用，煎汤熏洗，可止痛，可治痔疮（《洞天奥旨》）。

2. 无花果与小茴香合用，可治疝气。

3. 无花果与金银花合用，可治咽痛（《山东中草药手册》）。

4. 炒无花果与炒山楂、炒鸡内金、厚朴合用，可治消化不良性腹泻（《安徽中草药》）。

【禁忌及注意事项】

脾胃虚寒者慎服，中寒者忌食。

（徐俪颖）

参考文献

1. 康景轩.吃出健康的智慧［M］.北京：化学工业出版社，2009.

2. 王绪前.厨房里的本草纲目［M］.北京：中国医药科技出版社，2016.

3. 孟昭泉.食物药物相宜相克大全［M］.北京：金盾出版社，2007.

4. 原所贤，暴连英.中医文化论稿［M］.北京：科学技术文献出版社，2012.

5. 胡献国.看三国说中医［M］.济南：山东画报出版社，2010.

6. 孔令谦.粥膳养生堂［M］.北京：中国华侨出版社，2007.

7. 颜正华.颜正华中药学讲稿［M］.北京：人民卫生出版社，2009.

8. 薛滨.路边的本草记［M］.北京：中国医药科技出版社，2018.

9. 尚云青，陈飞松.保健药物食物全图鉴［M］.南京：江苏科学技术出版社，2016.

10. 骆仙芳.健康之路从肺开始［M］.杭州：浙江科学技术出版社，2014.

11. 骆仙芳.实用方剂现代临床解惑［M］.北京：中国中医药出版社，2017.

12. 陈芳，骆仙芳.慢性咳嗽中西医诊治［M］.北京：中国中医药出版社，2015.

13. 王振月，关枫，邓伟哲.常用中药详解歌诀［M］.哈尔滨：黑龙江科学技术出版社，2008.

14. 王倩，范文涛.马齿苋多糖对溃疡性结肠炎相关性结肠癌 IL-6/STAT3 信号通路的影响［J］.世界中医药，2013，8（10）：1256-1257，1260.

15. 刘玲艳.野菜马齿苋有哪些花样吃法 [J].医食参考，2017，（3）：49.

16. 周丽霞，张娜娜.仙鹤草-马齿苋联用治疗细菌性痢疾的实验研究 [J].中医学报，2017，32（6）：1000-1004.

17. 谢万宗，余友芩.全国中草药名鉴 [M].北京：人民卫生出版社，1996：554.

18. 何涛，杜瀛琨，蓝伦礼，等.枳椇子的研究概况 [J].云南中医中药杂志，2009，30（5）：64-66.

19. 叶丽萍，张洪，刘秀琳.枳椇子提取物对肝纤维化保护作用的形态学研究 [J].武汉大学学报（医学版），2005，26（3）：293-296.

20. 黄艳霞，李冀，胡晓阳，等.樱桃及其活性物质的研究进展 [J].湖北中医药大学学报，2014，16（2）：115-116.

21. 李思佳，耿剑亮，张悦，等.银杏药理作用研究进展 [J].药物评价研究，2017，40（6）：731-741.

22. 肖朝霞，蒋萌蒙，王向军.杏仁的功能性及其药理研究进展 [J].农产品加工，2011，（11）：71-73.

23. 穆静.苦杏仁甙的研究进展 [J].中医药信息，2002，19（3）：19-21.

24. 陈双厚.西洋参化学成分及药理作用研究概况 [J].西北药学杂志，1990，5（4）：43-45.

25. 包文芳，李保桦，杨宝云.西洋参药理作用的研究进展 [J].天然产物研究与开发，1998，10（3）：103-108.

26. 王筠默.西洋参药理作用研究的最新进展 [J].中药药理与临床，2001，13（4）：2-6

27. 黎明.太子参的药理研究及临床应用 [J].亚太传统医药，2010，6（6）：35-36.

28. 邓霞，冯凌燕，靳素萍，等.曾倩主任医师临床应用太子参撷要 [J].福建中医药，2008，39（1）：56-57.

29. 郭立忠. 补益药党参的药理作用与临床应用研究 [J]. 中国卫生标准管理, 2015, 6 (22): 130-131.

30. 熊山, 叶祖光. 楮实子化学成分及药理作用研究进展 [J]. 中国中医药信息杂志, 2009, 16 (5): 102-103.

31. 庞素秋, 王国权, 秦路平, 等. 楮实子红色素体外抗氧化作用研究 [J]. 中药材, 2006, 29 (3): 262-265.

32. 黄宝康, 秦路平, 张朝晖, 等. 中药楮实子的临床应用 [J]. 时珍国医国药, 2002, 13 (7): 434-435.

33. 宋育秋. 杜仲在大健康产业中的作用与价值 [C]. 吉安: 2014中国杜仲产业发展高峰论坛论文集, 2014.10.

34. 苏彩霞, 奕春荣, 顾和平. 扁豆栽培技术及应用价值研究进展 [J]. 安徽农业科学, 2016, 44 (6): 58-61.

35. 卢金清, 蔡君龙, 戴艺, 等. 白扁豆的研究进展 [J]. 湖北中医杂志, 2013, 35 (12): 77-79.

36. 鲁利民, 陆锦锐. 白扁豆解毒作用探析 [J]. 中国中医药现代远程教育, 2014, 12 (16): 98-99.

37. 沈奇, 王显生, 高文瑞, 等. 扁豆的研究概况 [J]. 金陵科技学院学报, 2012, 28 (2): 72-77.

38. 刘振启, 刘杰. 白扁豆的鉴别与药食研究 [J]. 首都医药, 2014 (9): 48.

39. 柳琪, 滕葳, 王磊. 食用大蒜及其制品的医疗保健作用探讨 [J]. 食品研究与开发, 2005, 26 (6): 172-174.

40. 王芳, 励建荣. 桑叶的化学成分、生理功能及应用研究进展 [J]. 食品科学, 2005, 26 (s1): 111-117.

41. 金药. 桑叶多妙用, 经霜效更佳 [J]. 家庭中医药, 2016 (11): 66-68.

42. 王赤兵. 金银花的配伍及临床应用 [J]. 云南中医学院学报, 2001, 24

（4）：16-17.

43. 陈继明，洪超群.金银花药理作用分析 [J].亚太传统医药，2015，11（5）：43-44.

44. 宋秋烨，吴启南.中药淡竹叶的研究进展 [J].中华中医药学刊，2007，25（3）：526-527.

45. 陆维承.竹叶和淡竹叶考辨 [J].中医药学刊，2005，23（12）：2268-2269.

46. 梁丹，陈奇兰，陈清霞.竹叶药理作用研究进展 [J].临床合理用药杂志，2014，7（11）：89-90.

47. 王磊，王安，徐文慧，等.竹叶与淡竹叶之源流效用辨析 [J].中国医药导报，2016，13（13）：73-76.

48. 陈惠源，蔡俊鹏.牡蛎的营养药用价值及其开发利用 [J].中药材，2005，28（3）：172-174.

49. 杨韵，徐波.牡蛎的化学成分及其生物活性研究进展 [J].中国现代中药，2015，17（12）：1345-1349.

50. 冯丽，赵文静，常惟智.牡蛎的药理作用及临床应用研究进展 [J].中医药信息，2011，28（1）：114-116.

51. 赵思远，吴楠，孙佳明，等.近10年牡蛎化学成分及药理研究 [J].吉林中医药，2014，34（8）：821-824.

52. 李建华.芦荟的药理作用 [J].中国实用医药，2012，7（15）：245-247.

53. 何玲，甄汉深，潘翠柳.芦荟的研究进展 [J].中国民族民间医药，2016，25（6）：47-48.

54. 李洋，陆燕.芦荟药用的最新研究进展 [J].中国药物应用与监测，2005，2（5）：27-29.

55. 潘苗苗，刘学华.芦荟的本草考源及其在古方中功用初探 [J].江苏中医药，2011，43（2）：75-76.

56. 杨泉海. 多功能的健康卫士——大蒜 [J]. 首都医药，2002，（8）：31.

57. 陈能煜，伍睿，陈丽，等. 大蒜研究进展 [J]. 天然产物研究与开发，2000，12（2）：67-74.

58. 金燕，刘桂洁. 大蒜药理作用的研究进展 [J]. 中医药信息，2000，17（6）：33-35.

59. 姚连初. 大蒜的开发利用研究概况 [J]. 中国药业，2002，11（6）：78-79.

60. 赵亮. 神奇的大蒜 [J]. 家庭医药，2015，（1）：86.

61. Ellen，Tattelman. 大蒜的治疗作用 [J]. 张乐，译. 中国实用乡村医生杂志，2008，15（5）：42-43.

62. 秦明. 大蒜的食疗保健作用及其在烹饪中的应用 [J]. 东方食疗与保健，2016，（4）：126.

63. 张雅利，郭辉，田忠民. 柿子的药理作用研究及临床应用 [J]. 中成药，2006，28（5）：720-722.

64. 齐敏，张艳玲. 柿子的食疗药膳 [J]. 中国民间疗法，1998（2）：42-43.

65. 邓可丹，程道梅. 桑葚的营养成分与食疗功效 [J]. 饮食保健，2016，3（7）：250-251.

66. 肖更生，徐玉娟，刘学铭，等. 桑椹的营养、保健功能及其加工利用 [J]. 中药材，2001，24（1）：70-72.

67. 夏英杰，谭振鹏，王柳萍，等. 药食两用中药桑椹的研究进展 [J]. 中国医药科学，2013，3（1）：52-54.

68. 陈奇. 中药药理研究方法学 [M]. 北京：人民卫生出版社，2006.

69. 北京电视台《我是大医生》栏目组. 医生不说你不懂 [M]. 南京：江苏科学技术出版社，2016.

附　录

原卫生部公布的《既是食品又是药品的物品名单》

丁香、八角茴香、刀豆、小茴香、小蓟、山药、山楂、马齿苋、乌梢蛇、乌梅、木瓜、火麻仁、代代花、玉竹、甘草、白芷、白果、白扁豆、白扁豆花、龙眼肉（桂圆）、决明子、百合、肉豆蔻、肉桂、余甘子、佛手、杏仁（甜、苦）、沙棘、牡蛎、芡实、花椒、赤小豆、阿胶、鸡内金、麦芽、昆布、枣（大枣、酸枣、黑枣）、罗汉果、郁李仁、金银花、青果、鱼腥草、姜（生姜、干姜）、枳椇子、枸杞子、栀子、砂仁、胖大海、茯苓、香橼、香薷、桃仁、桑叶、桑葚、橘红、桔梗、益智仁、荷叶、莱菔子、莲子、高良姜、淡竹叶、淡豆豉、菊花、菊苣、黄芥子、黄精、紫苏、紫苏子、葛根、黑芝麻、黑胡椒、槐花、蒲公英、蜂蜜、榧子、酸枣仁、鲜白茅根、蝮蛇、橘皮、薄荷、薏苡仁、薤白、覆盆子、藿香、人参、山银花、芫荽、玫瑰花、松花粉（马尾松、油松）、粉葛、布渣叶、夏枯草、当归、山奈、西红花、草果、姜黄、荜茇

原卫生部公布的《可用于保健食品的物品名单》

人参、人参叶、人参果、三七、土茯苓、大蓟、女贞子、山茱萸、川牛膝、川贝母、川芎、马鹿胎、马鹿茸、马鹿骨、丹参、五加皮、五味子、升麻、天门冬、天麻、太子参、巴戟天、木香、木贼、牛蒡子、牛蒡根、车前子、车前草、北沙参、平贝母、玄参、生地黄、生何首乌、白及、白术、白芍、白豆蔻、石决明、石斛、地骨皮、当归、竹茹、红花、红景天、西洋参、吴茱萸、怀牛膝、杜仲、杜仲叶、沙苑子、牡丹皮、芦荟、苍术、补骨脂、诃

子、赤芍、远志、麦门冬、龟甲、佩兰、侧柏叶、制大黄、制何首乌、刺五加、刺玖果、泽兰、泽泻、玫瑰花、玫瑰茄、知母、罗布麻、苦丁茶、金荞麦、金樱子、青皮、厚朴、厚朴花、姜黄、枳壳、枳实、柏子仁、珍珠、绞股蓝、胡芦巴、茜草、荜茇、韭菜子、首乌藤、香附、骨碎补、党参、桑白皮、桑枝、浙贝母、益母草、积雪草、淫羊藿、菟丝子、藜、蜂胶、酸角、墨旱莲、熟大黄、熟地黄、鳖甲

索　引